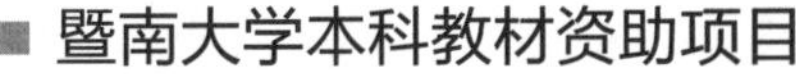

■ 暨南大学本科教材资助项目

■ 暨南大学港澳台侨研究生教材资助项目

供基础医学、临床医学、口腔医学、中医学、护理学、预防医学等专业使用

局部解剖学

Regional Anatomy

主　编　郭国庆　张吉凤　张文斌

副主编　欧阳钧　戴景兴　郑雪峰　王来建　任冰玉

编　者（以姓氏笔画为序）

于光印（暨南大学）
马爱荣（上海交通大学）
王　宏（山东省立第三医院）
王乐禹（广州医科大学）
王来建（暨南大学）
吕海侠（西安交通大学）
任冰玉（暨南大学）
江　伟（西北大学附属医院·西安市第三医院）
李　强（南方医科大学珠江医院）
李　静（暨南大学）
李名钊（广州医科大学附属第一医院）
李佳奇（暨南大学附属第一医院）
杨会营（首都医科大学）
宋作庆（天津医科大学总医院）
张文斌（暨南大学附属第一医院）
张吉凤（暨南大学）
张亚东（[illegible]附属第一医院）
张春雷（暨南大学口腔医学院）
陆云涛（南方医科大学南方医院）
陈　超（山东省立医院）
武凤鸣（暨南大学）
欧阳钧（南方医科大学）
周沁彬（广州美术学院）
郑雪峰（暨南大学）
胡　军（中山大学附属第一医院）
侯辉歌（暨南大学附属第一医院）
姚京辉（南方医科大学第三附属医院）
郭子墨（华南农业大学）
郭开华（中山大学）
郭国庆（暨南大学）
熊　鲲（中南大学）
戴景兴（南方医科大学）

绘　图　郭子墨（华南农业大学）　周沁彬（广州美术学院）

秘　书　武凤鸣（暨南大学）　任冰玉（暨南大学）

華中科技大學出版社
http://press.hust.edu.cn
中国·武汉

内 容 简 介

本书是粤港澳大湾区医学规划教材。

本书共分为三篇。第一篇为局部解剖，即传统的局部解剖学内容；第二篇为临床病例分析，围绕临床病例，提出临床解剖学问题并进行解析；第三篇为模拟手术教程，对临床上常见的手术步骤及涉及的解剖结构进行详细说明。

本书可供基础医学、临床医学、口腔医学、中医学、护理学、预防医学等专业的本科生和研究生使用。

图书在版编目(CIP)数据

局部解剖学 / 郭国庆，张吉凤，张文斌主编. -- 武汉 ：华中科技大学出版社，2024. 6. -- ISBN 978-7-5772-0830-5

Ⅰ. R323

中国国家版本馆 CIP 数据核字第 2024R5N924 号

局部解剖学　　郭国庆　张吉凤　张文斌　主编

Jubu Jiepouxue

策划编辑：蔡秀芳
责任编辑：方寒玉
封面设计：廖亚萍
责任校对：朱　霞
责任监印：周治超

出版发行：华中科技大学出版社(中国·武汉)　　电话：(027)81321913
　　　　　武汉市东湖新技术开发区华工科技园　　邮编：430223

录　　排：华中科技大学惠友文印中心
印　　刷：武汉科源印刷设计有限公司
开　　本：889mm×1194mm　1/16
印　　张：23
字　　数：645 千字
版　　次：2024 年 6 月第 1 版第 1 次印刷
定　　价：99.80 元

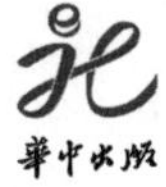

成就“卓越医生”，从解剖开始

钟世镇

2021.7.30

Preface 前 言

局部解剖学是一门重要的医学基础课程，旨在让学生在进入临床见习和实习前，熟悉人体局部结构的位置和毗邻等解剖知识，以衔接好基础医学与临床医学课程。随着新医科建设目标的提出，为满足培养“卓越医生”的需要，局部解剖学教学也从原先仅重视解剖结构的观察，拓展为关注解剖结构在临床实践中的应用，以及医学生临床实践能力和岗位胜任力的全面培养。

从 2010 年开始，我们有计划地改造并建立以临床应用为导向的局部解剖学教学体系。①开展基础与临床融合教学：让外科医生重温解剖学实验室，把解剖学教师请进病房和手术室，了解临床对解剖的需求，开展临床问题讲座、模拟手术训练营、腔镜基本技术培训以及采用“基于案例”教学法(case-based learning，CBL)教学等一系列的教学改革活动，让学生在实践应用中理解解剖结构的临床意义。多样化的教学活动极大地激发了学生学习局部解剖学的兴趣，其教学效果也获得了学生们的广泛认可。我们的教学研究成果已成功在国际医学教育杂志上刊登发表。②规范实地解剖操作：我们与南方医科大学一起引进了国外具有百年历史的《Grant 解剖学操作指南》作为指导用书，确保每一步操作都有依据、有规则，从而使解剖结构的暴露和辨认过程得到显著的改进和优化。③建设线上教学资源：按照人体的局部解剖结构，以临床问题为切入点，拍摄局部解剖学慕课。学习者可以用手机登录“学堂在线”进行同步学习，这种方式不仅丰富了学习资源，也拓展了学习空间。

为了配合教学，本教材在编写时，在以局部解剖学内容为核心的基础上，力争弥补教学中忽视解剖结构临床应用的短板，我们在解剖学内容的基础上不仅增设了临床应用要点，还增设了临床病例分析、模拟手术教程两个教学模块：临床病例分析模块围绕临床病例分析病变和手术的解剖学基础；模拟手术教程模块以常见的手术为载体，指导学生在新鲜标本上开展模拟手术操作。

本教材以临床应用为导向组织内容，得到全国二十余所院校多位解剖学和外科学专家的大力支持，教材的付梓凝结着各位编者辛勤的汗水。特别是教材中数百幅插图由来自华南农业大学的郭子墨同学、广州美术学院的周沁彬同学共同绘制，她们除了勾画每一条血管和神经之外，还描绘了每一个手术视野。在此，对各位编者辛勤的劳动表示衷心的感谢。

由于我们的水平有限，在教材内容的组织上还存在着许多不足之处，疏漏和不尽如人意的地方在所难免，特别是在融合基础与临床、把解剖结构融入临床应用方面，仍值得进一步商榷。恳请广大读者多提宝贵意见，以利再版的时候进行更正和改进。

主　编

于暨南园

目　录

MULU

第一章　绪　　论

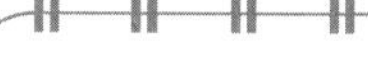

局部解剖学(regional anatomy)是研究人体局部器官和结构的位置、形态、层次和毗邻关系等的科学。通过实地解剖人体标本，学生们能够建立起对人体结构的深刻理解，为日后学习临床课程并成为一名优秀的临床医生奠定坚实的基础。

基于此目的，本教材设置的内容共包括 3 个部分。①局部解剖：即传统的局部解剖学部分。②临床病例分析：围绕临床病例分析病变和手术的解剖学基础。③模拟手术教程：以常见的手术为载体，在新鲜标本上开展模拟手术。局部解剖学课程应关注解剖结构的临床应用，致力于培养医学生的临床实践能力，并着重培养医学生的岗位胜任力。以实现基础医学与临床医学的深度融合，确保教学内容紧密贴合临床实践需求。

一、局部解剖学的学习方法

局部解剖学的主要学习方法是对人体标本进行解剖和观察，理解人体结构的临床意义。以解剖结构为辨认基础、以临床应用为导向，用临床思维理解解剖结构，有助于养成正确的思维方式，提高学习效果。

(一)树立面向临床学习解剖的理念

局部解剖学是基础医学与临床医学之间的桥梁课程，学习时要密切联系临床应用。除了通过实地解剖认识人体结构之外，还需要通过模拟手术尝试在手术中应用这些结构。本教材相比传统教材增设了临床病例分析和模拟手术教程部分，旨在加强临床相关问题的学习和讨论，从而提高学习效果。

(二)实地解剖

1. 利用线上课程指导实地解剖　我们用了近两年的时间，拍摄了与教材对应的线上课程，这些课程以临床应用为导向，系统而全面地展示了人体局部解剖结构。这一创新举措不仅拓宽了学习渠道，还使学习者在较短的时间内了解局部解剖结构的全貌。读者只需扫描本书封底的二维码就可以学习线上课程。我们建议提前观看和预习这些课程，以便更好地进行实际操作，更加准确地辨认解剖结构。

2. 按照操作指南进行实地解剖　实地解剖的基本技能是解剖操作和结构观察。实地解剖前必须熟悉各种解剖器械的使用方法和解剖要领。我们引进的《Grant 解剖学操作指南》一书，提供了详细的解剖步骤，以及需要寻找和观察的结构的特点。学生可以按照操作指南的要求逐步进行解剖操作。这不仅能够确保解剖操作的规范性，而且可以达到事半功倍的效果。

3. 利用好解剖操作视频和数字解剖平台　实验室提供的解剖操作视频和数字解剖平台，不仅为学生实地解剖提供了指导，还允许学生针对疑难结构进行反复研究。此外，学生可以随时随地学习和总结相关的理论知识。

(三)临床病例分析

1. 病例分析的原则　分析疾病发生的解剖学，并运用解剖学知识解析疾病的症状，而不只是关注疾病的诊断和治疗。

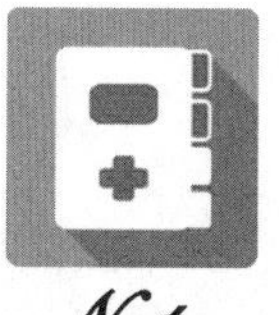

2. 学习方式 5～6 人为一个学习小组，利用课余时间查找资料，明确问题，并制作幻灯片，然后围绕所设定的问题逐条进行阐述和分析。

3. 总结 教师根据学生的表现进行总结，指导学生抓住问题的关键，以及学会分析问题的方法。

(四)模拟手术

1. 实验室准备 实验室按照手术室的环境进行布置。虽然无法完全模拟手术室的环境，但实验室的手术衣、手术器械、无影灯、转播系统等均按照手术室的标准配置。模拟手术的前一天，同学们需要在老师的指导下布置实验室的环境。

2. 标本准备 因为固定后标本蛋白质变性，皮肤、肌肉、血管、神经的弹性无法满足手术的要求，所以模拟手术采用的是新鲜的标本。实验室会对标本进行严格的消毒处理，但学生仍然需要按照手术的要求穿手术衣和戴手套，避免发生生物安全事故。

3. 手术方案制订 手术方案参照开放式手术制订，要求学生熟悉手术步骤，以及每个步骤遇到的解剖结构。虽然手术中有外科医生现场指导，但熟悉手术步骤是必须且最基本的要求。

4. 人员配合 模拟手术是在实验室中模拟完成一台手术的过程，虽然不需要实施麻醉，但仍然需要团队配合才能完成。在模拟手术中，学生 5～6 人为一组，其中 1 人负责视频传输，其余人员分别担任主刀、一助、二助、器械护士和巡回护士等；由外科医生、解剖学教师、技术人员共同辅助。

5. 器械使用 手术器械按照开放式手术进行配备，器械比实地解剖时要多，学生需要熟悉正确使用这些器械，包括握持和用途。

6. 组织处理 切下来的人体组织不能随意丢弃，需要放置于专用的组织收纳容器，做冷冻保存或者根据教师的要求按照标准流程处理。

二、人体基本结构的特点

人体可分为头部、颈部、胸部、腹部、盆部、会阴、上肢、下肢和脊柱区共九个部分。头部、颈部、胸部、腹部、盆部、会阴的基本特点大致相同，从浅层至深层由皮肤、浅筋膜、深筋膜、肌、骨等构成。四肢则以骨为支架，肌跨越关节附着于骨，深筋膜包裹着肌，浅筋膜位于皮下。

人体基本结构的特点分述如下。

(一)皮肤

皮肤(skin)是人体中最大的器官，覆于体表。人体各部皮肤厚薄不一，通常腹侧的皮肤较薄，背侧的较厚，但手、足的皮肤相反。

(二)浅筋膜

浅筋膜(superficial fascia)属疏松结缔组织，又称皮下筋膜或皮下组织，几乎遍布于全身的皮下。浅筋膜内有浅动脉、浅静脉、浅淋巴管及皮神经等结构(图 1-1)。浅动脉细小，难以寻找。浅静脉数量多，位置表浅，较粗大，一般不与动脉伴行，行程中发出侧支相互吻合，且与深静脉相交通，最后穿深筋膜注入深静脉。浅淋巴管很细，管壁薄而透明，不易辨认。皮神经位于深筋膜深面，然后穿出深筋膜，走行于浅筋膜内，发出细支分布于皮肤。

(三)深筋膜

深筋膜(deep fascia)是位于浅筋膜深面并包裹着肌的纤维组织膜，又称固有筋膜。深筋膜的形成：①肌间隔由四肢的深筋膜深入肌群之间形成。②腕、踝部深筋膜局部增厚形成支持带。③血管神经鞘、筋膜鞘(囊)和筋膜间隙：包绕神经血管束，或包被某些器官，或包裹骨骼肌、血管、神经。筋膜间隙则位于两层深筋膜之间，或位于深筋膜与肌、骨等器官之间(图 1-1)。

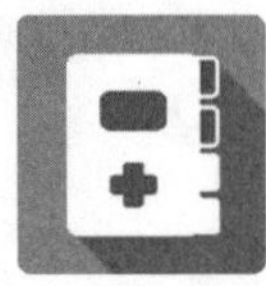
Note

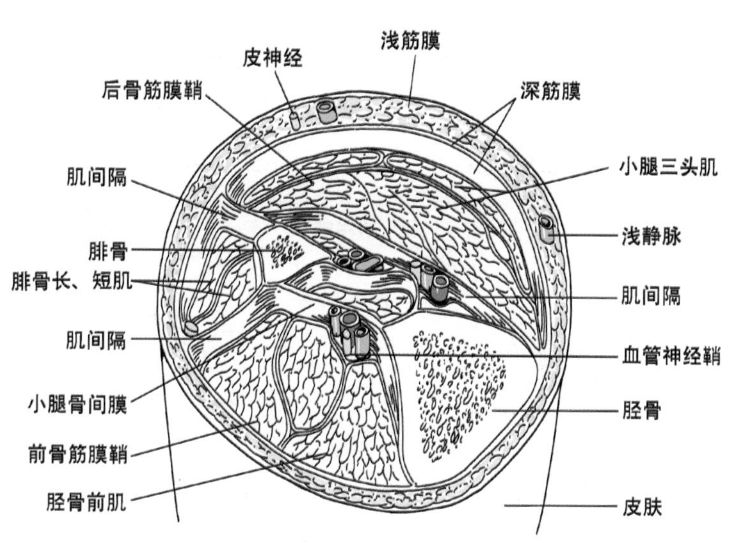

图 1-1 小腿结构的配布(中上部横断面)

(四)肌

肌(muscle)绝大多数起止于骨骼。每块肌有特定的血管、神经分布。进入肌的部位称肌门。某些肌或腱在与骨、关节囊、筋膜的接触处,往往形成滑膜囊,有减少摩擦的作用。手部和足部紧邻骨面的长腱上,深筋膜与滑膜囊共同形成腱鞘。

(五)血管

1. 动脉(artery) 壁厚,管径小,腔圆,有弹性。

2. 静脉(vein) 管径较同级动脉粗,管壁较薄,弹性较差。静脉内有瓣膜,瓣膜处膨大。静脉属支多,吻合多,浅静脉常吻合成网;深静脉常与动脉伴行,常在脏器的周围形成静脉丛。

(六)淋巴管与淋巴结

1. 淋巴管(lymphatic vessel) 除胸导管和右淋巴导管外,一般的淋巴管细小,不经染色一般无法辨别。

2. 淋巴结(lymph node) 常呈扁椭圆形,灰红色,中等硬度,为实质性结构。常沿血管分布,位于人体的凹窝或隐蔽处。

(七)神经

神经(nerve)为白色条索状,多与血管伴行,形成神经血管束。

(八)内脏

内脏(viscera)一般指消化、呼吸、泌尿和生殖四个系统的器官。按结构可分为两类,一类是中空性器官,如消化道、呼吸道、泌尿生殖道;另一类是实质性器官,如肝、胰、肾、睾丸等。实质性器官的血管、神经进出处称为该脏器的"门"。

三、解剖器械的使用方法

常用的解剖器械包括解剖刀、解剖镊、解剖剪、血管钳或止血钳、肋骨剪和咬骨钳等。

1. 解剖刀(scalpel) 最常用的解剖器械(图 1-2)。握持方式如下。①执弓式(操琴法):用拇指与中、环、小指夹持刀柄,示指按于刀背,做皮肤切口时常用。②执笔式:用拇、示、中三指捏持刀柄的前部接近刀片处,当手指和手腕运动时,犹如执笔写字。③反挑法:执笔式的一种转换形式,刀刃向上,刀尖或刀刃做小范围活动,以确保解剖操作的准确和细致。解剖或修洁肌、血管和神经时常用。

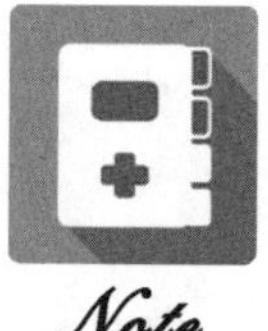

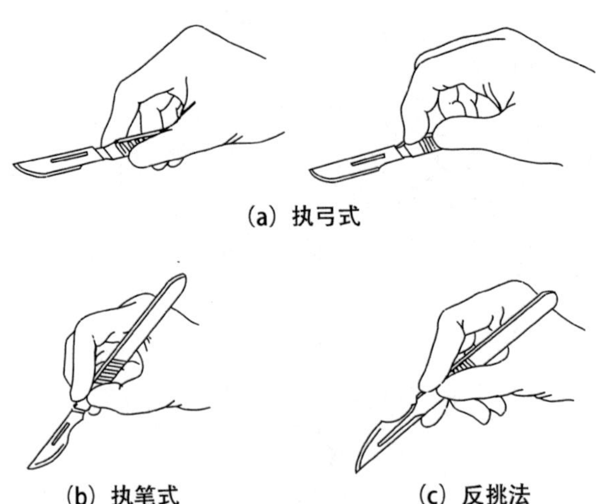
(a) 执弓式

(b) 执笔式　　(c) 反挑法

图 1-2　解剖刀的使用方法

2. 解剖镊(forceps)　有无齿解剖镊和有齿解剖镊两种(图 1-3)。①无齿解剖镊:用于夹持和分离血管、神经和肌等。②有齿解剖镊:仅用于夹持皮肤或非常坚韧的结构,不可用于夹持血管、神经和肌等容易损坏的结构。使用解剖镊时一般采用执笔式(图 1-4)。

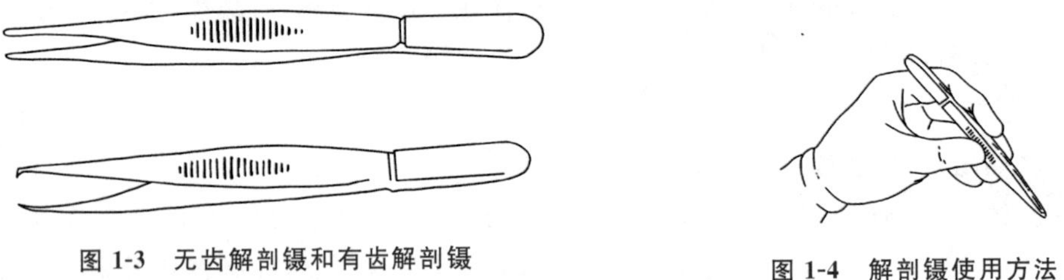
图 1-3　无齿解剖镊和有齿解剖镊

图 1-4　解剖镊使用方法

3. 解剖剪(scissors)　剪尖分尖头和圆头。①圆头解剖剪:常用于剪开组织或剪断血管、神经,也可以用于撑开或分离组织。②尖头解剖剪:常用于剪线或拆线。解剖操作时最常用的为尖头解剖剪。正确的使用方法是右手的拇指和环指各伸入解剖剪的一个环内,中指放在环的前方,示指压在解剖剪的运动轴处,起稳定和定向的作用(图 1-5)。

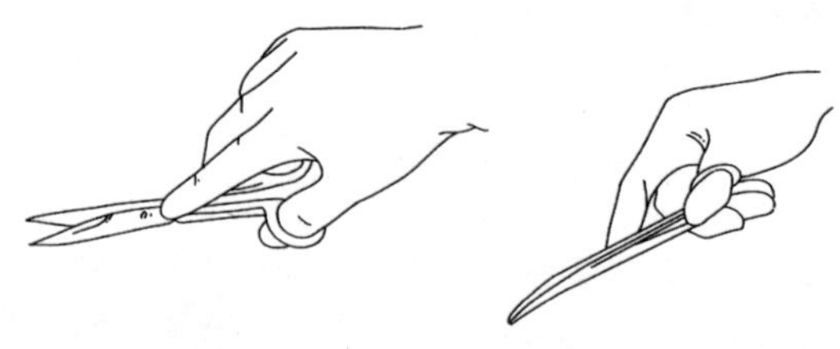
图 1-5　解剖剪和血管钳使用方法

4. 血管钳或止血钳(hemostatic forceps)　主要用于钳夹皮肤,协助翻皮。也常用于分离软组织及血管、神经。握持方法与解剖剪相同(图 1-5)。

5. 其他解剖器械　肋骨剪用于剪断肋骨;咬骨钳用于咬断骨并修整骨的断端。

四、解剖操作的基本技术

(一)剥离皮肤

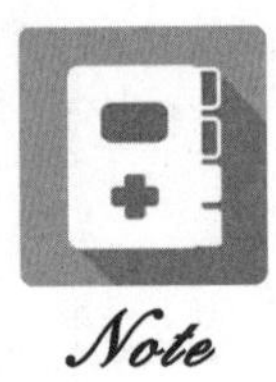
Note

常依照体表标志连线做切口。将解剖刀的刀尖与皮肤呈直角刺入,当抵抗力突然减小时,立即将刀刃倾斜成45°,切开皮肤。深度以切透皮肤而不伤及浅筋膜为宜。常用的解剖切口如

图 1-6 所示。人体不同部位皮肤的厚度和强度不一。一般牵起皮瓣的一角，用解剖刀紧贴真皮与皮下组织之间切断皮下组织，掀起皮片（图 1-7）。

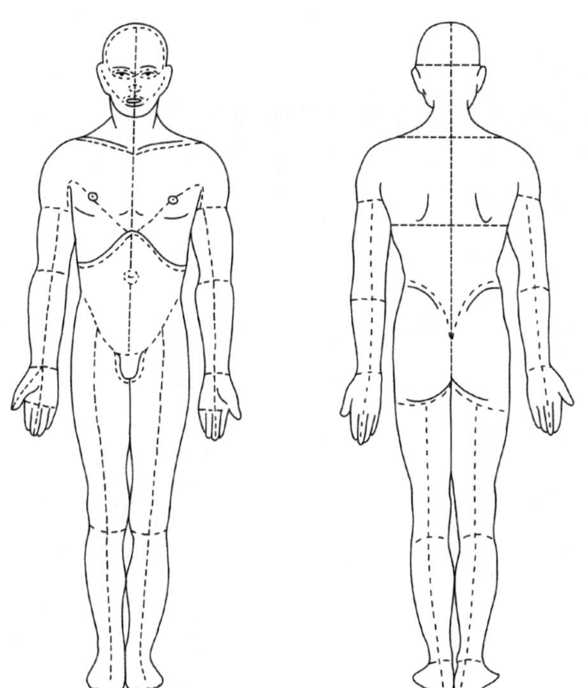

图 1-6 常用的解剖切口

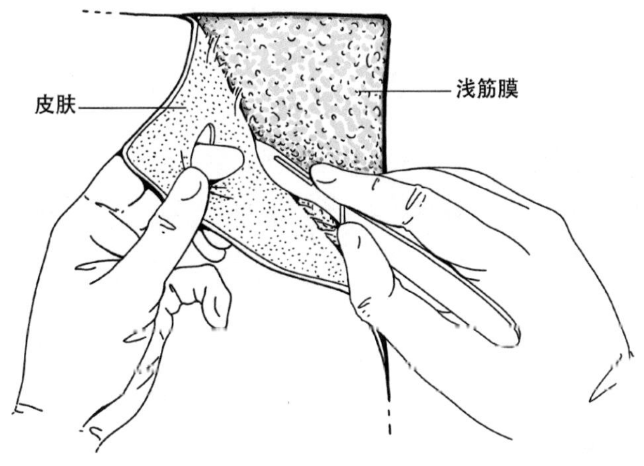

图 1-7 皮肤剥离法

（二）解剖浅筋膜

解剖浅筋膜的主要目的是寻找及观察浅筋膜内的皮神经、浅静脉和浅动脉。皮神经从深筋膜穿出，用解剖剪分离，直至其神经末梢。浅静脉和浅动脉位于浅筋膜内。应沿浅静脉和浅动脉可能经过的部位，切开皮下脂肪，再用解剖剪分离和暴露。

（三）解剖深筋膜

深筋膜位于肌的表面。用有齿解剖镊将深筋膜提起，紧贴肌的表面用解剖刀切断深筋膜的纤维。

（四）解剖肌

解剖肌要注意修剪出肌的边界，去除肌表面的结缔组织，观察肌的位置、形态、起止、肌纤

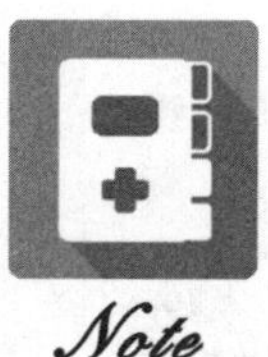
Note

维的走行方向以及血管、神经的分布。如果要观察深面的结构，需要将肌切断，应注意保留营养肌的血管和支配肌的神经。若需同时切断并排的两块或数块肌，每块肌的断端应错开 1～2 cm，以便复位观察。

（五）解剖血管和神经

解剖血管和神经的目的在于认清它们的起始、毗邻、走行、分支和分布范围。应从近端向远端分离。操作以钝性分离为主。对于粗大的神经血管束，先用解剖刀的刀尖沿血管和神经的走向划开周围的结缔组织，然后用无齿解剖镊提起血管或神经，沿其两侧做钝性分离（图 1-8）。

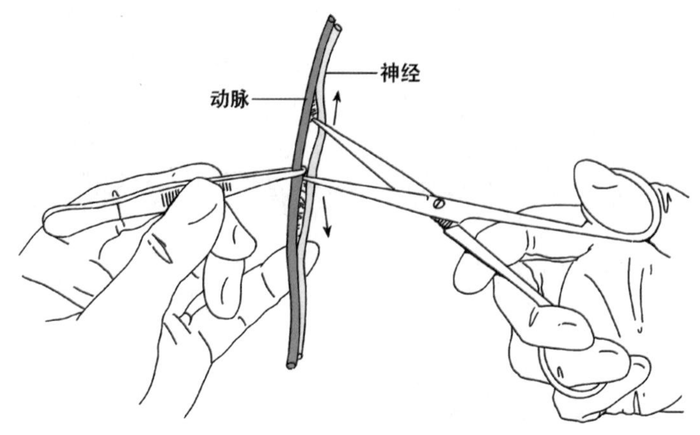

图 1-8　血管、神经解剖法

（六）探查浆膜腔

探查浆膜腔的目的是了解其位置、形态、境界、毗邻和大小等。将手伸入浆膜腔，按一定的顺序仔细探查浆膜腔的各个部分，特别是壁层和脏层的反折处。

（七）解剖脏器

解剖脏器的目的是暴露和观察其形态、位置、毗邻和内部结构，探查血管和神经的分布等。首先要原位暴露，观察脏器的位置、表面形态、浆膜配布和毗邻关系，然后分离血管和神经。必要时将脏器整体取下，进行离体观察。

（八）处理骨性结构

骨组织坚硬，骨的断端常较锐利，应注意安全，避免被扎伤。对于不同部位的骨组织要用不同的器械进行处理。如用肋骨剪剪断肋骨，用咬骨钳咬断骨和修整骨的断端。

五、临床应用要点

（一）手术切口

外科医生制订手术方案时遇到的第一个问题就是切口，在哪里做切口？切口切多大？是否有延长的空间以应对手术中视野和病变暴露不完全的情况？患者在评价手术效果时，除了关注疾病是否得到有效治疗或缓解外，还会依据切口的大小和美观程度来评判医生的手术技能和专业水平。选择合适的手术切口是手术成功的第一步。选择切口的注意事项如下。①愈合后尽量减少瘢痕形成：沿着朗格线（Langer 线，又称皮纹）做切口，愈合最快，瘢痕最小。朗格线是 Langer 于 1861 年根据新鲜尸体皮肤张力的特点绘制出的人体皮肤纹理的走向，与皮肤中弹力纤维的走向吻合。与朗格线平行的切口张力最小，愈合后瘢痕较小；与该线垂直的切口张力最大，愈合后瘢痕较大。②位置隐蔽：沿着皮纹（如额纹、鼻唇沟纹）做切口，且必须横过皮纹（特别是头颈部皮纹）时，可以改变切口的方向，形成“S”形或锯齿形的切口路径，或者选

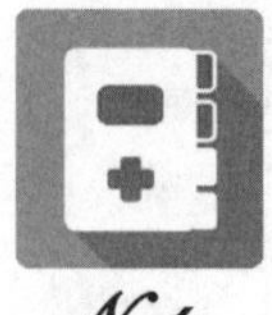
Note

择不经常暴露的部位，如被鞋袜、衣袖遮盖的区域。③切口的方向：一般选择与神经、大血管平行的方向。必须跨越关节时，应经关节侧正中线，或采用弧形切口避开。切口选择的根本目的是利于手术视野的暴露，同时要避免术后出现功能障碍或者不适感，还要兼顾术后的美观。

（二）体表标志

在人体表面，常有由骨、肌、皮肤纹理的某些部分形成的隆起或凹陷，可看到或摸到，称为体表标志。人体主要的体表标志如下。①骨性标志：恒定的骨性隆起和凹陷，如乳突、髂前上棘、胸骨角、肋弓等。②肌性标志：自然状态下或者收缩时肌肉形成的隆起或凹陷，如咬肌、三角肌、胸锁乳突肌等。③皮纹：身体恒定的皮肤皱褶或者后天形成的皮肤纹路，如手掌、腋窝、额部、颈部、臀部等处的皮肤纹路。④标志线：在胸部、腹部、腋窝等处画出的标志线。这些体表标志有的是静态的，有的是动态的，一般骨性标志恒定，而肌性标志或者皮纹往往随着屈伸运动发生一定程度的变化。体表标志在临床上的用途广泛，不仅可以用于确定深部器官的位置，判断血管和神经的走向，以帮助完成穿刺、注射、手术等操作，同时也是针灸取穴的重要依据。因为体表标志在临床上以及运动、艺术等领域的广泛应用，逐渐衍生出表面解剖学这一新的解剖学学科。

（三）手术模拟训练

成长为一名合格的外科医生需要经过长时间的专业培养，然而，传统的 Halstedian 学徒模式即“看一个，做一个，教一个”已经无法适应现代医学的发展，也无法满足临床实践的需求。以目标为驱动的“模拟一个，做一个，教一个”的培训模式正在取代传统的学徒模式。美国外科学院（ACS，1913 年成立的外科教学和科研专业学术组织）制订的一系列手术培训方案反映了外科医生标准化培训的趋势。随着工业技术和计算机技术的发展，外科手术的模拟训练形式逐渐形成了 4 种较为成熟的模式：①虚拟仿真模拟训练：基于 VR 技术构建的具体手术场景，受训者可以借助虚拟现实完成规定的手术操作步骤。②仿真模拟训练：基于人工材料制作的器官模型或者 3D 打印构件，在体外完成手术操作。③标本模拟训练：利用新鲜的标本，在体内完成具体的手术操作。④大动物模拟训练：一些心肺移植手术常利用猪、羊等大型哺乳动物进行模拟训练。这些手术训练不仅是一个累积经验、复制经典、创新突破的过程，更是确保医疗安全性的必要环节，同时也是外科医生在成长过程中不可或缺的部分。

本章知识点

1. 解剖器械的使用方法。
2. 人体基本结构的特点。

（郭国庆）

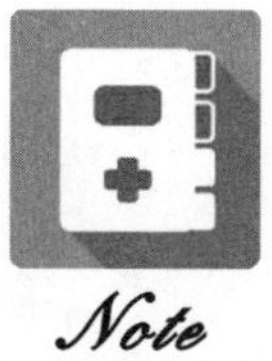

·第一篇·

局部解剖

第二章　头　　部

第一节　概　　述

头部(head)分面部和颅部。面部有视器、位听器、口、鼻等器官，颅部容纳脑、被膜、血管、神经、脑脊液。

一、境界与分区

(一)境界

头部以下颌骨下缘、下颌角、下颌支后缘、乳突、上项线和枕外隆凸的连线与颈部区分。

(二)分区

头部以眶上缘、颧弓上缘、外耳门上缘至乳突的连线，分为后上方的颅部和前下方的面部。

二、表面解剖

(一)体表标志

1. 眉弓(superciliary arch)　眶上缘上方，额结节下方的弓状隆起。眉弓内侧份的深面有额窦。

2. 眶上切迹(supraorbital notch)　眶上缘内、中 1/3 交界处，有眶上血管和神经通过。有时成孔，即眶上孔。

3. 枕外隆凸(external occipital protuberance)　枕骨外面正中的最突出的隆起。其内面有窦汇。

4. 乳突(mastoid process)　耳后方的骨突，是胸锁乳突肌的止点。其根部的前方有茎乳孔。

5. 颧弓(zygomatic arch)　耳屏前方，向前伸达颧骨。

6. 翼点(pterion)　额骨、顶骨、颞骨、蝶骨四骨汇合之处，位于颧弓中点上方约 2 横指处，呈"H"形。翼点是颅骨的薄弱部分，其内面有脑膜中动脉前支通过。

7. 耳屏(tragus)　耳甲腔前方的扁平突起。

8. 下颌角(angle of mandible)　下颌体下缘与下颌支后缘相交处。

9. 上项线(superior nuchal line)　枕外隆凸向两侧水平延伸的骨嵴，内面有横窦。

颅骨前面观、颅骨侧面观如图 2-1、图 2-2 所示。

(二)体表投影

一般依据以下 6 条标志线判定脑膜中动脉和大脑半球上外侧面主要沟回的体表投影(图

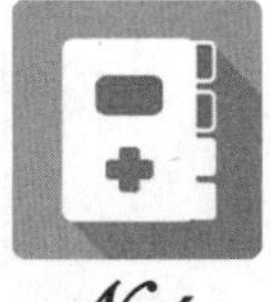

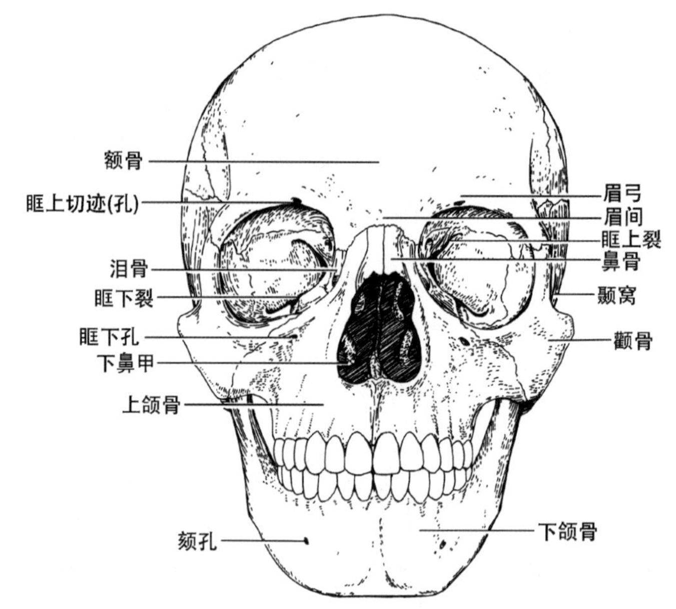

图 2-1　颅骨前面观

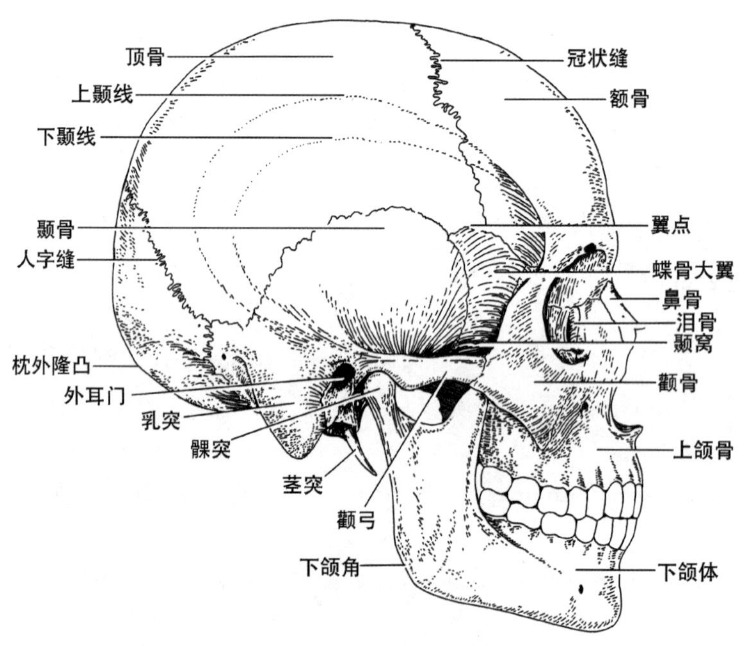

图 2-2　颅骨侧面观

2-3)。①下水平线:眶下缘与外耳门上缘的连线。②上水平线:经眶上缘与下水平线平行。③矢状线:从鼻根越颅顶正中线到枕外隆凸的弧线。④前垂直线:通过颧弓中点。⑤中垂直线:经过髁突中点。⑥后垂直线:经过乳突基部后缘。三条垂直线向上延伸,与矢状线相交。

1. 脑膜中动脉的投影　主干过前垂直线与下水平线交点;前支过前垂直线与上水平线的交点;后支则过后垂直线与上水平线的交点。

2. 中央沟的投影　在前垂直线和上水平线交点与后垂直线和矢状线交点的连线上,介于中垂直线与后垂直线之间的一段。

3. 中央前、后回的投影　分别位于中央沟投影线前、后各 1.5 cm 宽的范围内。

4. 运动性语言中枢的投影　位于左侧大脑半球额下回后部的运动性语言中枢,其投影区在前垂直线与上水平线相交点的稍上方。

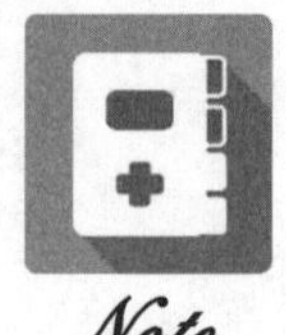
Note

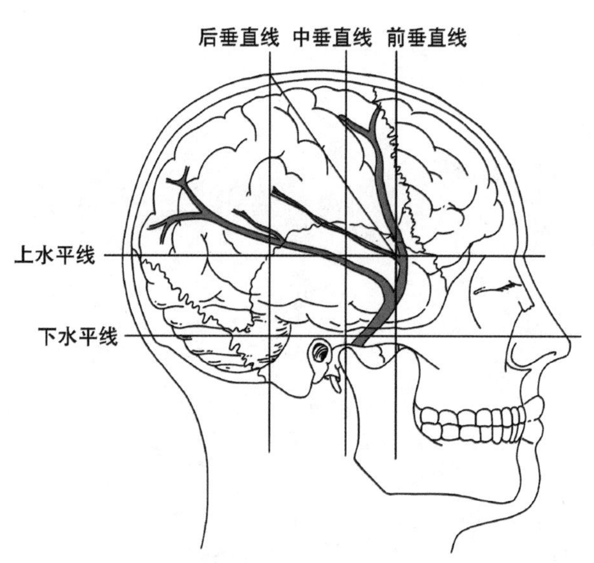

图 2-3 大脑沟回和脑膜中动脉的体表投影

5. 外侧沟的投影 后支位于上水平线与中央沟的投影线夹角的等分线上，前端起自翼点，沿颞骨鳞部上缘的前部向后，终于顶结节下方。

6. 大脑下缘的投影 由鼻根中点上方 1.25 cm 处向外沿眶上缘向后，经颧弓上缘、外耳门上缘至枕外隆凸的连线。

第二节 面 部

面部分为眶区、鼻区、口区和面侧区，面侧区又分为颊区、腮腺咬肌区和面侧深区。本节主要叙述面部浅层结构、面侧区的腮腺咬肌区和面侧深区、面部的间隙。

一、面部浅层结构

(一)皮肤与浅筋膜

面部皮肤薄而柔软，富有弹性。面部皮肤含有较多的皮脂腺、汗腺和毛囊。浅筋膜由疏松结缔组织构成，其中颊部脂肪聚成的团块称颊脂体。睑部皮下组织少而疏松。浅筋膜内有神经、血管和腮腺管穿行。

面静脉与颅内的海绵窦相交通，尤其是口裂以上，两侧口角至鼻根的三角形区域处的面静脉缺乏静脉瓣，感染易于向颅内扩散，故该处被称为“危险三角区”。

(二)面肌

面肌薄而纤细，起自面颅诸骨或筋膜，止于皮肤，收缩时使面部呈现出各种表情，故又称表情肌。面肌主要集中在眼裂、口裂和鼻孔的周围。面肌由面神经支配。

(三)血管、淋巴管、淋巴结及神经

1. 血管 主要为面动脉，有同名静脉伴行(图 2-4)。

(1)**面动脉**(facial artery) 起自颈外动脉，穿经下颌下三角，在咬肌止点前缘处进入面部。面动脉行程迂曲，经口角和鼻翼外侧至内眦，改称**内眦动脉**(angular artery)。在下颌骨下缘与咬肌前缘相交处可触及面动脉的搏动。面静脉行于面动脉后方，浅面有面肌覆盖，并有

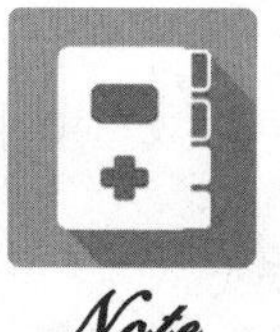

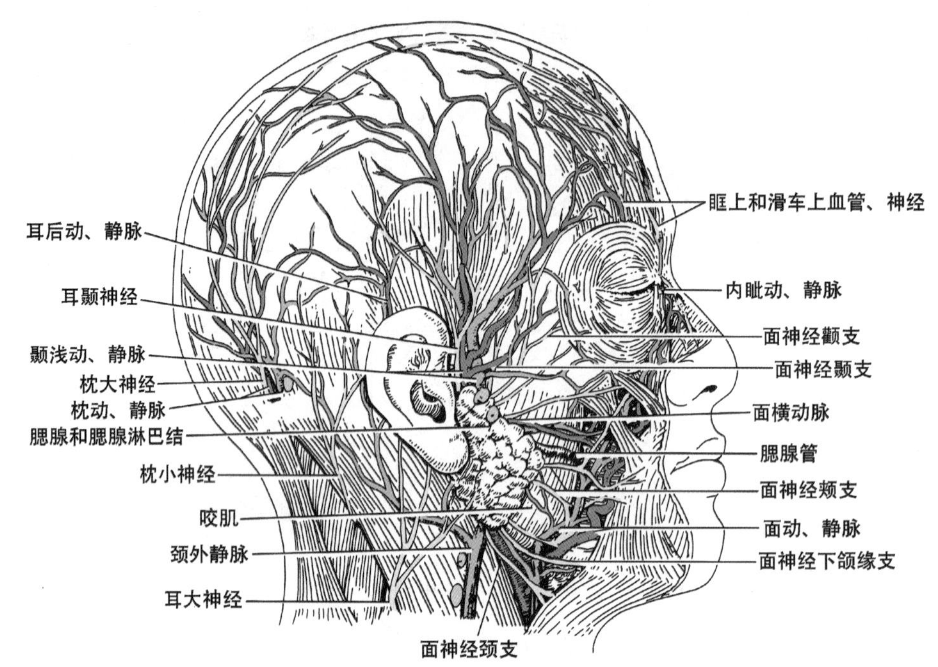

图 2-4 面部浅层结构

面神经的下颌缘支和颈支越过。面动脉的分支有下唇动脉、上唇动脉和鼻外侧动脉。

（2）**面静脉**（facial vein） 起自内眦静脉，行于面动脉后方，位置表浅，在下颌角下方与下颌后静脉的前支汇合成面总静脉，穿深筋膜，注入颈内静脉。面静脉经眼静脉与海绵窦相交通。口角平面以上的面静脉通常无瓣膜。

2. 淋巴管与淋巴结 面部浅层的淋巴管丰富。淋巴管通常注入下颌下淋巴结和颏下淋巴结。面部还有一些淋巴结，如位于眶下孔附近的颧淋巴结，颊肌表面的颊淋巴结，咬肌前缘处的下颌淋巴结。以上 3 群淋巴结的输出管，均注入下颌下淋巴结。

3. 神经 面部的感觉神经为三叉神经，面肌的运动神经是面神经的分支。

（1）**三叉神经**（trigeminal nerve） 为混合神经，发出眼神经、上颌神经和下颌神经 3 个主支，分布于相应区域的皮肤。三叉神经较大的终末支如下。①**眶上神经**（supraorbital nerve）：眼神经的分支，由眶上切迹或孔穿出至皮下，分布于额部皮肤。②**眶下神经**（infraorbital nerve）：上颌神经的分支，穿出眶下孔，在提上唇肌的深面下行，分布于下睑、鼻背外侧及上唇的皮肤。③**颏神经**（mental nerve）：下颌神经的分支，出颏孔，在降口角肌深面分为数支，分布于下唇及颏区的皮肤。

三叉神经 3 个主支在面部的分布以眼裂和口裂为界，眼裂以上为眼神经的分支分布，口裂以下为下颌神经的分支分布，两者之间为上颌神经的分支分布（图 2-5）。

（2）**面神经**（facial nerve） 由茎乳孔出颅，向前穿入腮腺，先分为上、下两干，再分为 5 组分支，呈扇形支配面肌（图 2-4）。①**颞支**（temporal branch）：多为 2 支，经下颌骨髁突浅面或前缘，于耳屏前出腮腺上缘，越过颧弓后段浅面，行向前上方，分布于枕额肌额腹、眼轮匝肌的上份及耳肌。②**颧支**（zygomatic branch）：多为 2～3 支，经腮腺上前缘穿出，上部分支较细，行向前上方，经耳轮脚与外眦连线的中 1/3 段，越颧骨表面至上、下睑眼轮匝肌；下部分支较粗，沿颧弓下方平均 1.3 mm 向前至颧肌和上唇方肌深面，分布于此二肌。③**颊支**（buccal branch）：出腮腺前缘，支配颊肌和口裂周围诸肌。④**下颌缘支**（marginal mandibular branch）：从腮腺下端穿出后，行于颈阔肌深面，越过面动、静脉的浅面，沿下颌骨下缘前行，支配下唇诸肌及颏肌。⑤**颈支**（cervical branch）：由腮腺下端穿出，在下颌角附近至颈部，行于颈阔肌深面，并支配该肌。

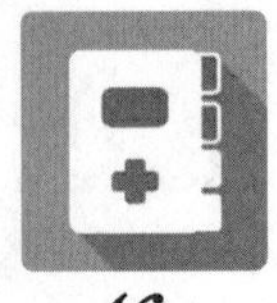
Note

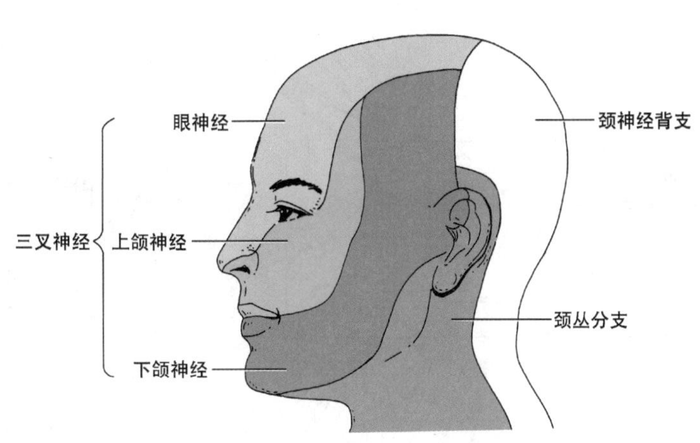

图 2-5　头面部三叉神经分布区域示意图

二、面侧区

面侧区指颧弓、鼻唇沟、下颌骨下缘与胸锁乳突肌上份前缘之间的区域，包括颊区、腮腺咬肌区和面侧深区。以下重点叙述腮腺咬肌区和面侧深区。

（一）腮腺咬肌区

腮腺咬肌区主要结构为腮腺、咬肌，以及相关的血管和神经。

1. 腮腺（parotid gland）　略呈锥形，底向外侧，尖向内侧突向咽旁，以下颌骨后缘或以穿过腮腺的面神经丛为界，分浅、深两部（图 2-6）。

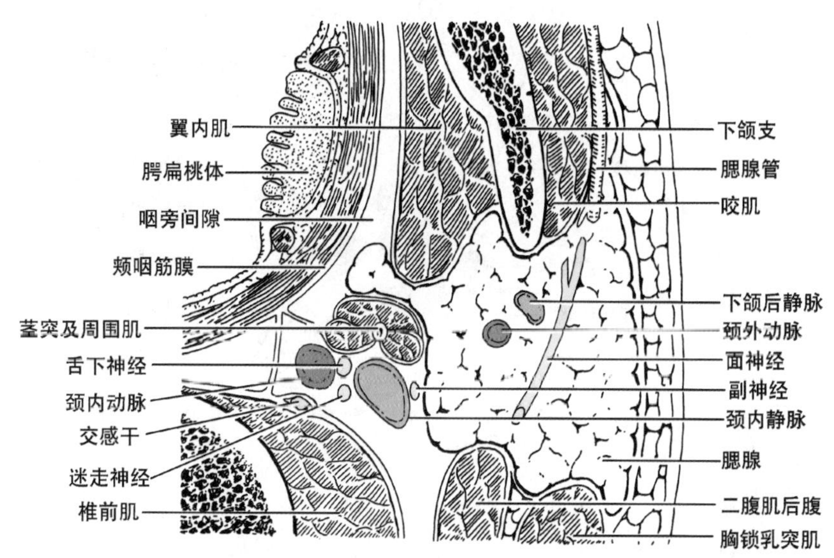

图 2-6　腮腺和面侧区的水平断面（左侧）

（1）**腮腺的位置和毗邻**　位于面侧区，上缘邻接颧弓、外耳道和颞下颌关节；下平下颌角；前邻咬肌、下颌支和翼内肌的后缘，浅部向前覆盖于咬肌后份的浅面；后缘邻接乳突前缘及胸锁乳突肌前缘的上部；深部位于下颌后窝内及下颌支的深面。腮腺的深面与茎突诸肌及深部血管、神经相邻，包括颈内动、静脉，舌咽神经、迷走神经、副神经及舌下神经，它们共同形成"腮腺床"，紧贴腮腺的深面，并借茎突与位于其浅面的颈外动脉分开（图 2-7、图 2-8）。

（2）**腮腺咬肌筋膜**　颈深筋膜浅层向上的延续，在腮腺后缘分为深、浅两层，包绕腮腺形成腮腺鞘。两层在腮腺前缘处融合，覆盖于咬肌表面，称为咬肌筋膜。

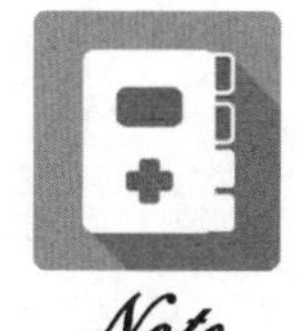

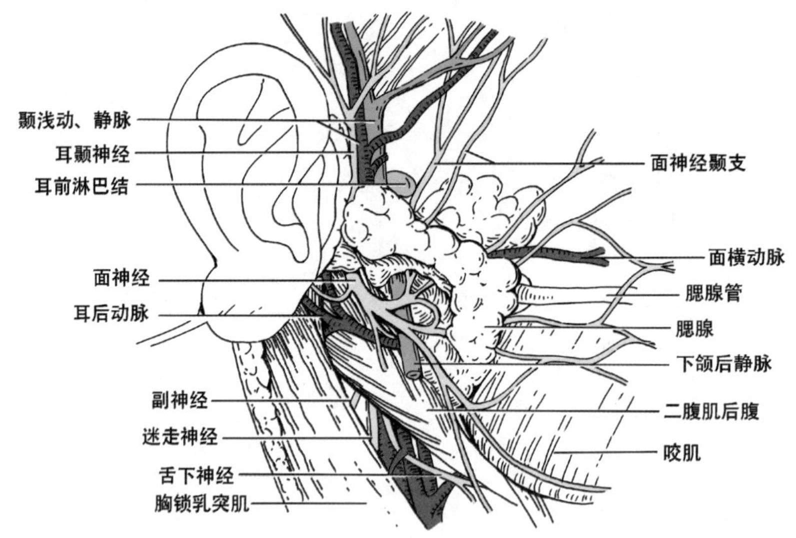

图 2-7　穿经腮腺的结构

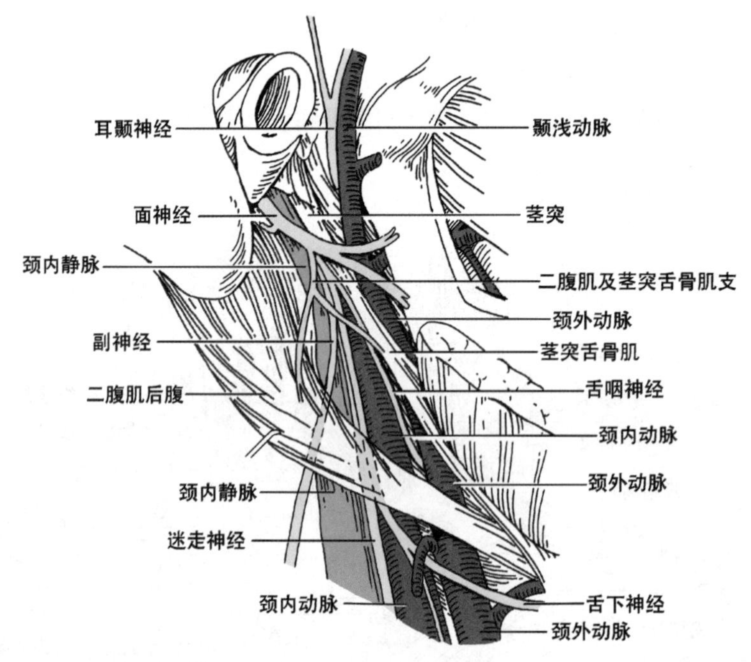

图 2-8　腮腺深面的结构

腮腺鞘与腮腺结合紧密，并发出间隔深入到腮腺实质内，把腮腺分隔成许多小叶。腮腺鞘浅层致密，深层薄弱且不完整。

(3)**腮腺管**(parotid duct)　由腮腺浅部的前缘发出，在颧弓下 1 横指处向前横行越过咬肌表面，至咬肌前缘急转向内侧，穿颊肌，开口于与上颌第二磨牙相对处的颊黏膜上。开口处的黏膜隆起，称腮腺乳头。

(4)**腮腺淋巴结**(parotid lymph node)　位于腮腺表面和腺实质内。浅淋巴结引流耳郭、颅顶前部和面上部的淋巴。深淋巴结收集外耳道、中耳、鼻、腭和颊深部的淋巴。浅深淋巴结均注入颈外侧淋巴结。

2. 面神经与腮腺的关系　**面神经**(facial nerve)在颅外的行程分为 3 段(图 2-7)。

(1)第 1 段　从茎乳孔穿出至进入腮腺以前的一段，位于乳突与外耳道之间的切迹内。此段虽被腮腺所遮盖，但尚未进入腮腺实质内，故显露面神经主干可在此处进行。

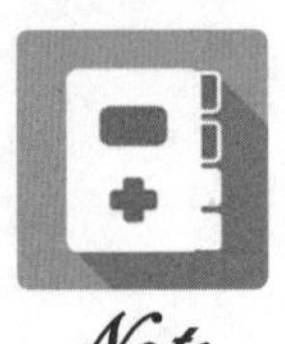
Note

(2)第 2 段　为腮腺内段。面神经主干于腮腺后内侧面进入腮腺，在腮腺内通常分为上、下两干，再发出分支，交织成丛，最后形成颞、颧、颊、下颌缘、颈 5 组分支。面神经位于颈外动脉和下颌后静脉的浅面。

(3)第 3 段　为面神经穿出腮腺以后的部分，共 5 组分支。分别由腮腺浅部的上缘、前缘和下端穿出，呈扇形分布，至各相应区域支配面肌。

3. 穿经腮腺的血管和神经　包括纵行的和横行的两部分结构。纵行的有颈外动脉，颞浅动、静脉，下颌后静脉及耳颞神经；横行的有上颌动、静脉，面横动、静脉和面神经及其分支。由浅入深依次为面神经及其分支，下颌后静脉，颈外动脉及耳颞神经(图 2-7)。

(1)**下颌后静脉**(retromandibular vein)　颞浅静脉和上颌静脉穿入腮腺，汇合形成下颌后静脉，在颈外动脉的浅面分为前、后两支，穿出腮腺。前支与面静脉汇合成面总静脉，注入颈内静脉；后支与耳后静脉合成颈外静脉。

(2)**颈外动脉**(external carotid artery)　经二腹肌后腹和茎突舌骨肌深面，入下颌后窝，由深面穿入腮腺，行于下颌后静脉的前内侧，至下颌颈平面分为两个终支：上颌动脉行经下颌颈内侧入颞下窝；颞浅动脉在腮腺深面发出面横动脉，然后越颧弓至颞区。

(3)**耳颞神经**(auriculotemporal nerve)　穿入腮腺鞘，经腮腺深面至颞区。

4. 咬肌(masseter muscle)　起自颧弓下缘及其深面，止于下颌支外侧面和咬肌粗隆。该肌的后上部为腮腺所覆盖，表面覆以咬肌筋膜，浅面有面横动脉、腮腺管、面神经的颊支和下颌缘支横过。咬肌与颞肌，翼内、外肌共同组成咀嚼肌(图 2-9)，作用于颞下颌关节，受下颌神经的运动纤维支配。

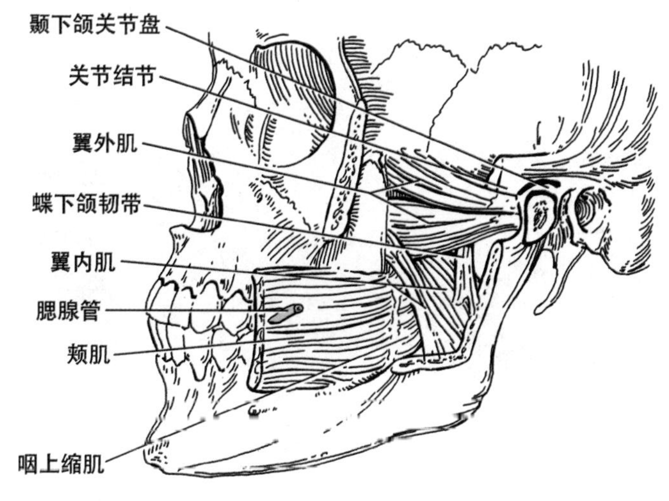

图 2-9　咀嚼肌

5. 颞下颌关节(temporomandibular joint)　又称下颌关节，由下颌骨的下颌头与颞骨的下颌窝及关节结节构成。关节囊上方附于下颌窝及关节结节周缘，故关节结节完全在关节囊内；下方附于下颌颈。关节囊外侧有韧带加强。关节内有纤维软骨构成的关节盘。关节盘周缘附于关节囊，将关节腔分隔为上、下两部分。关节囊的前份较薄弱(图 2-10)。

颞下颌关节属于联动关节，即两侧关节必须同时运动。下颌骨可做上提、下降、后退和侧方运动。张口时下颌体下降并伴有下颌头和关节盘向前的运动，故大张口时，下颌体降向下后方，而下颌头与关节盘滑至关节结节下方。

(二)面侧深区

面侧深区位于颅底下方，口腔及咽的外侧，其上部通颞窝。

1. 境界　面侧深区有顶、底和四壁，顶为蝶骨大翼的颞下面，底平下颌骨下缘，前壁为上颌骨体的后面，后壁为腮腺深部，外侧壁为下颌支，内侧壁为翼突外侧板和咽侧壁(图 2-11)。

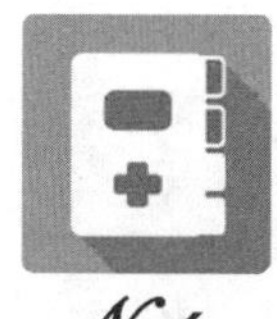

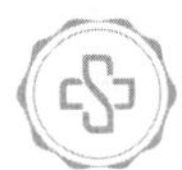

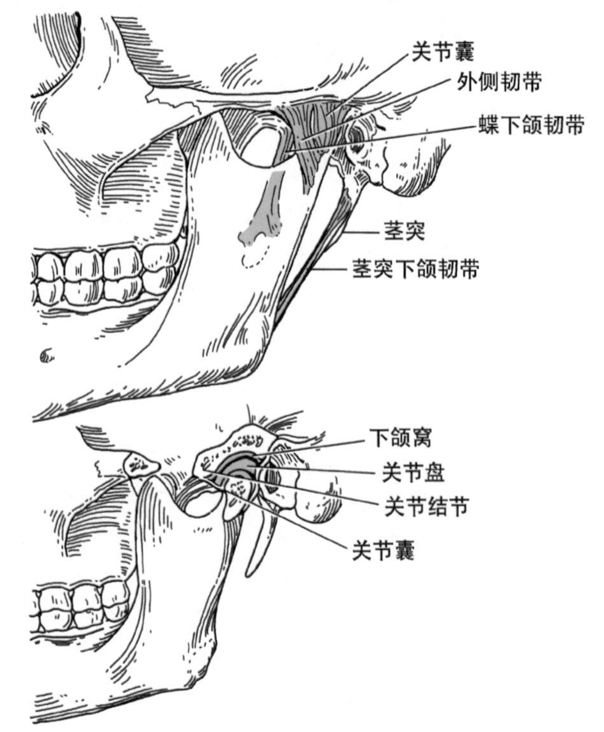

图 2-10　颞下颌关节

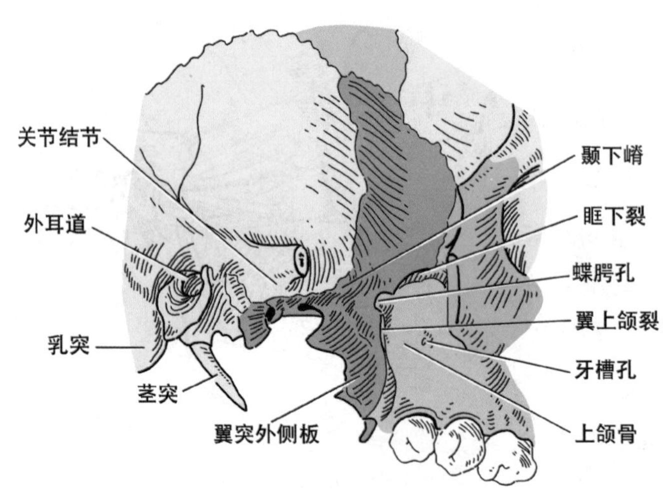

图 2-11　面侧深区的境界

2. 内容　面侧深区有翼内、外肌及出入颅底的血管、神经通过(图 2-12、图 2-13)。

1)翼内肌、翼外肌　①**翼内肌**(medial pterygoid muscle):起自翼窝,肌纤维斜向外下,止于下颌支内侧面的翼肌粗隆。②**翼外肌**(lateral pterygoid muscle):有两头,上头起自蝶骨大翼的颞下面,下头起自翼突外侧板的外面。两束肌纤维均斜向外后方,止于下颌颈前面的翼肌凹。

翼内肌位于颞下窝的下内侧部,翼外肌位于上外侧部。两肌腹间及其周围的疏松结缔组织中有血管与神经交错穿行。

2)**翼静脉丛**(pterygoid plexus)　位于颞下窝翼内肌、翼外肌与颞肌之间的静脉丛,即翼丛。翼丛收纳与上颌动脉分支伴行的静脉,最后汇合成上颌静脉,回流到下颌后静脉。翼丛与上颌动脉位于颞下窝的浅部;翼内肌、翼外肌,下颌神经及其分支则位于颞下窝的深部。

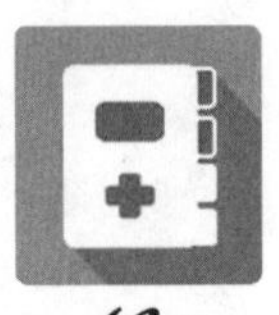

Note

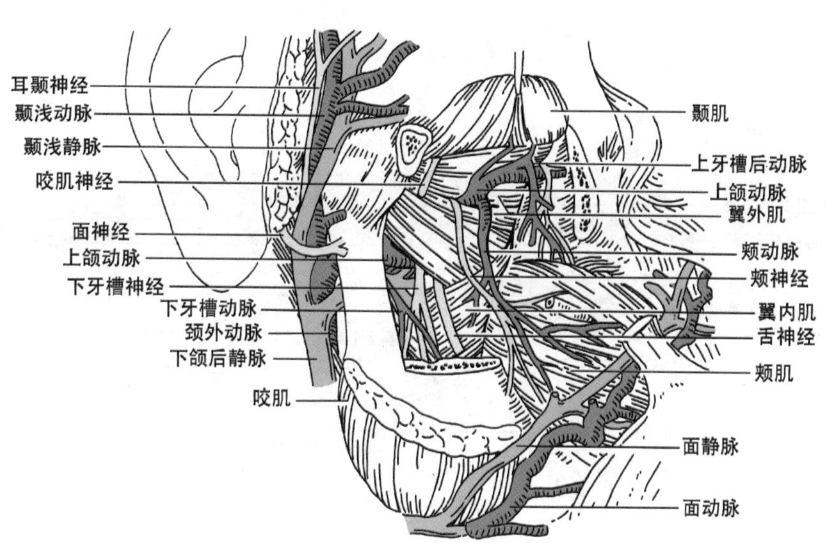

图 2-12 面侧深区浅部的血管神经

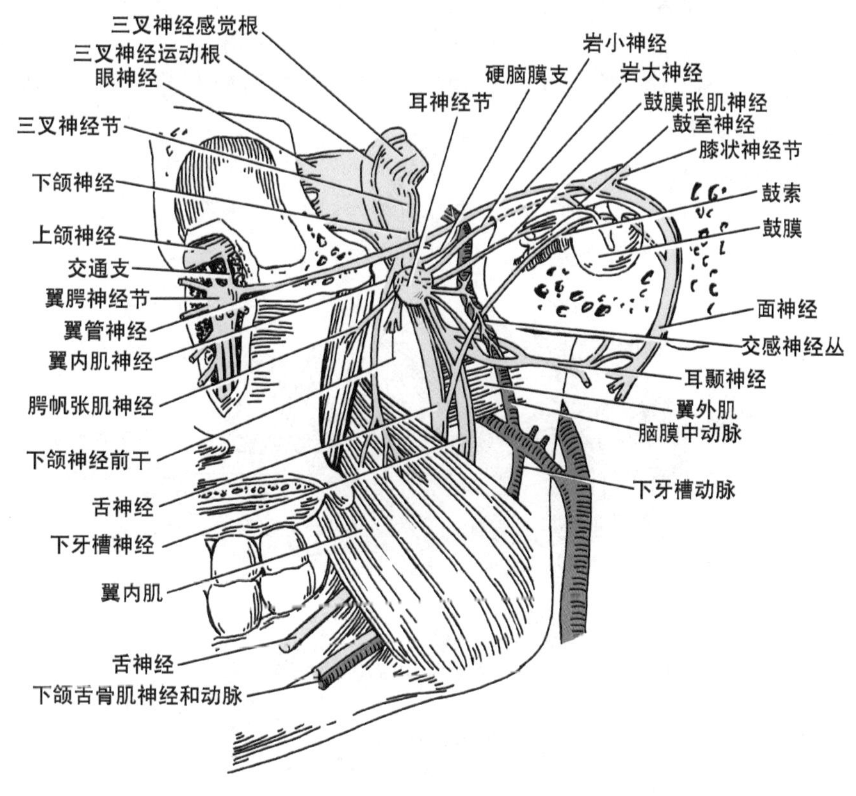

图 2-13 颞下窝内侧部的结构(内面观)

3)**上颌动脉**(maxillary artery) 起自颈外动脉,经下颌颈的深面入颞下窝,行经翼外肌的浅面或深面,经翼上颌裂入翼腭窝。上颌动脉以翼外肌为标志可分为 3 段(图 2-14)。

(1)第 1 段 位于下颌颈深面,自起点至翼外肌下缘。主要分支:①**下牙槽动脉**(inferior alveolar artery):经下颌孔入下颌管,分支至下颌骨、下颌牙及牙龈,终支出颏孔,分布于颏区。②**脑膜中动脉**(middle meningeal artery):行经翼外肌深面,穿耳颞神经两根之间垂直上行,经棘孔入颅,分布于颞顶区内面的硬脑膜。

(2)第 2 段 位于翼外肌的浅面或深面,分支至翼内、外肌,咬肌和颞肌,另外发出**颊动脉**(buccal artery),与颊神经伴行,分布于颊肌及颊黏膜。

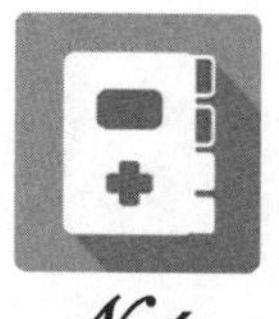

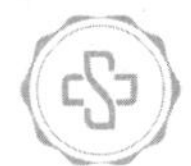

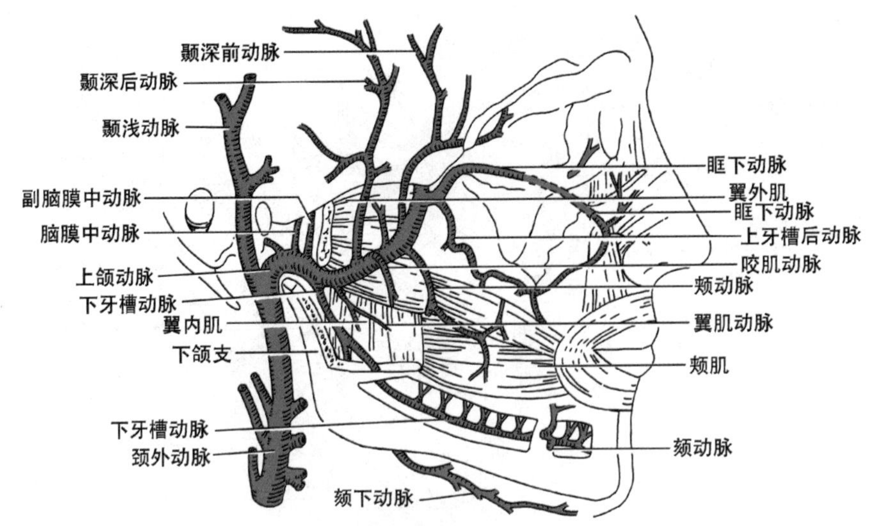

图 2-14　上颌动脉的行程和分支

(3)第 3 段　位于翼腭窝内,主要分支:①**上牙槽后动脉**(posterior superior alveolar artery):向前下穿入上颌骨后面的牙槽孔,分布于上颌窦、上颌后份的牙槽突、牙、牙龈等。②**眶下动脉**(infraorbital artery):出眶下孔,沿途发出分支,分布于上颌前份的牙槽突、牙、牙龈,最后分布于下睑及眼眶下方的皮肤。

4)**下颌神经**(mandibular nerve)　三叉神经最大的分支,自卵圆孔出颅进入颞下窝,位于翼外肌的深面。下颌神经发出翼内肌神经、翼外肌神经、颞深前神经、颞深后神经和咬肌神经,支配咀嚼肌的运动。下颌神经还发出以下 4 个感觉支(图 2-15)。

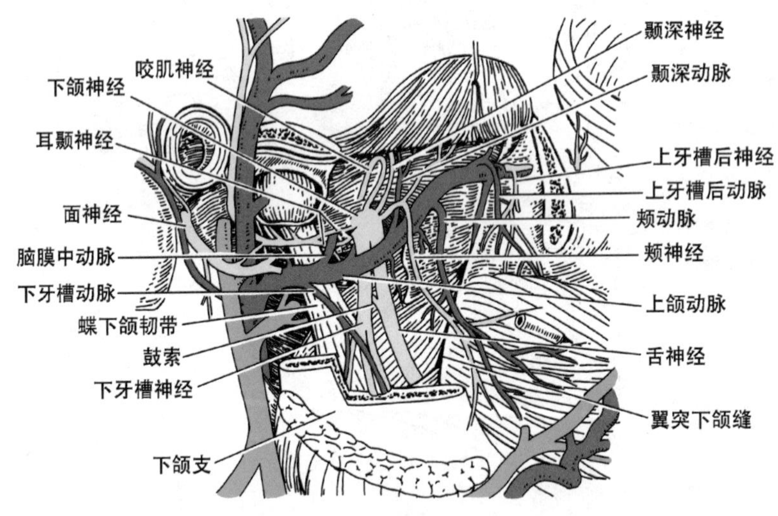

图 2-15　面侧深区深部的血管和神经

(1)**颊神经**(buccal nerve)　经翼外肌两头之间穿出,沿下颌支前缘的内侧下行至咬肌前缘,穿颊肌分布于颊黏膜、颊侧牙龈。

(2)**耳颞神经**(auriculotemporal nerve)　以两根起自下颌神经,环绕脑膜中动脉,沿翼外肌深面绕下颌骨髁突的内侧至其后方转向上行,穿入腮腺鞘,于腮腺上缘处浅出,分布于外耳道、耳郭及颞区的皮肤。

(3)**舌神经**(lingual nerve)　经翼外肌深面下行,途中接受鼓索的味觉纤维和副交感纤维,穿经下颌支与翼内肌之间,达下颌下腺的上方,沿舌骨舌肌的浅面前行至口底,分布于下颌舌侧牙龈、下颌下腺、舌下腺、舌前 2/3 及口底的黏膜。

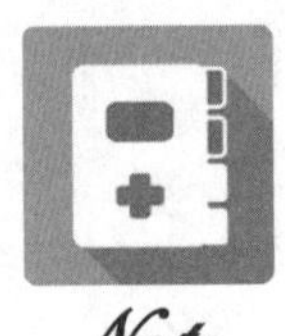
Note

(4)**下牙槽神经**(inferior alveolar nerve) 位于舌神经的后方，经下颌孔、下颌管，分布于下颌骨及下颌诸牙。出颏孔后，称颏神经，分布于颏区皮肤。

三、面部的间隙

面部的间隙位于颅底与上、下颌骨之间，散在于骨、肌肉与筋膜之间，彼此相通。间隙内充满疏松结缔组织，感染可沿间隙扩散(图 2-16)。

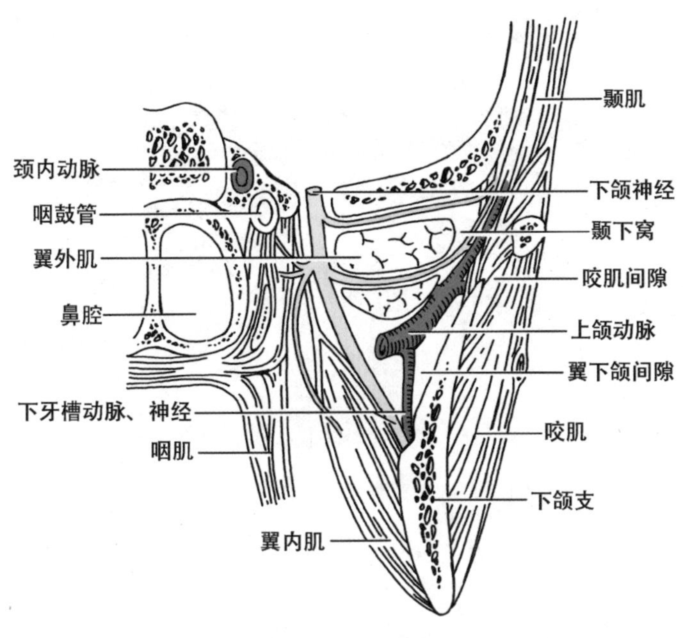

图 2-16 咬肌间隙和翼下颌间隙(冠状切面)

1. 咬肌间隙(masseter space) 位于咬肌深部与下颌支上部之间。咬肌的血管神经通过下颌切迹穿入此间隙，从深面进入咬肌。此间隙的前方紧邻下颌第三磨牙，牙源性感染如第三磨牙冠周炎、牙槽脓肿和下颌骨骨髓炎等均有可能扩散至此间隙。

2. 翼下颌间隙(pterygomandibular space) 位于翼内肌与下颌支之间，与咬肌间隙仅隔下颌支，两间隙经下颌切迹相通。上界为翼外肌下缘，下界为翼内肌在下颌支附着处，前界为颞肌、颊肌，后界为腮腺和下颌支后缘。间隙内有下牙槽神经、下牙槽动脉、下牙槽静脉及疏松结缔组织。翼下颌间隙向前与颊肌和咬肌之间的颊间隙相通，向后隔颈深筋膜浅层与咽旁间隙相邻，向上与颞下间隙相通。

3. 舌下间隙(sublingual space) 呈马蹄形，上界为口底黏膜，下界为下颌舌骨肌及舌骨舌肌，前外侧为下颌舌骨肌起点以上的下颌骨体内侧面骨壁，后界止于舌根。间隙内有舌下腺、下颌下腺的深部及腺管、下颌下神经节、舌神经、舌下神经和舌下血管等。舌下间隙向后在下颌舌骨肌群后缘处与下颌下间隙相通，向后上与翼下颌间隙相通，两侧在前方相通。

第三节 颅 部

颅部由颅顶、颅底和颅腔三部分组成。颅顶又分为额顶枕区和颞区。颅底有内、外面之分。内面分为颅前窝、颅中窝和颅后窝三部分。颅底有许多孔道，是神经、血管出入颅的部位。

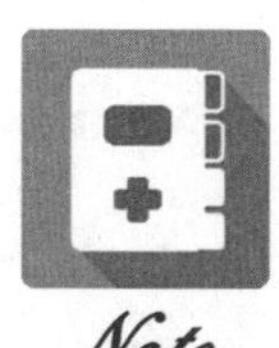

一、颅顶

（一）额顶枕区

1. 境界 前为眶上缘，后为枕外隆凸和上项线，两侧借上颞线与颞区分界。

2. 层次 额顶枕区的软组织分为五层，由浅入深依次为皮肤、浅筋膜（皮下组织）、帽状腱膜及颅顶肌（额、枕肌）、腱膜下疏松结缔组织和颅骨外膜（图 2-17）。其中，浅部三层紧密连接，常合称“头皮”。深部两层连接疏松，较易分离。

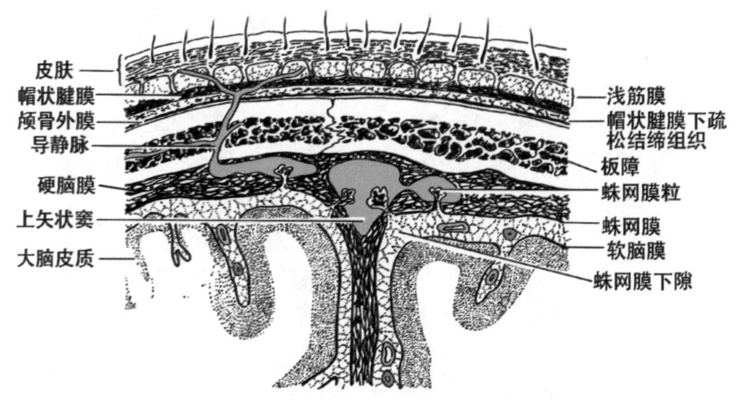

图 2-17 颅顶结构的层次（冠状切面）

（1）**皮肤** 皮肤厚而致密。有两个特点，一是含有大量毛囊、汗腺和皮脂腺，为疖肿或皮脂腺囊肿的好发部位；二是具有丰富的血管，外伤时易致出血。

（2）**浅筋膜** 由致密结缔组织和脂肪组织构成。皮肤和帽状腱膜之间有许多结缔组织小梁，把脂肪组织分隔成许多小格（内有血管和神经穿行）。

浅筋膜内的血管和神经分前、后、外侧三组（图 2-18）。

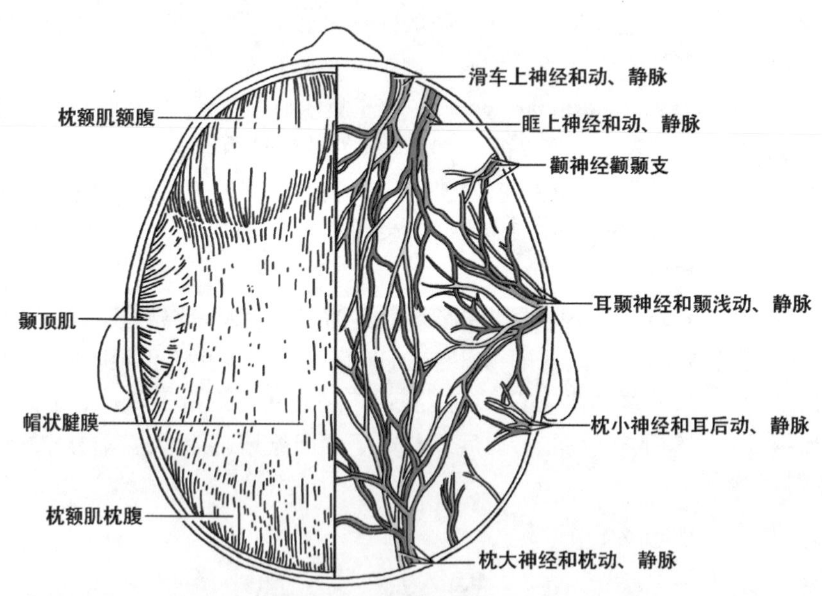

图 2-18 颅顶部的血管和神经

①前组：包括前内侧组和前外侧组。前外侧组有眶上动脉和眶上神经。前内侧组有滑车上动脉、滑车上静脉和滑车上神经。眶上动脉是眼动脉的分支，与眶上神经伴行，在眼眶内行于上睑提肌和眶上壁之间，至眶上孔（切迹）处绕过眶上缘到达额部。滑车上动脉是眼动脉的

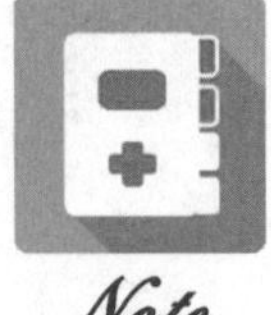
Note

终支之一，与滑车上神经伴行，在前外侧组的内侧绕额切迹至额部。眶上神经和滑车上神经都是眼神经的分支，眶上动脉在眶上神经的外侧，滑车上动脉在滑车上神经的内侧。

②后组：包括枕动脉和枕大神经。枕动脉是颈外动脉的分支，经颞骨乳突的枕动脉沟，斜穿枕部肌肉达枕部皮下。枕大神经穿过项深部肌群后，在上项线平面穿斜方肌腱膜，走向颅顶。枕动脉位于枕大神经外侧。

颅顶的动脉有广泛的吻合，不但左右两侧互相吻合，颈内动脉系统和颈外动脉系统也互相吻合。颅顶的神经都走行在皮下组织中，且分布互相重叠。

③外侧组：包括耳前和耳后两组。

(3)**帽状腱膜**(galea aponeurotica)　前连枕额肌的额腹，后连枕腹，两侧逐渐变薄，续于颞筋膜。整个帽状腱膜都很厚实坚韧。头皮外伤若未伤及帽状腱膜，则伤口裂开不明显；如帽状腱膜同时受伤，则因枕额肌的牵拉使伤口裂开，尤以横向裂口为甚。因此缝合头皮时一定要将此层缝好，一方面可以减少皮肤的张力，有利于伤口的愈合，另一方面有利于止血。

(4)**腱膜下疏松结缔组织**　又称腱膜下间隙，是位于帽状腱膜与骨膜之间的薄层疏松结缔组织。此间隙范围较广，前至眶上缘，后达上项线。头皮借此层与颅骨外膜疏松连接。

(5)**颅骨外膜**　由致密结缔组织构成，借少量结缔组织与颅骨表面相连，二者易于剥离。

(二)颞区

1. 境界　位于颅顶的两侧，介于上颞线与颧弓上缘之间。

2. 层次　此区的软组织有5层，由浅入深依次为皮肤、浅筋膜、颞筋膜、颞肌和颅骨外膜(图2-19)。

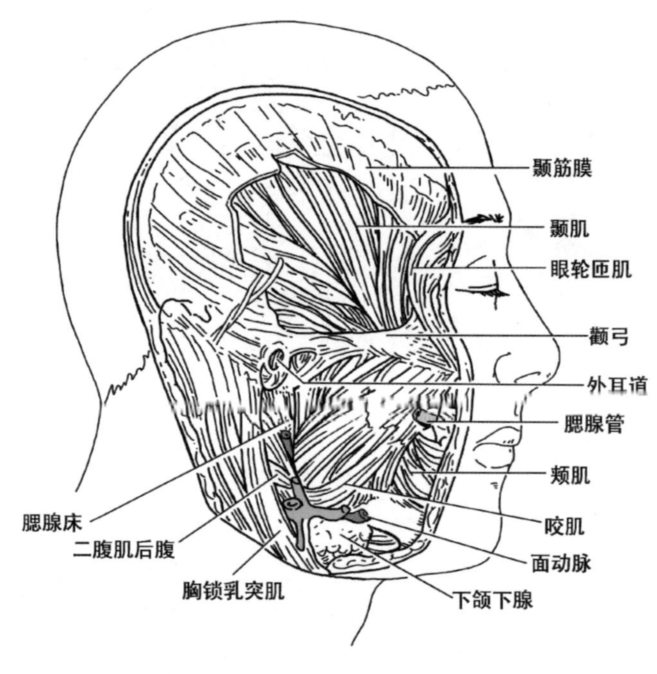

图2-19　颞区的层次结构

(1)**皮肤**　颞区的皮肤移动性较大。

(2)**浅筋膜**　脂肪组织较少。血管和神经可分为耳前和耳后两组。①耳前组：有颞浅动、静脉和耳颞神经，三者伴行，出腮腺上缘，越颧弓到达颞区。颞浅动脉为颈外动脉的两终支之一，该动脉在颧弓上方分为前、后两支；颞浅静脉汇入下颌后静脉；耳颞神经是三叉神经第三支下颌神经的分支。②耳后组：有耳后动、静脉和枕小神经，分布于颞区后部。耳后动脉起自颈外动脉；耳后静脉汇入颈外静脉；枕小神经来自第2、3颈神经。

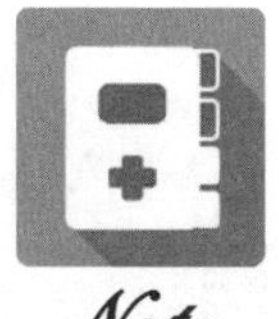

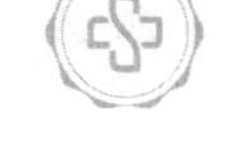

(3)**颞筋膜**(temporal fascia)　上方附着于上颞线，向下分为深、浅两层，浅层附着于颧弓的外面，深层附着于颧弓的内面。两层之间夹有脂肪组织，颞中动脉(发自上颌动脉)及颞中静脉由此经过。

(4)**颞肌**(temporal muscle)　起自颞窝和颞筋膜深面，前部肌纤维向下，后部肌纤维向前，逐渐集中，经颧弓深面，止于下颌骨的冠突。颞肌深部有颞深血管和神经，颞深动脉来自上颌动脉，颞深神经来自下颌神经，支配颞肌。

(5)**骨膜**(periosteum)　较薄，紧贴于颞骨表面。骨膜与颞肌之间含有大量脂肪组织(称颞筋膜下疏松结缔组织)，并经颧弓深面与颞下间隙相通，再向前与面部的颊脂体相连续。

(三)颅顶骨

颅顶各骨均属扁骨。前方为额骨，后方为枕骨。在额、枕骨之间是左、右顶骨。两侧前方小部分为蝶骨大翼；后方大部分为颞骨鳞部。颅顶各骨之间以颅缝相接合。

颅顶骨呈圆顶状，并有一定的弹性。颅顶骨分为外板、板障和内板三层。外板较厚，内板较薄，质地亦较脆弱，又称玻璃样板。板障是内、外板之间的骨松质，含有骨髓，并有板障静脉位于板障管内。板障静脉通常分为4组(图2-20)：额板障静脉、颞前板障静脉、颞后板障静脉、枕板障静脉。

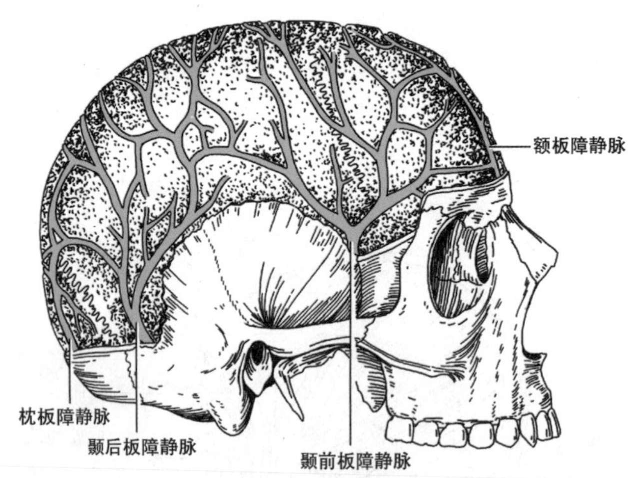

图2-20　板障静脉

二、颅底内面

颅底有许多孔道，是神经、血管出入颅的部位。颅底有内、外面之分。内面分颅前窝、颅中窝和颅后窝三部分(图2-21)。

颅底结构的特点如下。①颅底的各部骨质厚薄不一，由前向后逐渐增厚，因此颅前窝最薄，颅后窝最厚；②颅底的孔、裂、管是神经血管出入的通道，而某些骨内部又形成空腔性结构，如鼻旁窦、鼓室等，这些部位都是颅底的薄弱点；③颅底与颅外的一些结构不但关系密切，而且紧密连接，如翼腭窝、咽旁间隙、眼眶等；④颅底骨与脑膜紧密结合。

(一)颅前窝

颅前窝(anterior cranial fossa)容纳大脑半球额叶，正中部凹陷，由筛骨筛板构成鼻腔顶，前外侧部形成额窦和眶的顶部。

(二)颅中窝

颅中窝(middle cranial fossa)呈蝶形，可分为较小的中央部(蝶鞍区)和两个较大而凹陷的外侧部。

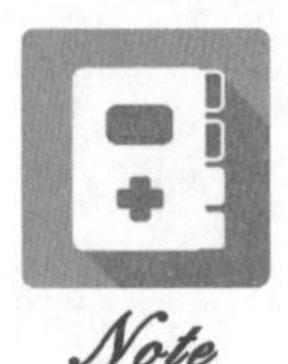

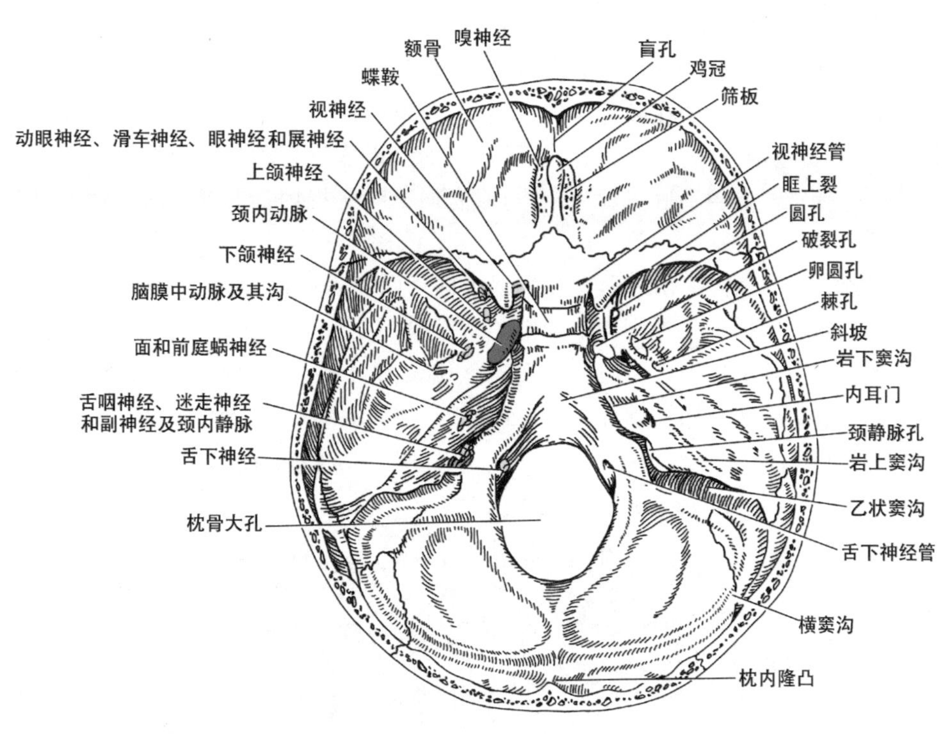

图 2-21 颅底内面观

1. 蝶鞍区 位于蝶骨体上面，为蝶鞍及其周围区域。该区主要的结构有垂体、垂体窝和两侧的海绵窦等。

(1)**蝶鞍**(sella turcica) 包括前床突、交叉前沟、鞍结节、垂体窝、鞍背和后床突。

(2)**垂体**(hypophysis) 位于蝶鞍中央的垂体窝内，借漏斗和垂体柄穿过鞍膈与第三脑室底的灰结节相连。

(3)**垂体窝**(hypophyseal fossa) 垂体窝的顶为硬脑膜形成的鞍膈，鞍膈的前上方有视交叉和经视神经管入颅的视神经。垂体窝的底仅隔一薄层骨壁与蝶窦相邻。垂体窝的前方为**鞍结节**(tuberculum sellae)，后方为**鞍背**(dorsum sellae)。

(4)**海绵窦**(cavernous sinus) 位于蝶鞍的两侧，前达眶上裂内侧部，后至颞骨岩部的尖端，为一对重要的硬脑膜静脉窦，由硬脑膜两层间的腔隙构成(图 2-22)。窦内有颈内动脉和展神经通行。窦内间隙有许多结缔组织小梁，将窦腔分隔成许多小的腔隙，窦中血流缓慢。两侧海绵窦经鞍膈前、后的海绵间窦相通。

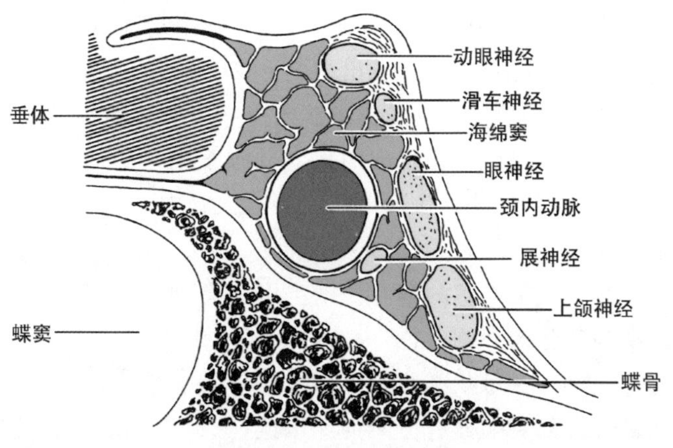

图 2-22 海绵窦(冠状切面)

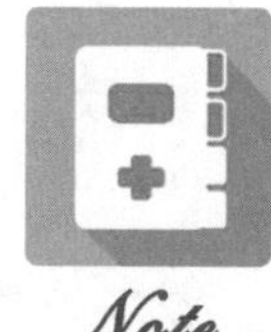

在窦的外侧壁内，自上而下排列有动眼神经、滑车神经、眼神经与上颌神经。窦的前端与眼静脉、翼丛、面静脉和鼻腔的静脉相通。窦的内侧壁上部与垂体相邻。窦的内侧壁下部借薄的骨壁与蝶窦相邻。窦的后端在颞骨岩部尖端处，分别与岩上窦、岩下窦相连。岩上窦汇入横窦或乙状窦，岩下窦经颈静脉孔汇入颈内静脉。窦的后端靠近岩部尖端处的三叉神经节。海绵窦向后还与枕骨斜坡上的基底静脉丛相连，后者向下续于椎内静脉丛。椎内静脉丛又与体壁的静脉相通。

(5)**基底动脉环**　又称 Willis 环，是颅底最大的动脉吻合环，沟通颈内动脉和椎-基底动脉系统(图 2-23)。它位于蝶鞍上方脚间池深部的蛛网膜下腔内，环绕视交叉、漏斗以及脚间窝的其他结构。从颈内动脉发出的大脑前动脉在前方通过前交通动脉与对侧大脑前动脉吻合，在后方有两支大脑后动脉从基底动脉分出，通过两侧的后交通动脉与颈内动脉相连。

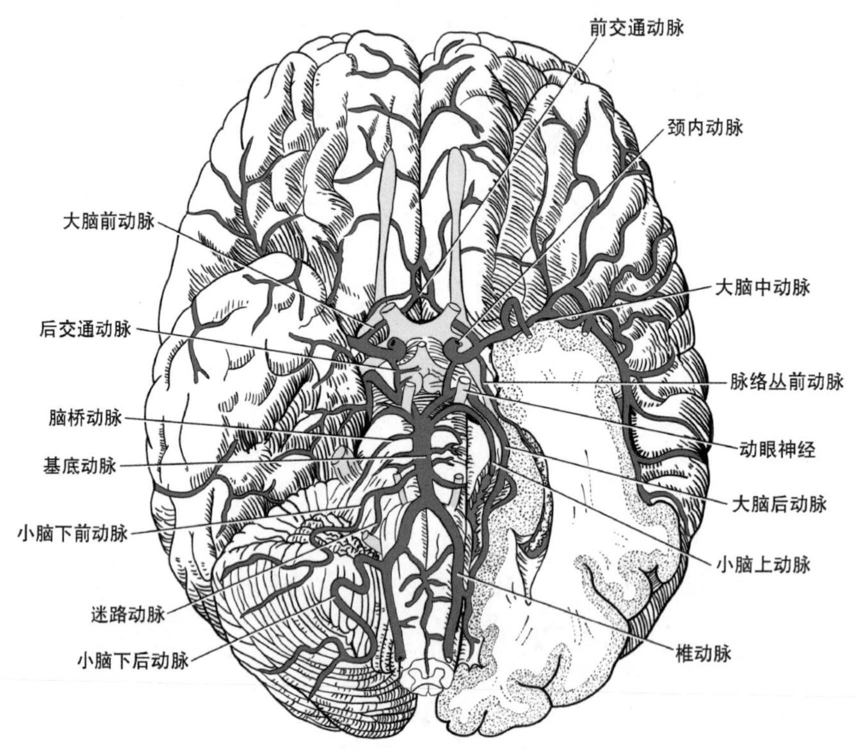

图 2-23　脑底的动脉

颈内动脉终末段转向视神经的下方，穿行于视神经和动眼神经之间，在大脑外侧沟内后方分出大脑前动脉和大脑中动脉，其中大脑前动脉较小，大脑中动脉较大。大脑中动脉首先穿行于大脑外侧沟，然后转向后上方的岛叶，并发出多个分支，分布于相邻的大脑外侧面(图 2-24)。大脑中动脉发出皮质支和中央支，皮质支发出的眶支分布于额叶的额下回和眶外侧面，发出的额支分布于中央前回、额中回和额下回，发出的顶支分布于中央后回、顶上小叶下部以及全部的顶下小叶，发出的颞支供应颞叶的外表面(图 2-25)。大脑中动脉发出的中央支较小，主要供应相应的基底神经节。

2. 颅中窝外侧部　容纳大脑半球的颞叶。眶上裂内有动眼神经、滑车神经、展神经、眼神经及眼上静脉穿行。在颈动脉沟外侧，由前内向后外有圆孔、卵圆孔和棘孔，分别有上颌神经、下颌神经及脑膜中动脉通过。在弓状隆起的外侧有鼓室盖。鼓室盖由薄层骨板构成，分隔鼓室与颞叶及脑膜。在颞骨岩部尖端处有三叉神经压迹，三叉神经节在此处位于硬脑膜形成的间隙内(图 2-26)。

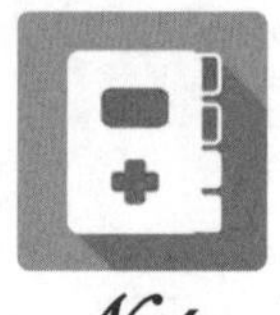
Note

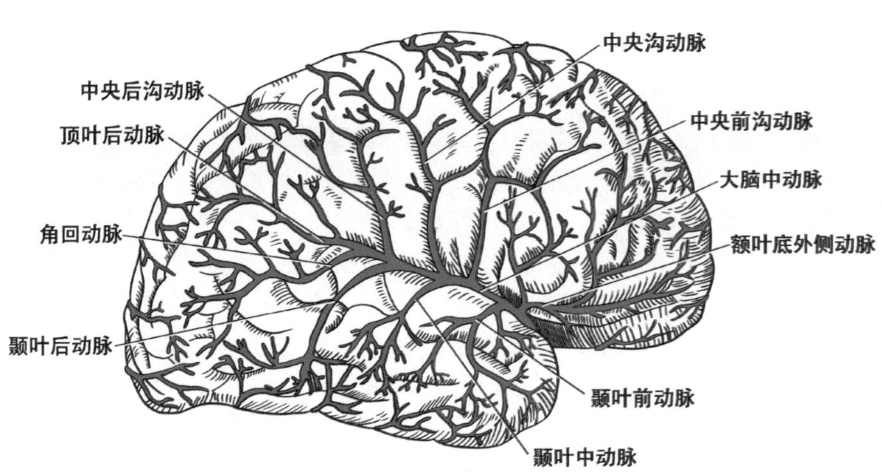

图 2-24 大脑中动脉(外侧面)

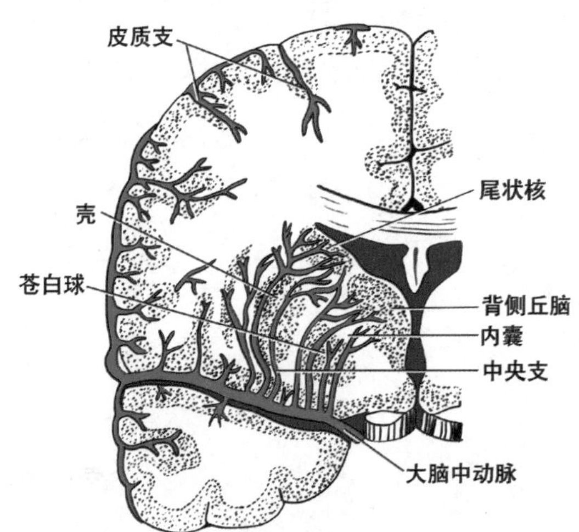

图 2-25 大脑中动脉的皮质支和中央支

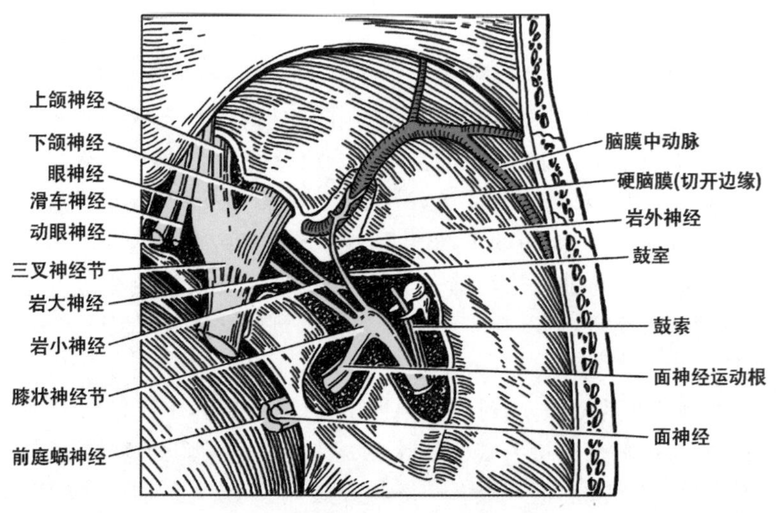

图 2-26 颞骨岩部深面的结构

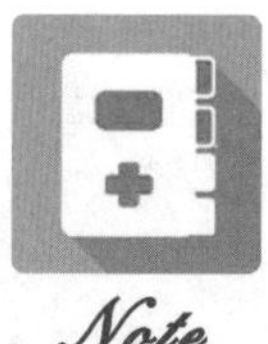

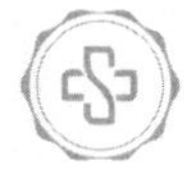

(三)颅后窝

颅后窝(posterior cranial fossa)由颞骨岩部后面和枕骨内面组成。在3个颅窝中,颅后窝最深,面积最大,容纳小脑、脑桥和延髓。窝底的中央有枕骨大孔,为颅腔与椎管相接处,延髓经此孔与脊髓相连,并有左、右椎动脉和副神经的脊髓根通过。颅内的3层脑膜在枕骨大孔处与脊髓的3层被膜相互移行,但硬脊膜在枕骨大孔边缘与枕骨紧密结合,故硬脊膜外腔与硬脑膜外腔互不相通。枕骨大孔的前方为斜坡。在枕骨大孔的前外侧缘有舌下神经管,为舌下神经出颅的部位。枕骨外侧部与颞骨岩部间有颈静脉孔,舌咽、迷走、副神经和颈内静脉在此通过。

颞骨岩部后面的中部有内耳门。内耳道位于颞骨岩部内,从内耳门开始行向前外至内耳道底。内耳门内有面神经、前庭蜗神经和迷路动、静脉通过。

枕内隆凸为窦汇所在处,横窦起自窦汇的两侧,在同名沟内,走向颞骨岩部上缘的后端,续于乙状窦。乙状窦沿颅腔侧壁下行,继而转向内侧,达颈静脉孔,续于颈内静脉(图2-27)。

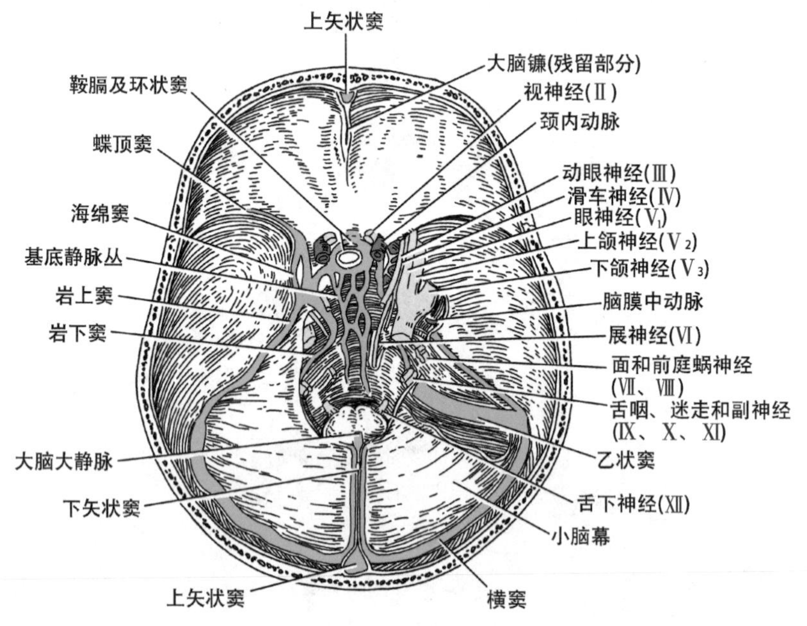

图2-27　颅底的血管和神经

颅后窝脑组织的血供主要来源于椎动脉及其分支(又称椎-基底动脉系统)(图2-28)。椎动脉从锁骨下动脉分出,在颈部上六个颈椎的横突孔内上升,通过枕骨大孔进入颅内,位于延髓的前外侧方。两侧椎动脉在上升中向内侧聚集,在桥延沟处汇合成一支基底动脉。两侧椎动脉在延髓前方向内侧发出分支,于脊髓前沟处汇合成脊髓前动脉,沿脊髓的腹侧正中继续下降;在延髓背侧向后下发出一对脊髓后动脉,沿两侧后外侧沟下行,分支供应脊髓。椎动脉的最大分支是小脑下后动脉,它在橄榄的下端上升,并弯曲向后,在舌咽神经和迷走神经根后方上行,到达脑桥的下缘,然后弯曲沿第四脑室下外侧缘下降,在转向侧方进入半球间小脑谷之前发出内侧和外侧两个分支,内侧支在小脑半球和小脑蚓部之间向后走行,供应相应区域,外侧支供应小脑半球表面的下方,直到其外侧边缘。小脑下后动脉的主干供应延髓背部的橄榄核、舌下神经核的外侧及其神经根,同时供应第四脑室的脉络丛、小脑扁桃体(图2-23)。

基底动脉向两侧发出数支平行的脑桥动脉,供应脑桥。小脑下前动脉发自基底动脉下部,向后外侧走行,通常位于展神经、面神经和前庭神经腹侧。小脑上动脉自基底动脉发出,在动眼神经下方向外侧走行。该神经将其与大脑后动脉分开,随后,小脑上动脉在滑车神经下方呈环形弯曲,到达小脑上表面,分支供应该处的小脑。

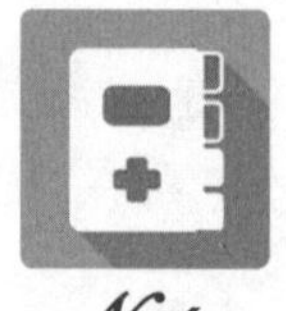

Note

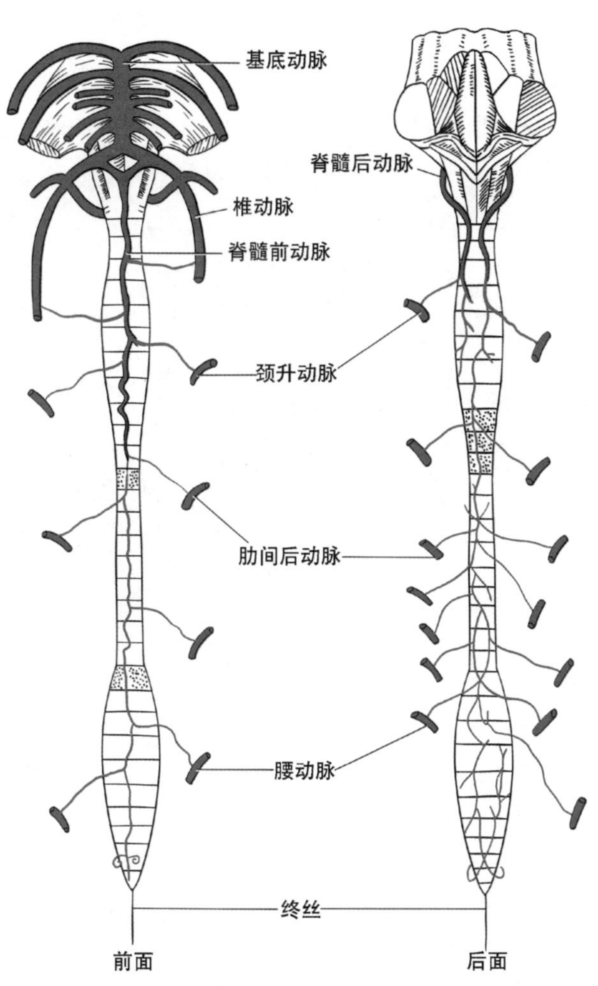

图 2-28 椎动脉的分支

基底动脉形成左右各一的终末支，为大脑后动脉（图 2-29）。大脑后动脉向侧方走行，环绕大脑脚至小脑幕表面，分支供应颞叶和枕叶。

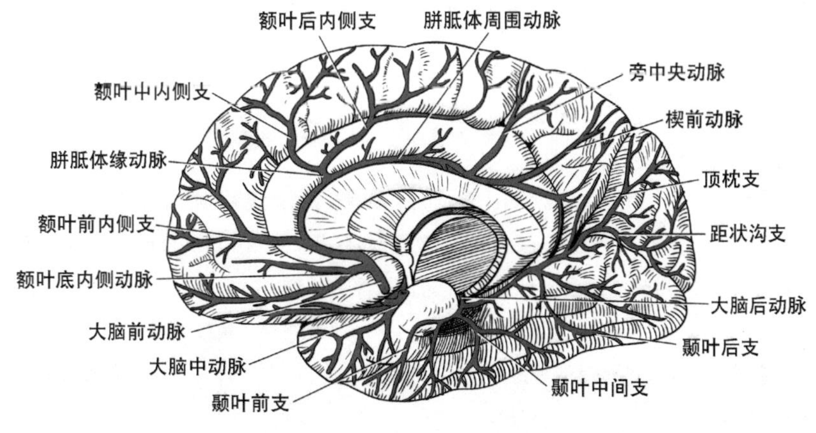

图 2-29 大脑半球的动脉（内侧面）

小脑幕（tentorium of cerebellum）是一个由硬脑膜形成的宽阔的半月襞，介于大脑半球枕叶与小脑之间，并构成颅后窝的顶，略呈拱形。小脑幕圆凸的后外侧缘附着于横窦沟及颞骨岩部的上缘，达后床突而告终；其凹陷的前内侧缘游离，向前延伸附着于前床突，形成小脑幕切迹。小脑幕切迹与鞍背共同形成一卵圆形的孔，环绕中脑。

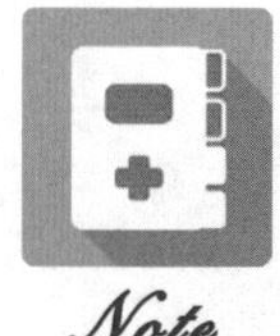

（四）脑的静脉

脑的静脉通过复杂的深部和浅表静脉系统回流，其特点是没有静脉瓣，从而导致血液流向复杂。脑的静脉的管壁因缺少肌肉组织而很薄，它们穿过蛛网膜和硬脑膜内侧面，进入硬脑膜静脉窦（图 2-30）。

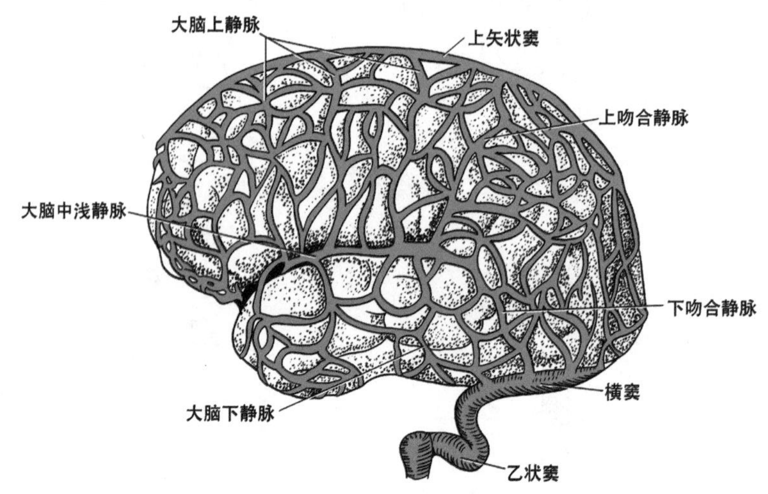

图 2-30　脑的静脉

脑干的静脉引流到脊髓或相邻的硬脑膜静脉窦，或者伴随后 4 对脑神经的小静脉进入岩下窦、枕窦或颈静脉球上部。小脑的静脉引流直接进入与其相邻的静脉窦，或者从其上方表面进入大脑大静脉。大脑半球外侧和内侧的静脉分别引流到大脑半球的外侧面和内部。大脑半球外侧面的静脉分为 3 组，分别为上、中、下静脉，分别引流入上矢状窦、大脑中浅静脉和横窦。大脑下静脉在额叶视区处汇入大脑上静脉，引流到上矢状窦；与基底静脉和大脑中（浅、深）静脉在颞叶吻合，引流到海绵窦、岩上窦和横窦。基底静脉在接收大脑前静脉后，向后环绕大脑脚，注入大脑大静脉。大脑内静脉引流大脑半球深部和第三脑室及侧脑室脉络丛的血液，左右两侧的大脑内静脉相互平行走向后方，在胼胝体压部下方汇合形成大脑大静脉，在接收左右基底静脉后汇入直窦。

颅内外静脉形成广泛而丰富的交通联系（图 2-31）。

颅内的静脉血，除经乙状窦汇入颈内静脉外，尚有下列途径使颅内、外的静脉相互交通。

1. 通过面部静脉与翼丛的交通途径　见图 2-32。

2. 通过导静脉的交通途径

（1）**顶导静脉**（parietal emissary vein）　通过顶孔，使颞浅静脉与上矢状窦相交通。

（2）**乳突导静脉**（mastoid emissary vein）　经乳突孔，使枕静脉与乙状窦相交通。

（3）**髁导静脉**（condylar emissary vein）　有时存在，通过髁管，使枕下静脉丛与乙状窦相交通。

（4）**额导静脉**（frontal emissary vein）　见于儿童及部分成人，通过盲孔，使额窦及鼻腔的静脉与上矢状窦相交通。

3. 通过板障静脉的交通途径

（1）**额板障静脉**（frontal diploic vein）　使眶上静脉与上矢状窦相交通。

（2）**颞前板障静脉**（anterior temporal diploic vein）　使颞深前静脉与蝶顶窦相交通。

（3）**颞后板障静脉**（posterior temporal diploic vein）　使颅外浅静脉与横窦相交通。

（4）**枕板障静脉**（occipital diploic vein）　使枕静脉与横窦相交通。

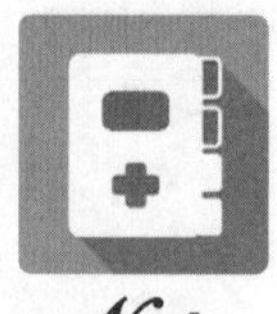

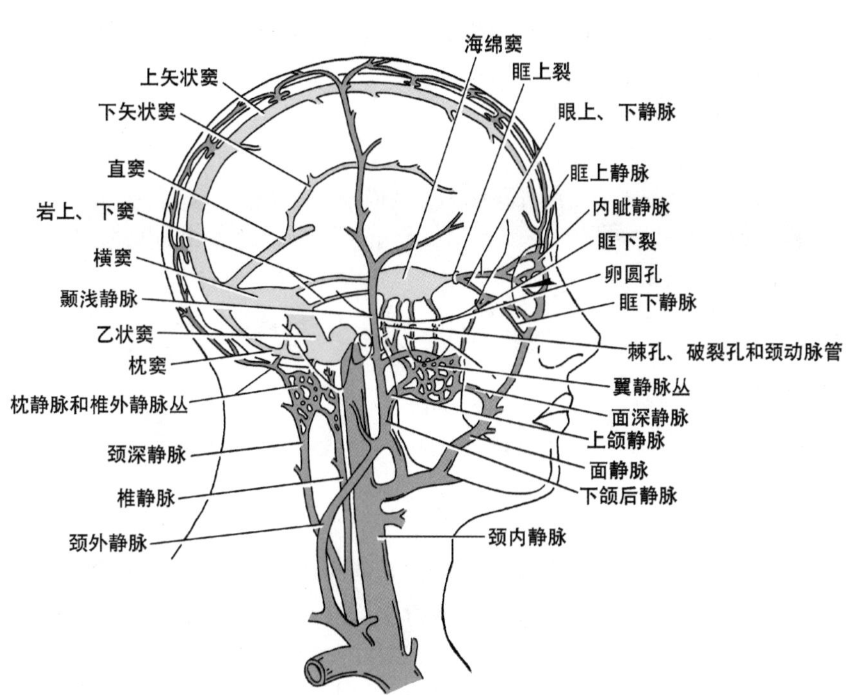

图 2-31　颅内外静脉的交通

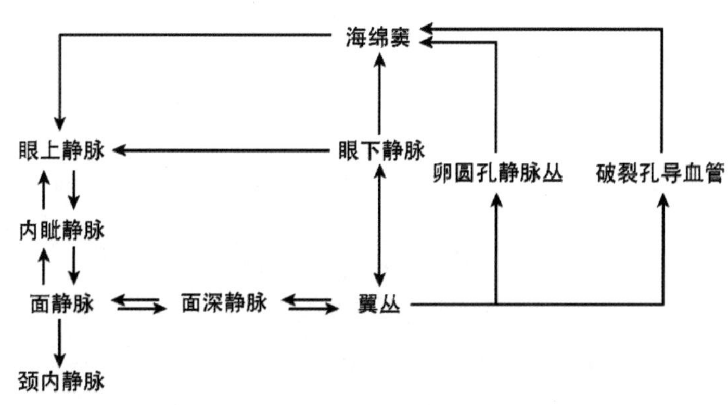

图 2-32　面部静脉与翼丛的交通途径

第四节　临床应用要点

一、头皮损伤

头皮损伤由直接外力造成，损伤类型与致伤物有关。钝器可造成头皮挫伤、头皮不规则裂伤或头皮血肿。锐器损伤可造成头皮裂伤，一般伤口创缘整齐。头发卷入机器可导致头皮撕脱伤。头皮血供丰富，伤后出血量多，可导致患者尤其是儿童失血性休克；头皮抗感染和愈合能力较强，但一旦感染，易于向深部蔓延，引起颅骨骨髓炎和颅内感染。常见的头皮损伤包括头皮擦伤、头皮裂伤、头皮撕脱伤和头皮血肿。

1. 头皮擦伤　一般仅损伤头皮表层，仅有少量出血或血液渗出。

2. 头皮裂伤　多由锐器所致，伤口创缘整齐，一般伤口仅限于头皮，可深达骨膜；少数锐器

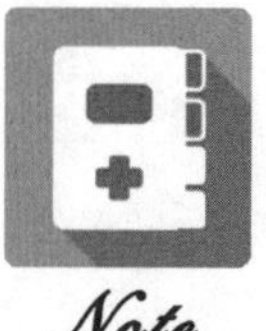

可插入颅内，穿透颅骨和硬脑膜，造成开放性脑损伤；钝器造成的头皮裂伤伤口多不规则，创缘有挫伤痕迹，常伴着力点的颅骨骨折或脑损伤。

3. 头皮撕脱伤 最严重的头皮损伤，往往因头发卷入高速转动的机器内所致。由于皮肤、皮下组织和帽状腱膜三层紧密连接，所以在强烈的牵拉下，往往将头皮自帽状腱膜下间隙全层撕脱，有时还连同部分骨膜。严重者整个头皮甚至连前部的额肌一起撕脱。

4. 头皮血肿 头皮富含血管，遭受钝器损伤后，可使血管破裂，易出现头皮血肿。帽状腱膜下血肿因不受颅缝限制，可扩散至全头，触之较软，可有明显波动。发生在颅骨骨膜下的皮下血肿称骨膜下血肿，一般边界不跨过颅缝，血肿张力较高，波动不明显。

二、颅内血肿

颅内血肿按部位可分为硬脑膜外血肿、硬脑膜下血肿和脑内血肿。

1. 硬脑膜外血肿 血肿位于颅骨和硬脑膜之间，主要是由于脑膜中动脉和静脉窦破裂以及颅骨骨折出血积聚于硬脑膜外所致。脑膜中动脉经颅中窝底的棘孔入颅后，沿颞骨脑膜中动脉沟走行，在近翼点处分为前后两支，主干及分支均可因颞骨骨折而被撕破，于颞叶硬脑膜外形成血肿。颅内静脉窦（上矢状窦、横窦）、脑膜中静脉、板障静脉或导血管损伤也可形成硬脑膜外血肿。硬脑膜外血肿最多见于颞部、额顶部和颞顶部。

2. 硬脑膜下血肿 主要原因为脑皮质血管破裂，大多由对冲性脑挫裂伤所致，好发于额极、颞极及其底面。

3. 脑内血肿 浅部血肿多由于挫裂的脑皮质血管破裂所致，多位于额极、颞极及其底面；深部血肿主要是由于脑深部血管破裂所致。

三、颅底骨折

颅骨骨折按照骨折的部位分为颅盖骨折和颅底骨折两大类，颅底骨折指的是发生在颅底的骨折，包括颅前窝骨折、颅中窝骨折和颅后窝骨折。颅底骨折多为颅盖骨折向颅底延伸的结果，一般为线形骨折，少数可呈粉碎性骨折，单纯发生的颅底骨折并不多见。颅底与鼻窦相邻，因此当发生骨折时，易造成颅内外沟通，故颅底骨折又称“内开放性骨折”。

1. 颅前窝骨折 表现为眼睑青紫，结膜下出血，俗称“熊猫眼征”，鼻和口腔流出血性脑脊液，可合并嗅神经和视神经损伤。

2. 颅中窝骨折 瘀斑部位常在乳突区，根据受累的骨质部分不同而症状不同，累及蝶骨表现为鼻出血，伴有脑脊液鼻漏；累及颞骨表现为脑脊液从耳朵流出，如果鼓膜完整，没有受到破坏，脑脊液可以经过咽鼓管流向鼻咽部；累及脑神经表现为脑神经所支配区域的功能障碍，出现头痛、头晕、呕吐、浑身乏力等。

3. 颅后窝骨折 表现为耳后及枕下部出现皮下瘀斑，脑脊液漏至胸锁乳突肌和乳突后皮下，偶有第Ⅸ～Ⅻ对脑神经损伤。X线和CT检查有时不易发现，主要靠受伤局部淤血、脑脊液漏、神经损伤三方面临床特点来诊断。颅底骨折本身无须特殊处理，但需要全身抗感染治疗，并着重处理脑损伤、脑神经损伤和其他并发伤。所以，头部受伤时，如果出现头痛加重、头晕、耳鼻流水等症状，说明可能发生颅底骨折，需要及时就医。

四、脑震荡

脑震荡指头部遭受外力打击后发生短暂的脑功能障碍，临床表现为短暂性昏迷、逆行性遗忘以及头痛、恶心和呕吐等症状，神经系统检查无阳性体征发现。脑震荡是最轻的一种脑损伤，经治疗后大多可以痊愈。脑震荡可以单独发生，也可以与其他颅脑损伤如颅内血肿合并存在。一般认为意识障碍主要是脑干网状结构受损的结果，主要与颅脑损伤时脑脊液的冲击（脑

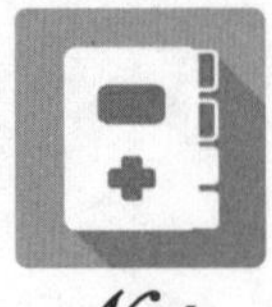

Note

脊液经脑室系统骤然移动)、外力打击瞬间产生的颅内压力变化、脑血管功能紊乱、脑干的机械性牵拉或扭曲等因素有关。传统观念认为,脑震荡仅表现为大脑出现暂时的功能障碍,并无可见的器质性损害。然而,目前的研究证实,受力部位的神经元轴突肿胀、间质水肿,这提示脑震荡患者可能存在轻微的弥漫性轴索损害和器质性的损伤。脑震荡一般预后良好,大多两周后可以恢复正常,但是一旦继发脑水肿和脑出血,则会危及生命。

五、面部的危险三角区与海绵窦感染

面部的危险三角区是指位于两侧口角至鼻根区的三角形区域。三角区的静脉分布和动脉基本上是一致的,并分别构成浅、深静脉网。浅、深部静脉不仅相互交通,而且静脉血有两个回流方向,一个是向下回流入颈内静脉,另一个是通过眼静脉回流入颅内的海绵窦。面部静脉腔内无瓣膜,而瓣膜的功能是可防止血液的回流并让静脉内的血液向一个方向回流,因此面部静脉没有这个功能。如果面部发生感染,特别是在口角两侧至鼻根三角区内生疖肿时,千万不能用手去挤,否则疖肿内的细菌可以逆行向颅腔内的海绵窦扩散,导致海绵窦感染,形成严重的脑部并发症,出现剧烈的头痛、恶心、呕吐,甚至脑脓肿而危及生命。有学者说"面无善疮",这是有一定道理的。

六、腮腺肿瘤切除与面神经损伤

腮腺是人体最大的一对唾液腺,常以面神经为界分为浅叶、深叶。腮腺的肿瘤多见,而且首选外科手术切除进行治疗。在完整切除肿瘤的同时需要尽可能地保留面神经的完整性,医生最担心的问题便是术后可能会导致面瘫。面神经出茎乳孔后在腮腺后内侧穿入腮腺,在腮腺内先分为上下两干,再放射状发出 5 组终支(颞支、颧支、颊支、下颌缘支、颈支)管理面部的表情肌。肿瘤离面神经越近,则产生的粘连越严重,术中损伤面神经的风险就越大。我们可以把腮腺想象为类似汉堡的结构,深部和浅部之间夹着面神经,但是腮腺的深部和浅部并无分界,而是一个整体。在胚胎发育的过程中,面神经首先形成,而腮腺后发育。腮腺在发育的过程中,慢慢将面神经包裹起来,它的生长过程和藤本植物生长将栅栏包裹在内较为类似。因此,腮腺和面神经之间并不存在天然的组织间隙,在分离面神经时需要格外小心,以避免损伤。

七、三叉神经痛和周围性面瘫

十二对脑神经从大脑发出后直接分布到头面部不同部位,除了管理基本的运动和感觉功能外,还管理味觉、视听觉等内脏感觉。面部的感觉、咀嚼肌和表情肌的运动主要接受三叉神经和面神经的管理。三叉神经和面神经是头面部最常受累的两对脑神经。临床上常见三叉神经痛和周围性面瘫。三叉神经主要管理的是面部的感觉,所以三叉神经痛主要表现为面部骤然发生的剧烈疼痛反复发作,常严格限于三叉神经感觉支配区域,在唇、鼻周等处常有疼痛敏感的"触发点"。主要原因是血管压迫三叉神经,或者由于周围组织病变累及三叉神经,导致三叉神经异常放电。周围性面瘫(特发性面神经麻痹),又称面神经炎、贝尔麻痹,是由表情肌运动障碍所致,主要表现为口角歪斜、流涎、讲话漏风,吹口哨和发笑时尤其明显。

八、垂体瘤

垂体瘤是一种起源于腺垂体、神经垂体以及胚胎期颅咽管囊残余鳞状上皮细胞的常见的中枢神经系统肿瘤。临床多有激素分泌异常、肿瘤压迫垂体周围组织引起的症状、垂体卒中和其他垂体前叶功能减退等表现。激素分泌异常主要是由于瘤体细胞增殖所致,可表现为垂体激素分泌过多,如生长激素过多引起肢端肥大症;也可以由于正常垂体组织受压,造成正常垂体组织破坏而萎缩所致,表现为激素分泌过少,如促性腺激素分泌减少而出现闭经、不育或阳

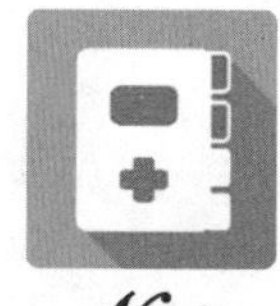

瘘。肿瘤压迫垂体周围组织往往会引起以下症状。①头痛伴有恶心、呕吐：肿瘤压迫大血管壁引起头痛，对硬脑膜的挤压和牵张作用则引起恶心、呕吐等症状。②下丘脑综合征：肿瘤向上生长压迫下丘脑产生尿崩症，表现为多饮、多尿。③海绵窦综合征：肿瘤向侧方压迫和侵入海绵窦，使第Ⅲ、Ⅳ和Ⅴ对脑神经受损，导致眼球运动障碍和突眼；肿瘤向蝶鞍外侧生长，使第Ⅴ脑神经受损，引起继发性三叉神经痛或面部麻木等功能障碍。垂体卒中则是由于垂体内出血、坏死，引起突发性鞍旁压迫和颅内高压或脑膜刺激征所致。

本章知识点

1. 颅顶软组织的层次及各层次的形态特点及临床意义。
2. 颅顶血管与神经的分组、走行、吻合、颅内外交通的途径及临床意义。
3. 腮腺咬肌区的位置、结构、毗邻及临床意义。
4. 颅底内面蝶鞍区的形态结构、垂体毗邻及临床意义。

（郭开华）

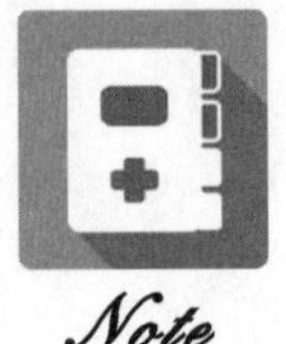
Note

第三章 颈 部

第一节 概 述

颈部(neck)位于头部与胸部和上肢之间，前方正中为呼吸道和消化管的颈段；两侧为纵向走行的大血管和神经；后部正中为脊柱的颈段；颈根部除有斜行的血管和神经束外，还有胸膜顶和肺尖由胸腔突入。

一、境界与分区

(一)境界

颈部上界是与头部的分界，为下颌骨下缘、下颌角、乳突尖、上项线和枕外隆凸的连线；下界是胸骨颈静脉切迹、胸锁关节、锁骨上缘和肩峰至第7颈椎棘突的连线，与胸部及上肢分开。

(二)分区

颈部分为固有颈部和项部。两侧斜方肌前缘之前和脊柱前方的部分为**固有颈部**(intrinsic neck)，即通常所说的颈部；两侧斜方肌前缘之后和脊柱后方的区域为**项部**(nape)。项部也属于脊柱区的一部分。

固有颈部分颈前区、胸锁乳突肌区和颈外侧区。颈前区的内侧界为颈前正中线，上界为下颌骨下缘，外侧界为胸锁乳突肌前缘。双侧颈前区以舌骨为界，分舌骨上区和舌骨下区。舌骨上区包括颏下三角和左、右下颌下三角；舌骨下区包括左、右颈动脉三角和肌三角。颈外侧区位于胸锁乳突肌后缘、斜方肌前缘和锁骨上缘之间。肩胛舌骨肌将颈外侧区分为枕三角与锁骨上三角(大窝)。胸锁乳突肌区即为胸锁乳突肌所覆盖的区域(图3-1)。

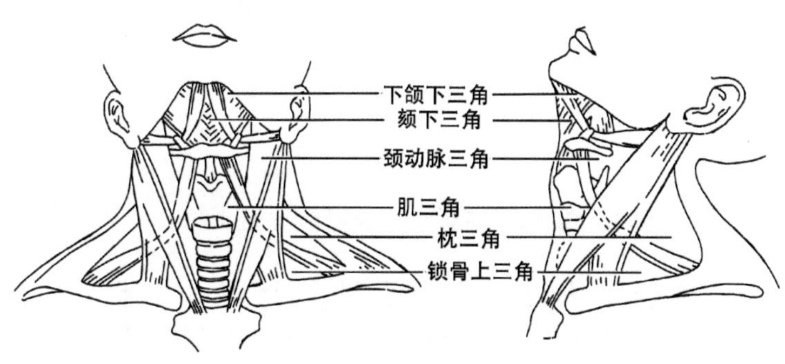

图3-1 颈部的分区

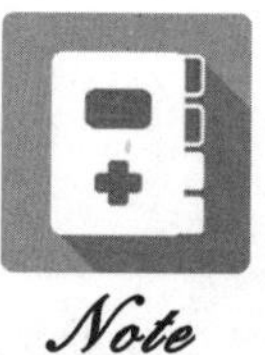

二、表面解剖

(一)体表标志

1. 舌骨(hyoid bone) 位于颏隆凸的下后方,对应第 3、4 颈椎之间的椎间盘平面。

2. 甲状软骨(thyroid cartilage) 位于舌骨与环状软骨之间。甲状软骨的上缘约平第 4 颈椎高度。

3. 环状软骨(cricoid cartilage) 位于甲状软骨下方。环状软骨弓两侧平对第 6 颈椎横突,是喉与气管、咽与食管的分界标志。

4. 颈动脉结节(carotid tubercle) 即第 6 颈椎横突前结节,平环状软骨弓。

5. 胸锁乳突肌(sternocleidomastoid) 后缘中点有颈丛皮支穿出。胸锁乳突肌的胸骨头、锁骨头与锁骨的胸骨端上缘之间为**锁骨上小窝**(lesser supraclavicular fossa)。

6. 胸骨上窝(suprasternal fossa) 位于胸骨颈静脉切迹上方的凹陷。

7. 锁骨上三角(supraclavicular triangle) 位于锁骨中 1/3 上方。

(二)体表投影

颈部主要结构的体表投影如下(图 3-2)。

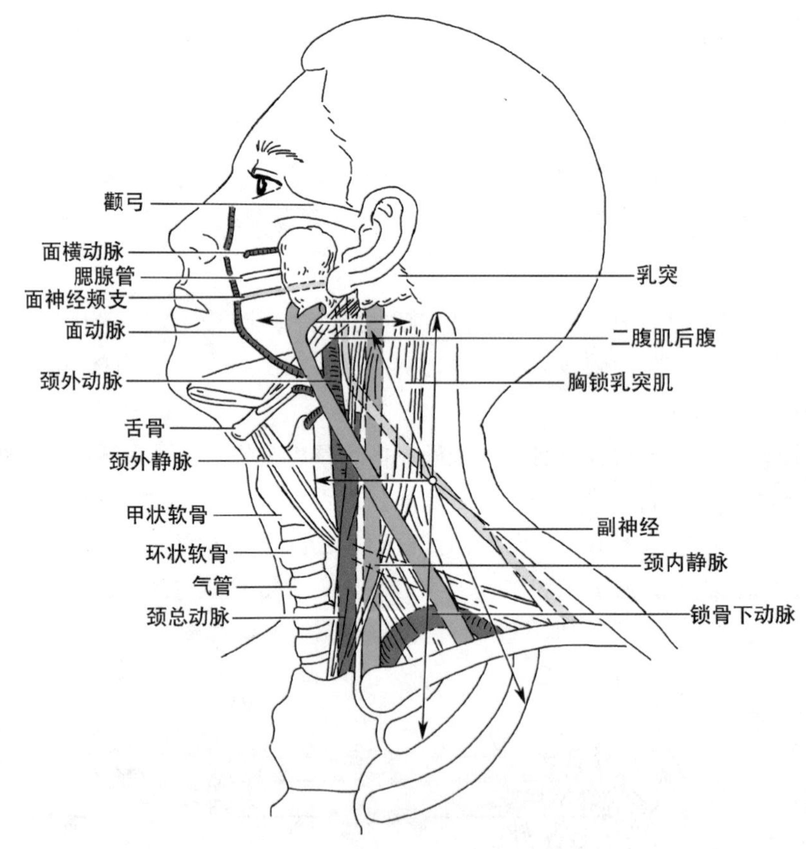

图 3-2 颈部主要结构的体表投影

1. 颈总动脉(common carotid artery)和颈外动脉(external carotid artery) 从乳突尖与下颌角连线的中点出发,右侧至右胸锁关节的连线,左侧至左锁骨上小窝的连线,即两动脉的体表投影线。

2. 锁骨下动脉(subclavian artery) 右侧自右胸锁关节、左侧自左锁骨上小窝出发,分别向外上至锁骨上缘中点划一弧线。这两道弧线构成一个弓形,弓形的最高点距锁骨上缘约 1 cm。

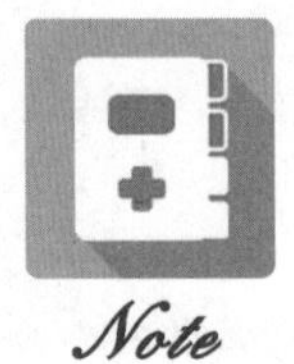
Note

3. 颈外静脉(external jugular vein) 自下颌角至锁骨中点的连线。

4. 副神经(accessory nerve) 从乳突尖与下颌角连线的中点,经胸锁乳突肌后缘中、上 1/3 交点,至斜方肌前缘中、下 1/3 交点的连线。

5. 臂丛(brachial plexus) 从胸锁乳突肌后缘中、下 1/3 交点至锁骨中、外 1/3 交点稍内侧的连线。

6. 颈丛(cervical plexus) 自胸锁乳突肌后缘中点浅出,呈扇形分布于颈前区及胸壁上区。

7. 胸膜顶(cupula of pleura)和肺尖(apex of lung) 由胸腔突出胸廓上口至颈根部,最高点位于锁骨内侧 1/3 段上方 2～3 cm。

第二节 颈部的层次结构

一、浅层结构

颈部皮肤较薄,移动性大,皮纹呈横向分布。

颈浅筋膜为含有脂肪的疏松结缔组织。在颈前外侧部浅筋膜内的皮肌为**颈阔肌**(platysma)。该肌深面的浅筋膜内有颈前静脉、颈外静脉、颈外侧浅淋巴结、颈丛的皮支以及面神经颈支等(图 3-3)。

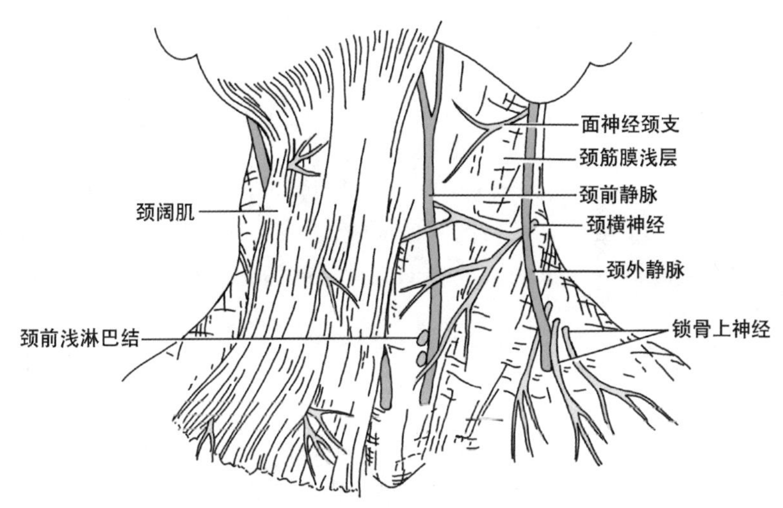

图 3-3 颈部浅层的结构(前面观)

(一)浅静脉

1. 颈前静脉(anterior jugular vein) 起自颏下部,在颈前正中线两侧,沿下颌舌骨肌浅面下行,至锁骨上方时转向外侧,穿入胸骨上间隙,汇入颈外静脉末端或锁骨下静脉。左、右颈前静脉在胸骨上间隙内借横行的**颈静脉弓**(jugular venous arch)相吻合。若左、右颈前静脉合为一支,则称颈前正中静脉(图 3-4)。

2. 颈外静脉(external jugular vein) 由下颌后静脉后支与耳后静脉和枕静脉等汇合而成,沿胸锁乳突肌浅面斜行向下,于锁骨中点上方穿颈深筋膜,汇入锁骨下静脉或静脉角(图 3-4)。

(二)神经

1. 颈丛皮支 颈丛皮支从胸锁乳突肌后缘中点浅出时,位置表浅且相对集中(图 3-4)。

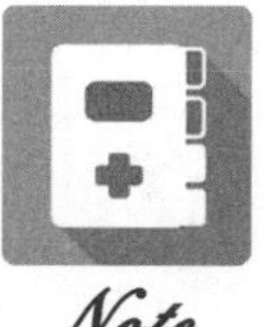

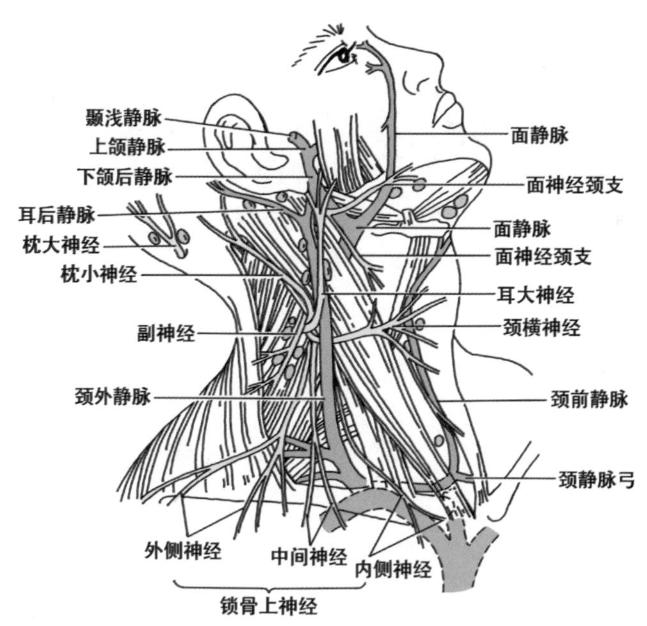

图 3-4　颈部浅层的结构(侧面观)

(1)**枕小神经**(lesser occipital nerve)　勾绕副神经,沿胸锁乳突肌后缘上升,分布至枕部及耳郭背面上部的皮肤。

(2)**耳大神经**(great auricular nerve)　绕胸锁乳突肌后缘,并沿胸锁乳突肌表面上行,分布至耳郭及腮腺区的皮肤。

(3)**颈横神经**(transverse nerve of neck)　横过胸锁乳突肌中份,穿颈阔肌浅面向前,分布至颈前区皮肤。

(4)**锁骨上神经**(supraclavicular nerve)　行向外下方,分为 3 支。在锁骨上缘处浅出至皮下,分布于颈前外侧部、胸前壁上部和肩部等处皮肤。

2. 面神经颈支(cervical branch of facial nerve)　自腮腺下缘浅出后行向前下,走行于颈阔肌深面,支配颈阔肌(图 3-4)。

二、颈部的筋膜及间隙

颈筋膜(cervical fascia)是位于浅筋膜和颈阔肌深面的深筋膜,包绕颈、项部的肌和器官。颈筋膜分浅、中、深三层及成对的颈动脉鞘(图 3-5、图 3-6)。

(一)颈筋膜

1. 浅层　又称**封套筋膜**(investing layer of cervical fascia)。向上附于头颈交界线,向下附于颈、胸和上肢交界线,向前在颈前正中线处左、右相延续,向两侧包绕斜方肌和胸锁乳突肌并形成两肌的鞘,向后附于项韧带和第 7 颈椎棘突。在舌骨上部,分为浅、深两层,包裹二腹肌前腹和下颌下腺;在面后部,浅、深两层包裹腮腺。在颈静脉切迹上方,也分为浅、深两层,向下分别附着于颈静脉切迹的前、后缘。

2. 中层　又称**气管前筋膜**(pretracheal fascia)或内脏筋膜。位于舌骨下肌群深面,包裹咽、食管颈部、喉、气管颈部、甲状腺和甲状旁腺等器官,并形成甲状腺鞘。在甲状腺与气管、食管上端邻接处,腺鞘后层增厚形成甲状腺悬韧带。前下部覆盖于气管者称为气管前筋膜;后上部覆盖颊肌和咽缩肌者称为**颊咽筋膜**(buccopharyngeal fascia)。气管前筋膜向上附于环状软骨弓、甲状软骨斜线及舌骨,向下经气管前方及两侧入胸腔,与心包上部相延续。

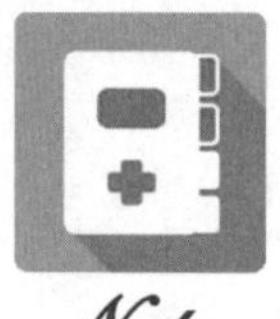

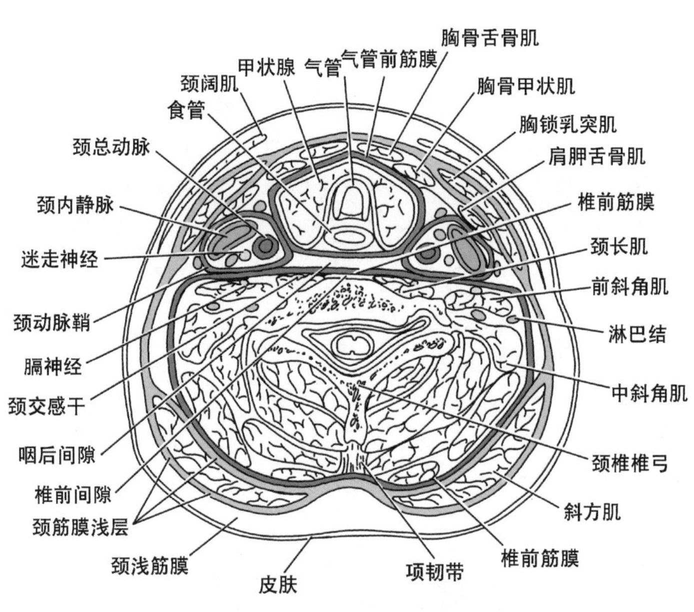

图 3-5 颈部的筋膜和间隙(横断面)

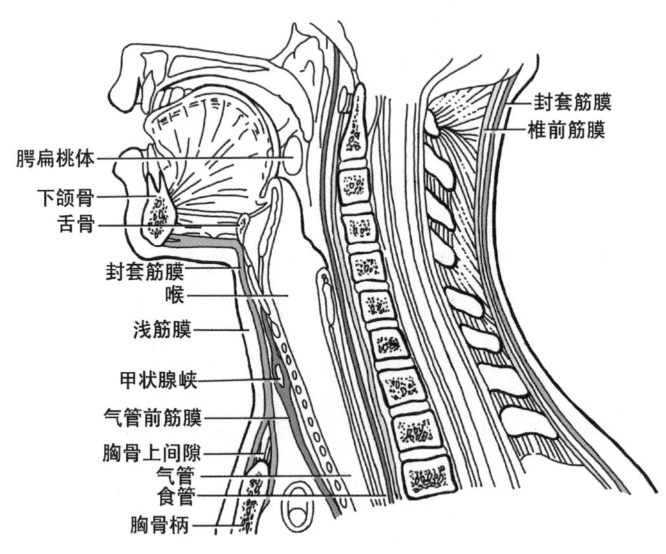

图 3-6 颈部的筋膜和间隙(正中矢状面)

3. 深层 又称**椎前筋膜**(prevertebral fascia),位于颈深肌群浅面,向上附着于颅底,向下续于前纵韧带及胸内筋膜,两侧覆盖臂丛、颈交感干、膈神经、锁骨下动脉及锁骨下静脉。向下外方由斜角肌间隙开始包裹锁骨下动、静脉及臂丛,形成腋鞘。

4. 颈动脉鞘(carotid sheath) 颈筋膜向两侧扩展,包绕颈总动脉、颈内动脉、颈内静脉和迷走神经等,形成相对独立的筋膜鞘。

(二)颈部的间隙

1. 胸骨上间隙(suprasternal space) 封套筋膜在胸骨柄上缘分为深浅两层,向下分别附于胸骨柄前、后缘,两层之间为胸骨上间隙。胸骨上间隙内有颈静脉弓、颈前静脉下段、胸锁乳突肌胸骨头、淋巴结及脂肪组织等。

2. 气管前间隙(pretracheal space) 位于气管前筋膜与气管颈部之间,内有甲状腺最下动脉、甲状腺下静脉和甲状腺奇静脉丛等。如果是小儿,还有胸腺上部、左头臂静脉和主动脉弓等。

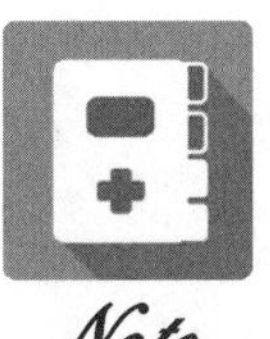
Note

3. 咽后间隙(retropharyngeal space) 位于椎前筋膜与颊咽筋膜之间，延伸至咽外侧壁的部分为咽旁间隙。

4. 椎前间隙(prevertebral space) 位于脊柱、颈深肌群与椎前筋膜之间。

第三节 颈 前 区

颈前区以舌骨为界分为舌骨上区和舌骨下区。

一、舌骨上区

舌骨上区包括口底中部的颏下三角和两侧的下颌下三角。

(一)颏下三角

颏下三角(submental triangle)是由左、右二腹肌前腹与舌骨体围成的三角区。浅面为皮肤、浅筋膜及封套筋膜，深面有两侧下颌舌骨肌及其筋膜。内有1～3个颏下淋巴结。

(二)下颌下三角

1. 境界 **下颌下三角**(submandibular triangle)由二腹肌前、后腹和下颌骨体下缘围成，又称**二腹肌三角**(digastric triangle)。浅面有皮肤、浅筋膜、颈阔肌和封套筋膜，深面有下颌舌骨肌、舌骨舌肌及咽中缩肌。

2. 内容

1)**下颌下腺**(submandibular gland) 下颌下腺被封套筋膜形成的筋膜鞘包裹，呈“U”形，分浅、深两部：浅部较大，位于下颌舌骨肌浅面；深部绕下颌舌骨肌的后缘向前伸入其深面。下颌下腺管由腺深部的前端发出，在下颌舌骨肌的深面前行，开口于口底黏膜的舌下阜(图3-7)。

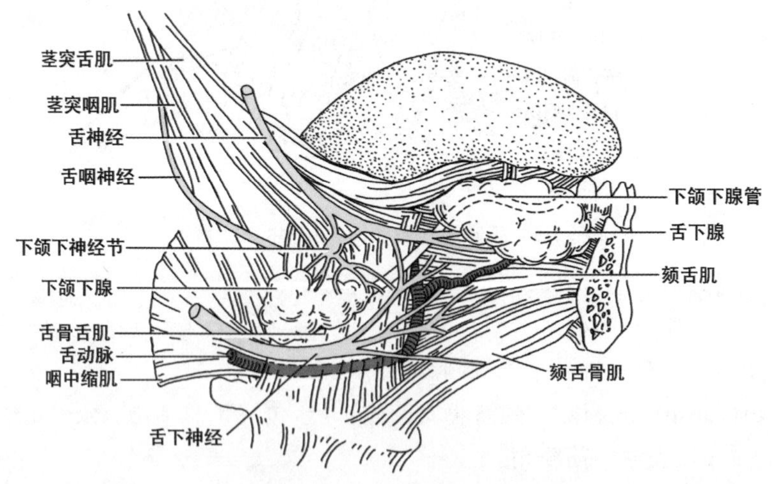

图3-7 下颌下三角的内容

2)**血管、神经和淋巴结**

(1)**面动脉**(facial artery) 平舌骨大角，起自颈外动脉，经二腹肌后腹的深面进入下颌下三角，沿下颌下腺深面前行，至咬肌前缘处绕过下颌骨体下缘进入面部。

(2)**舌下神经**(hypoglossal nerve) 在下颌下腺的内下方，行于舌骨舌肌表面，在二腹肌中间腱之间有舌动脉和舌静脉。舌动脉前行至舌骨舌肌后缘深面入舌。

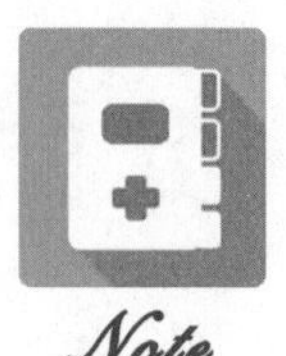
Note

(3)**舌神经**(lingual nerve) 在下颌下腺深部内上方与舌骨舌肌之间前行入舌。

(4)**下颌下神经节**(submandibular ganglion) 位于下颌下腺深部上方,舌神经下方,上方连于舌神经,向下发出分支至下颌下腺及舌下腺。

(5)淋巴结 下颌下腺周围有4～6个下颌下淋巴结。

二、舌骨下区

两侧胸锁乳突肌前缘之间、舌骨以下的区域,包括左、右颈动脉三角和肌三角。

(一)颈动脉三角

1. 境界 颈动脉三角(carotid triangle)由胸锁乳突肌上份前缘、肩胛舌骨肌上腹和二腹肌后腹围成。浅面有皮肤、浅筋膜、颈阔肌及封套筋膜,深面有椎前筋膜,内侧是咽侧壁及其筋膜。

2. 内容 有颈内静脉及其属支、颈总动脉及其分支、舌下神经及其降支、迷走神经及其分支、副神经以及部分颈深淋巴结(图3-8)。

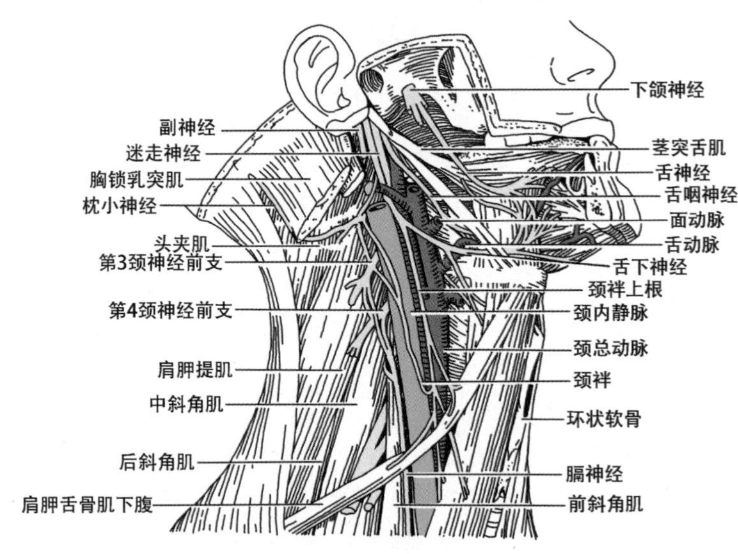

图3-8 颈动脉三角的内容

1)动脉

(1)**颈总动脉**(common carotid artery) 位于颈内静脉内侧,平甲状软骨上缘处分为颈内动脉和颈外动脉。颈内动脉起始部和颈总动脉的末端膨大,称**颈动脉窦**(carotid sinus)。颈总动脉分叉处的后方有一米粒大小的扁椭圆形小体,称**颈动脉小球**(carotid glomus)。

(2)**颈外动脉**(external carotid artery) 起自颈总动脉,于颈内动脉前内侧上行,在甲状软骨上缘至舌骨大角处发出三个分支,自下而上依次为甲状腺上动脉、舌动脉和面动脉;近二腹肌后腹下缘处,向后上发出枕动脉;自起始部内侧壁,向上发出咽升动脉。

(3)**颈内动脉**(internal carotid artery) 颈总动脉的末支,在颈部无分支。

2)静脉 **颈内静脉**(internal jugular vein)位于胸锁乳突肌前缘深面,颈总动脉外侧。颈部的属支包括面静脉、舌静脉和甲状腺上、中静脉。

3)神经 颈部动脉毗邻的神经见图3-9。

(1)**舌下神经**(hypoglossal nerve) 从二腹肌后腹深面进入颈动脉三角,呈弓形向前,越过颈内、外动脉浅面,经二腹肌后腹深面进入下颌下三角。该神经向下发出降支,称颈袢上根,沿颈总动脉浅面下降,在环状软骨水平与来自颈丛的第2、3颈神经发出的颈袢下根组成**颈袢**(cervical ansa),发出分支支配舌骨下肌群。

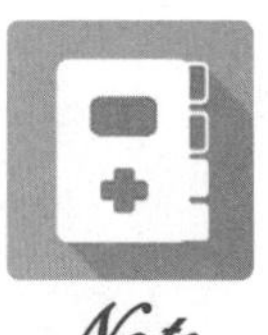
Note

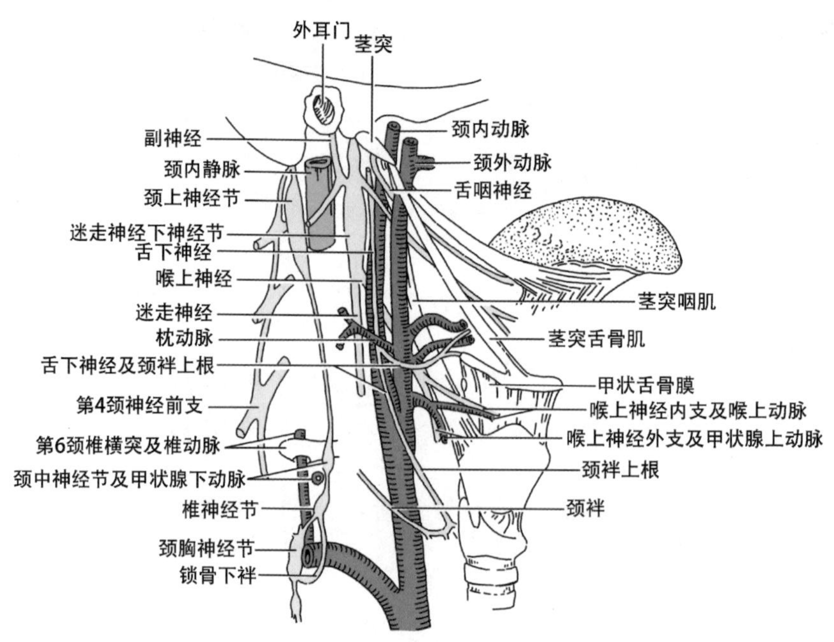

图 3-9　颈部动脉毗邻的神经

(2)**副神经**(accessory nerve)　经二腹肌后腹深面入颈动脉三角,经颈内动、静脉之间行向后外侧,自胸锁乳突肌上份进入胸锁乳突肌,发出肌支支配该肌,主干向后进入枕三角,至斜方肌的深面并进入斜方肌。

(3)**迷走神经**(vagus nerve)　行于颈动脉鞘内,沿颈内静脉和颈内动脉以及颈总动脉之间的后方下降。在迷走神经上端的下神经节处发出喉上神经,在颈动脉三角还发出颈心支,沿颈总动脉表面下降,入胸腔参与组成心丛。

4)**二腹肌后腹**(posterior belly of digastric)　颈动脉三角与下颌下三角的分界。浅面有耳大神经、下颌后静脉及面神经颈支;深面有颈内动、静脉,颈外动脉,迷走神经,副神经,舌下神经,颈交感干;上缘有耳后动脉和面神经及舌咽神经;下缘有枕动脉和舌下神经(图 3-10)。

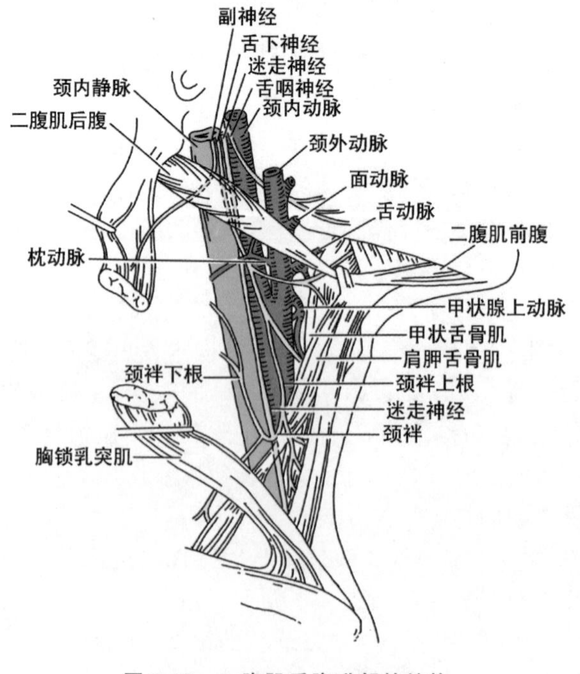

图 3-10　二腹肌后腹毗邻的结构

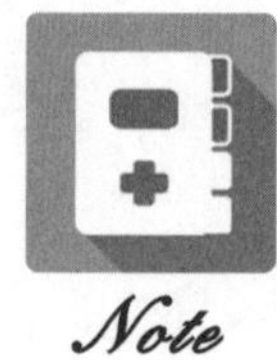

（二）肌三角

1. 境界 **肌三角**(muscular triangle)在颈前正中线、胸锁乳突肌前缘和肩胛舌骨肌上腹之间。浅面的结构由浅入深依次为皮肤、浅筋膜、颈阔肌、颈前静脉、皮神经和封套筋膜，深面为椎前筋膜。

2. 内容 肌三角的浅层有胸骨舌骨肌和肩胛舌骨肌上腹，深层有胸骨甲状肌和甲状舌骨肌以及位于气管前筋膜深部的甲状腺、甲状旁腺、咽、喉、气管颈部和食管颈部等器官(图 3-11)。

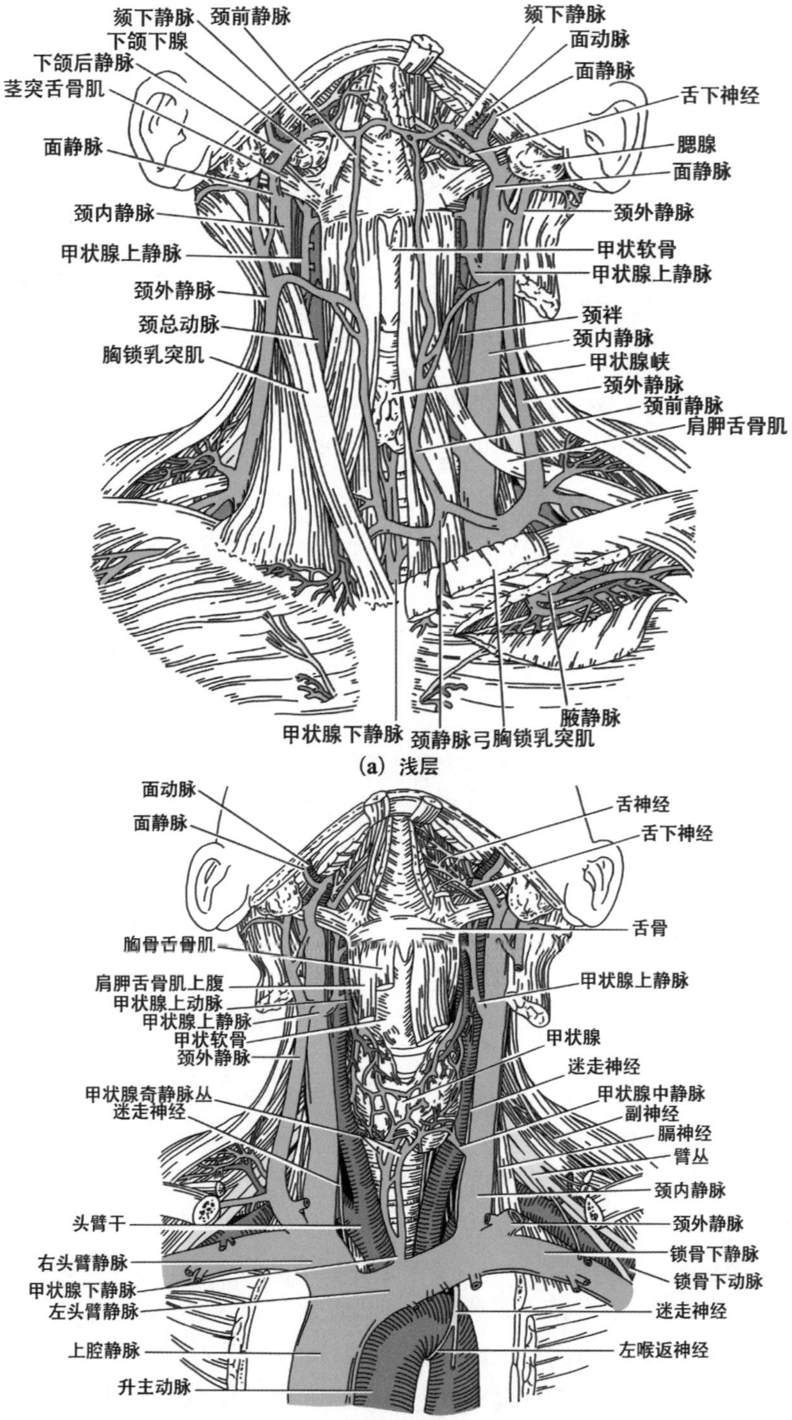

颏下静脉
颈前静脉
下颌下腺
下颌后静脉
茎突舌骨肌
面静脉
颈内静脉
甲状腺上静脉
颈外静脉
颈总动脉
胸锁乳突肌
颏下静脉
面动脉
面静脉
舌下神经
腮腺
面静脉
颈外静脉
甲状软骨
甲状腺上静脉
颈袢
颈内静脉
甲状腺峡
颈外静脉
颈前静脉
肩胛舌骨肌
甲状腺下静脉
颈静脉弓
胸锁乳突肌
腋静脉

(a) 浅层

面动脉
面静脉
胸骨舌骨肌
肩胛舌骨肌上腹
甲状腺上动脉
甲状腺上静脉
甲状软骨
颈外静脉
甲状腺奇静脉丛
迷走神经
头臂干
右头臂静脉
甲状腺下静脉
左头臂静脉
上腔静脉
升主动脉
舌神经
舌下神经
舌骨
甲状腺上静脉
甲状腺
迷走神经
甲状腺中静脉
副神经
膈神经
臂丛
颈内静脉
颈外静脉
锁骨下静脉
锁骨下动脉
迷走神经
左喉返神经

(b) 深层

图 3-11 颈前区的结构

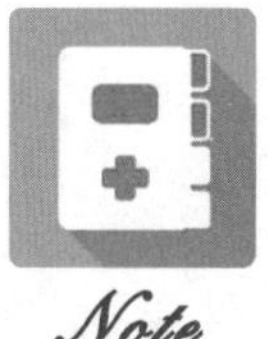

Note

1)**甲状腺**(thyroid gland)

(1)形态与被膜　甲状腺呈“H”形,由左、右两侧叶及中间的甲状腺峡组成(图 3-12)。半数以上的人存在锥状叶,从甲状腺峡向上伸出,其长短不一。甲状腺形态变化较多。甲状腺被气管前筋膜包裹,形成甲状腺假被膜,即甲状腺鞘。甲状腺本身的外膜称真被膜,即纤维囊。甲状腺鞘和真被膜之间形成的间隙为囊鞘间隙,内有疏松结缔组织、血管、神经及甲状旁腺。假被膜内侧增厚形成甲状腺悬韧带,将甲状腺两侧叶内侧和峡部后面连于甲状软骨、环状软骨以及气管软骨环,将甲状腺固定于喉及气管壁上。

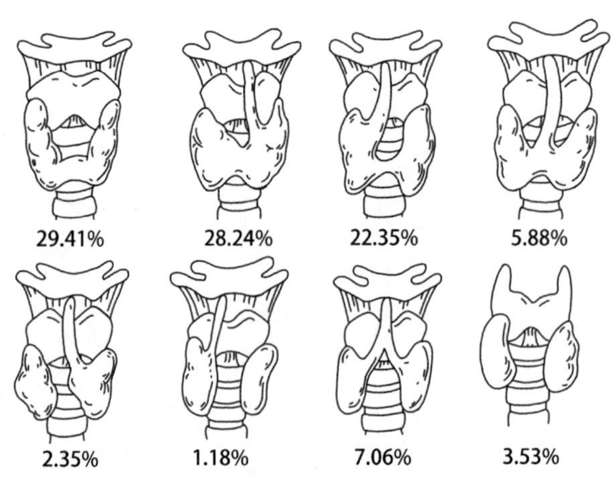

图 3-12　甲状腺的形态和类型

(2)位置与毗邻　甲状腺的两侧叶位于喉下部和气管颈部的前外侧,上端达甲状软骨中部,下端至第 6 气管软骨。甲状腺峡位于第 2～4 气管软骨前方(图 3-12)。甲状腺的前面由浅入深分别是皮肤、浅筋膜、封套筋膜、舌骨下肌群及气管前筋膜;左右两侧叶的后内侧邻近喉与气管、咽与食管以及喉返神经;侧叶的后外侧与颈动脉鞘及颈交感干相邻(图 3-5)。

(3)甲状腺的动脉和喉的神经。

甲状腺上动脉(superior thyroid artery)起自颈外动脉起始部前壁,与喉上神经喉外支伴行。向前下方,至甲状腺上端分为前、后两支。前支沿甲状腺侧叶前缘下行,分布于侧叶前面;后支沿侧叶后缘下行。甲状腺上动脉发出喉上动脉,伴喉上神经内支穿甲状舌骨膜入喉(图 3-13)。

喉上神经(superior laryngeal nerve)沿咽侧壁下行,于舌骨大角处分为内、外两支。内支与同名动脉伴行,穿甲状舌骨膜入喉,分布于声门裂以上的喉黏膜及会厌和舌根;外支伴甲状腺上动脉,行向前下方,在甲状腺上极外侧离开动脉转向内侧,发出肌支支配环甲肌及咽下缩肌。

甲状腺下动脉(inferior thyroid artery)是锁骨下动脉甲状颈干的分支,沿前斜角肌内侧缘上升,至第 6 颈椎平面,在颈动脉鞘与椎血管之间转向内侧,在近甲状腺侧叶下极处行于甲状腺侧叶的后面,为甲状腺、甲状旁腺、气管和食管提供丰富的血供,其分支与甲状腺上动脉的分支吻合。

喉返神经(recurrent laryngeal nerve)是迷走神经最大的分支。左喉返神经勾绕主动脉弓行至其后方,右喉返神经勾绕右锁骨下动脉行至其后方,两者均在食管气管旁沟上行,至咽下缩肌下缘、环甲关节的后方进入喉内,改称**喉下神经**(inferior laryngeal nerve)。其运动纤维支配除环甲肌外的所有喉肌,感觉纤维分布于声门裂以下的喉黏膜。两侧喉返神经入喉前通常经过环甲关节后方(图 3-14)。左喉返神经行程较长,位置深,多在甲状腺下动脉后方与其交叉;右喉返神经行程较短,位置较浅,多在甲状腺下动脉前方与其交叉或穿行于该动脉的两个

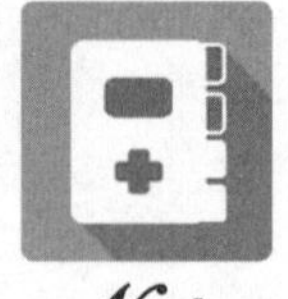
Note

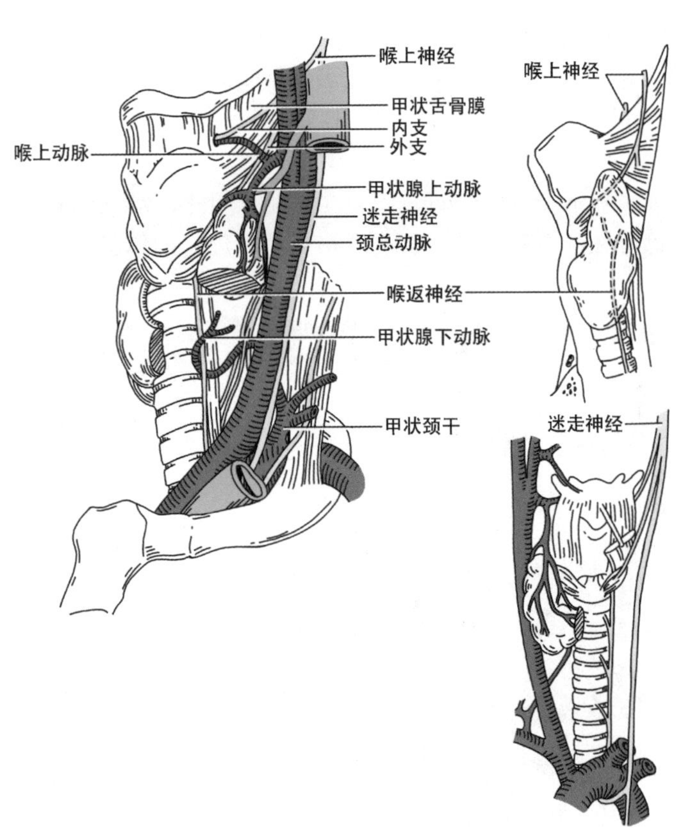

图 3-13 甲状腺的动脉和喉的神经

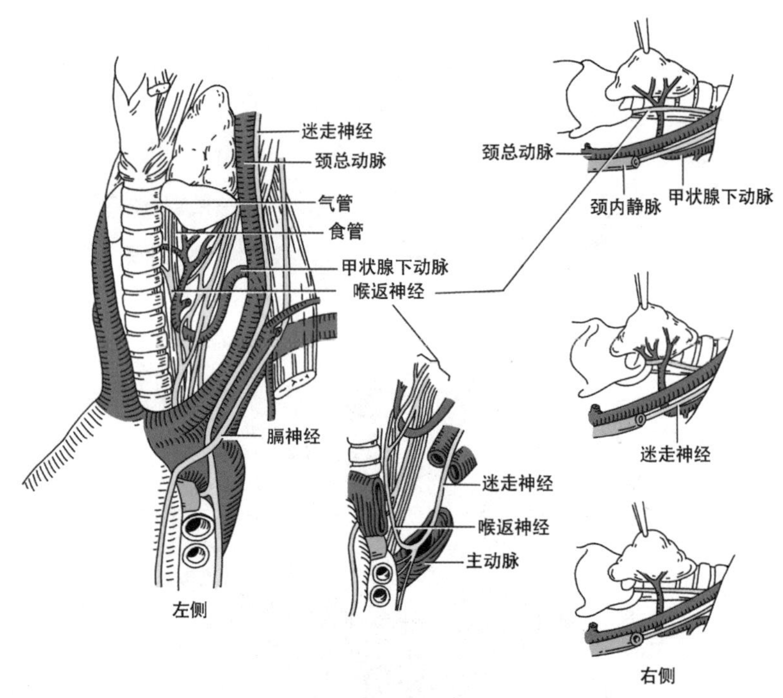

图 3-14 甲状腺下动脉和喉返神经的位置关系

分支之间。甲状腺下动脉与喉返神经的相交部位约在侧叶中、下 1/3 交界处的后方。

甲状腺最下动脉(lowest thyroid artery)主要起自头臂干或主动脉弓,沿气管颈部前方上行,至甲状腺峡,参与甲状腺动脉之间的吻合。出现率约为 10%。

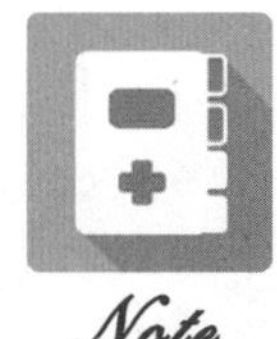

(4)甲状腺的静脉(图 3-15)。

甲状腺上静脉(superior thyroid vein)与同名动脉伴行,注入颈内静脉。

甲状腺中静脉(middle thyroid vein)起自甲状腺侧缘中部,短而粗,经过颈总动脉的前方,直接注入颈内静脉。

甲状腺下静脉(inferior thyroid vein)起自甲状腺的下缘,经气管前面下行,汇入头臂静脉。两侧甲状腺下静脉在气管颈部前方常吻合形成甲状腺奇静脉丛。

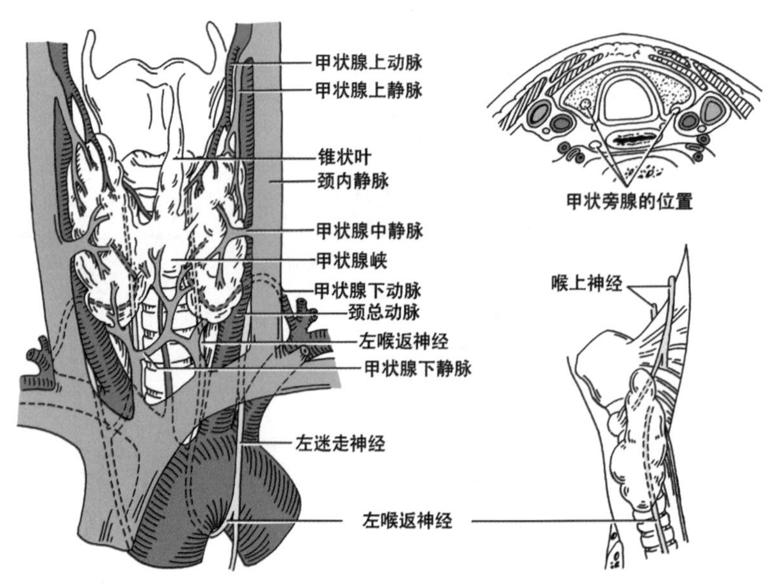

图 3-15　甲状腺的静脉

2)**甲状旁腺**(parathyroid gland)　为两对扁圆形小体,约蚕豆大小,呈棕黄色或淡红色,上、下各一对(图 3-16),位于甲状腺侧叶的后面,真假被膜之间的囊鞘间隙中,有时位于甲状腺实质内或被膜外气管周围的结缔组织中。上甲状旁腺多位于甲状腺侧叶上、中份交界处的后方;下甲状旁腺多位于侧叶下 1/3 的后方。

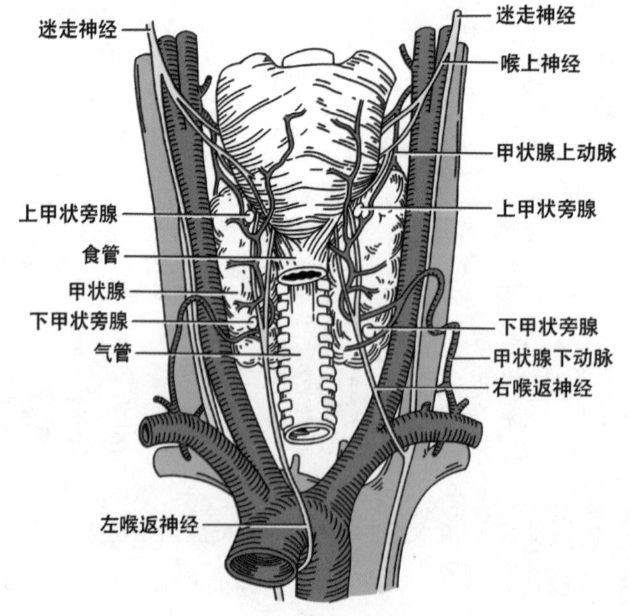

图 3-16　甲状旁腺的位置、甲状腺下动脉以及喉返神经(后面观)

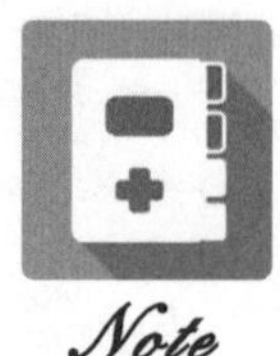
Note

3)喉和气管颈部　**喉**(larynx)以软骨为支架,借关节、韧带和喉肌连接而成。喉位于颈前部中份,上借甲状舌骨膜与舌骨相连,向下与气管相通,喉前面被舌骨下肌群覆盖,后方紧邻咽,两侧为颈部的大血管、神经及甲状腺侧叶等(图 3-13、图 3-15)。

喉的动脉主要来自甲状腺上动脉的喉上动脉(图 3-13)和环甲动脉,以及甲状腺下动脉发出的喉下动脉。喉上动脉与喉下动脉分布于喉肌和黏膜。环甲动脉主要营养环甲肌。喉的静脉与同名动脉伴行离开喉,喉上静脉通过甲状腺上静脉或面静脉汇入颈内静脉。喉下静脉通过甲状腺下静脉注入头臂静脉。喉前庭和喉中间腔淋巴管汇合后,穿甲状舌骨膜,伴喉上血管在颈总动脉分叉附近注入颈外侧深淋巴结。声门下腔淋巴管穿环甲膜或环气管韧带,注入喉前淋巴结或气管旁淋巴结。喉由喉上神经及喉返神经支配,二者均为迷走神经的分支,喉上神经管理声门裂以上喉腔黏膜感觉,支配环甲肌。喉返神经管理声门裂以下喉腔黏膜感觉,支配除环甲肌外的所有喉内肌(图 3-14、图 3-16)。

气管颈部(cervical part of trachea)上平第 6 颈椎下缘,下平胸骨颈静脉切迹处移行为气管胸部。由 6～8 个气管软骨构成。气管周围有疏松结缔组织包绕。

气管颈部前方由浅入深依次为皮肤、浅筋膜、封套筋膜、胸骨上间隙及其内的静脉弓、舌骨下肌群、气管前筋膜和气管前间隙。平第 2～4 气管软骨前方有甲状腺峡,甲状腺峡的下方有甲状腺下静脉,甲状腺奇静脉丛及可能存在的甲状腺最下动脉。气管颈部上端两侧为甲状腺侧叶,后方为食管,在二者之间的气管食管旁沟内有喉返神经上行。其后外侧有颈交感干和颈动脉鞘等。

4)咽和食管颈部　**咽**(pharynx)位于第 1～6 颈椎前方,为上宽下窄、前后略扁的漏斗形肌性管道,内腔称**咽腔**(cavity of pharynx)。咽上方固定于颅底,向下于第 6 颈椎体下缘平面续于食管。咽有前壁、后壁及侧壁,其后壁借疏松结缔组织连于椎前筋膜;两侧壁是茎突及起于茎突的诸肌,并与颈部大血管和甲状腺侧叶等相毗邻;前壁不完整,自上向下可分别通入鼻腔、口腔和喉腔。以腭帆游离缘和会厌上缘平面为界,将咽腔分为鼻咽、口咽、喉咽三部分。咽后上方的咽扁桃体,两侧的咽鼓管扁桃体、腭扁桃体,以及前下方的舌扁桃体共同构成咽淋巴环。

食管颈部(cervical part of esophagus)　上端平环状软骨下缘平面与咽相接,下端在颈静脉切迹平面处移行为食管胸部。食管颈部的前方为气管颈部(图 3-16),食管颈部位置稍偏左侧;后方有颈长肌和脊柱;后外侧隔椎前筋膜与颈交感干相邻;两侧为甲状腺侧叶、颈动脉鞘及其内容物。

第四节　胸锁乳突肌区及颈根部

一、胸锁乳突肌区

(一)境界

胸锁乳突肌区(sternocleidomastoid region)指胸锁乳突肌所占据和覆盖的区域。

(二)内容及其毗邻

1. 颈袢(ansa cervicalis)　由第 1～3 颈神经前支的分支构成。来自第 1 颈神经前支的部分纤维先随舌下神经走行,至颈动脉三角离开此神经,称为舌下神经降支,又名颈袢上根,沿颈内动脉和颈总动脉浅面下行。来自颈丛第 2、3 颈神经前支的部分纤维组成颈袢下根,沿颈内静脉浅面(或深面)下行,上、下两根在颈动脉鞘表面合成颈袢。颈袢位于肩胛舌骨肌中间腱的

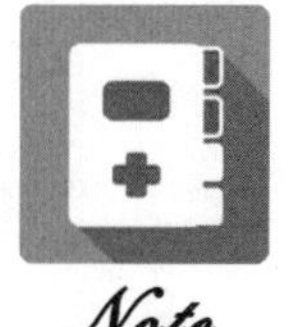

上缘附近，平环状软骨弓水平。颈袢发出分支支配肩胛舌骨肌、胸骨舌骨肌和胸骨甲状肌（图3-17）。

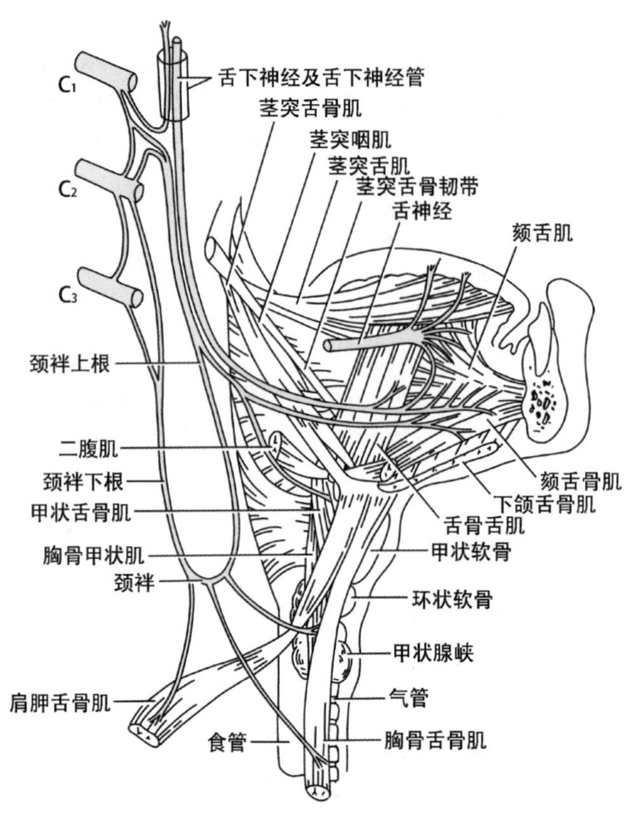

图 3-17　颈袢的形成和分支

2. 颈动脉鞘及其内容　上起自颅底，下续纵隔。颈内静脉和迷走神经行于颈动脉鞘的全长，颈动脉鞘的上部为颈内动脉，下部为颈总动脉。在颈动脉鞘的上部，颈内动脉居前内侧，颈内静脉在其后外方，迷走神经行于二者之间的后内方；颈动脉鞘的下部，颈内静脉位于前外侧，颈总动脉位于后内侧，在二者之间的后外方为迷走神经（图 3-5、图 3-15）。

颈动脉鞘浅面有胸锁乳突肌、胸骨舌骨肌、胸骨甲状肌、肩胛舌骨肌下腹、颈袢及甲状腺上、中静脉；颈动脉鞘的后方有甲状腺下动脉通过，隔椎前筋膜有颈交感干、椎前肌和颈椎横突等；颈动脉鞘的内侧有咽、食管颈部，喉、气管颈部，喉返神经和甲状腺侧叶等。

3. 颈丛（cervical plexus）　由第 1～4 颈神经的前支组成，位于胸锁乳突肌上段与中斜角肌和肩胛提肌之间。分支有皮支及肌支。发出的肌支主要为膈神经。

4. 颈交感干（cervical sympathetic trunk）　由颈上、中、下神经节及其节间支组成，位于脊柱两侧，被椎前筋膜覆盖（图 3-9）。**颈上神经节**（superior cervical ganglion）最大，呈梭形，位于第 2～3 颈椎横突前方。**颈中神经节**（middle cervical ganglion）最小，位于第 6 颈椎横突的前方。**颈下神经节**（inferior cervical ganglion）位于第 7 颈椎平面，在椎动脉起始部后方，多与第 1 胸神经节融合为**颈胸神经节**（cervicothoracic ganglion），又名**星状神经节**（stellate ganglion）。以上 3 对神经节各发出心支入胸腔，参与心丛组成。

二、颈根部

颈根部指颈部、胸部及腋区之间的区域。

（一）境界

颈根部（root of neck）前界为胸骨柄，后界为第 1 胸椎，两侧为第 1 肋。其标志是前斜角

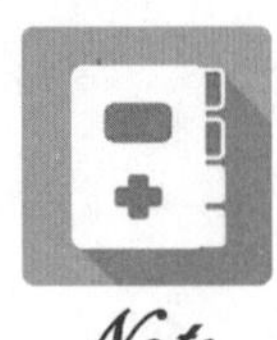
Note

肌，此肌前内侧主要是往来于颈、胸之间的纵行结构，如颈总动脉、颈内静脉、迷走神经、膈神经、颈交感干、胸导管和胸膜顶等；前、后方及外侧主要是往来于胸、颈与上肢间的横行结构，如锁骨下动脉、静脉和臂丛等。

（二）内容及其毗邻

1. 胸膜顶（cupula of pleura） 覆盖肺尖部的壁胸膜，突入颈根部。前、中、后斜角肌覆盖其前方、外侧及后方。其前方邻接锁骨下动脉及其分支、膈神经、迷走神经、锁骨下静脉；后方贴靠第1、2肋，颈交感干和第1胸神经前支；外侧邻臂丛；内侧邻气管、食管，左侧还有胸导管和左喉返神经；上方从第7颈椎横突、第1肋颈和第1胸椎连至胸膜顶的筋膜，称为**胸膜上膜**（suprapleural membrane）。

2. 锁骨下动脉（subclavian artery） 左侧起自主动脉弓，右侧在胸锁关节后方起自头臂干，于第1肋外侧缘续于腋动脉。以前斜角肌为界，锁骨下动脉分为三段。

（1）第1段 位于前斜角肌内侧，胸膜顶前方，左、右侧前方都有迷走神经跨过，左侧还有胸导管或膈神经跨过。该段动脉发出4个分支：①**椎动脉**（vertebral artery）：沿前斜角肌内侧上行于胸膜顶前面，穿经上位6个颈椎横突孔，经枕骨大孔入颅，分布于脑、脊髓和内耳。②**胸廓内动脉**（internal thoracic artery）：正对椎动脉起始处，发自锁骨下动脉下壁，经锁骨下静脉后方下行入胸壁。③**甲状颈干**（thyrocervical trunk）：起自锁骨下动脉上壁，发出甲状腺下动脉、肩胛上动脉及颈横动脉。④**肋颈干**（costocervical trunk）：起自锁骨下动脉第1或第2段后壁，分为颈深动脉和最上肋间动脉。

（2）第2段 位于前斜角肌后方，上方紧邻臂丛各干，下方跨胸膜顶。

（3）第3段 位于前斜角肌外侧，第1肋上方，其前下方邻锁骨下静脉，外上方为臂丛。第3段发出颈横动脉或肩胛上动脉。

3. 胸导管与右淋巴导管

（1）**胸导管**（thoracic duct） 沿食管左侧出胸腔上口至颈部，平第7颈椎高度，以弓形向前外侧注入静脉角。前方为颈动脉鞘，后方有椎动脉、椎静脉、颈交感干、甲状颈干、膈神经和锁骨下动脉（图3-18、图3-19）。胸导管有时也可注入左颈内静脉或左锁骨下静脉。

（2）**右淋巴导管**（right lymphatic duct） 接收右颈干、右锁骨下干和右支气管纵隔干，注入右静脉角。

4. 锁骨下静脉（subclavian vein） 在第1肋外侧缘续于腋静脉。沿第1肋上面，经锁骨与前斜角肌之间，向内侧与颈内静脉汇合成头臂静脉。

5. 迷走神经（vagus nerve） 右迷走神经下行于右颈总动脉和右颈内静脉之间，经右锁骨下动脉第1段前发出右喉返神经，勾绕右锁骨下动脉下方返回颈部。左迷走神经在左颈总动脉和左颈内静脉之间下行入胸腔。

6. 膈神经（phrenic nerve） 位于前斜角肌前面，椎前筋膜深面，由第3～5颈神经前支组成。前方有胸锁乳突肌、肩胛舌骨肌中间腱、颈内静脉、颈横动脉和肩胛上动脉；左侧前方还邻接胸导管弓；内侧有颈升动脉。膈神经在颈根部经胸膜顶的前内侧，迷走神经的外侧，穿锁骨下动、静脉之间进入胸腔。

7. 椎动脉三角（triangle of vertebral artery） 内侧界为颈长肌，外侧界为前斜角肌，下界为锁骨下动脉第1段，尖为第6颈椎横突前结节。椎动脉三角的后方有第7颈椎横突、第8颈神经前支及第1肋颈；前方有迷走神经、颈动脉鞘、膈神经及胸导管弓（左侧）等。椎动脉三角内的主要结构有胸膜顶、椎动脉、椎静脉、甲状颈干、甲状腺下动脉、颈交感干及颈胸（星状）神经节等（图3-20）。

8. 斜角肌间隙（scalenus interspace） 颈深肌群包括内侧群和外侧群。内侧群位于脊柱颈

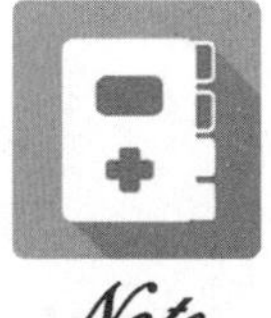

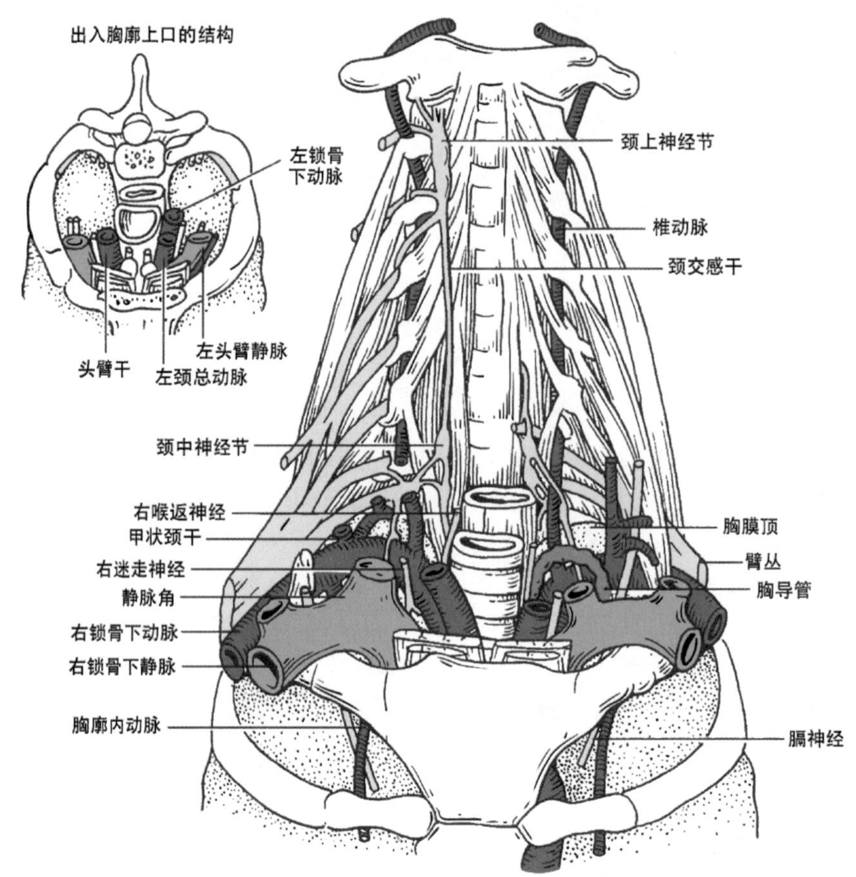

图 3-18 颈根部

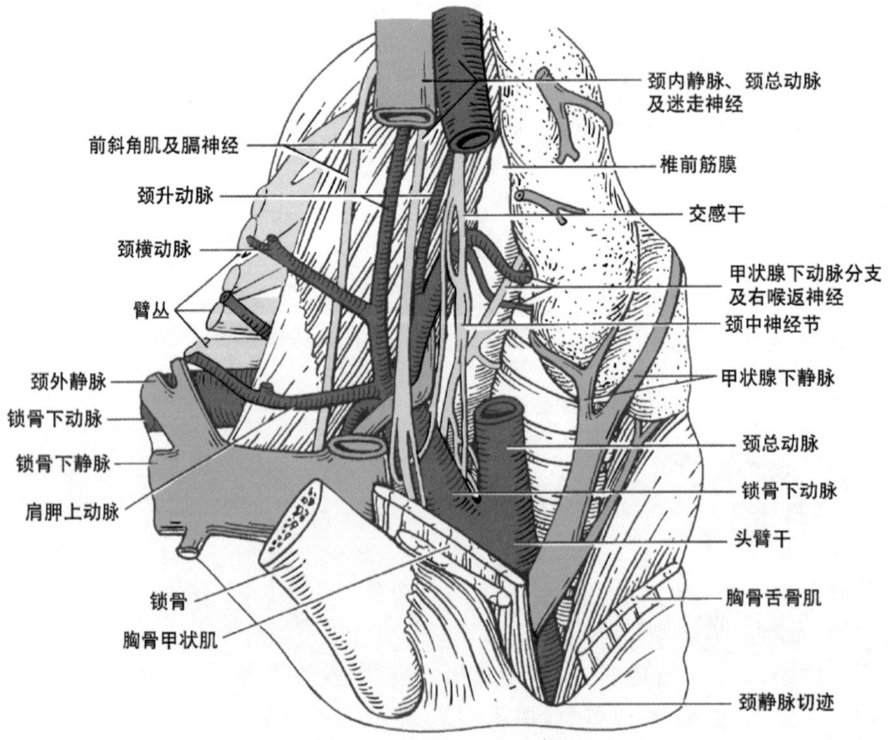

图 3-19 前斜角肌的毗邻关系

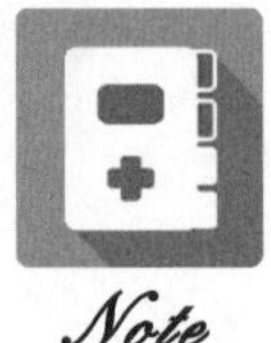

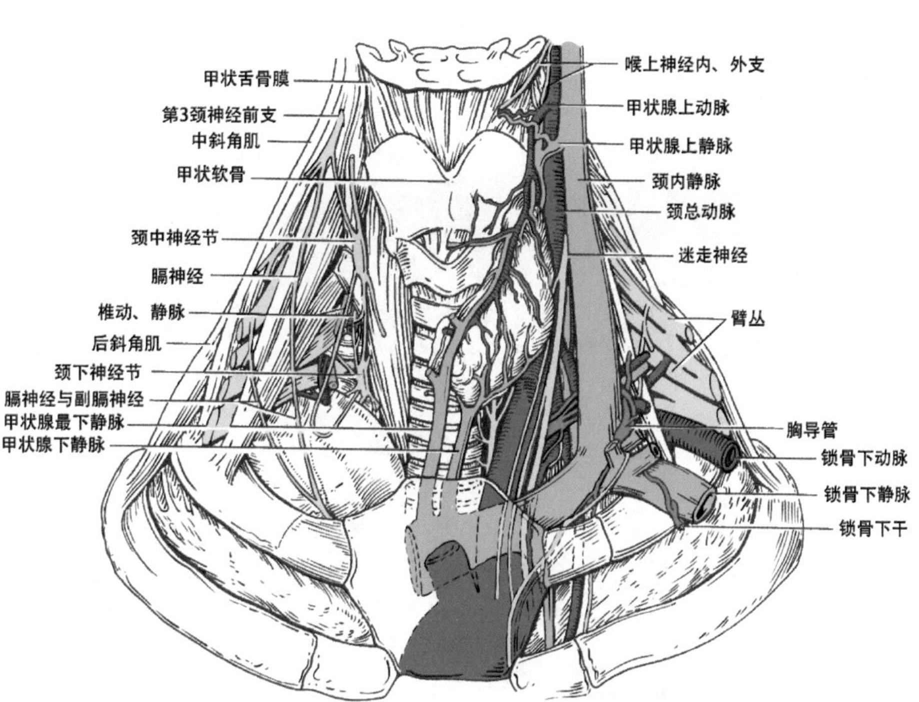

图 3-20 椎动脉三角及其内容

部的前方，有头长肌和颈长肌。外侧群位于脊柱颈部的两侧，主要有**前斜角肌**(scalenus anterior)、**中斜角肌**(scalenus medius)和**后斜角肌**(scalenus posterior)，各肌均起自颈椎横突，前、中斜角肌分别止于第 1 肋上方的前斜角肌结节和锁骨下动脉沟的后方，后斜角肌止于第 2 肋。前、中斜角肌与第 1 肋之间形成的三角形间隙称斜角肌间隙，内有锁骨下动脉和臂丛通过。

第五节 颈外侧区

颈外侧区由胸锁乳突肌后缘、斜方肌前缘和锁骨中 1/3 上缘围成；该区被肩胛舌骨肌下腹分为上方较大的枕三角和下方较小的锁骨上三角。

一、枕三角

(一)境界

枕三角(occipital triangle)位于胸锁乳突肌后缘、斜方肌前缘与肩胛舌骨肌下腹上缘之间(图 3-21)。其浅面依次为皮肤、浅筋膜和封套筋膜；深面为椎前筋膜及其覆盖的前斜角肌、中斜角肌、后斜角肌、头夹肌和肩胛提肌。

(二)内容及其毗邻

1. 副神经(accessory nerve) 自颈静脉孔出颅后，沿颈内静脉前外侧下行，经二腹肌后腹深面，在胸锁乳突肌上部前缘穿入并发出分支支配该肌。主干在胸锁乳突肌后缘上、中 1/3 交点处进入枕三角，有枕小神经勾绕。在枕三角内，副神经沿肩胛提肌表面，经枕三角中份，向外下方斜行。此段位置表浅，周围有淋巴结排列。副神经自斜方肌前缘中、下 1/3 交界处进入斜方肌深面，并支配斜方肌(图 3-21)。

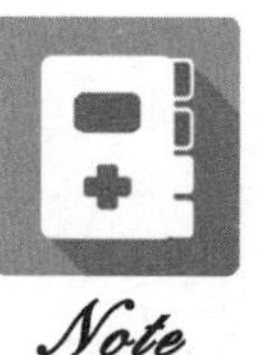

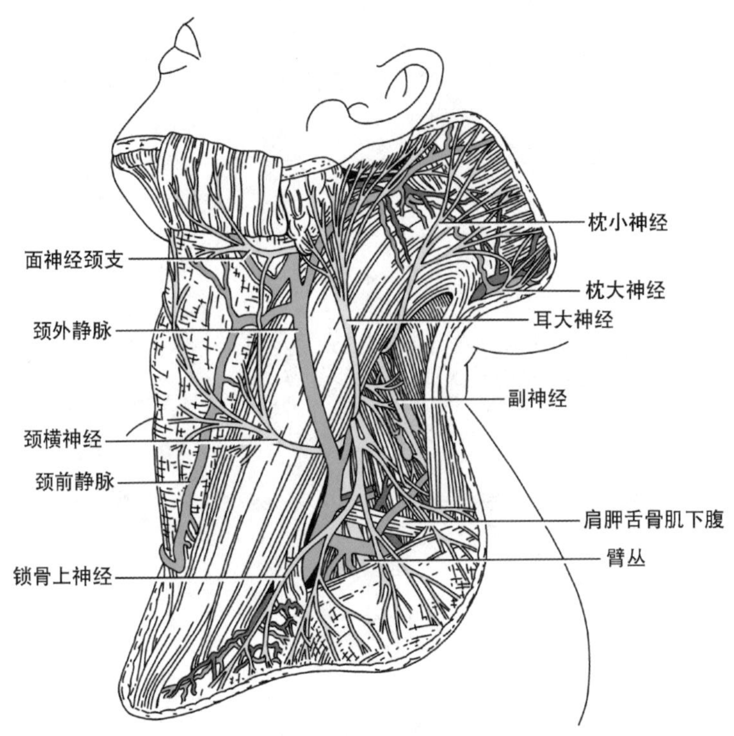

图 3-21 枕三角的内容

2. 颈丛和臂丛的分支 颈丛皮支在胸锁乳突肌后缘中点处穿封套筋膜浅出，分布于头、颈、胸前上部及肩上部的皮肤。臂丛分支有**肩胛背神经**(dorsal scapular nerve)，位于副神经与臂丛上缘之间，略与副神经平行，居椎前筋膜深面，支配菱形肌。**肩胛上神经**(suprascapular nerve)支配冈上肌、冈下肌。**胸长神经**(long thoracic nerve)支配前锯肌。

二、锁骨上三角

(一)境界

锁骨上三角(supraclavicular triangle)位于锁骨上方的凹陷，又名**锁骨上大窝**(greater supraclavicular fossa)，由胸锁乳突肌后缘、肩胛舌骨肌下腹和锁骨上缘中 1/3 围成(图 3-1)。其浅面依次为皮肤、浅筋膜及封套筋膜；深面为斜角肌下份及椎前筋膜。

(二)内容及其毗邻

1. 锁骨下静脉(subclavian vein) 第 1 肋外侧缘续于腋静脉，有颈外静脉和肩胛背静脉注入。在锁骨上三角内，锁骨下静脉位于锁骨下动脉第 3 段的前下方；向内经膈神经和前斜角肌下端的前面，达胸膜顶前方；在前斜角肌内侧与颈内静脉汇合成头臂静脉，汇合处形成向外上开放的角称**静脉角**(angulus venosus)。胸导管和右淋巴导管分别注入左、右静脉角(图 3-22)。

2. 锁骨下动脉(subclavian artery) 位于锁骨上三角内的是锁骨下动脉的第 3 段，其下方为第 1 肋上面，后上方有臂丛，前下方为锁骨下静脉。锁骨上三角内还可见锁骨下动脉的直接和间接的分支：肩胛背动脉、肩胛上动脉和颈横动脉，分别至斜方肌深面及肩胛区。

3. 臂丛(brachial plexus) 由第 5～8 颈神经和第 1 胸神经前支的大部分组成，共 5 个根，经斜角肌间隙进入锁骨上三角。臂丛在锁骨下动脉后上方合成 3 个干，各干再分为前、后两股。根、干、股组成臂丛锁骨上部。臂丛发出肩胛背神经、肩胛上神经及胸长神经等。臂丛与锁骨下动脉均由椎前筋膜形成的筋膜鞘包绕，续于腋鞘。

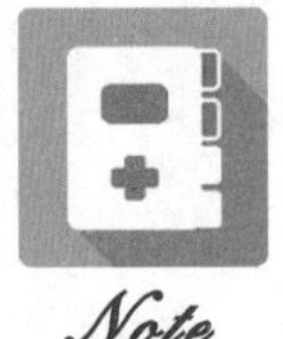
Note

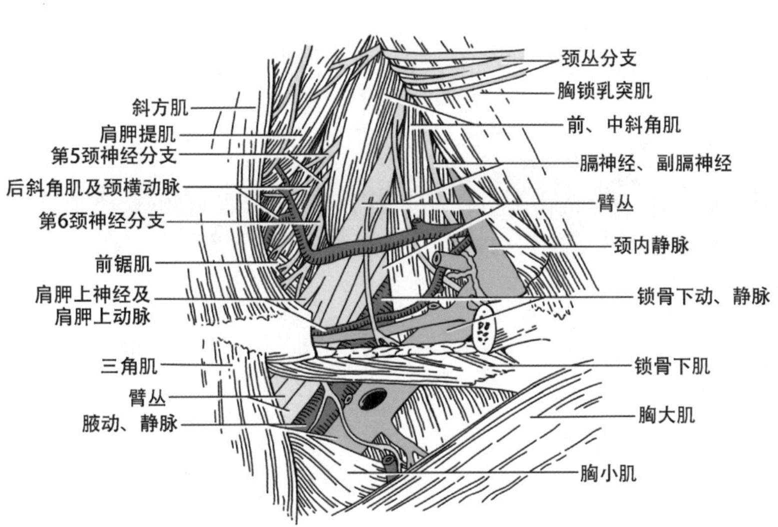

图 3-22 锁骨上三角的内容

第六节 颈部淋巴引流

颈部淋巴结主要分为颈上部淋巴结、颈前区淋巴结和颈外侧区淋巴结三大群，收纳头、颈部淋巴，以及胸部及上肢的部分淋巴。

一、颈上部淋巴结

颈上部淋巴结沿头、颈交界处排列，位置表浅，分为5组(图3-23)。

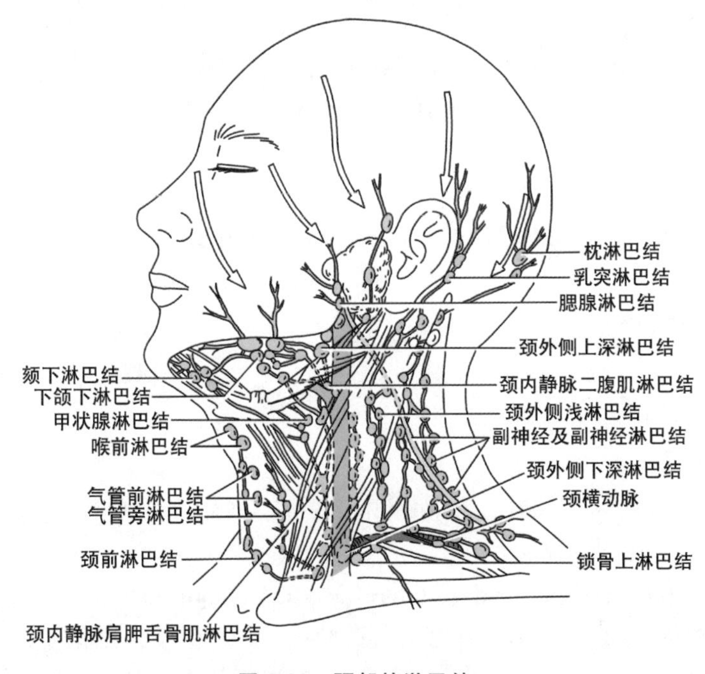

图 3-23 颈部的淋巴结

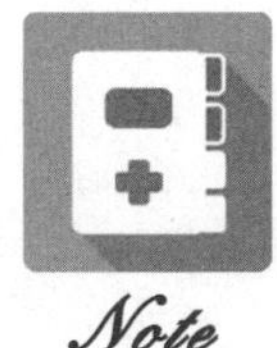

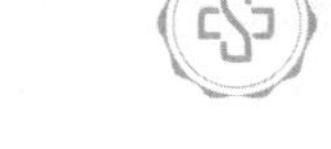

(一)下颌下淋巴结

下颌下淋巴结(submandibular lymph node)位于下颌下腺附近,收纳眼、鼻、唇、牙、舌及口底的淋巴,汇入颈外侧上、下深淋巴结。

(二)颏下淋巴结

颏下淋巴结(submental lymph node)位于颏下三角内,收纳颏部、下唇中部、口底及舌尖等处的淋巴,注入下颌下淋巴结及颈内静脉二腹肌淋巴结。

(三)枕淋巴结

枕淋巴结(occipital lymph node)位于枕部皮下,斜方肌起点的浅面,收纳项部和枕部的淋巴,注入颈外侧浅、深淋巴结。

(四)乳突淋巴结

乳突淋巴结(mastoid lymph node)位于耳后,胸锁乳突肌上端浅面,收纳颞、顶、乳突区及耳郭的淋巴,注入颈外侧浅、深淋巴结。

(五)腮腺淋巴结

腮腺淋巴结(parotid lymph node)位于腮腺表面及实质内,收纳面部、耳郭、外耳道等处的淋巴,注入颈外侧浅淋巴结及颈外侧上深淋巴结。

二、颈前区淋巴结

颈前区淋巴结又称**颈前淋巴结**(anterior cervical lymph node)位于颈前正中部,舌骨下方,两侧胸锁乳突肌和颈动脉鞘之间,分为颈前浅淋巴结及颈前深淋巴结。

(一)颈前浅淋巴结

颈前浅淋巴结(superficial anterior cervical lymph node)沿颈前静脉排列,收纳舌骨下区的浅淋巴,其输出管注入颈外侧下深淋巴结或锁骨上淋巴结。

(二)颈前深淋巴结

颈前深淋巴结(deep anterior cervical lymph node)分布于喉、甲状腺和气管颈部的前方及两侧,包括喉前淋巴结、甲状腺淋巴结、气管前淋巴结和气管旁淋巴结,收集喉、甲状腺、气管颈部、食管颈部等处淋巴,其输出管注入颈外侧上、下深淋巴结(图 2-23)。

三、颈外侧区淋巴结

颈外侧区淋巴结即**颈外侧淋巴结**(lateral cervical lymph node),以颈筋膜浅层为界,分为浅、深两组。

(一)颈外侧浅淋巴结

颈外侧浅淋巴结(superficial lateral cervical lymph node)沿颈外静脉排列,收纳腮腺、枕部及耳后部的淋巴,输出管主要注入颈外侧上深淋巴结。

(二)颈外侧深淋巴结

颈外侧深淋巴结(deep lateral cervical lymph node)沿颈内静脉排列,上至颅底,下至颈根部,通常以肩胛舌骨肌和颈内静脉交叉点为界,分为颈外侧上深淋巴结和颈外侧下深淋巴结。

1. 颈外侧上深淋巴结(superior deep lateral cervical lymph node) 位于胸锁乳突肌深面,排列在颈内静脉周围,收纳颈外侧浅淋巴结、腮腺淋巴结、下颌下淋巴结及颏下淋巴结的输出管,并收纳喉、气管、食管、腭扁桃体及舌的淋巴,其输出管注入颈外侧下深淋巴结。该组淋巴结中位于二腹肌后腹与颈内静脉交角处的淋巴结为**颈内静脉二腹肌淋巴结**(jugulodigastric

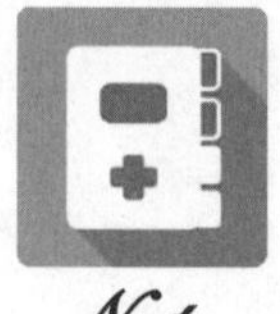

lymph node)，又称角淋巴结，收纳鼻咽部、腭扁桃体及舌根部的淋巴。在枕三角内沿副神经周围分布者，称为副神经淋巴结，收纳耳后的淋巴，其输出管注入颈外侧下深淋巴结，或直接注入颈干。

2. 颈外侧下深淋巴结(inferior deep lateral cervical lymph node) 位于肩胛舌骨肌中间腱下方，颈内静脉和颈横血管周围。其中位于颈内静脉与肩胛舌骨肌中间腱交角处的淋巴结称为**颈内静脉肩胛舌骨肌淋巴结**(juguloomohyoid lymph node)，收纳舌尖部的淋巴。

沿颈横血管排列的淋巴结称为**锁骨上淋巴结**(supraclavicular lymph node)，主要收纳颈外侧上深淋巴结的输出管及气管的淋巴，同时收纳头、颈部的淋巴。输出管集合成颈干，左侧注入胸导管，右侧注入右淋巴导管或直接注入静脉角。左斜角肌前方的淋巴结称**魏尔啸淋巴结**(Virchow node)。

第七节　临床应用要点

一、颈丛阻滞麻醉

颈丛阻滞麻醉是把局部麻醉药注入颈神经干或颈神经丛周围使其所支配的区域产生神经传导阻滞的麻醉方法。这种麻醉方法适用于甲状腺次全切除术、颈部包块摘除术、颈动脉内膜剥脱术、锁骨骨折固定术等手术，但对于涉及颈部肿瘤、喉部或气管等较大区域的手术并不适用。麻醉的穿刺点在第4～5颈椎横突的位置，注意事项如下。①切勿把麻醉药物注入椎动脉或椎管内。②需要阻滞颈神经丛(浅、深丛)的全部神经。③尽量避免阻滞双侧颈深丛，以减少对膈神经的影响。

二、甲状腺切除术

甲状腺切除术主要用于治疗甲状腺肿瘤、甲状腺结节等疾病，包括甲状腺全切除术(切除全部甲状腺)和甲状腺次全切除术(保留部分甲状腺组织)。手术中分离甲状腺、辨认甲状旁腺、处理甲状腺的血管和周围的神经是手术的关键。如果处理血管、神经和甲状旁腺时出现失误，往往会造成手术后严重的并发症。具体如下。

1. 出血、血肿和呼吸困难 术中止血不彻底不仅会增加术中出血的风险，还会造成术后血肿，压迫气管，造成喉头水肿或气管塌陷，乃至呼吸困难和窒息。应及时去除血块、清除血肿，防止因出血引起呼吸困难甚至窒息，床边气管切开插管是必备的抢救措施。

2. 喉返神经和喉上神经损伤 处理甲状腺下极及血管时容易切断、缝扎或挫夹、牵拉喉返神经，造成喉返神经永久性或暂时性损伤。损伤一侧的喉返神经会出现声音嘶哑及饮水呛咳。双侧喉返神经损伤患者则可能有失声、呼吸困难等表现。喉返神经端-端吻合或颈袢神经与喉返神经吻合是离断性损伤的挽救方式。处理甲状腺上极及血管时易于损伤喉上神经，喉上神经外支受损容易使环甲肌瘫痪，引起声带松弛、音调降低。内支(感觉支)损伤容易造成喉部黏膜的感觉丧失，在进食特别是饮水时容易发生误咽而引起呛咳。

3. 甲状旁腺损伤 多由手术误切甲状旁腺或其血液供给受损导致。甲状旁腺功能低下患者会出现低血钙症状，神经肌肉的应激性提高，表现为手足抽搐，面部、口唇针刺感、麻木感。因此，熟悉甲状腺、甲状旁腺及其周围血管、神经的解剖特点是完成甲状腺切除术的基础。

三、臂丛损伤

臂丛由脊髓神经根(第5、6、7、8颈神经及第1胸神经)前支组成，负责上肢感觉和运动功

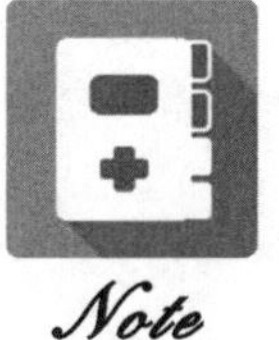

能。当车祸、重物压伤、骨折或脱臼、胎儿难产等原因导致臂丛损伤时，患者会出现上肢运动、感觉、自主神经功能障碍，表现为上肢肌肉麻痹、萎缩或无力，上肢活动受限，感觉障碍，并可伴有霍纳综合征。根据受损部位，臂丛损伤可分为上臂丛损伤、中臂丛损伤、下臂丛损伤及全臂丛损伤。臂丛损伤因损伤的部位和程度不同，症状也不同。轻者会出现神经震荡、上肢暂时性功能障碍，伴上肢刺痛或灼烧感，手臂麻木无力；重者神经轴突断裂，神经根、干断裂，可出现上肢不同程度瘫痪，肌肉麻痹或萎缩无力，运动和感觉功能障碍，反射减弱或消失等症状；更严重者神经根自脊髓发生处断裂，呈“拔萝卜”样撕脱，上肢完全丧失功能。

1. 上臂丛损伤　肩不能外展，不能屈肘和向桡侧伸腕，上肢下垂，上肢不能内旋和外旋，但手和前臂活动正常，上肢桡侧感觉障碍，肱二头肌减弱或消失。

2. 中臂丛损伤　较少见，表现为前臂、手和腕伸展受限，腕下垂等，前臂后面有感觉障碍。

3. 下臂丛损伤　手部小肌肉萎缩无力，呈爪形手，上肢内侧（包括 3～5 指）出现感觉障碍。

4. 全臂丛损伤　上肢完全麻痹并下垂，肱二头肌、肱三头肌和桡骨膜反射均减弱或消失。

临床上，胸大肌锁骨部麻痹说明第 5～6 颈神经受损，背阔肌麻痹说明第 7 颈神经受损，胸大肌胸肋部麻痹说明第 8 颈神经和第 1 胸神经受损。上述肌肉麻痹说明损伤在锁骨上，即臂丛的神经根、干部位。如果上述肌肉功能不受影响，说明损伤在锁骨下，即束支部损伤。这是鉴别损伤位于锁骨上或是锁骨下的重要依据。目前尚未全面了解周围神经损伤再生机制，也没有非常有效的办法，对于完全或不完全臂丛损伤，治疗效果不佳。

四、椎动脉压迫综合征

椎动脉压迫综合征是颈椎病的一种类型，又称椎动脉型颈椎病、颈性眩晕、椎动脉缺血综合征、椎-基底动脉供血不足等。大多是由于各种动力性或机械性因素导致椎动脉遭受一定的刺激或压迫，使其供血不全所致，患者可出现头晕等神经系统症状。颈部交感神经受累还会引起眩晕、视力模糊等症状。

1. 一般症状　颈痛、后枕部痛、颈部活动受限等。

2. 椎-基底动脉供血不足症状　主要表现为颞部的跳痛或刺痛等偏头痛症状；听力减退、耳鸣以及听力丧失等迷路症状；眩晕等前庭症状；记忆力减退；视力减退、视物模糊、复视、幻视及短暂的失明等视力障碍；以健忘、失眠及多梦等神经衰弱为主的精神症状；发音不清、发音困难、喉咙嘶哑及口唇麻木感等发音障碍；转动头颈时，突然感到头昏、头痛等不适，甚至出现猝倒。

3. 自主神经症状　以胃肠、心血管及呼吸系统症状为主。部分患者还可出现眼睑下垂、瞳孔缩小及眼球内陷等症状。

非手术疗法是本病的基本治疗措施，尤其是因颈椎不稳所致者，大多可痊愈而不留后遗症。本病可行减压手术治疗。

五、气管切开术

气管切开术是切开颈段气管前壁，建立新的呼吸通道的手术，主要用于抢救喉梗阻患者。当患者因肿瘤或异物阻塞咽部或喉部，或呼吸功能减退引起分泌物阻塞下呼吸道，造成呼吸困难，以至于有窒息死亡的危险时，单纯给患者吸氧并不能缓解患者的缺氧状态，反而使呼吸更加受到抑制。因此需行气管切开术解除患者呼吸道的阻塞，缓解呼吸困难，以达到辅助治疗的目的。患者一般采用仰卧位，医生对患者进行麻醉后，先分离患者颈部组织、牵拉或切断甲状腺峡部，然后切开气管，安放气管套管。对于情况紧急的患者，一般先直接在喉镜下插入支气管镜或行气管插管，缓解患者的呼吸困难，再进行气管切开术。若在战地、野外或旅途中发生急性喉梗阻，则不需考虑消毒、麻醉，直接用刀片等进行手术，以抢救患者生命。需要紧急、快

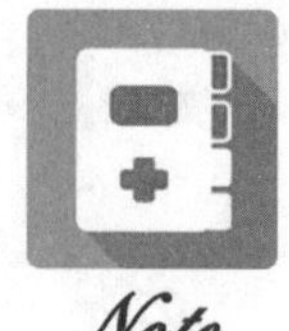

速建立新的呼吸通道，也可以进行环甲膜穿刺术。但除紧急情况以抢救生命外，通常情况下不会使用环甲膜穿刺术。

六、锁骨下静脉穿刺术

深静脉穿刺置管是一项基本的临床操作，用于监测血流动力学、执行肠外营养等。在各种深静脉穿刺中，锁骨下静脉因其位置固定，直径较大且不随血压变化，便于各种体位穿刺、利于导管固定，以及较少出现感染和形成血栓而成为深静脉穿刺的首选。锁骨下静脉是腋静脉的延续，其与第1肋外侧缘交点、前斜角肌与胸锁乳突肌锁骨头夹角处、胸锁关节上缘三点连成一条凸向上的轨迹，为锁骨下静脉的体表投影（呈前陡后平的弧线）。位于锁骨内1/3段后方的一段锁骨下静脉，其走行几乎与锁骨平行，而且不超出锁骨内1/3的上下缘。锁骨下静脉穿刺常以锁骨为体表标志定位穿刺点。根据锁骨走行进行锁骨下静脉穿刺，可以提高穿刺成功率，减少并发症的发生。根据穿刺点位置，穿刺路径分为锁骨上入路和锁骨下入路两种。锁骨上入路的穿刺点基本是以锁骨为体表标志，有中点、中内1/3和中外1/3三个穿刺点。锁骨上入路的穿刺点在前斜角肌和胸锁乳突肌锁骨头外缘的间隙处，是唯一的穿刺指示点。由于锁骨下静脉周围毗邻锁骨下动脉、颈内静脉、颈内动脉、臂丛、胸膜顶等，因此锁骨下静脉穿刺术的常见并发症有气胸、气栓、误穿动脉、纵隔血肿、皮下血肿、臂丛损伤等，其中以气胸和误穿动脉为主。

本章知识点

1. 颈部的筋膜及间隙的位置与连通情况。
2. 甲状腺的形态、位置、毗邻、血供及与神经支配的关系及临床意义。
3. 甲状旁腺的位置。
4. 气管颈段的毗邻关系及气管切开术的解剖要点。
5. 颈根部的境界，重要结构的位置、毗邻、特点及临床意义。

（吕海侠）

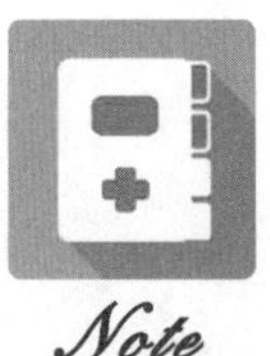

Note

第四章　胸　　部

第一节　概　　述

胸部(thorax)位于颈部与腹部之间，上部两侧与上肢相连。胸部由胸壁、胸腔和胸腔内器官组成。胸廓和软组织构成胸壁，胸壁和膈围成胸腔。胸腔正中被纵隔占据，纵隔的两侧有肺及其表面的胸膜和胸膜腔。胸腔向上经胸廓上口与颈部相通，向下借膈与腹腔分隔。

一、境界与分区

（一）境界

胸部上界为颈静脉切迹、胸锁关节、锁骨上缘、肩峰和第 7 颈椎棘突的连线，下界为剑突、肋弓、第 11 肋前端、第 12 肋下缘和第 12 胸椎棘突的连线，两侧上部为三角肌前后缘。

（二）分区

1. 胸壁　每侧胸壁分为胸前区、胸外侧区和胸背区。胸前区位于前正中线和腋前线之间，胸外侧区位于腋前线和腋后线之间，胸背区位于腋后线和后正中线之间。胸背区在脊柱区叙述。

2. 胸腔　胸腔分中部和左、右部。中部被纵隔占据，左、右部容纳肺、胸膜和胸膜腔等。

二、表面解剖

（一）体表标志

1. 颈静脉切迹(jugular notch)　成年男性的颈静脉切迹平第 2 胸椎体下缘，女性平第 3 胸椎体上缘。

2. 胸骨角(sternal angle)　胸骨角两侧连第 2 肋软骨，是计数肋和肋间隙的标志。胸骨角与主动脉弓，升、降主动脉的分界处，气管杈，左主支气管和食管的交叉处，以及第 4 胸椎体下缘在同一水平面上。

3. 剑突(xiphoid process)　剑突尖约平第 10 胸椎体下缘。

4. 锁骨(clavicle)　锁骨的全长可触及。

5. 肋(rib)和肋间隙(intercostal space)　肋和肋间隙是胸部和腹部上区器官的定位标志。

6. 肋弓(costal arch)　肋弓是肝、胆囊和脾的触诊标志。两侧肋弓和剑胸结合构成**胸骨下角**(infrasternal angle)，剑突与肋弓构成**剑肋角**(xiphocostal angle)。

7. 乳头(nipple)　男性乳头位于锁骨中线与第 4 肋间隙相交处，女性乳头的位置变化较大。

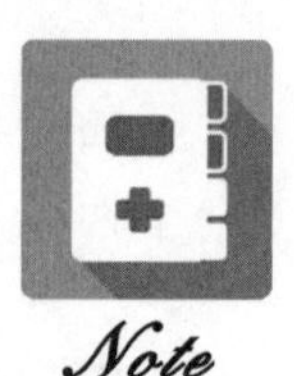
Note

(二)标志线

常用的胸部标志线有 9 条(图 4-1)。

1. 前正中线(anterior median line) 经胸骨正中所作的垂直线。

2. 胸骨线(sternal line) 经胸骨外侧缘最宽处所作的垂直线。

3. 锁骨中线(midclavicular line) 经锁骨中点所作的垂直线。

4. 胸骨旁线(parasternal line) 经胸骨线和锁骨中线之间的中点所作的垂直线。

5. 腋前线(anterior axillary line) 经腋前襞与胸壁相交处所作的垂直线。

6. 腋后线(posterior axillary line) 经腋后襞与胸壁相交处所作的垂直线。

7. 腋中线(midaxillary line) 经腋前线和腋后线之间的中点所作的垂直线。

8. 肩胛线(scapular line) 两臂下垂时经肩胛下角所作的垂直线。

9. 后正中线(posterior median line) 沿胸椎棘突尖所作的垂直线。

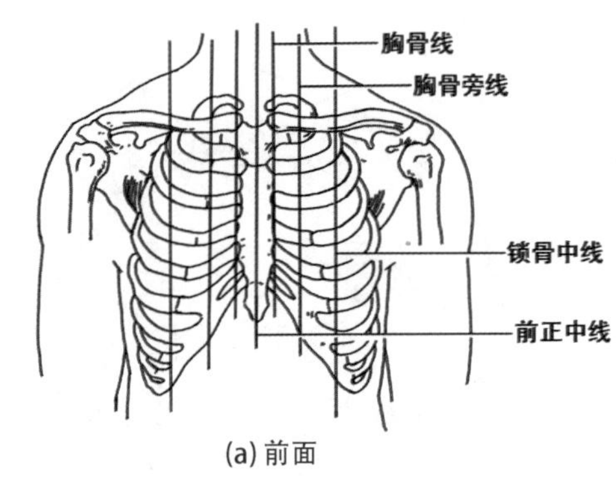

(a) 前面

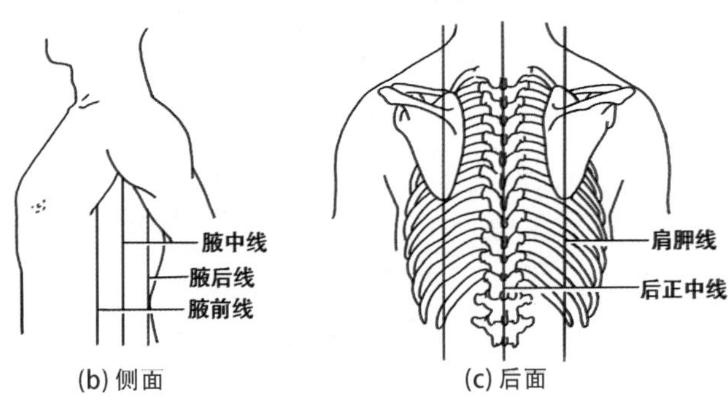

(b) 侧面 (c) 后面

图 4-1 胸部的标志线

第二节 胸 壁

胸壁由皮肤、浅筋膜、深筋膜、胸廓外肌层、胸廓、肋间肌以及胸内筋膜构成。

一、浅层结构

(一)皮肤

胸前区和胸外侧区的皮肤较薄,尤其是胸骨前面和乳头的皮肤。除胸骨前面的皮肤外,胸部其余部位的皮肤有较大的移动性。

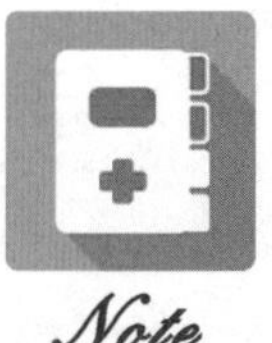

(二)浅筋膜

胸部的浅筋膜与颈部、腹部和上肢的浅筋膜相延续，胸骨前面较薄，其余部分较厚。浅筋膜内含浅血管、淋巴管、皮神经和乳腺。

1. 浅血管(图 4-2)

(1)动脉　胸廓内动脉穿支在胸骨外侧缘穿出，分布于胸前区内侧部。肋间后动脉的外侧穿支与肋间神经外侧皮支伴行。胸肩峰动脉和胸外侧动脉的分支也分布于胸壁。在女性，胸廓内动脉的第 2～6 穿支和第 3～7 肋间后动脉的穿支还分布于乳房。

(2)静脉　**胸腹壁静脉**(thoracoepigastric vein)起自脐周静脉网，在胸外侧区上部汇合成**胸外侧静脉**(lateral thoracic vein)，收集腹壁上部和胸壁浅层结构的静脉血，注入腋静脉，与胸廓内动脉和肋间后动脉的穿支伴行的静脉分别注入胸廓内静脉和肋间后静脉。

2. 皮神经　胸前、外侧区的皮神经来自颈丛和肋间神经(图 4-2)。

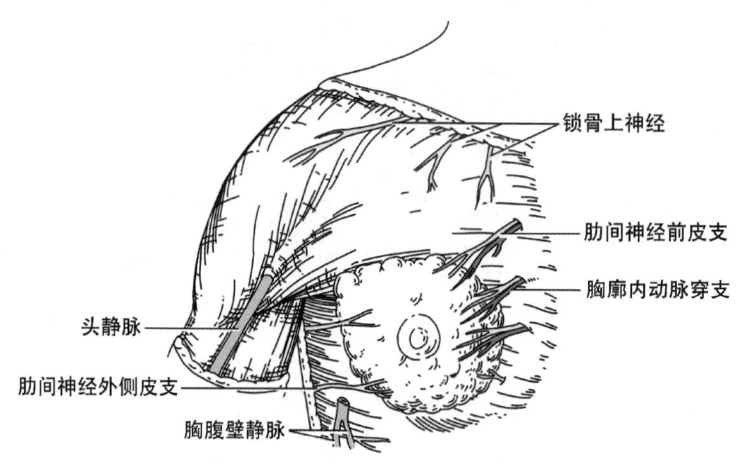

图 4-2　胸前、外侧区的浅层血管和皮神经

(1)**锁骨上神经**(supraclavicular nerve)　发自颈丛，有 2～4 支，分内侧、中间、外侧支，分布于胸前区上部的皮肤。

(2)肋间神经的外侧皮支和前皮支　肋间神经在腋前线附近发出外侧皮支，分布于胸外侧区和胸前区外侧部的皮肤。近胸骨外侧缘处肋间神经发出前皮支，分布于胸前区内侧部的皮肤。第 4～6 肋间神经的外侧皮支和第 2～4 肋间神经的前皮支还分布于女性乳房。

肋间神经的皮支呈节段性分布：第 2 肋间神经的皮支分布于胸骨角平面，第 4 肋间神经分布于男性乳头平面，第 6 肋间神经分布于剑突平面，第 8 肋间神经分布于肋弓平面，第 10 肋间神经分布于脐平面，肋下神经分布于髂前上棘平面。

(三)乳房

1. 位置　**乳房**(breast)是特殊分化的器官。小儿和男性的乳房不发达。女性乳房位于胸肌筋膜前面，胸骨旁线与腋中线之间，平第 2～6 肋。乳房与胸肌筋膜之间的间隙称**乳房后间隙**(retromammary space)，内有疏松结缔组织和淋巴管(图 4-3)。

2. 形态结构　乳房由皮肤、纤维组织、脂肪组织和乳腺构成(图 4-3)。乳房表面中央有乳头，乳头周围色泽较深的环形区称**乳晕**(areola of breast)。**乳腺**(mammary gland)被结缔组织分隔为 15～20 个乳腺叶，每个乳腺叶又分为若干个乳腺小叶。每个乳腺叶有一输乳管，末端开口于乳头。乳腺叶和输乳管以乳头为中心呈放射状排列。乳房结缔组织中有许多纤维束，两端分别附着于皮肤和胸肌筋膜，称**乳房悬韧带**(suspensory ligament of breast)或 Cooper 韧带。

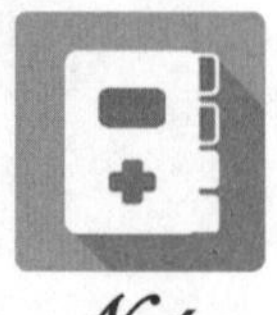

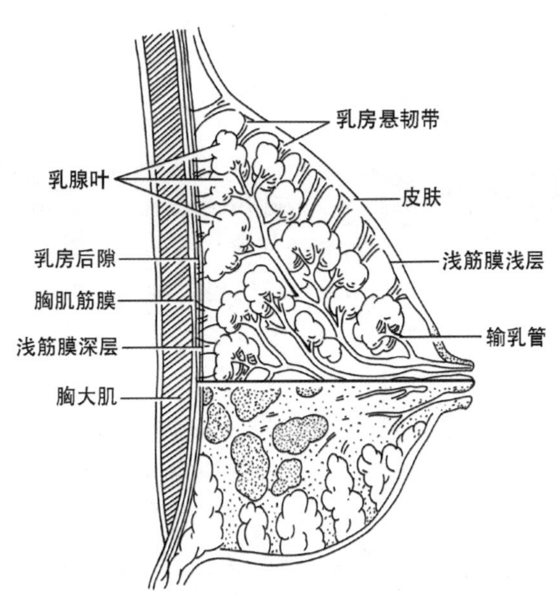

图 4-3 女性乳房的结构(矢状切面)

3. 淋巴引流 乳房的淋巴管分为浅、深两组，主要注入腋淋巴结(图 4-4)。引流方向：①乳房外侧部和中央部的淋巴管注入胸肌淋巴结，这是乳房淋巴回流的主要途径；②乳房上部的淋巴管注入尖淋巴结和锁骨上淋巴结；③乳房内侧部的一部分淋巴管注入胸骨旁淋巴结，另一部分与对侧乳房淋巴管吻合；④深部的淋巴管注入胸肌间淋巴结，输出管注入中央淋巴结和尖淋巴结；⑤乳房内下部的淋巴管注入膈上淋巴结前组，并通过腹壁和膈下的淋巴管与肝淋巴管交通。

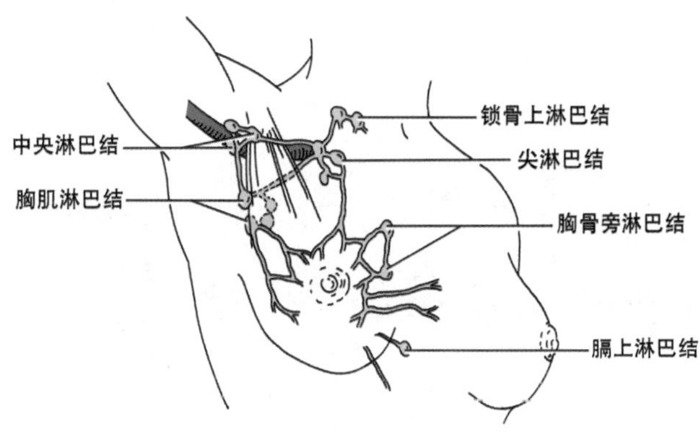

图 4-4 乳房的淋巴引流

二、深层结构

(一)深筋膜

深筋膜分浅、深两层(图 4-5)。

1. 浅层 浅层覆盖于胸大肌和前锯肌表面，向上附着于锁骨，向下接腹外斜肌表面的筋膜，内侧附着于胸骨，向后与胸背区的深筋膜相续。

2. 深层 深层位于胸大肌深面，向上附着于锁骨，包绕锁骨下肌和胸小肌，在胸小肌下缘与浅层汇合，并与腋筋膜相延续。位于喙突、锁骨下肌和胸小肌之间的筋膜称**锁胸筋膜**(clavipectoral fascia)。胸肩峰动脉的分支和

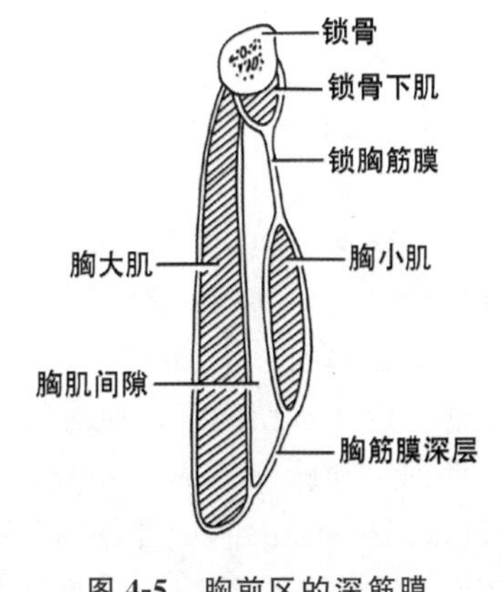

图 4-5 胸前区的深筋膜

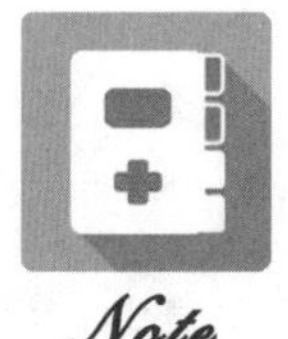

胸外侧神经穿出该筋膜，分布于胸大肌、胸小肌。头静脉和淋巴管穿该筋膜后分别注入腋静脉和腋淋巴结。

（二）胸廓外肌层

胸廓外肌层包括胸上肢肌和部分腹肌。浅层有**胸大肌**（pectoralis major）、腹直肌和腹外斜肌的上部，深层有**锁骨下肌**（subclavius）、**胸小肌**（pectoralis minor）和**前锯肌**（serratus anterior）。胸大肌和胸小肌之间的间隙称**胸肌间隙**（interpectoral space），内有 2～3 个**胸肌间淋巴结**（interpectoral lymph node）。胸肌间淋巴结接受胸大、小肌和乳腺深部的淋巴管，其输出管注入尖淋巴结。

（三）胸廓和肋间隙

胸廓（thoracic cage）除保护和支持胸腹腔器官外，主要参与呼吸运动。

肋间隙内有肋间肌、肋间血管、神经和结缔组织等（图 4-6、图 4-7）。

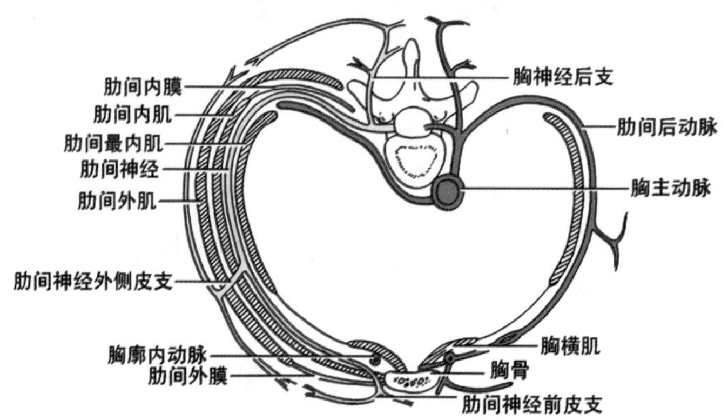

图 4-6　肋间后动脉和肋间神经

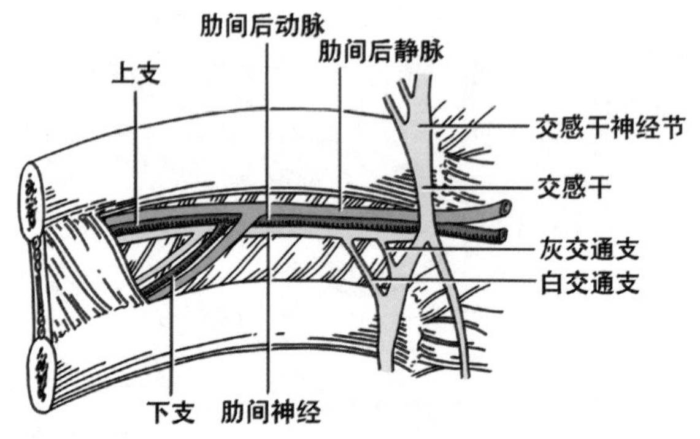

图 4-7　肋间后血管、神经和胸交感干

肋间外肌（external intercostal muscle）起自上位肋骨的下缘，肌束斜向前下，止于下位肋骨的上缘，在肋骨前端处向前续为**肋间外膜**（external intercostal membrane）。

肋间内肌（internal intercostal muscle）位于肋间外肌的深面，起自下位肋骨的上缘，肌束自后下斜向前上，止于上位肋骨的下缘。在肋角处向后延续为**肋间内膜**（internal intercostal membrane）。

肋间最内肌（innermost intercostal muscle）位于肋间隙的中份，肌束方向与肋间内肌相同。肋间内肌和肋间最内肌之间有肋间血管、神经通过。

肋间后动脉（posterior intercostal artery）和**肋间后静脉**（posterior intercostal vein）与**肋间神经**（intercostal nerve）伴行。肋颈干发出的肋间最上动脉分布于第 1、2 肋间隙，肋间后动脉分布于第 3～11 肋间隙。肋间神经共 11 对。第 2 肋间神经外侧皮支的后支较粗大，称**肋间臂**

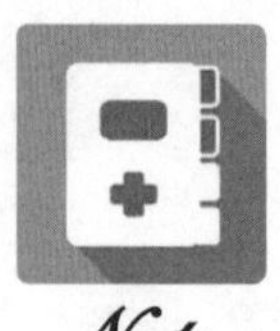
Note

神经(intercostobrachial nerve),斜穿腋窝底至臂上部内侧,分布于腋窝底和臂上部内侧的皮肤。下 5 对肋间神经和肋下神经自胸壁进入腹壁,分布于腹肌的前外侧群和腹壁皮肤。

肋间后动脉、肋间神经的主干和两者在肋角处发出的下支分别沿肋沟和下位肋上缘前行。在肋沟处,血管和神经自上而下按静脉、动脉和神经的顺序排列。常在肩胛线或腋后线第 7、8 肋间隙,下一肋上缘偏中部做胸膜腔穿刺,以免损伤肋间血管、神经(图 4-8)。位于肋角内侧的**肋间淋巴结**(intercostal lymph node)后组较恒定,其输出管注入胸导管。

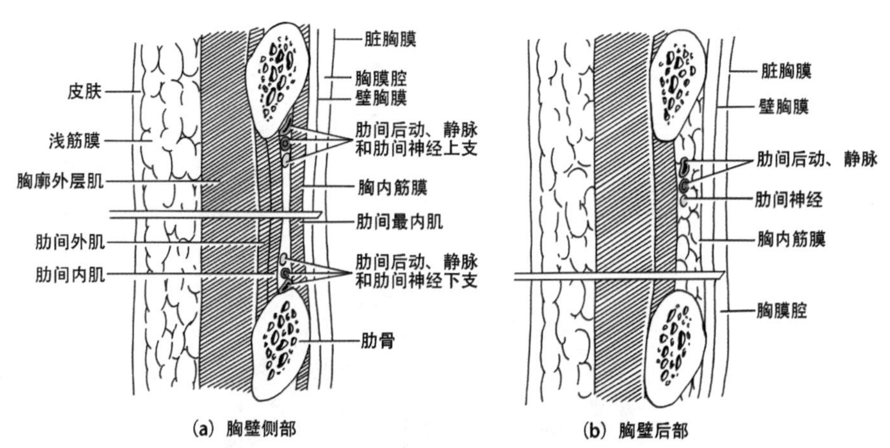

图 4-8 胸壁的层次与胸膜腔穿刺的部位

(四)胸廓内血管

胸廓内动脉(internal thoracic artery)贴第 1～6 肋软骨后面,沿胸骨外侧缘的外侧下行,至第 6 肋间隙分为肌膈动脉和腹壁上动脉。胸廓内动脉上段发出的心包膈动脉与膈神经伴行。胸廓内动脉上段的后面紧贴胸内筋膜,下段借胸横肌与胸内筋膜分隔。两条**胸廓内静脉**(internal thoracic vein)与同名动脉伴行。**胸骨旁淋巴结**(parasternal lymph node)沿胸廓内血管排列,引流腹前壁和乳房内侧部的淋巴,并收纳膈上淋巴结的输出管,其输出管参与合成支气管纵隔干(图 4-9)。

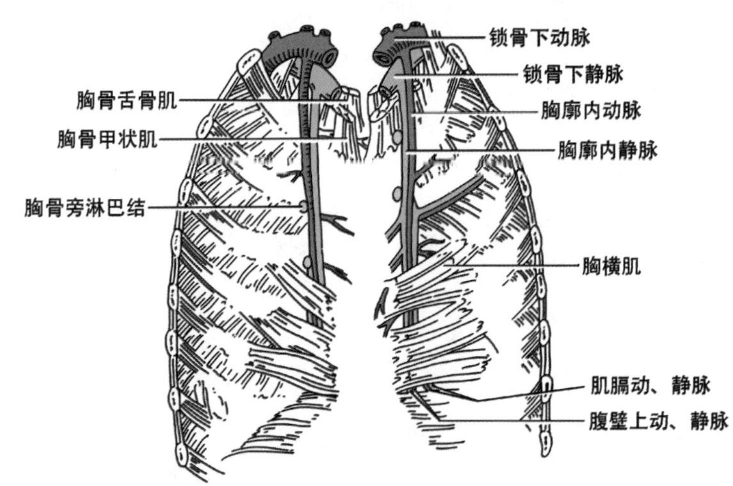

图 4-9 胸廓内血管和胸骨旁淋巴结(内面观)

(五)胸内筋膜和胸横肌

1. 胸内筋膜(endothoracic fascia) 衬托于胸廓(包括胸横肌)内面,向上覆盖于胸膜顶上面,对胸膜顶有固定和保护作用;向下覆盖于膈上面。

2. 胸横肌(transversus thoracis) 位于胸前壁的内面,主要起降肋助呼气作用。

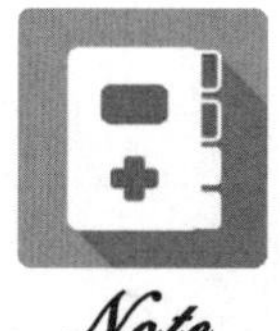

第三节　膈

一、位置和分部

（一）位置

膈（diaphragm）位于胸、腹腔之间，封闭胸廓下口（图 4-10）。中央部较平坦，两侧隆凸，呈穹隆状。右侧隆凸比左侧高，最高点达第 5 肋间隙。膈的位置因年龄、体位、呼吸和腹腔器官充盈状态的不同而有所变化。膈的上方与胸膜腔、肺和心包腔相邻，下方与肝、胃和脾相邻。

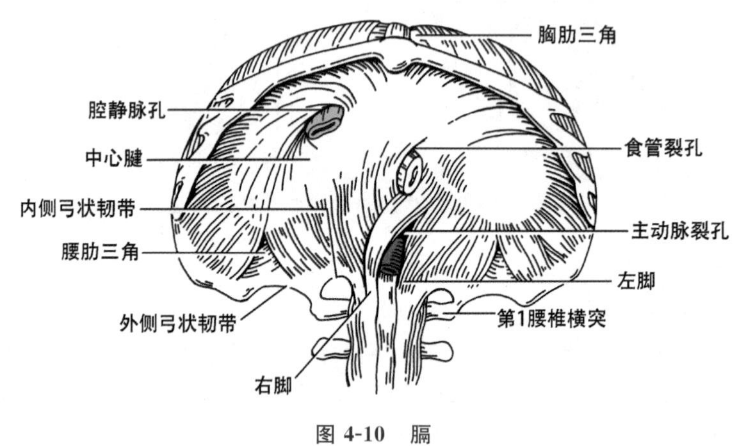

图 4-10　膈

（二）分部

膈中央的腱膜部分称**中心腱**（central tendon）；周围为肌性部分，分胸骨部、肋部和腰部三部分；胸骨部起自剑突后面，肋部起自下 6 肋，腰部的内侧肌束以**膈肌左脚**（left crus）和**膈肌右脚**（right crus）起自上 2～3 位腰椎体，外侧肌束起自内侧弓状韧带和外侧弓状韧带（图 4-10）。各部肌束止于中心腱，肌性部分的各部相邻处缺乏肌纤维，形成膈的薄弱区。这个区域的上面覆以膈上筋膜和膈胸膜，下面覆以膈下筋膜和腹膜，包括位于胸骨部和肋部之间的**胸肋三角**（sternocostal triangle），有腹壁上血管以及来自腹壁和肝上面的淋巴管通过；位于腰部和肋部之间的**腰肋三角**（lumbocostal triangle），其前方与肾相邻，后方有肋膈隐窝。

二、裂孔

（一）腔静脉孔

腔静脉孔（vena caval foramen）平第 8 胸椎，在正中线右侧，有下腔静脉通过。

（二）食管裂孔

食管裂孔（esophageal hiatus）平第 10 胸椎，在正中线左侧，有食管、迷走神经前干、迷走神经后干、胃左血管的食管支和来自肝后部的淋巴管通过。膈肌右脚的部分肌纤维围绕食管形成肌环。在食管与裂孔之间连有膈食管韧带，有固定食管的作用。

（三）主动脉裂孔

主动脉裂孔（aortic hiatus）在膈肌左、右脚和脊柱之间，平第 12 胸椎，正中线偏左，有主动

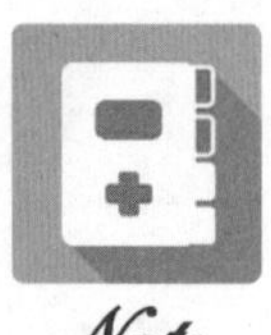
Note

脉、胸导管和来自胸壁的淋巴管通过。奇静脉和半奇静脉也可通过主动脉裂孔。

三、膈的血管、淋巴引流和神经

(一)血管

膈的血管包括心包膈动脉、肌膈动脉、膈上动脉、下位肋间后动脉的分支和膈下动脉。伴行静脉注入胸廓内静脉、肋间后静脉和下腔静脉等。

(二)淋巴引流

膈的淋巴管注入膈上、下淋巴结。**膈上淋巴结**(superior phrenic lymph node)分为前、中、后群,分别位于剑突后方、膈神经入膈处和主动脉裂孔附近,引流膈、壁胸膜、心包和肝上面的淋巴,其输出管注入胸骨旁淋巴结和纵隔前、后淋巴结。**膈下淋巴结**(inferior phrenic lymph node)沿膈下动脉排列,引流膈下面后部的淋巴,其输出管注入腰淋巴结。

(三)神经

膈的中央部分接受膈神经支配,其余部分受下 6～7 对肋间神经支配。**膈神经**(phrenic nerve)(第 3～5 颈神经前支)起自颈丛,经锁骨下动、静脉之间进入胸腔,经肺根前方,在纵隔胸膜与心包之间下行至膈。

副膈神经(accessory phrenic nerve),出现率约为 48%,在膈神经的外侧下行,达胸腔上部与膈神经汇合。

第四节 胸膜和胸膜腔

一、胸膜

胸膜(pleura)分脏胸膜和壁胸膜。**脏胸膜**(visceral pleura)被覆于肺的表面,与肺紧密结合。**壁胸膜**(parietal pleura)贴附于胸内筋膜内面、膈上面和纵隔侧面,分为**肋胸膜**(costal pleura)、**膈胸膜**(diaphragmatic pleura)、**纵隔胸膜**(mediastinal pleura)和**胸膜顶**(cupula of pleura)四部分。

胸膜顶突出锁骨内侧 1/3 的上方,其上方与胸内筋膜相贴。壁胸膜与胸内筋膜之间的疏松结缔组织使两层膜易于分离。

脏胸膜和壁胸膜在肺根下方相互移行形成**肺韧带**(pulmonary ligament)。肺韧带在肺与纵隔之间,有固定肺的作用。

二、胸膜腔

脏胸膜与壁胸膜之间形成的潜在性间隙称**胸膜腔**(pleural cavity)。胸膜腔左右各一,内为负压,有少量浆液。

壁胸膜互相反折形成的胸膜腔称**胸膜隐窝**(pleural recess),其特点是即使深吸气,肺也不能深入其中。肋胸膜与膈胸膜转折形成半环形的**肋膈隐窝**(costodiaphragmatic recess),是胸膜腔的最低处。在肺前缘的前方,肋胸膜与纵隔胸膜反折形成**肋纵隔隐窝**(costomediastinal recess)。由于左肺心切迹的存在,左侧肋纵隔隐窝较右侧大。

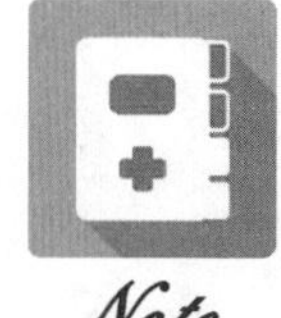

Note

三、胸膜反折线的体表投影

肋胸膜与膈胸膜的反折线为胸膜下界，与纵隔胸膜前缘和后缘的反折线分别为胸膜前界和胸膜后界(图 4-11)。

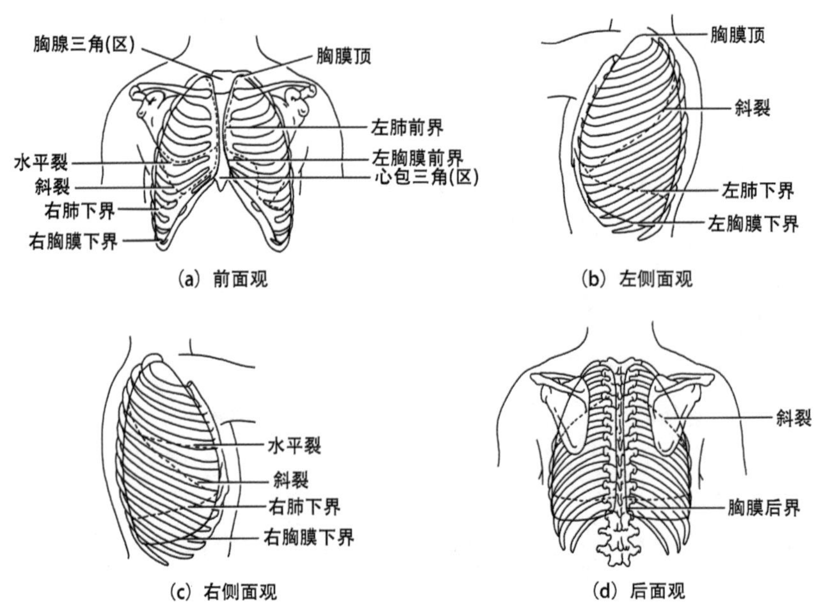

图 4-11　胸膜和肺的体表投影

(一)胸膜前界

两侧胸膜前界自锁骨内侧 1/3 上方向内下方经胸锁关节后面，至第 2 胸肋关节高度靠拢，继而于正中线偏外侧垂直向下。左侧至第 4 胸肋关节高度斜向外下，沿胸骨外侧下行，达第 6 肋软骨中点处移行为下界。右侧至第 6 胸肋关节高度移行为下界。两侧胸膜前界在第 2～4 胸肋关节高度靠拢，上段和下段彼此分开，形成上、下两个三角形无胸膜覆盖区。上区称胸腺三角(区)，内有胸腺，但成人的胸腺已经被结缔组织代替；下区称心包三角(区)，内有心包和心。

(二)胸膜下界

左侧起自第 6 肋软骨中点，右侧起自第 6 胸肋关节后方，斜向外下方。左右侧在锁骨中线、腋中线和肩胛线分别与第 8、10 和 11 肋相交，在后正中线两侧平第 12 胸椎棘突。右侧胸膜下界比左侧略高。

四、胸膜的血管、淋巴引流和神经

(一)血管

脏胸膜的血液供应主要来自支气管动脉，壁胸膜的血液供应主要来自肋间后动脉、胸廓内动脉和心包膈动脉。静脉与动脉伴行，最终注入上腔静脉和肺静脉。

(二)淋巴引流

脏胸膜的淋巴管与肺的淋巴管吻合，注入支气管肺淋巴结。壁胸膜的淋巴管注入胸骨旁淋巴结、肋间淋巴结、腋淋巴结、膈上淋巴结和纵隔淋巴结。

(三)神经

肺丛的内脏感觉神经分布于脏胸膜。脊神经的躯体感觉神经分布于壁胸膜。肋间神经分布于肋胸膜和膈胸膜周围部。膈神经分布于胸膜顶、纵隔胸膜和膈胸膜中央部。

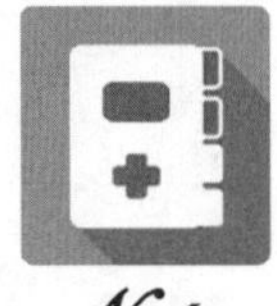
Note

第五节　肺

一、位置和体表投影

（一）位置

肺（lung）位于胸腔内、纵隔两侧，借肺根和肺韧带与纵隔相连。肺的肋面、膈面和纵隔面分别对向胸壁、膈和纵隔。**肺尖**（apex of lung）上方覆以胸膜顶，突入颈根部。**肺底**（base of lung）借膈与腹腔器官相邻。

（二）体表投影

肺尖突出锁骨内侧 1/3 上方。肺的前界、后界和下界分别相当于肺的前缘、后缘和下缘。肺的前界与胸膜前界基本一致，仅左肺前界在第 4 胸肋关节高度转向左，继而转向下，至第 6 肋软骨中点移行为肺下界。肺下界高于胸膜下界。平静呼吸时，肺下界在锁骨中线、腋中线和肩胛线分别与第 6、8、10 肋相交，在后正中线平对第 10 胸椎棘突（图 4-11）；肺根前方平第 2～4 肋间隙前端，后方平第 4～6 胸椎棘突高度。

二、结构

（一）肺叶

左肺被**斜裂**（oblique fissure）分为上、下两叶，右肺被斜裂和**水平裂**（horizontal fissure）分为上、中、下三叶（图 4-12）。有个体的肺裂发育不全，也可出现额外的肺裂和肺叶。

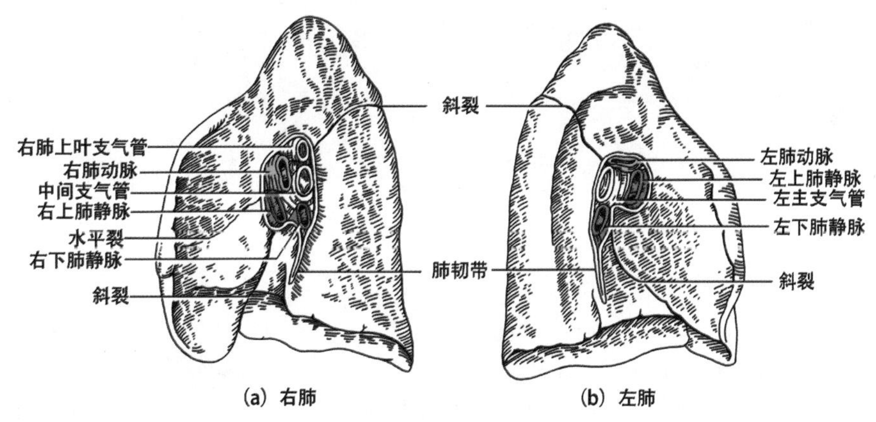

图 4-12　肺根

（二）肺门和肺根

肺门（hilum of lung）位于肺纵隔面的中部，是主支气管、肺动脉、肺静脉、支气管动脉、支气管静脉、淋巴管和神经出入的部位，称第一肺门。各肺叶的叶支气管和肺血管的分支或属支等结构出入肺叶的部位，称第二肺门。**支气管肺门淋巴结**（bronchopulmonary hilar lymph node）位于肺门处。**肺根**（root of lung）为出入肺门的结构，被胸膜包绕。肺根内结构自前向后分别是上肺静脉、肺动脉、主支气管和下肺静脉（图 4-12）。左肺根内结构自上而下为左肺动脉、左主支气管、左上肺静脉和左下肺静脉；右肺根为右肺上叶支气管、右肺动脉、中间支气管

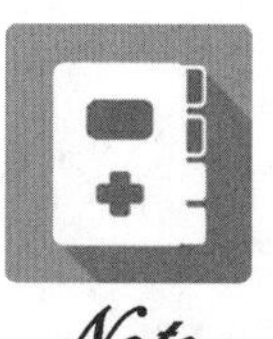

和右下肺静脉。两肺根的前方有膈神经和心包膈血管，后方有迷走神经，下方为肺韧带。右肺根后上方有奇静脉弓勾绕，前方有上腔静脉、部分心包和右心房；左肺根上方有主动脉弓跨过，后方为胸主动脉。

（三）支气管肺段

每一**肺段支气管**（segmental bronchus）及其相连的肺组织称**支气管肺段**（bronchopulmonary segment），简称肺段。肺段底位于肺表面，尖朝向肺门，呈圆锥形。肺段之间含有少量结缔组织和段间静脉（图 4-13）。右肺有 10 个肺段：上叶 3 段、中叶 2 段、下叶 5 段。左肺只有 8 个肺段（图 4-14）。

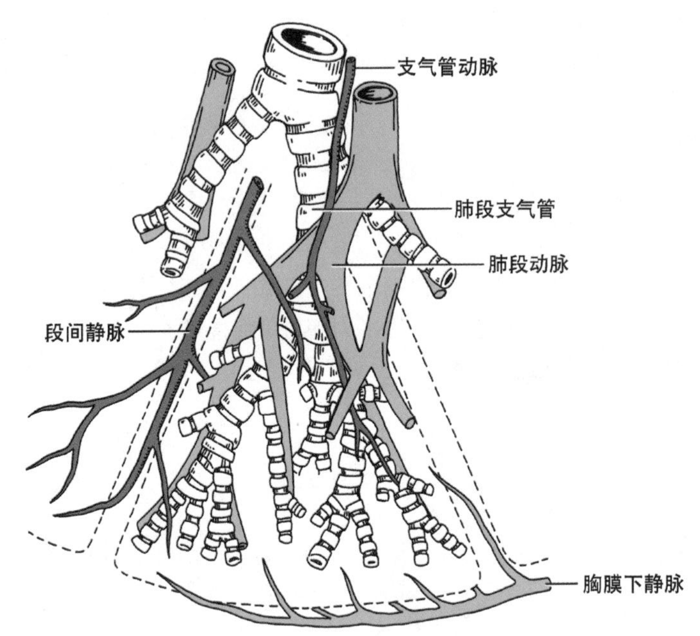

图 4-13　肺段和段间静脉

三、血管

血管包括肺血管和支气管血管。肺血管为功能性血管，即肺循环的肺动脉、肺静脉，参与气体交换。支气管血管为营养性血管，即体循环的支气管动脉、支气管静脉，供给氧气和营养物质。

（一）肺动脉

肺动脉干平第 4 胸椎，分为左、右**肺动脉**（pulmonary artery）。右肺动脉较长，经奇静脉弓下方入右肺门；左肺动脉较短，经胸主动脉前方入左肺门。两者在肺内的分支多与支气管的分支伴行（图 4-15）。

（二）肺静脉

肺静脉（pulmonary vein）左、右各有两条，分别是上肺静脉和下肺静脉。左上、下肺静脉分别收集左肺上、下叶的血液；右上肺静脉收集右肺上、中叶的血液，右下肺静脉收集右肺下叶的血液（图 4-15）。上、下肺静脉分别平第 3、4 肋软骨注入左心房。

（三）支气管动脉

支气管动脉（bronchial artery）有 1～3 支，起自胸主动脉或右肋间后动脉，与支气管的分支伴行入肺，分布于各级支气管、肺动脉、肺静脉、肺淋巴结、肺实质和脏胸膜等（图 4-13）。

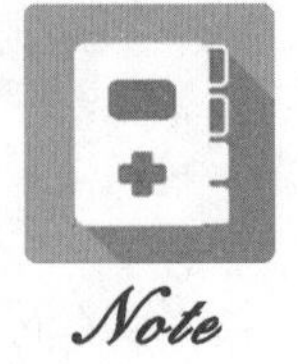
Note

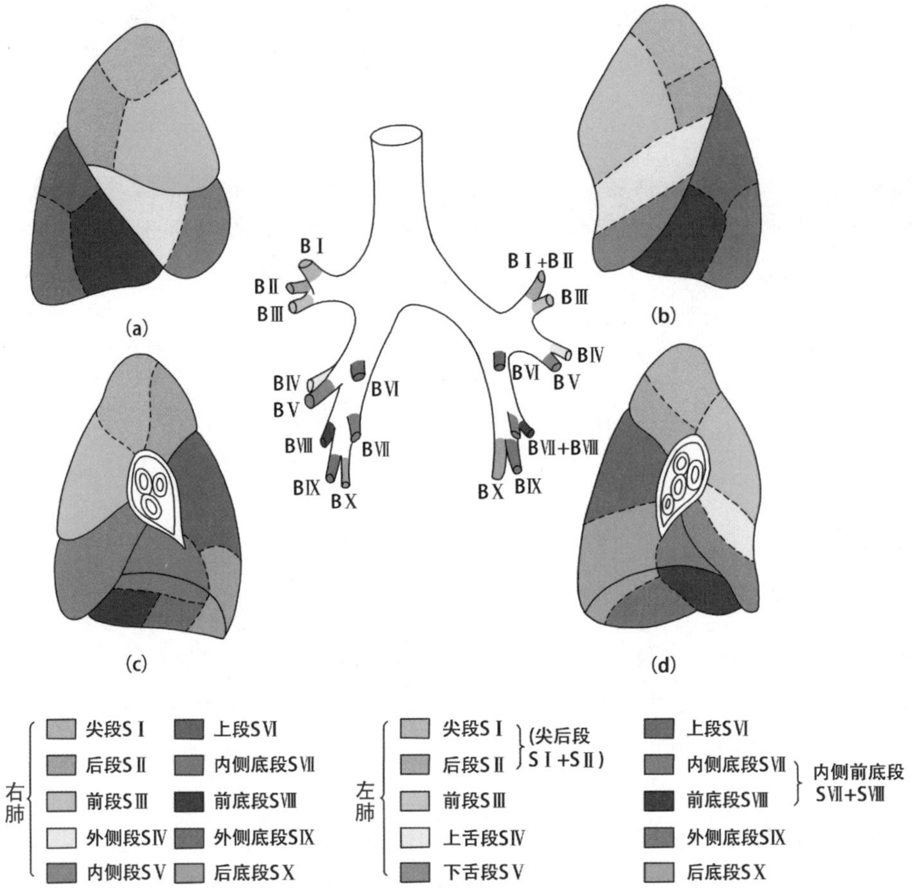

(a) (b) (c) (d)

右肺：尖段SⅠ　后段SⅡ　前段SⅢ　外侧段SⅣ　内侧段SⅤ　上段SⅥ　内侧底段SⅦ　前底段SⅧ　外侧底段SⅨ　后底段SⅩ

左肺：尖段SⅠ　后段SⅡ（尖后段SⅠ+SⅡ）　前段SⅢ　上舌段SⅣ　下舌段SⅤ　上段SⅥ　内侧底段SⅦ　前底段SⅧ（内侧前底段SⅦ+SⅧ）　外侧底段SⅨ　后底段SⅩ

图 4-14　肺段支气管和支气管肺段

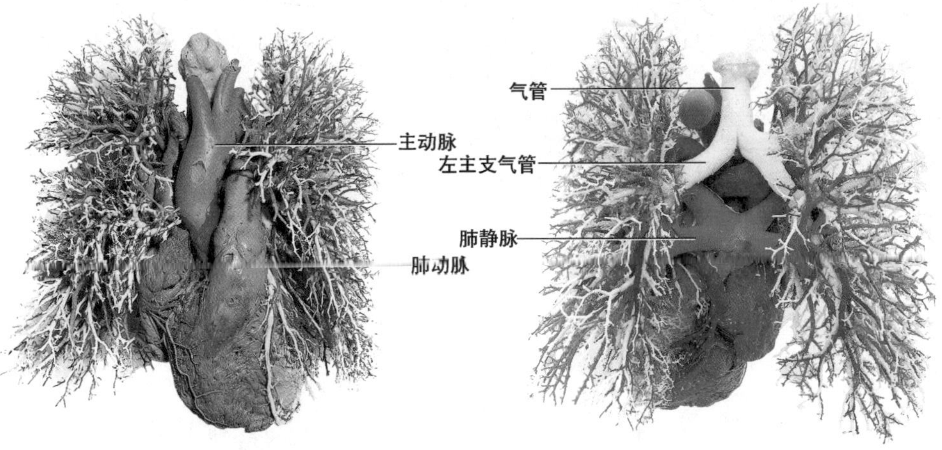

(a) 前面观　(b) 后面观

图 4-15　肺动脉和肺静脉铸型

(四)支气管静脉

肺的静脉一部分汇集成**支气管静脉**(bronchial vein)，出肺门，左侧注入半奇静脉，右侧注入奇静脉或上腔静脉。另一部分则汇入肺静脉。

四、淋巴引流

肺有浅、深两组淋巴管。浅组淋巴管位于脏胸膜深面，深组淋巴管位于各级支气管周围。

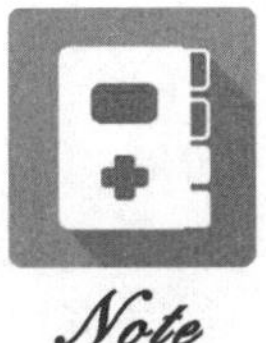

肺泡壁无淋巴管。浅、深两组淋巴管主要在肺门处相互吻合，回流入支气管肺门淋巴结。肺的淋巴结包括支气管肺门淋巴结和位于肺内支气管周围的肺淋巴结。

五、神经

肺接受内脏神经管理，包括迷走神经和交感神经。两者在肺根前、后方形成肺丛，其分支分布于肺。副交感神经兴奋引起支气管平滑肌收缩、血管扩张和腺体分泌，交感神经兴奋的作用则相反。内脏感觉纤维分布于各级支气管黏膜、肺泡和脏胸膜，随迷走神经传入脑干。

第六节 纵 隔

一、概述

（一）位置与境界

纵隔（mediastinum）是左、右纵隔胸膜之间所有器官、结构和组织的总称。呈矢状位，位于胸腔正中偏左，上窄下宽，前短后长。纵隔的前界为胸骨，后界为脊柱，两侧为纵隔胸膜，上为胸廓上口，下为膈。纵隔分隔左、右胸膜腔。

（二）分区

解剖学通常采用四分法，即以胸骨角和第 4 胸椎体下缘的平面，将纵隔分为上纵隔和下纵隔，下纵隔又以心包的前、后壁为界分为前纵隔、中纵隔和后纵隔（图 4-16）。

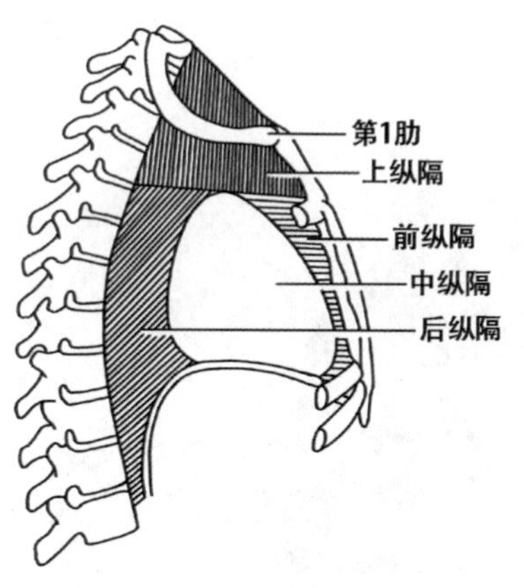

图 4-16 纵隔的分区

临床上多采用三分法，即以气管和支气管的前壁以及心包后壁为界，将纵隔分为前纵隔和后纵隔，前纵隔又以胸骨角平面分为上纵隔和下纵隔。

（三）整体观

纵隔内的器官大多为单个，且左右不对称。

1. 前面观 小儿的上纵隔内有发达的胸腺，成人则萎缩；下纵隔可见部分心包。

2. 左侧面观 纵隔左侧面的中部有左肺根。左肺根的前下方有心包隆凸。左膈神经和心包膈血管经主动脉弓的左前方和左肺根的前方下行，沿心包侧壁下行至膈。左迷走神经于主动脉弓的左前方和肺根的后方下行，在主动脉弓左前方发出左喉返神经。左肺根后方有胸主动脉、左交感干及内脏大神经等，上方有主动脉弓及其发出的左颈总动脉和左锁骨下动脉。左锁骨下动脉、脊柱和主动脉弓围成食管上三角，内有胸导管和食管胸部上段。心包、胸主动脉和膈围成食管下三角，内有食管胸部下段（图 4-17）。

3. 右侧面观 纵隔右侧面的中部有右肺根，右肺根前下方有心包隆凸。右膈神经和心包膈血管经上腔静脉右侧和右肺根的前方下行，沿心包侧壁下行至膈。右迷走神经在右锁骨下动脉前方发出右喉返神经后，于气管右侧和右肺根的后方下行。右肺根后方有食管、奇静脉、右交感干及内脏大神经等，上方有右头臂静脉、奇静脉弓、上腔静脉、气管和食管，下方有下腔静脉（图 4-18）。

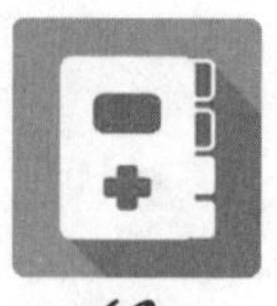
Note

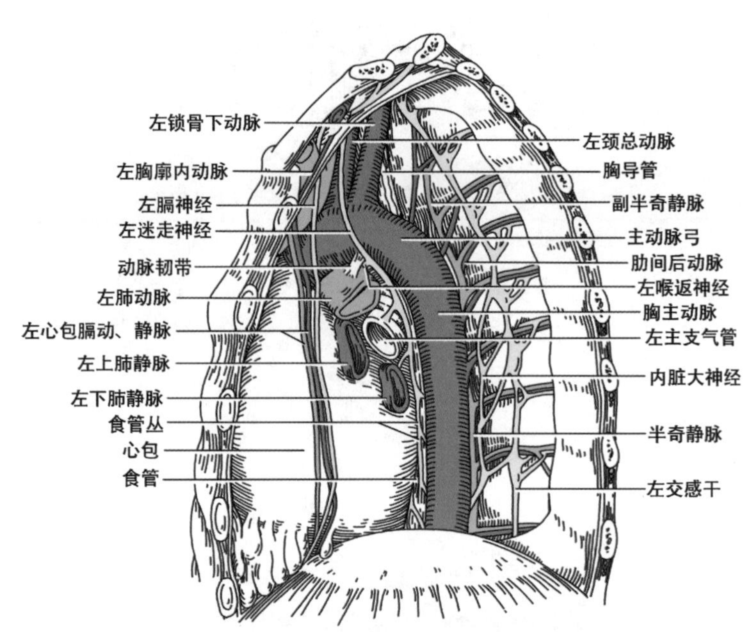

图 4-17 纵隔(左侧面观)

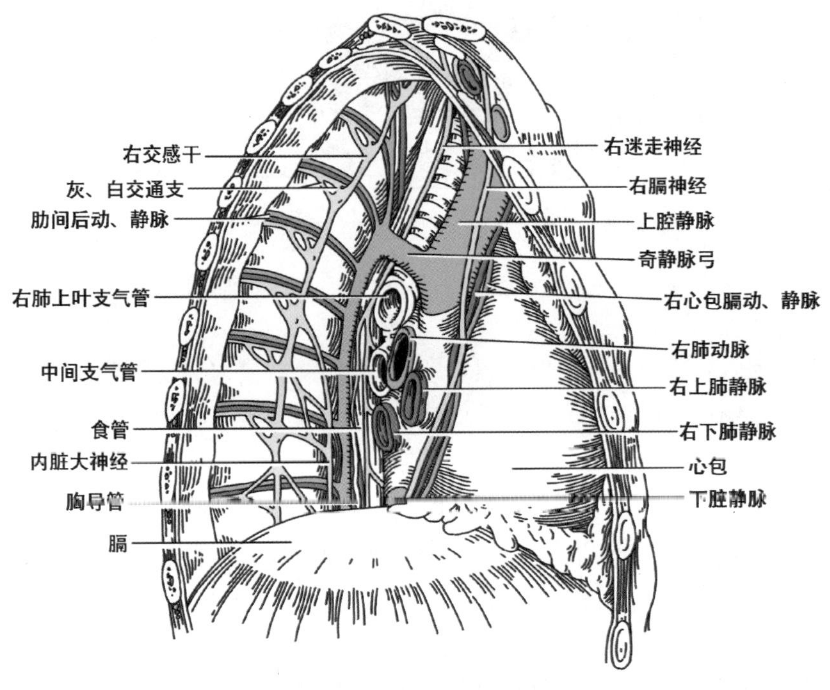

图 4-18 纵隔(右侧面观)

二、上纵隔

上纵隔(superior mediastinum)的器官和结构可分为三层:前层有胸腺、头臂静脉和上腔静脉,为胸腺-静脉层。中层有主动脉弓及其分支、膈神经和迷走神经,为动脉层。后层有气管、食管、胸导管和左喉返神经等(图 4-19、图 4-20)。

(一)胸腺

胸腺(thymus)是淋巴器官,兼具内分泌功能。随着年龄增长,胸腺内淋巴组织减少,逐渐

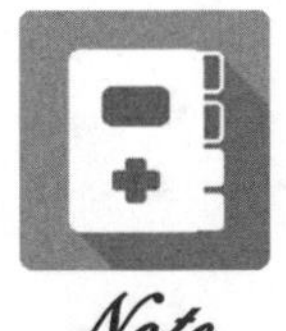

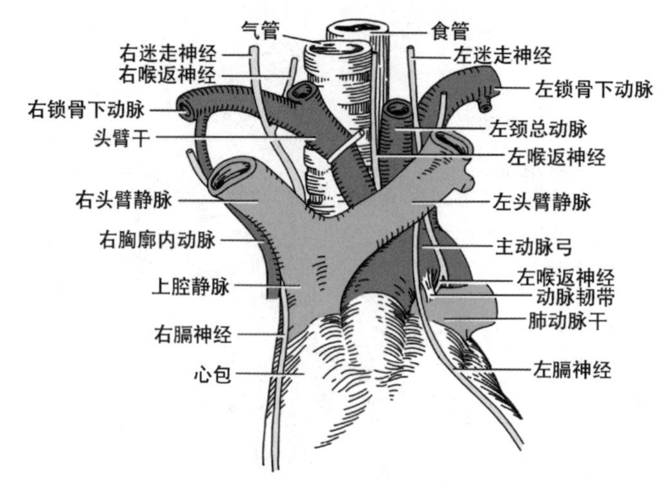

图 4-19　上纵隔

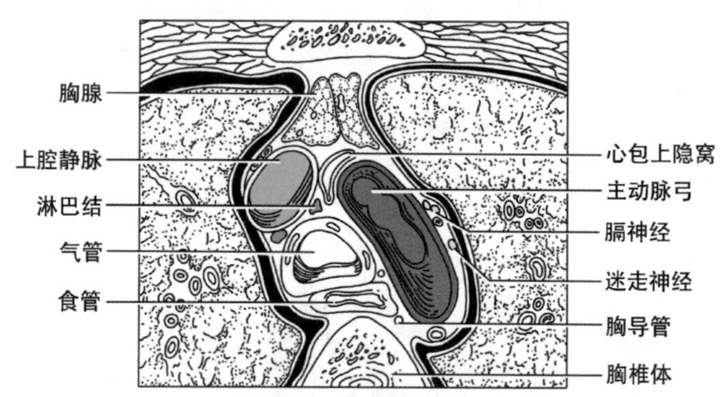

图 4-20　上纵隔横断面(经主动脉弓平面的下面观)

被脂肪组织代替。胸腺前方为胸骨,后方附于心包和大血管前面,上达胸廓上口,下至前纵隔。小儿的胸腺可达颈部。

胸腺的动脉来自胸廓内动脉和甲状腺下动脉,伴行静脉注入头臂静脉或胸廓内静脉。胸腺的淋巴管注入纵隔前淋巴结或胸骨旁淋巴结。神经来自颈交感干和迷走神经的分支。

(二)上腔静脉及其属支

上腔静脉(superior vena cava)由左、右头臂静脉汇合而成,下行至第 2 胸肋关节后方,穿纤维心包,平第 3 胸肋关节下缘注入右心房(图 4-18、图 4-19)。在穿经心包前,有奇静脉弓注入。上腔静脉前方有胸膜和肺,后方有气管和迷走神经,左侧有升主动脉和主动脉弓,右侧有右膈神经和心包膈血管。

头臂静脉(brachiocephalic vein)由颈内静脉和锁骨下静脉在胸锁关节后方汇合而成。左头臂静脉斜越左锁骨下动脉、左颈总动脉和头臂干的前面。左头臂静脉位于颈部气管的前方。

(三)主动脉弓及其分支

1. 位置　**主动脉弓**(aortic arch)平右侧第 2 胸肋关节高度续升主动脉,以弓形弯向左后方,跨左肺根,至第 4 胸椎体下缘左侧移行为胸主动脉。主动脉弓下壁发出支气管动脉,上壁发出**头臂干**(brachiocephalic trunk)、**左颈总动脉**(left common carotid artery)和**左锁骨下动脉**(left subclavian artery)(图 4-19)。

2. 毗邻　主动脉弓左前方有胸膜、左肺、左膈神经、心包膈血管和左迷走神经等。右后方有气管、食管、左喉返神经、胸导管和心深丛。上方有主动脉弓的三大分支及其前面的左头臂

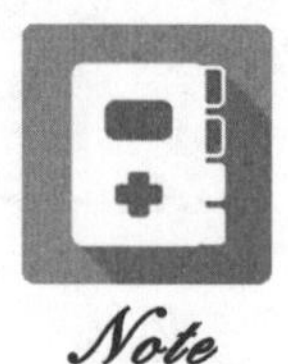
Note

静脉和胸腺。下方有肺动脉、动脉韧带、左喉返神经、左主支气管和心浅丛(图 4-17)。

3. 动脉韧带(arterial ligament) 连于主动脉弓下缘和左肺动脉的起始部,是胚胎时期动脉导管的遗迹。**动脉导管三角**(ductus arteriosus triangle)由左膈神经、左迷走神经和左肺动脉围成,内有动脉导管(韧带)、左喉返神经和心浅丛(图 4-17、图 4-19)。

(四)气管胸部和支气管

1. 位置 气管胸部(thoracic part of trachea)位于上纵隔中央,上端平胸骨的颈静脉切迹与颈部相续,下端平胸骨角分为左、右主支气管。分杈处称**气管杈**(bifurcation of trachea)。在气管杈内面有一凸向上的半月形**气管隆嵴**(carina of trachea)。

左主支气管(left principal bronchus)细长而倾斜,平第 5 胸椎进入左肺门。**右主支气管**(right principal bronchus)粗短而陡直,平第 6 胸椎进入右肺门(图 4-21)。

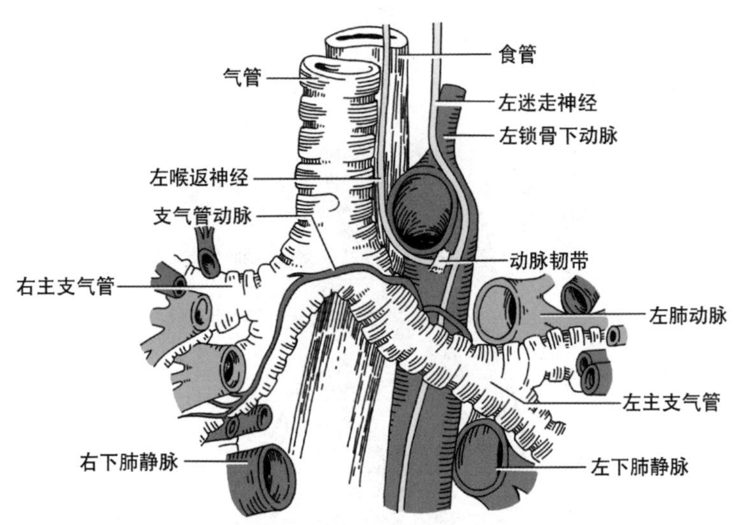

图 4-21 气管和支气管

2. 毗邻 气管胸部前方有胸骨柄、胸腺、左头臂静脉、主动脉弓、头臂干、左颈总动脉和心深丛。后方有食管。左后方有左喉返神经。左侧有左迷走神经和左锁骨下动脉。右侧有奇静脉弓和右迷走神经。右前方有右头臂静脉和上腔静脉(图 4-18)。左主支气管前方有左肺动脉,后方有胸主动脉,中段上方有主动脉弓跨过。右主支气管前方有升主动脉、右肺动脉和上腔静脉,上方有奇静脉弓。

3. 血管、淋巴和神经 气管和主支气管的动脉主要来自甲状腺下动脉、支气管动脉、肋间动脉和胸廓内动脉。静脉注入甲状腺下静脉、头臂静脉和奇静脉。主支气管淋巴管注入**气管支气管淋巴结**(tracheobronchial lymph node),气管淋巴管注入气管支气管淋巴结和**气管旁淋巴结**(paratracheal lymph node),最终汇入支气管纵隔干。迷走神经和交感神经的分支分布于气管和主支气管的黏膜和平滑肌。

三、下纵隔

下纵隔(inferior mediastinum)分为前纵隔、中纵隔和后纵隔三部分。

(一)前纵隔

前纵隔(anterior mediastinum)内有胸腺(或胸腺残留)下部、纵隔前淋巴结和疏松结缔组织。

(二)中纵隔

中纵隔(middle mediastinum)内有心包、心、出入心的大血管根部、膈神经和心包膈血管等。

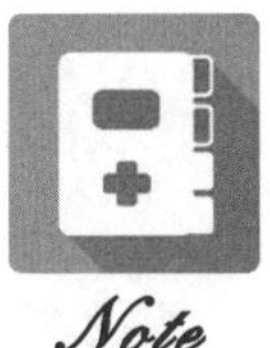

1. 心包(pericardium)　分为**纤维心包**(fibrous pericardium)和**浆膜心包**(serous pericardium)。浆膜心包的壁层衬于纤维心包的内面，并与纤维心包愈着，脏层紧贴于心和出入心的大血管根部的表面。浆膜心包的脏、壁两层在大血管根部反折移行，围成心包腔。

1)位置和毗邻　心包占据中纵隔。心包前壁隔胸膜和肺、胸骨及第2～6肋软骨相对，在胸膜围成的心包区直接与胸骨体下半部和左侧第4～6肋软骨相邻。心包后方有主支气管、食管、胸主动脉、奇静脉和半奇静脉等。两侧为纵隔胸膜、膈神经和心包膈血管。上方有上腔静脉、主动脉弓和肺动脉。心包下壁与膈中心腱愈着。

2)心包腔　**心包腔**(pericardial cavity)含有少量浆液。浆膜心包的壁、脏两层反折处的间隙称**心包窦**(pericardial sinus)。心包腔在升主动脉、肺动脉与上腔静脉、左心房前壁之间的间隙称**心包横窦**(transverse sinus of pericardium)，可通过一手指。心包腔在左肺静脉、右肺静脉、下腔静脉、左心房后壁和心包后壁之间的间隙称**心包斜窦**(oblique sinus of pericardium)。心包腔在心包前壁与下壁反折处的间隙称**心包前下窦**(anteroinferior sinus of pericardium)，是心包腔的最低处(图4-22)。

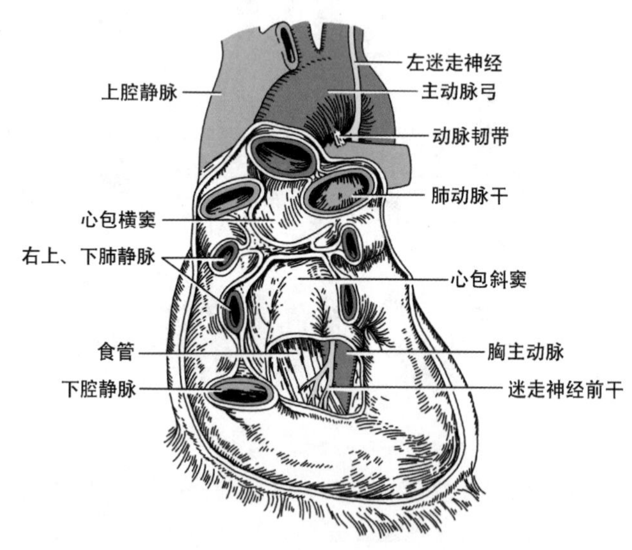

图4-22　心包和心包窦

3)血管、淋巴引流和神经　心包的动脉来自心包膈动脉、肌膈动脉和食管动脉等；静脉与动脉伴行，注入胸廓内静脉、奇静脉和半奇静脉等。心包的淋巴管注入纵隔前淋巴结、纵隔后淋巴结和膈上淋巴结。神经来自膈神经、肋间神经、左喉返神经、心丛、肺丛和食管丛等。

2. 心　呈倒置圆锥形，前后略扁。**心底**(cardiac base)朝向右后上方，与上腔静脉、下腔静脉和左、右肺静脉相连。**心尖**(cardiac apex)朝向左前下方，圆钝游离。心表面借**冠状沟**(coronary groove)、**前室间沟**(anterior interventricular groove)、**后室间沟**(posterior interventricular groove)、**房间沟**(interatrial groove)分为**左心房**(left atrium)、**右心房**(right atrium)、**左心室**(left ventricle)和**右心室**(right ventricle)。

1)位置和毗邻　心周围裹以心包，前方与胸骨体和第2～6肋软骨相对，后方平第5～8胸椎。约2/3位于身体正中矢状面的左侧，1/3位于右侧。

心的体表投影用四点的连线表示：左上点在左第2肋软骨下缘距胸骨侧缘约1.2 cm，右上点在右第3肋软骨下缘距胸骨侧缘约1 cm，左下点在左侧第5肋间隙距前正中线7～9 cm，右下点在右第6胸肋关节处。左、右上点的连线为心上界，左、右下点的连线为心下界，左上、左下点间向左微凸的弧形线为心左界，右上、右下点间向右微凸的弧形线为心右界(图4-23)。

2)血管　心的血液供应来自左、右冠状动脉(图4-24、图4-25)。**左冠状动脉**(left coronary

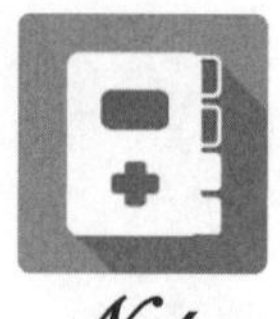
Note

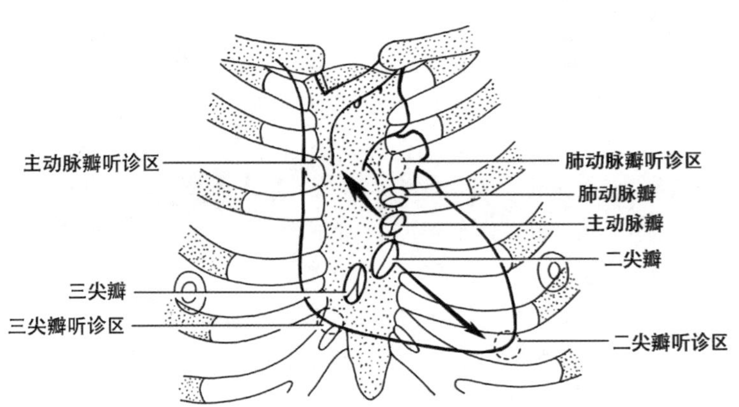

图 4-23 心的体表投影

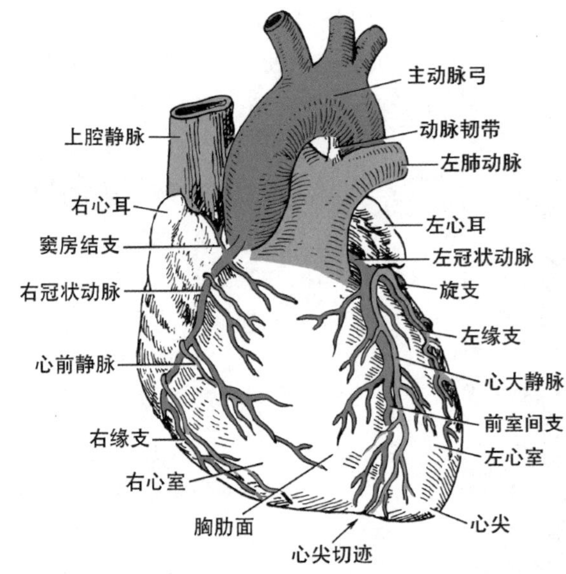

图 4-24 心的血管（前面观）

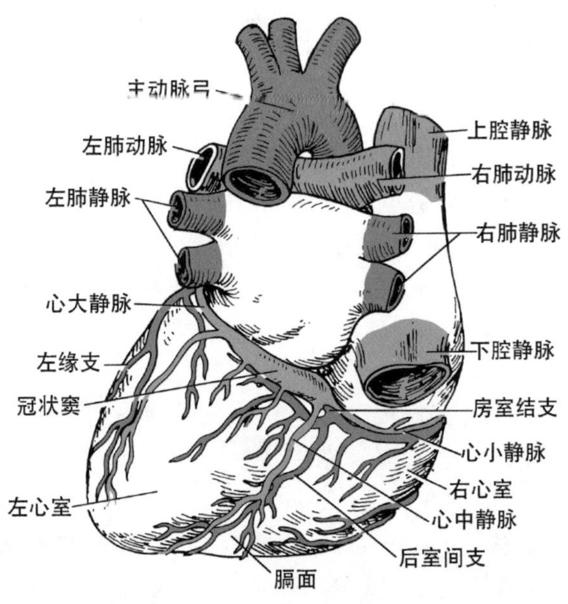

图 4-25 心的血管（后面观）

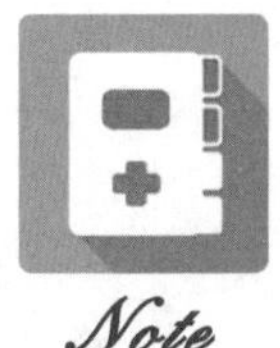

artery)起自主动脉左窦，分为前室间支和旋支。**前室间支**(anterior interventricular branch)沿前室间沟下行，分布于左心室前壁、部分右心室前壁和室间隔前2/3部。**旋支**(circumflex branch)沿冠状沟左行，分布于左心房、左心室左侧面和膈面。**右冠状动脉**(right coronary artery)起自主动脉右窦，沿冠状沟行至房室交点处后分为后室间支和左室后支。**后室间支**(posterior interventricular branch)分布于右心房、右心室和室间隔后1/3部，**左室后支**(posterior branch of left ventricle)分布于左心室下壁。心的静脉主要注入**冠状窦**(coronary sinus)，冠状窦开口于右心房。

3)淋巴　心的淋巴管注入气管支气管淋巴结和纵隔前淋巴结。

4)神经　心的神经来自心浅丛和心深丛，分布于心肌、心传导系和冠状动脉。

(三)后纵隔

后纵隔(posterior mediastinum)内有食管胸部、迷走神经、胸主动脉、奇静脉、半奇静脉、副半奇静脉、胸导管、胸交感干和纵隔后淋巴结等。

1. 食管胸部(thoracic part of esophagus)　位于上纵隔后部和后纵隔，向上经胸廓上口与食管颈部相接，向下穿膈的食管裂孔续为食管腹部。食管与胸主动脉交叉，上部位于胸主动脉右侧，下部位于胸主动脉的前方(图4-26)。

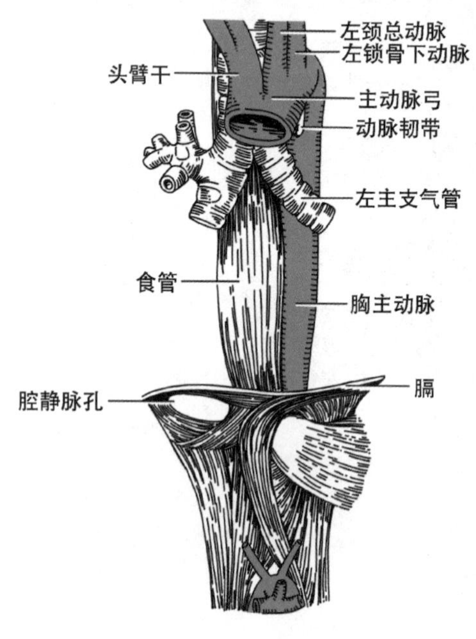

图4-26　食管和主动脉

1)毗邻　食管前方有气管、气管杈、左主支气管、左喉返神经、右肺动脉、迷走神经的食管前丛、心包、左心房和膈。后方有迷走神经的食管后丛、胸主动脉、胸导管、奇静脉、半奇静脉、副半奇静脉和右肋间后动脉。左侧有左颈总动脉、左锁骨下动脉、主动脉弓、胸主动脉、胸导管上段。右侧有奇静脉弓。左主支气管在第4～5胸椎水平跨越食管的前方。

食管左侧只有在食管上、下三角处与纵隔胸膜相贴，右侧除奇静脉弓处外全部与纵隔胸膜相贴。右侧纵隔胸膜在肺根以下常突入食管与奇静脉和胸导管之间，形成**食管后隐窝**(retroesophageal recess)(图4-27)。

2)血管、淋巴引流和神经　食管胸上段的动脉来自肋间后动脉和支气管动脉，胸下段的动脉来自胸主动脉发出的**食管动脉**(esophageal artery)。**食管静脉**(esophageal vein)注入奇静脉、半奇静脉和副半奇静脉。食管胸上段的淋巴管注入气管支气管淋巴结，胸下段的淋巴管注入纵隔后淋巴结和胃左淋巴结。食管胸部的神经来自喉返神经、迷走神经和交感干。喉返神经支配食管的骨骼肌，交感神经和副交感神经支配食管的平滑肌，内脏感觉神经分布于黏膜。

2. 迷走神经(vagus nerve)　经肺根的后方下行。迷走神经和交感干的分支分别在主动脉弓前下方及主动脉弓与气管杈之间构成**心浅丛**(superficial cardiac plexus)和**心深丛**(deep cardiac plexus)；在肺根的周围构成**肺丛**(pulmonary plexus)。左、右迷走神经的分支在食管的前面和后面构成**食管前丛**(anterior esophageal plexus)和**食管后丛**(posterior esophageal plexus)，向下汇合成**迷走神经前干**(anterior vagal trunk)和**迷走神经后干**(posterior vagal trunk)，经食管裂孔入腹腔。

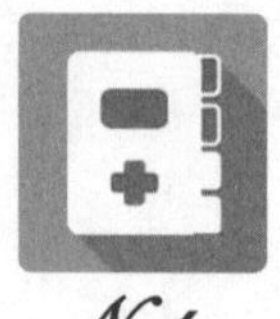
Note

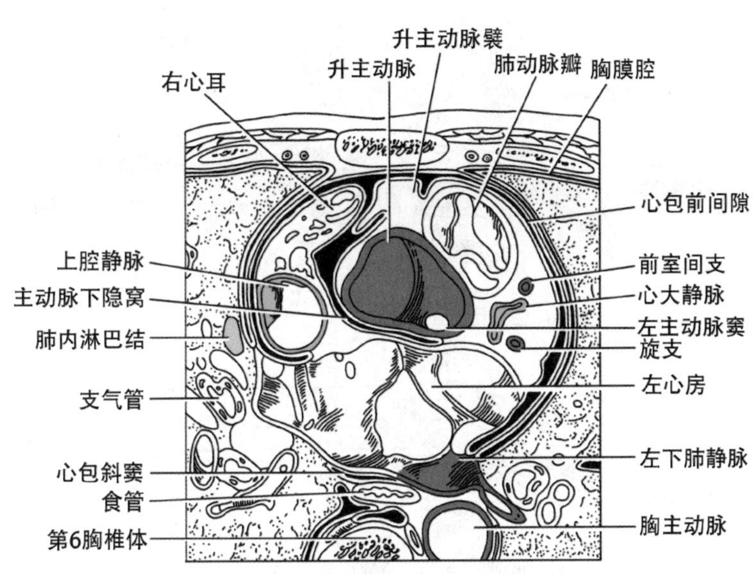

图 4-27 下纵隔横断的下面观(平第 6 胸椎)

3. 胸主动脉(thoracic aorta) 平第 4 胸椎体下缘续接主动脉弓,沿脊柱和食管的左侧下行,逐渐转至脊柱的前方和食管的后方,平第 12 胸椎穿膈主动脉裂孔后续为腹主动脉。胸主动脉后壁发出肋间后动脉。胸主动脉的前方有左肺根、心包和食管,后方有半奇静脉和副半奇静脉,右侧有奇静脉和胸导管,左侧与纵隔胸膜相贴。在胸主动脉和食管胸段的周围有**纵隔后淋巴结**(posterior mediastinal lymph node),引流食管胸部、膈和肝的淋巴,其输出管注入胸导管。

4. 奇静脉、半奇静脉和副半奇静脉 **奇静脉**(azygos vein)在膈肌右脚处起自右腰升静脉,沿食管后方和胸主动脉右侧上行,至第 4 胸椎体高度向前勾绕右肺根,注入上腔静脉。奇静脉收集右侧肋间静脉、食管静脉、支气管静脉和半奇静脉的血液。奇静脉上连上腔静脉,下借右腰升静脉连下腔静脉,故是沟通上腔静脉系和下腔静脉系的重要通道之一。**半奇静脉**(hemiazygos vein)在膈肌左脚处起自左腰升静脉,沿胸椎体左侧上行,达第 8 胸椎体高度经胸主动脉和食管后方向右跨越脊柱,注入奇静脉。半奇静脉收集左侧下部肋间后静脉、食管静脉和副半奇静脉的血液。**副半奇静脉**(accessory hemiazygos vein)沿胸椎体左侧下行,注入半奇静脉或奇静脉(图 4-28)。副半奇静脉收集左侧上部肋间后静脉的血液。

5. 胸导管(thoracic duct) 平第 12 胸椎下缘高度,起自**乳糜池**(cisterna chyli),经主动脉裂孔进入胸腔,于胸主动脉与奇静脉之间上行,至第 5 胸椎高度经食管与脊柱之间向左侧斜行,后经食管与左侧纵隔胸膜之间上行至颈部,注入左静脉角(图 4-28)。胸导管上段和下段与纵隔胸膜相贴。

6. 胸交感干(thoracic sympathetic trunk) 位于脊柱两侧,奇静脉和半奇静脉的后外方,肋头和肋间血管的前方。胸交感干借**白交通支**(white communicating branches)和**灰交通支**(grey communicating branches)与肋间神经相连(图 4-17、图 4-18)。每侧交感干上有 10～12 个**胸神经节**(thoracic ganglion);上 5 对胸神经节发出的节后纤维参与构成心丛、肺丛和食管丛。**内脏大神经**(greater splanchnic nerve)由第 6～9 胸神经节穿出的节前纤维构成,沿脊柱前面倾斜下降,穿膈脚止于腹腔神经节。**内脏小神经**(lesser splanchnic nerve)由第 10～12 胸神经节穿出的节前纤维构成,穿膈脚止于主动脉肾节。

四、纵隔间隙

纵隔各器官和结构之间含有丰富的疏松结缔组织,并在某些部位构成间隙。

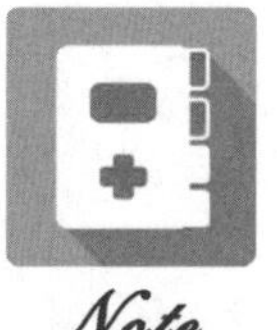

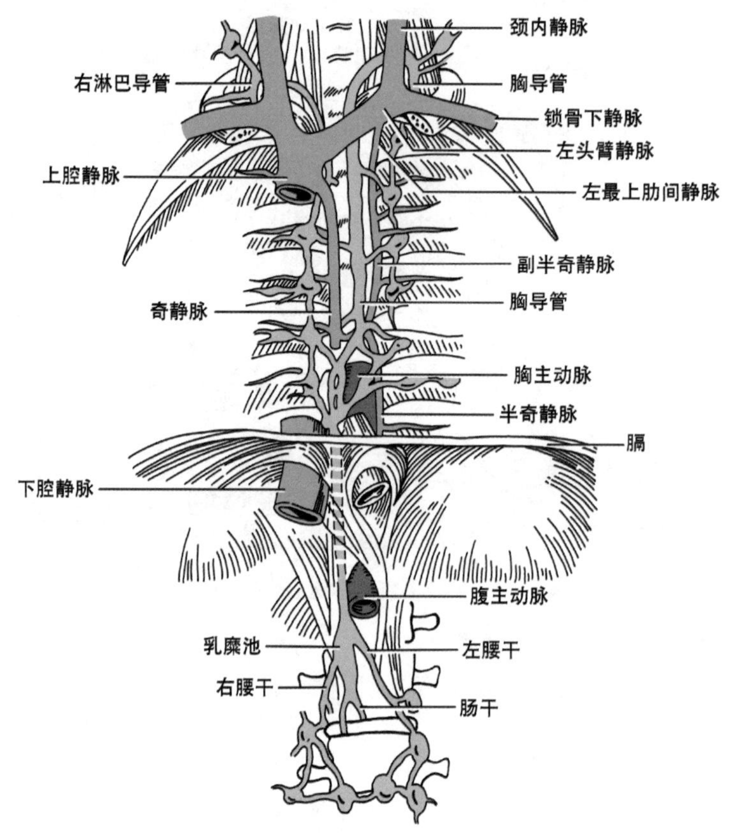

图 4-28　奇静脉和胸导管

1. 胸骨后间隙(retrosternal space)　位于胸骨和胸内筋膜之间。

2. 气管前间隙(pretracheal space)　位于上纵隔,在气管和气管杈与主动脉弓之间。

3. 食管后间隙(retroesophageal space)　位于食管与脊柱胸段之间,内有奇静脉、副半奇静脉和胸导管等。

五、纵隔淋巴结

纵隔淋巴结(mediastinal lymph node)较多,分布广泛,且淋巴结排列不规则,各淋巴结群间也无明显界线。主要有以下几群。

(一)纵隔前淋巴结

纵隔前淋巴结(anterior mediastinal lymph node)位于上纵隔前部和前纵隔内,在大血管、动脉韧带和心包的前方(图 4-29),收纳胸腺、心包、心等器官的淋巴,其输出管参与组成支气管纵隔干。**纵隔前上淋巴结**(纵隔前淋巴结上群,superior group of anterior mediastinal lymph node)位于胸腺后方,大血管附近,可分为左、右两群。

左群一般有 3～6 个淋巴结,排列于主动脉弓前上壁和左颈总动脉、左锁骨下动脉起始部前面的称**主动脉弓淋巴结**(lymph node of aortic arch);位于动脉韧带左侧者称**动脉韧带淋巴结**(lymph node of arterial ligament)。它们收纳左肺上叶、气管和主支气管、心包和右半心的淋巴管,其输出管注入**左支气管纵隔干**(left bronchomediastinal trunk),部分淋巴管注入**颈外侧下深淋巴结**(inferior deep lateral cervical lymph node)。

右群通常有 2～10 个淋巴结,位于上腔静脉和左、右头臂静脉汇合处的前面,主要收纳气管和主支气管、心包和右半心的淋巴管,其输出管注入右支气管纵隔干。

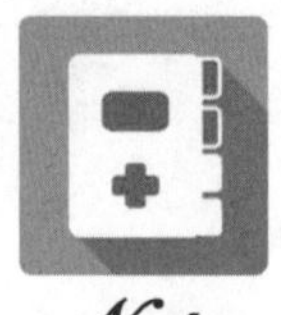
Note

心包前部淋巴管主要注入纵隔下淋巴结(心包前淋巴结),心包前下部淋巴管注入胸骨淋

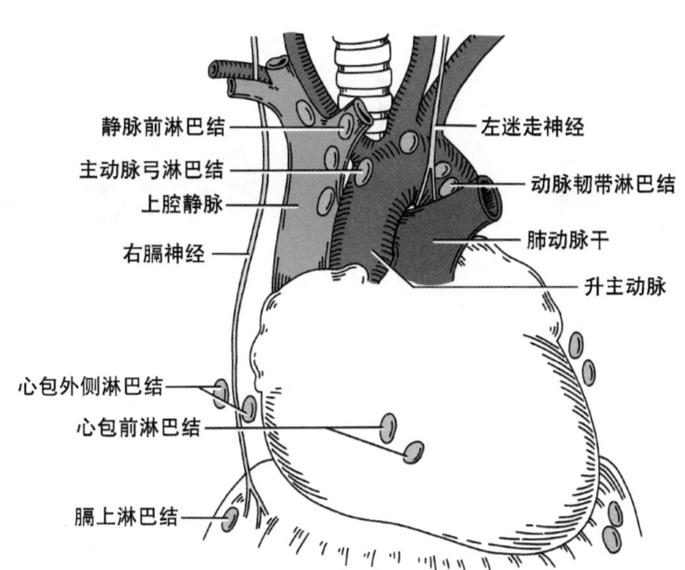

图 4-29 纵隔前淋巴结

巴结。心包侧部淋巴管主要注入心包外侧淋巴结，部分淋巴直接回流到纵隔前上淋巴结。心包后部淋巴回流到气管杈淋巴结及纵隔后淋巴结。心包膈部淋巴管注入气管杈淋巴结及纵隔前下淋巴结。

（二）纵隔后淋巴结

纵隔后淋巴结(posterior mediastinal lymph node)指上纵隔后部和后纵隔内的淋巴结，包括食管旁淋巴结、支气管肺门淋巴结、气管支气管淋巴结和气管旁淋巴结等(图 4-30)，接受食管胸段、胸主动脉、心包和膈的淋巴管，输出管多直接注入胸导管。

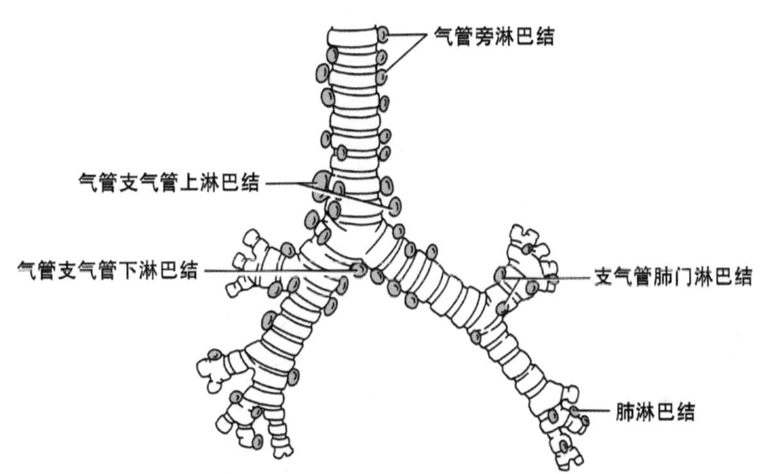

图 4-30 纵隔后淋巴结

1. 食管旁淋巴结(paraesopharus node) 沿食管胸部的两侧排列，其左侧部位于食管胸部与胸主动脉之间。有 8～12 个，收纳食管胸部、心包、膈后部及肝左叶的淋巴液。其输出管沿途注入胸导管，其余部分注入气管支气管淋巴结。

2. 支气管肺门淋巴结(bronchopulmonary hilar lymph node) 又称肺门淋巴结，位于肺门，3～5 个，收纳肺的浅、深淋巴管。其输出管注入气管支气管上、下淋巴结。

3. 气管支气管下淋巴结(inferior tracheobronchial lymph node) 又称气管杈淋巴结，2～5 个，位于气管杈下方，左、右主支气管起始部之间，收纳右肺中、下叶和左肺上叶下部以及食管、

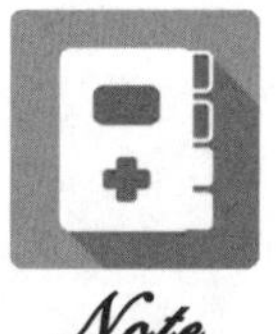

心左半的一部分淋巴管，其输出管注入气管支气管上淋巴结。气管支气管下淋巴结是左、右肺淋巴管交汇的部位。

4. 气管支气管上淋巴结(superior tracheobronchial lymph node) 位于气管下部和左、右支气管的外侧。两侧各有3～5个淋巴结，收纳左、右支气管肺门淋巴结和气管支气管下淋巴结的淋巴管，并直接接受右肺上叶和中叶的淋巴管。气管支气管上淋巴结输出管汇入两侧气管旁淋巴结。

5. 气管旁淋巴结(paratracheal lymph node) 位于气管胸段两侧，左、右各有3～5个淋巴结。它们收纳气管支气管上、下淋巴结的输出管，并接受来自食管、咽喉、甲状腺等处的淋巴。气管旁淋巴结输出管沿气管两侧上行，参与组成支气管纵隔干。

6. 肺淋巴结(pulmonary lymph node) 沿肺内支气管和肺动脉分支排列，输出管注入肺门处的支气管肺门淋巴结。

第七节　临床应用要点

一、乳腺脓肿

乳腺脓肿是发生于乳腺组织的一种化脓性感染。主要是由乳腺管阻塞、乳腺组织排泄不畅合并感染所致，也可由自身免疫性疾病引起。初产妇缺乏哺乳经验，乳腺管堵塞或者局部受挤压，可引起乳汁淤积。乳汁是细菌理想的培养基，一旦细菌入侵，乳腺很快就会发生感染而形成脓肿。主要表现为局部红肿、发热、疼痛等。脓肿形成以后，主要治疗措施是及时切开引流。为避免损伤乳腺导管而形成乳漏，需要做放射状切口。若是深部脓肿或是乳房后脓肿，可沿乳房下缘做弧形切口，进行乳房后间隙引流。切口的选择主要是基于乳腺围绕乳头呈放射状排列的解剖特点。

二、乳腺癌

乳腺癌常被称为“粉红杀手”，其发病率位居女性恶性肿瘤的首位。早期患者常出现乳房肿块、乳头溢液、腋窝淋巴结肿大等症状，晚期可因癌细胞发生远处转移，出现多器官病变，直接威胁患者的生命。其典型症状如下。

1. 乳房肿块 乳房外上象限无痛性肿块是早期最常见的症状。

2. 乳房皮肤异常 肿块侵犯乳房悬韧带，可牵拉皮肤形成凹陷，状如酒窝，称“酒窝征”。癌细胞阻塞淋巴管，造成淋巴水肿，使皮肤呈橘皮样改变，称“橘皮征”。

3. 乳头和乳晕异常 肿块侵犯乳头或乳晕下区时，可牵拉乳头，使其凹陷、偏向，甚至乳头完全缩入乳晕后方。

4. 乳头溢液 非生理状态(如妊娠和哺乳期)下，单侧乳房乳头溢液，性质多为血性、浆液性或水样。

5. 腋窝淋巴结肿大 脱落的癌细胞可侵犯周围淋巴管，并向其引流区转移。初期多为同侧腋窝淋巴结肿大，肿大的淋巴结尚可活动。随后淋巴结由小变大、由少变多，最后相互融合固定。晚期可在锁骨上和对侧腋窝摸到转移的淋巴结。

乳腺癌的转移以肺、胸膜、骨、肝、脑为主，晚期会出现恶病质表现。乳腺癌手术的治疗效果肯定，如切除整个乳房、胸大肌、胸小肌、腋窝所有淋巴结等广泛结构的乳腺癌根治术，以及目前常用的保留胸肌的改良根治术。而对于直径小于3 cm的肿瘤，现在多采取保乳手术，仅

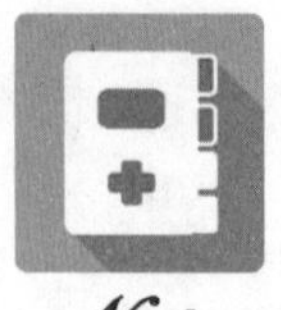
Note

切除瘤体及其周围1～2 cm的组织，术后乳房能够保持良好的外观。随着医疗水平的提高，乳腺癌已成为疗效较佳的实体肿瘤之一。

三、胸腔穿刺

胸腔穿刺是指用消毒过的针经皮肤、肋间组织、壁层胸膜穿刺进入胸膜腔的操作。在临床工作中，特别是呼吸科，胸腔穿刺是一种比较常见且方便简易的诊断和治疗方法。如通过检查，发现患者胸膜腔内有积液，可以通过胸腔穿刺抽取液体进行检查，找到疾病的原因。如果胸膜腔内积液很多，压迫肺脏或者积液时间过长，其中的纤维蛋白容易机化而引起胸膜粘连，从而影响肺部呼吸功能，此时可通过胸腔穿刺抽出积液。必要时还可以注入药物达到治疗目的，如对于由癌症引起的胸腔积液，可注入抗癌药。如果胸膜腔内有过多的气体，胸膜腔已经由负压变成了正压，也可以通过此项操作抽出气体来减压。如果患者存在支气管与胸膜腔相通的情况，可通过穿刺注入一种蓝色的药品（亚甲蓝）。如果患者在咳嗽时咳出蓝色的液体，此时就可以确认患者存在支气管胸膜瘘，因此胸腔穿刺也是一种诊断的手段。胸腔穿刺需要依据穿刺前做的X线或B超检查，结合胸部叩诊选取合适穿刺点。一般取肩胛线第7～9肋间、腋后线第7～8肋间、腋中线第6～7肋间、腋前线第5～6肋间为穿刺点。但是均需要根据肋间隙血管、神经的解剖学特点，选择在肋间隙的上缘进针，以免损伤肋间隙的血管和神经，同时还需要防止损伤肺脏而造成气胸。

四、气胸

气胸是指气体进入胸膜腔造成的胸膜腔积气状态。正常情况下，胸膜腔内没有气体。当肺组织与胸膜腔之间出现破口或者胸壁受损时，空气从破损处进入胸膜腔，造成气胸。空气进入胸膜腔会使胸膜腔压力增高，进而压迫肺组织，使其塌陷，故气胸又称肺萎陷。剧烈运动、咳嗽、提重物或上臂高举、用力解大便和钝器伤等因素都有可能诱发气胸。

胸部X线检查是诊断气胸的重要方法。若临床高度怀疑气胸而后前位胸部X线片正常时，应该进行侧位或者侧卧位胸部X线检查。气胸患者胸部X线片上大多有明确的气胸线，即萎缩肺组织与胸膜腔内的气体交界线，呈外凸线条影，气胸线外为无肺纹理的透光区，线内为压缩的肺组织。大量气胸时可见纵隔、心脏向健侧移位。合并胸腔积液时可见气液面。胸腔穿刺抽气和胸腔闭式引流是常用的治疗方式。

五、胸腔积液

正常情况下，胸膜腔内有5～15 ml液体，在呼吸运动中起润滑作用。胸膜腔内每天有500～1000 ml的液体分泌与吸收，分泌和吸收处于一种动态平衡的状态。当这种动态平衡被打破时，则导致胸腔积液。炎症、恶性肿瘤以及创伤等因素均可导致胸膜腔内的液体产生增多，形成胸腔积液。虽然不同病因导致的症状不同，但大多数患者会出现胸痛、呼吸急促、咳嗽等症状。胸腔积液以胸膜腔内病理性液体积聚为特征。

胸部X线检查可明确诊断。当胸膜腔内积液量较少时，可见患侧肺部肋骨和膈肌构成的锐角变钝或者消失，患者侧卧时更加明显；当胸膜腔含有中等量积液时，患侧肺部可见一片外高内低的弧形白色浑浊的阴影；当胸膜腔含有大量积液时，患侧的整个肺部为致密白色影，整个肺脏完全受压。

B超也是判断患者有无胸腔积液的简便易行方法，也可以定位胸腔积液位置，引导医生进行准确穿刺，适合进行反复检查。B超检查时胸腔积液表现为无回声或低回声的黑色阴影，称为“液性暗区”。

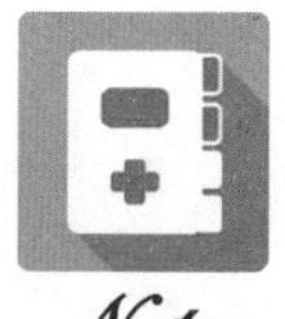
Note

六、肺癌和肺切除

肺部的肿瘤包括原发性肿瘤，以及其他器官组织恶性肿瘤经血液途径播散到肺部的转移性肿瘤，最常见的原发性肿瘤为肺癌。肺癌多发生于左肺，上叶多于下叶。一般以支气管肺段起始处为界，近侧的肿瘤为中心型肺癌，远侧的为周围型肺癌。每一肺段支气管及其分支分布的肺组织称为支气管肺段。在肺段内，肺动脉的分支与支气管肺段相伴行，肺叶静脉的属支则分布于支气管肺段之间。左、右肺通常分别有10个支气管肺段。对于肿瘤小且局限，或者肺功能差不能够耐受肺叶切除的患者，适宜进行肺段切除术。肺段切除术是切除有病变的某些肺段，保留正常肺叶的手术，其优点是最大限度地保留了健康肺组织，肺功能保留多，创伤小。临床上，与肺段切除术相对应的是肺叶切除术，即直接切除一个或者多个肺叶，肺叶切除会使肺组织减少，肺泡有效面积减少，从而导致肺组织出现不同程度的呼吸功能障碍。

七、纵隔肿瘤

纵隔位于胸腔正中偏左，前界为胸骨，后界为脊柱胸段，两侧为纵隔胸膜，上界是胸廓上口，下界是膈肌。纵隔肿瘤是纵隔内不同类型肿瘤的统称。人体纵隔内器官和组织较多，肿瘤复杂多样，可分为原发性纵隔肿瘤和继发性纵隔肿瘤。原发性纵隔肿瘤多为良性，继发性纵隔肿瘤多为恶性，常继发于肺癌。

根据发生部位纵隔肿瘤可分为前纵隔肿瘤、中纵隔肿瘤和后纵隔肿瘤。前纵隔肿瘤常见的肿瘤类型为胸腺瘤、畸胎瘤、异位甲状腺肿瘤、淋巴瘤等；中纵隔肿瘤常见的为先天性囊肿、淋巴瘤等；后纵隔肿瘤最常见的是神经源性肿瘤。

纵隔肿瘤的临床表现包括局部的压迫或侵犯症状以及全身症状。当纵隔肿瘤为良性肿瘤时，由于肿瘤生长缓慢，早期肿瘤较小时患者一般无症状或症状轻微；肿瘤较大而压迫或刺激周围组织器官时，可出现相应的压迫症状。①神经系统结构受压：交感神经干受压时，患者可出现上睑下垂、瞳孔缩小和面部无汗等；臂丛神经受压时出现上臂麻木、后背疼痛及上肢放射性疼痛；喉返神经受压时出现声音嘶哑、声带麻痹；脊髓受压时可出现瘫痪。②气管和支气管受压：患者可出现剧烈咳嗽、呼吸困难等症状。③食管受压：患者可出现吞咽困难。④大血管受压：无名静脉受压时，患者可出现单侧上肢及颈静脉压力升高。上腔静脉受压时，可出现以面部和上肢水肿、颈浅静脉凸出、前胸静脉曲张等为主要表现的上腔静脉综合征。

八、乳糜胸

胸导管起始于第1腰椎前方的乳糜池，收纳左半身及腹部、两下肢的淋巴液，注入左侧的静脉角。手术、外伤、肿瘤以及发育不全等原因损伤胸导管，导致经胸导管回流的淋巴液外漏并积存于胸膜腔内，称为乳糜胸。由于胸导管先在右侧走行，后在左侧走行，因此乳糜胸可以发生在单侧胸腔，也可以发生在双侧胸腔。近三分之一的乳糜胸是医源性损伤导致的，最常见于胸腔手术后。恶性肿瘤是非创伤性乳糜胸的主要原因。在非创伤性乳糜胸患者中，恶性肿瘤患者占比约为二分之一，其中以淋巴瘤患者最多见。

乳糜胸临床表现的轻重取决于淋巴液漏出的快慢和漏出量的多少，少量乳糜性胸腔积液时可无阳性体征。胸导管破裂到乳糜胸发生的潜伏期一般为2～10天，淋巴液最初积聚于后纵隔，形成乳糜瘤，然后纵隔胸膜破裂，淋巴液进入胸膜腔。因淋巴液对胸膜刺激性很小，故胸痛少见。乳糜胸患者的体征和X线表现与其他原因引起的胸腔积液患者相似。乳糜胸的诊断靠胸腔积液检查而确定，乳状胸腔积液具有高度的诊断价值。

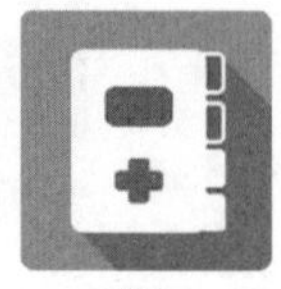
Note

本章知识点

1. 女性乳房的构造、血供、淋巴回流及其与乳腺癌的关系。
2. 胸壁的层次、胸部皮神经分布的节段性和重叠性及其意义。
3. 肋间隙的结构，神经、血管走行的排列关系及其临床意义。
4. 胸膜腔的构成，胸膜顶、胸膜窦以及胸膜的体表投影。
5. 肺的形态、分叶及分段，肺门与肺根的定义，肺门结构的排列，肺根的毗邻关系。
6. 纵隔的概念、境界、位置和分部。
7. 上纵隔的结构层次及相互毗邻关系。
8. 后纵隔各结构的起止、行程和重要毗邻及临床意义。
9. 心包和心包腔的概念，心包横窦、心包斜窦的位置、毗邻。
10. 经主动脉弓的横断层解剖。

（熊　鲲）

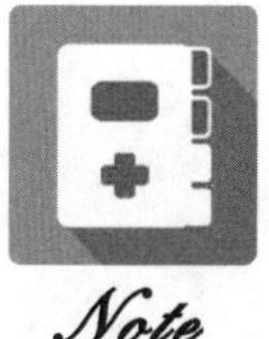

第五章 腹 部

第一节 概 述

腹部(abdomen)位于胸部和盆部之间,由腹壁、腹腔及腹腔内容物等组成。腹壁所围成的腔即**腹腔**(abdominal cavity),上界是向上膨隆的膈,下界为骨盆上口,向下通盆腔。腹腔内有脏器、血管、神经、淋巴管、淋巴结及腹膜等结构。

一、境界与分区

(一)境界

腹部的上界为剑突(或剑胸结合处)和两侧肋弓下缘,经第 11、12 肋游离缘直至第 12 胸椎棘突的连线;下界为耻骨联合上缘,两侧的耻骨嵴、耻骨结节、腹股沟韧带、髂前上棘、髂嵴和髂后上棘至第 5 腰椎棘突的连线。

(二)分区

腹壁以两侧腋后线的延长线为界,分为前方的腹前外侧壁和后方的腹后壁。为了描述和确定腹腔脏器的位置,常用两条水平线和两条垂直线将腹部分为九个区(图 5-1)。①上水平线:经过两侧肋弓最低点(相当于第 10 肋)的水平线。②下水平线:经过两侧髂前上棘或髂结节的水平线。③两条垂直线:分别通过左、右半月线(腹直肌外侧缘)或腹股沟韧带中点的垂直线。九个区分别是上部的**腹上区**(epigastric region)和左、右**季肋区**(hypochondriac region),中部的**脐区**(umbilical region)和左、右**腰区**(lumbar region)(或外侧区),下部的**腹下区**(hypogastric region)和左、右**腹股沟区**(inguinal region)(或髂区)。

临床上,为了方便描述,也常采用较为简单的"四分法",即通过脐的纵横两条线将腹部分为左、右上腹部和左、右下腹部四个区(图 5-1)。

二、表面解剖

(一)体表标志

1. 耻骨联合(pubic symphysis) 左、右耻骨在前方的连接处,由纤维软骨构成。

2. 耻骨结节(pubic tubercle) 位于耻骨联合外侧 2～3 cm 处,是腹股沟韧带内侧端的附着点。

3. 髂嵴(iliac crest) 髂骨翼的上缘,位于皮下,全长均可触及。髂嵴的前端为髂前上棘,后端为髂后上棘。

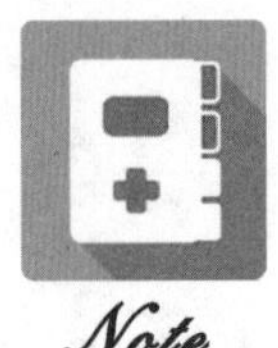

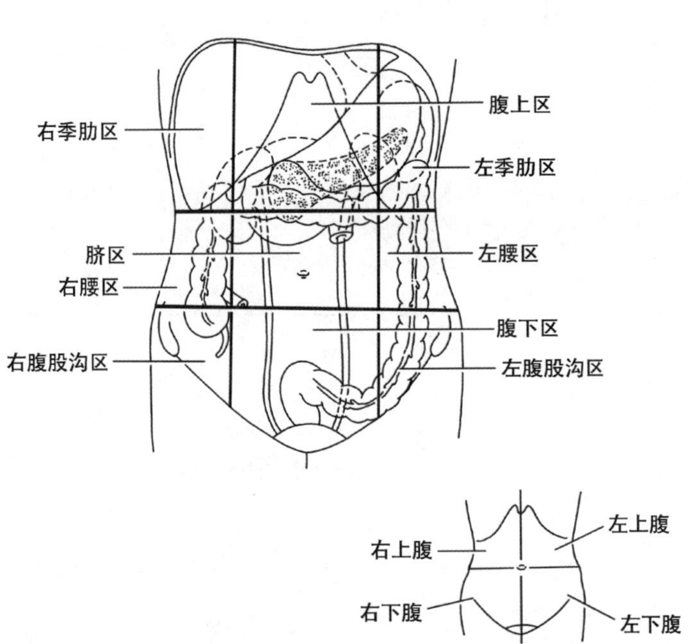

图 5-1 腹部的分区及主要脏器的体表投影

4. 脐(umbilicus) 脐平面通过第 3、4 腰椎之间。

5. 半月线(linea semilunaris) 沿腹直肌外侧缘的弧形线。

(二)体表投影

腹腔内脏器的位置因年龄、体形、体位、呼吸运动及内脏充盈程度而异。成人腹腔内主要器官在腹前壁的投影见图 5-1 和表 5-1。

表 5-1 腹腔主要器官在腹前壁的投影

右季肋区	腹上区	左季肋区
右半肝大部分 部分胆囊 结肠右曲 右肾上部	右半肝小部分、左半肝大部分 食管腹部、贲门 胆囊、胆总管、门静脉 胃幽门部、部分胃体 十二指肠大部分 胰的大部分 两肾内侧部、肾上腺 腹主动脉、下腔静脉	左半肝小部分 胃底、部分胃体 脾 胰尾 结肠左曲 左肾上部
右腰区	**脐区**	**左腰区**
升结肠 部分回肠 右肾下部	胃大弯(充盈时) 横结肠、大网膜 左、右输尿管中段 胰头 十二指肠水平部 部分空、回肠 腹主动脉及下腔静脉	降结肠 部分空肠 左肾下部

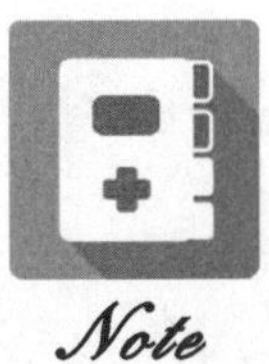

续表

右腹股沟区	腹　下　区	左腹股沟区
盲肠 阑尾 回肠末端	部分空肠和回肠 部分乙状结肠 膀胱(充盈时) 子宫(妊娠后期) 左、右输尿管下段	大部分乙状结肠 部分回肠

第二节　腹前外侧壁

腹前外侧壁不同部位的层次和结构有很大差异。外科手术时,在腹前外侧壁的不同部位做的手术切口,经过的层次也不相同(图 5-2)。

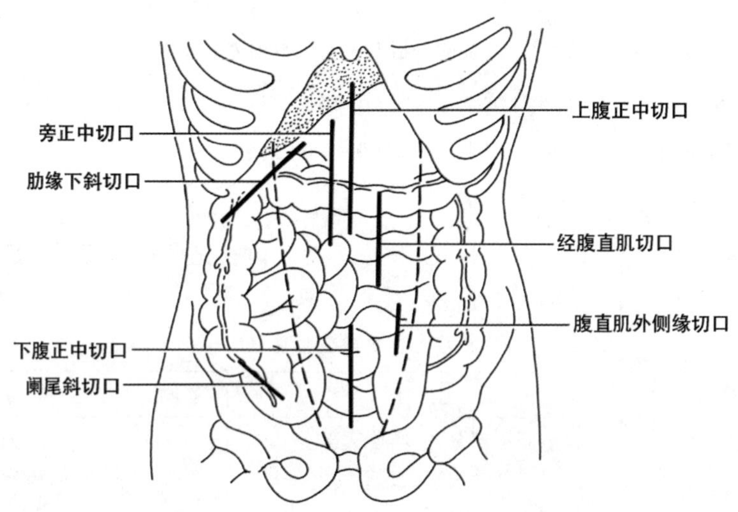

图 5-2　腹前外侧壁常用的手术切口

一、层次

(一)皮肤

腹前外侧壁的皮肤薄而富有弹性,皮肤易与皮下组织分离(脐部除外)。

腹前外侧壁皮肤的感觉神经分布虽有重叠现象,但仍具有明显的节段性:第 6 肋间神经分布于剑突平面,第 8 肋间神经分布于肋弓平面,第 10 肋间神经分布于脐平面,肋下神经分布于髂前上棘平面,第 1 腰神经分布于腹股沟平面(图 5-3、图 5-9)。

(二)浅筋膜

腹前外侧壁的浅筋膜一般较厚,与身体其他部位的浅筋膜相延续,由脂肪和疏松结缔组织构成。脐平面以下的浅筋膜分浅、深两层:浅层为含大量脂肪组织的脂肪层(Camper 筋膜),向下与股前区的浅筋膜相续;深层为富含弹性纤维的膜性层(Scarpa 筋膜),在中线处附于白线;向下在腹股沟韧带下方约 1 横指处与股前区阔筋膜结合;向内下与阴囊肉膜和会阴浅筋膜(Colles 筋膜)相续。

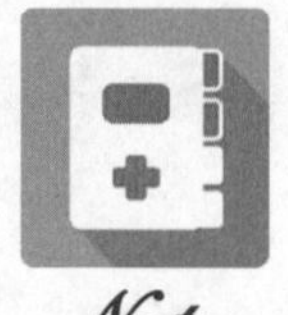

Note

图 5-3　腹前外侧壁的浅静脉和皮神经

浅筋膜内含有丰富的浅血管、淋巴管和皮神经。

1. 浅动脉　腹前外侧壁的浅动脉来自肋间后动脉、肋下动脉和腰动脉的分支；腹正中线附近的浅动脉来自腹壁上、下动脉的分支；腹前外侧壁下半部的浅动脉包括**腹壁浅动脉**（superficial epigastric artery）和**旋髂浅动脉**（superficial iliac circumflex artery），均起自股动脉，前者越过腹股沟韧带中、内三分之一交界处向脐部上行；后者在浅筋膜浅、深两层之间行向髂前上棘。

2. 浅静脉　在脐区，浅静脉彼此吻合成脐周静脉网。在脐平面以上，浅静脉逐级汇合成一较大的**胸腹壁静脉**（thoracoepigastric vein），经胸外侧静脉注入腋静脉；在脐平面以下，浅静脉经腹壁浅静脉或旋髂浅静脉汇入大隐静脉，回流入股静脉（图 5-3）。

3. 腹前外侧壁的浅淋巴管　与浅血管伴行，浅筋膜中的淋巴管在脐平面以上注入腋淋巴结，脐平面以下注入腹股沟浅淋巴结上群，向深面亦可通过肝圆韧带内的淋巴管至肝门处的淋巴结。

（三）肌层

腹前外侧壁的肌包括位于前正中线两侧的腹直肌，腹直肌外侧的腹外斜肌、腹内斜肌和腹横肌（图 5-4）。

1. 腹直肌（rectus abdominis）　为上宽下窄的带形多腹肌，被 3～5 个腱划分隔。腱划与腹直肌鞘前层紧密相连、剥离困难，与腹直肌鞘后层不相连。腹直肌下端的前内方常有**锥状肌**（pyramidalis），为一三角形的小扁肌。

2. 腹外斜肌（obliquus externus abdominis）　为腹前外侧壁浅层的扁肌。肌纤维自外上向内下斜行，在腹直肌外侧缘、髂前上棘与脐连线以下移行为腱膜（图 5-4、图 5-5）。其中连于髂前上棘至耻骨结节间的腱膜卷曲增厚，形成**腹股沟韧带**（inguinal ligament）。腹股沟韧带内侧端一小部分腱膜由耻骨结节向下后外侧转折并附于耻骨梳，在转折处形成三角形的**腔隙韧带**（lacunar ligament），又称陷窝韧带；附着于耻骨梳的部分构成**耻骨梳韧带**（pectineal ligament），又称 Cooper 韧带（图 5-6）。腹外斜肌腱膜在耻骨结节外上方有一三角形的裂隙，即腹股沟管浅环（皮下环）。男性有精索通过，女性有子宫圆韧带通过。裂隙外下部的纤维为外侧脚，止于

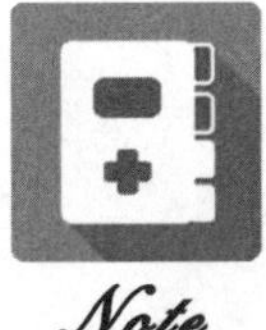

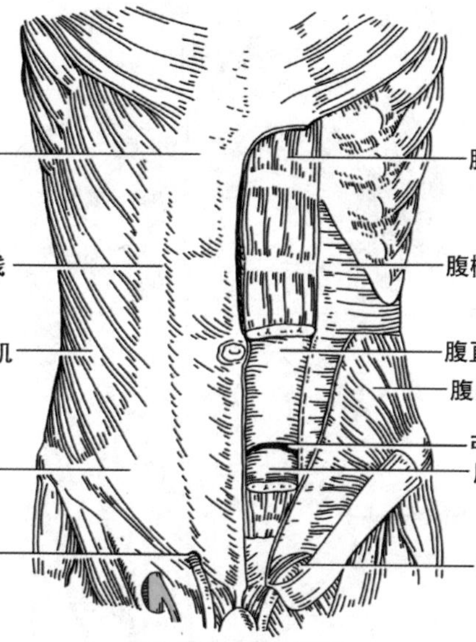

(a) 腹前外侧壁浅层肌

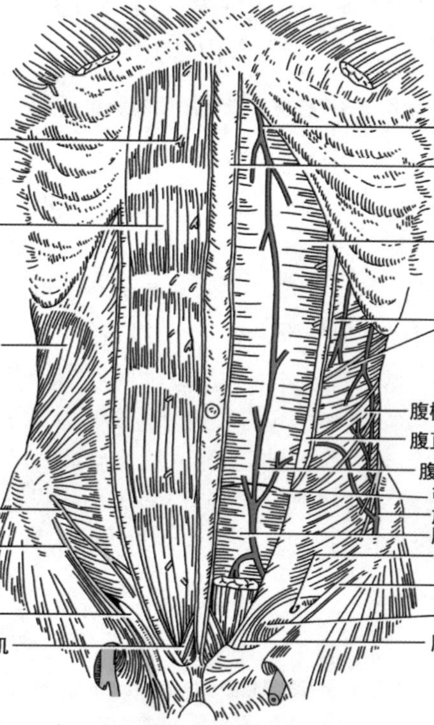

(b) 腹前外侧壁深层肌与血管神经

图 5-4 腹前外侧壁肌与血管神经

耻骨结节；其内上部纤维为内侧脚，止于耻骨联合。裂隙外上方连结内侧脚和外侧脚的纤维称**脚间纤维**(intercrural fiber)，有防止两脚分离的作用。外侧脚的部分纤维经精索深面向内上方反折至腹白线，并与对侧的纤维相结合，称**反转韧带**(reflected ligament)或 Colles 韧带，对其表面的浅环起加强作用。

3. 腹内斜肌(obliquus internus abdominis) 位于腹外斜肌的深面。肌纤维起自腹股沟韧带外侧 1/2～2/3、髂嵴及胸腰筋膜，呈扇形斜向内上，后部纤维垂直上升止于下 3 对肋，其余肌纤维在腹直肌外侧缘移行为腱膜，并分前后两层包裹腹直肌，止于腹白线(图 5-4)。

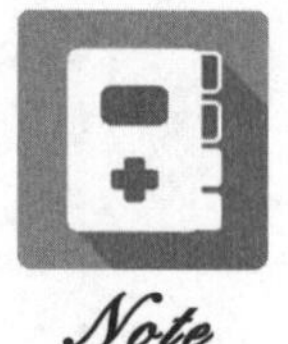
Note

4. 腹横肌(transversus abdominis) 腹前外侧壁最深层的扁肌，起自下 6 对肋骨内面、胸

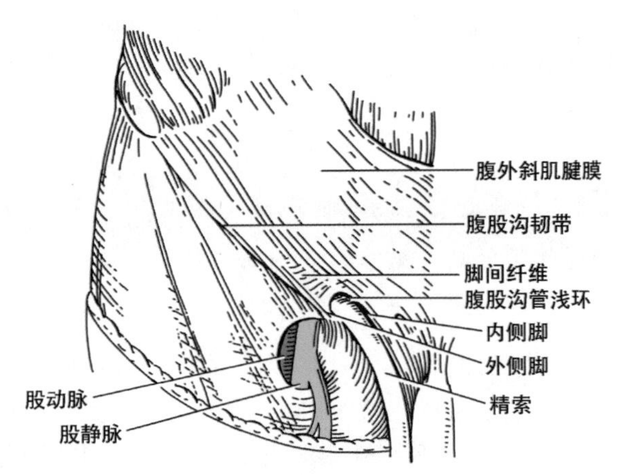

图 5-5 腹外斜肌腱膜

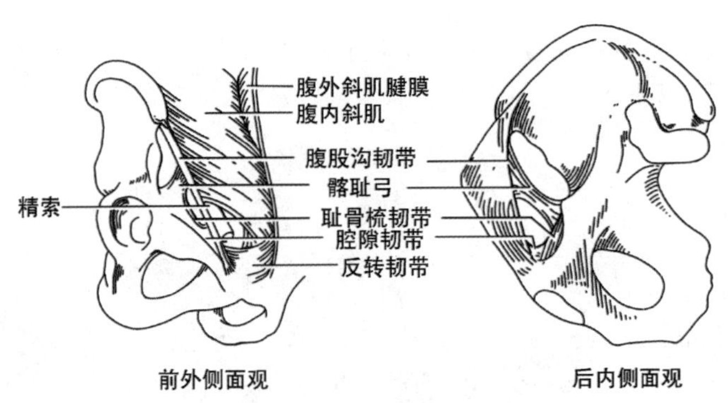

图 5-6 腹股沟区的韧带

腰筋膜、髂嵴及腹股沟韧带外侧 1/3。肌纤维自后向前内侧横行，至腹直肌外侧缘移行为腱膜。腹内斜肌与腹横肌的下缘呈弓状行于精索的上方，构成腹股沟管的上壁。两肌越过精索后，继续向内侧行至腹直肌的外侧缘、精索的后方时，肌纤维移行为腱膜并结合在一起，形成**腹股沟镰**(inguinal falx)，亦称**联合腱**(conjoint tendon)，向下附着于耻骨梳韧带。如果两肌的肌纤维融合，则称联合肌。腹横肌和腹内斜肌下缘的部分肌纤维沿精索下行，延续为菲薄的**睾提肌**(cremaster muscle)，包裹精索和睾丸，有上提睾丸的作用(图 5-7)。

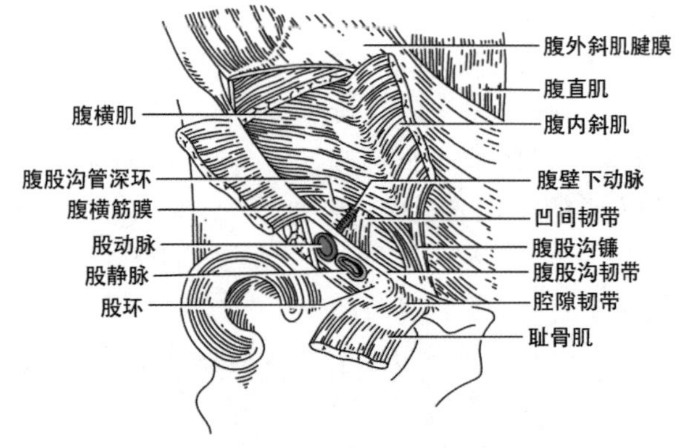

图 5-7 腹内斜肌、腹横肌和腹股沟镰

(四)腹横筋膜

腹横筋膜(transverse fascia)位于腹横肌及其腱膜的深面，为腹内筋膜的一部分。腹横筋膜与腹横肌结合较疏松，与腹直肌鞘后层紧密相连。腹横筋膜在腹上部较薄弱，接近腹股沟韧

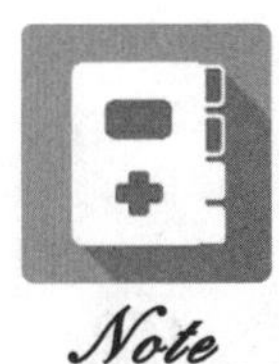

带和腹直肌外侧缘处较致密。在腹股沟韧带中点上方约 1.5 cm 处呈漏斗状突出，其起始处呈卵圆形的孔称**腹股沟管深环**(deep inguinal ring)。从腹股沟管深环延续包裹在精索外面的腹横筋膜形成精索内筋膜(图 5-7)。

(五)腹膜外组织

腹膜外组织(extraperitoneal tissue)又称腹膜外脂肪，为位于腹横筋膜与壁腹膜之间的疏松结缔组织，向后与腹膜后间隙的疏松结缔组织相延续。

(六)壁腹膜

腹膜外组织深面的一层浆膜即壁腹膜，向上移行为膈下腹膜，向下延续为盆腔的腹膜。在脐以下腹前壁形成 5 条皱襞：位于中线上脐正中襞，由脐至膀胱尖，内有脐尿管索(脐尿管索是胚胎期脐尿管闭锁形成的遗迹)；位于脐正中襞外侧的一对脐内侧襞，又称脐动脉襞，内有脐动脉索(脐动脉索是胚胎期脐动脉闭锁后的遗迹)；最外侧的一对脐外侧襞，内有腹壁下血管通过，又称腹膜下血管襞。

上述 5 条皱襞在腹股沟韧带上方形成 3 对小凹，即膀胱上窝、腹股沟内侧窝和腹股沟外侧窝。腹股沟内侧窝正对腹股沟三角和腹股沟管浅环；腹股沟外侧窝正对腹股沟管深环(图 5-8)。

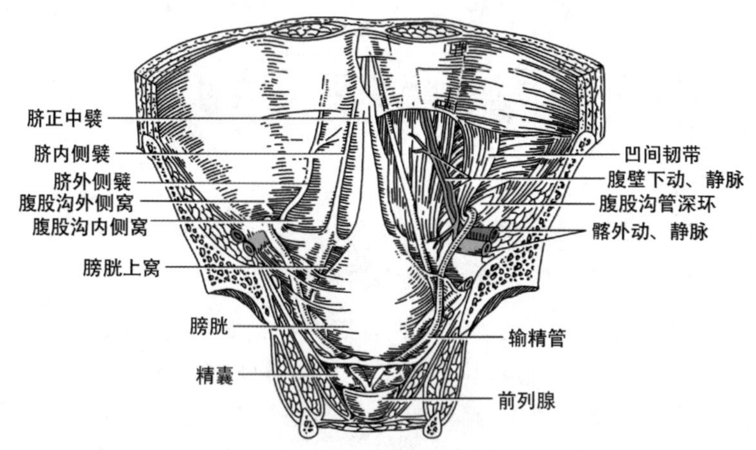

图 5-8 腹前壁内面观

(七)腹前外侧壁深层的血管和神经

1. 血管 腹前外侧壁深层的动脉有三组，即下 5 对肋间后动脉、肋下动脉，腹直肌深面的腹壁上动脉、腹壁下动脉和旋髂深动脉(图 5-4)。

1)**肋间后动脉**(posterior intercostal artery)和**肋下动脉**(subcostal artery) 起自胸主动脉的下 5 对肋间后动脉、肋下动脉，沿相应的肋间隙和第 12 肋下方，行于腹内斜肌和腹横肌之间，在腹直肌鞘的外侧缘穿入腹直肌鞘后层，行于腹直肌的后方。发出分支营养肋间肌及腹壁诸肌。

2)**腹壁下动脉**(inferior epigastric artery) 发自髂外动脉，在腹股沟管深环内侧的腹膜外组织内斜向上内，穿腹横筋膜上行于腹直肌与腹直肌鞘后层之间，至脐平面附近，与发自胸廓内动脉的**腹壁上动脉**(superior epigastric artery)吻合，在腹直肌外侧缘，与肋间后动脉和肋下动脉的终末支吻合。

3)**旋髂深动脉**(deep circumflex iliac artery) 发自髂外动脉，在腹膜外组织内斜向外上方达髂前上棘内侧，穿腹横肌分布于腹前外侧壁的三层扁肌及腰大肌、髂肌等，并分出数条营养动脉进入髂嵴内侧。腹前外侧壁的深静脉与同名动脉伴行。

2. 神经 腹前外侧壁的神经主要有第 7～12 胸神经前支、髂腹下神经、髂腹股沟神经和生殖股神经(图 5-4、图 5-9)。

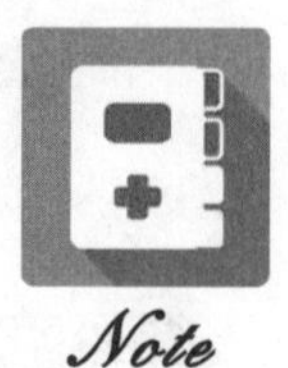
Note

1)第7～12胸神经前支　第7～11肋间神经和肋下神经与相应的动脉行程一致,向前下行于腹内斜肌与腹横肌之间,至腹直肌鞘外侧缘处穿入腹直肌鞘后层行于腹直肌后面,沿途发出肌支支配肋间肌和腹前外侧壁诸肌;在腋中线和前正中线附近分别发出外侧皮支和前皮支,分布于腹前外侧壁的皮肤。

2)**髂腹下神经**(iliohypogastric nerve)　起自腰大肌深面的腰丛,从腰大肌的外侧缘穿出后,在腰方肌表面向外下方行于腹横肌与腹内斜肌之间;在髂前上棘内侧2～3 cm处穿腹内斜肌行于腹外斜肌腱膜深面;在腹股沟管浅环上方3～4 cm处,穿腹外斜肌腱膜至浅筋膜延续为髂腹下神经前皮支,分布于耻骨联合以上的皮肤。髂腹下神经在行程中发出肌支支配腹壁肌(图5-11)。

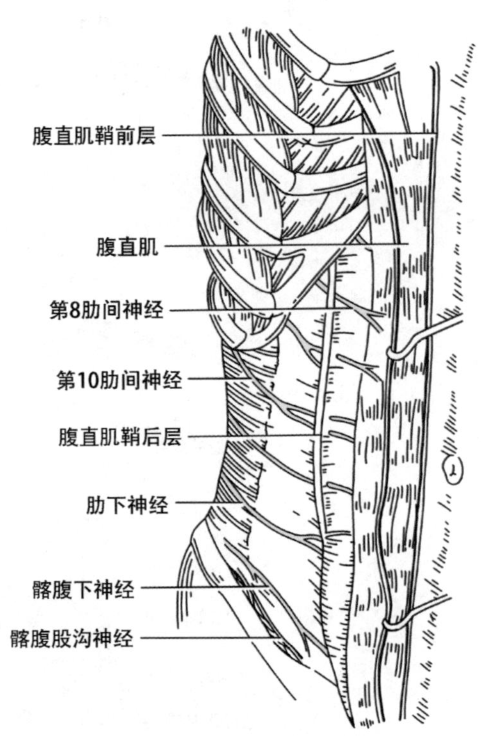

图5-9　腹前外侧壁的神经

3)**髂腹股沟神经**(ilioinguinal nerve)　起自腰丛,其行程与髂腹下神经相似,位于髂腹下神经的下方并与之平行。但在腹外斜肌腱膜的深面,髂腹股沟神经向下进入腹股沟管,与髂腹下神经并行于精索的内侧,从腹股沟管浅环穿出后,其终末支分布于阴囊或大阴唇皮肤。髂腹股沟神经发出肌支支配腹壁肌(图5-11)。

4)**生殖股神经**(genitofemoral nerve)　起自腰丛,从腰大肌前面穿出并在其表面下行,在腹股沟韧带上方分为股支和生殖支。股支经腹股沟韧带深面进入股前内侧区,分布于股三角的皮肤;生殖支又称精索外神经,由腹股沟管深环进入腹股沟管并沿精索外侧下行,从腹股沟管浅环穿出后,发出分支支配睾提肌及阴囊或大阴唇皮肤(图5-11)。生殖股神经的生殖支和髂腹股沟神经通过腹股沟管,并从腹股沟管浅环穿出。

二、腹直肌鞘和腹股沟区

(一)腹直肌鞘

腹直肌鞘(sheath of rectus abdominis)是包裹腹直肌和锥状肌的纤维结缔组织,由3块扁肌的腱膜组成(图5-10)。前层由腹外斜肌腱膜和腹内斜肌腱膜的前层组成,后层由腹内斜肌腱膜的后层和腹横肌腱膜组成。但在脐下4～5 cm处,腹内斜肌腱膜和腹横肌腱膜都行于腹直肌的前方参与构成腹直肌鞘前层。腹直肌鞘后层的下缘呈一凹向下的弓状游离缘,称**弓状线**(arcuate line)或**半环线**(linea semicircularis)。弓状线以下腹直肌后面紧贴腹横筋膜。在腹直肌外侧缘,腹直肌鞘前、后层相结合,在腹前外侧壁形成一凸向外侧的半月形弧形,称**半月线**(linea semilunaris)(图5-4、图5-10)。

(二)腹白线

腹白线亦称**白线**(linea alba),由腹前外侧壁3层扁肌的腱膜在腹前正中线上互相交织而成,上宽下窄。

(三)腹股沟管

腹股沟管(inguinal canal)位于腹股沟韧带内侧半上方约1.5 cm处,是由肌与筋膜形成的潜在性裂隙,与腹股沟韧带平行。男性有精索通过,女性有子宫圆韧带通过(图5-11)。

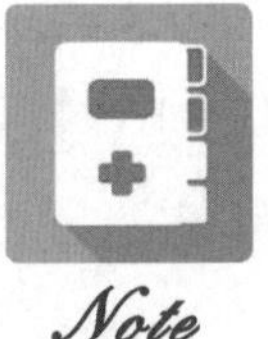

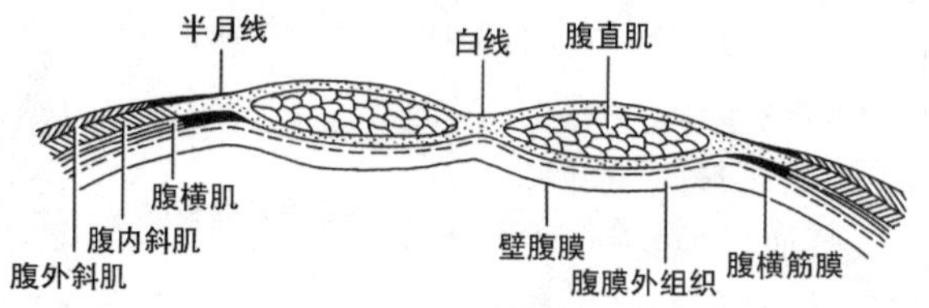

(a) 弓状线以上断面

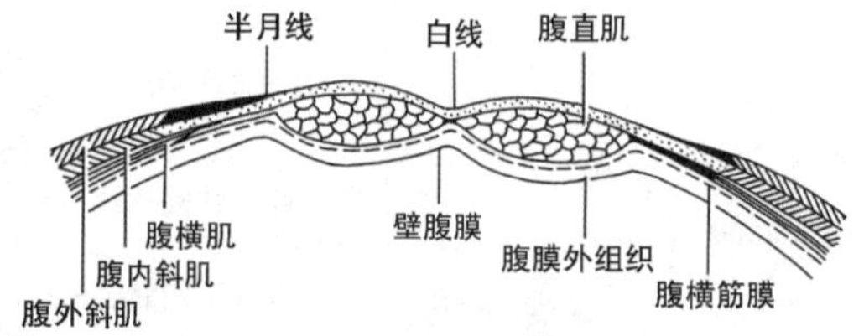

(b) 弓状线以下断面

图 5-10　腹直肌鞘的组成

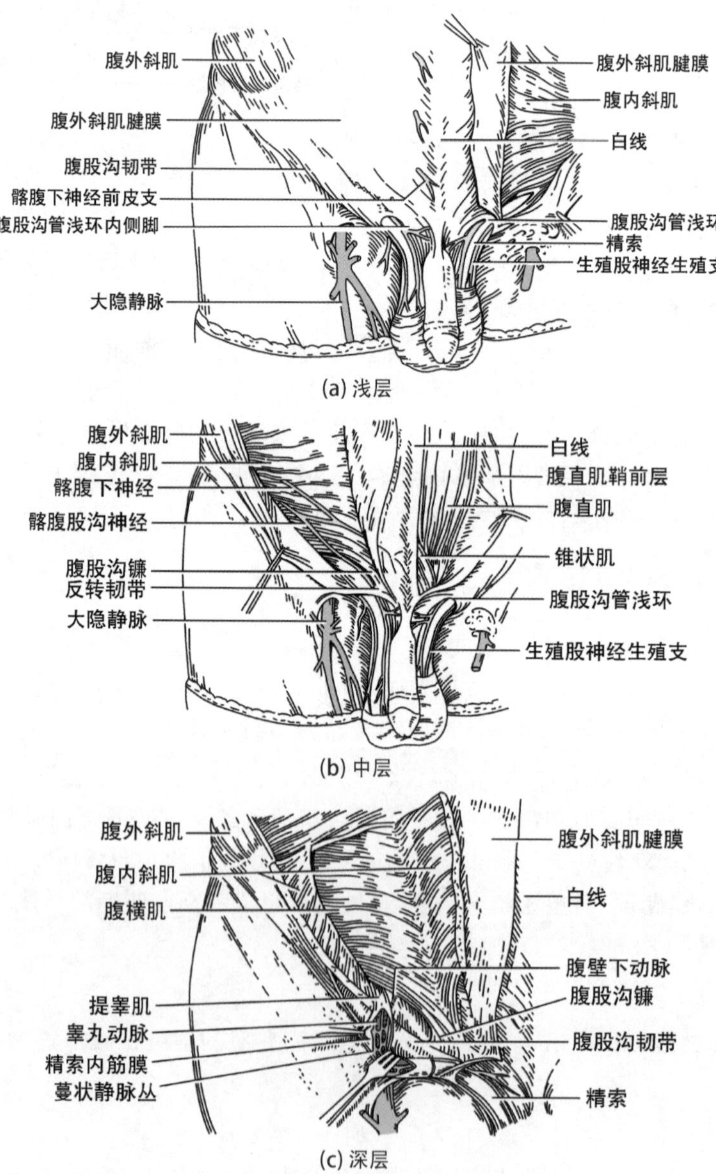

图 5-11　腹股沟管的组成

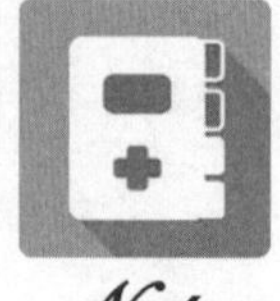

腹股沟管有两口四壁。腹股沟管内口又称腹股沟管深环或腹股沟管腹环，位于腹股沟韧带中点上方1.5 cm处，是腹横筋膜斜向外下包裹精索形成的，呈漏斗状突出。腹横筋膜包裹在精索表面形成精索内筋膜。腹股沟管外口又称腹股沟管浅环或腹股沟管**皮下环**（superficial inguinal ring），为腹外斜肌腱膜在耻骨结节外上方的一个三角形裂隙，精索或子宫圆韧带由此穿出。在腹股沟管浅环，腹外斜肌腱膜变薄并延续向下包裹在精索的表面，形成精索外筋膜。腹股沟管前壁由位于精索前面的腹外斜肌腱膜构成。在腹股沟管的外侧1/3处，有起自腹股沟韧带的腹内斜肌行于精索前面，与腹外斜肌腱膜共同构成前壁。腹股沟管后壁由位于精索后面的腹横筋膜构成。在腹股沟管的内侧1/3处，有发育程度不一的联合腱或联合肌行于精索后面，与腹横筋膜共同构成后壁。在接近腹股沟管浅环处，有反转韧带参与构成腹股沟管的后壁。腹股沟管上壁位于精索的上方，由腹内斜肌和腹横肌的游离下缘（弓状下缘）构成。腹股沟管下壁由位于精索下方的腹股沟韧带构成。

（四）腹股沟三角

腹股沟三角（inguinal triangle），又称Hesselbach三角，由腹直肌外侧缘、腹股沟韧带和腹壁下动脉围成（图5-12）。由浅入深依次为皮肤、浅筋膜、腹外斜肌腱膜及腹股沟管浅环、腹横筋膜、腹膜外组织、壁腹膜。

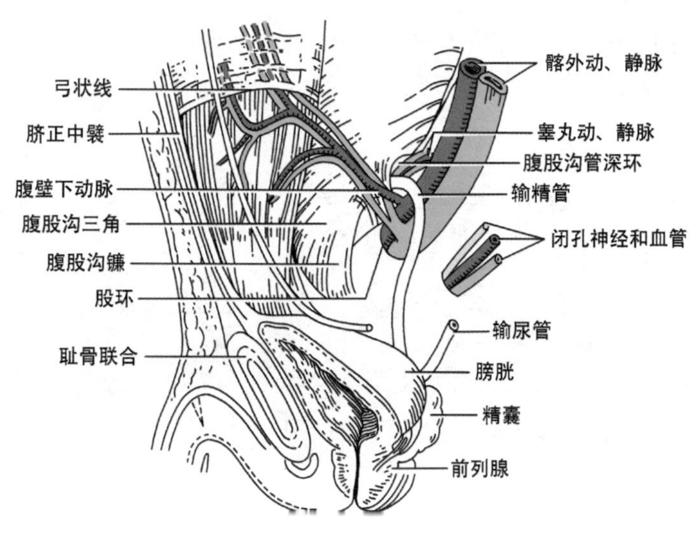

图5-12 腹股沟三角（内面观）

三、睾丸下降与腹股沟疝的关系

胚胎早期，睾丸位于脊柱两侧、腹后壁的腹膜后间隙内。胚胎第3个月末，睾丸降至髂窝，第7个月达到腹股沟管深环，并同由中肾管演化来的附睾和输精管一起经腹股沟管降至腹股沟管浅环，出生前后降入阴囊。随着睾丸下降，腹膜形成双层鞘状突起，称**腹膜鞘突**（vaginalis processes of peritoneum），腹膜鞘突顶着腹前外侧壁随睾丸下降至阴囊。在正常情况下，睾丸降入阴囊后，鞘突包绕睾丸的部分形成睾丸固有鞘膜壁层和脏层，壁层和脏层之间的腔隙为睾丸鞘膜腔，其余部分则完全闭锁形成鞘突剩件（鞘韧带）。

（王乐禹）

Note

第三节　结肠上区

结肠上区介于膈与横结肠及其系膜之间，主要有食管腹部、胃、十二指肠、肝、肝外胆道、胰和脾等结构。

一、食管腹部

食管腹部(abdominal part of esophagus)在第 10 胸椎高度穿膈的食管裂孔进入腹腔，长 1～2 cm。食管进入腹腔后向左下连于胃贲门。食管腹部前面有迷走神经前干经过，后面有迷走神经后干。食管腹部的动脉供应来自膈下动脉和胃左动脉的食管支；食管腹部的静脉参与食管静脉丛的形成，经食管支汇入胃左静脉；食管腹部接受迷走神经和来自腹腔神经丛的交感神经分支管理。

二、胃

(一)位置与毗邻

胃(stomach)中度充盈时，大部分位于左季肋区，小部分位于腹上区。胃贲门在第 11 胸椎左侧，幽门在第 1 腰椎下缘右侧。胃的位置常因体位、呼吸、胃的充盈程度及肠管的状态而变化(图 5-13)。

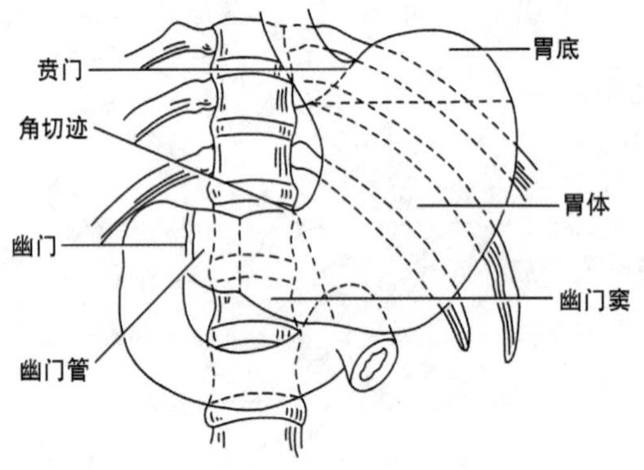

图 5-13　胃的位置

胃前壁右侧邻接左半肝，左侧上部紧邻膈，下部接触腹前壁。胃后壁隔网膜囊与胰、左肾上腺、左肾、脾、横结肠及其系膜相毗邻，这些器官共同组成胃床(图 5-14)。

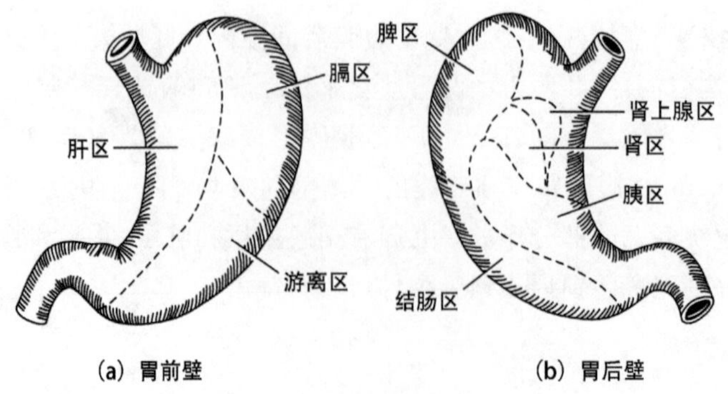

图 5-14　胃的毗邻

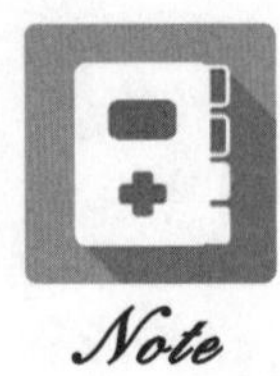
Note

(二)网膜与韧带

1. 大网膜(greater omentum) 连于胃大弯与横结肠之间,呈围裙状,遮盖于横结肠和小肠的前面(图 5-15)。大网膜前两层和后两层通常结合,使前两层上部直接连于胃大弯和横结肠之间,形成**胃结肠韧带**(gastrocolic ligament)。

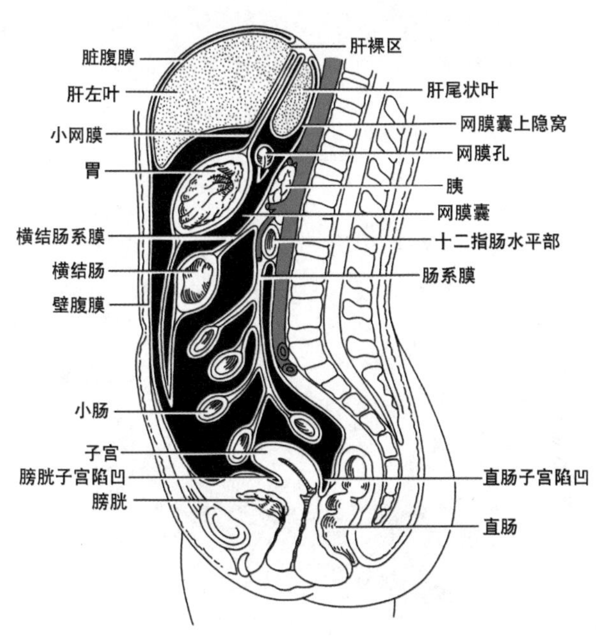

图 5-15 腹膜和腹膜腔(正中矢状切面)

2. 小网膜(lesser omentum) 连于肝门与胃小弯和十二指肠上部之间的双层腹膜(图 5-15、图 5-16)。其左侧部从肝门连于胃小弯,称**肝胃韧带**(hepatogastric ligament);右侧部从肝门连至十二指肠上部,称**肝十二指肠韧带**(hepatoduodenal ligament)。小网膜右侧为游离缘,其后方为网膜孔。

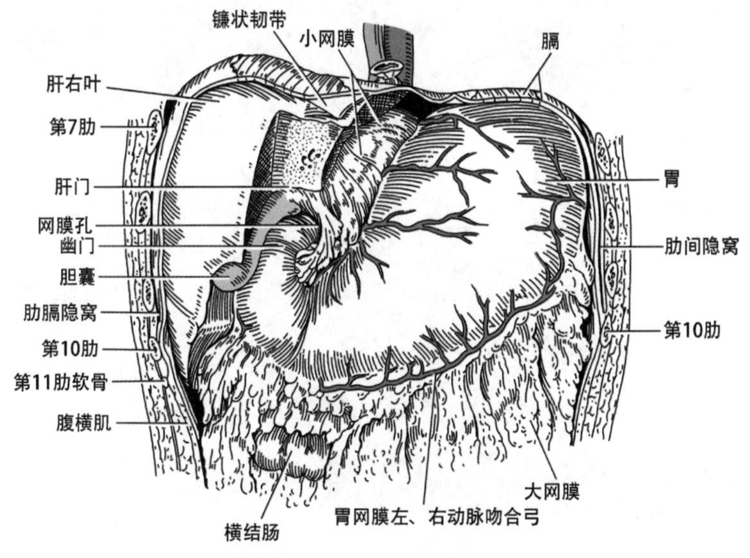

图 5-16 大网膜和小网膜

3. 胃脾韧带(gastrosplenic ligament) 由胃大弯左侧部连于脾门,为双层腹膜结构,其上部有胃短血管,下部有胃网膜左动、静脉。

4. 胃胰韧带(gastropancreatic ligament) 由胃幽门窦后壁至胰头、胰颈或胰颈与胰体的

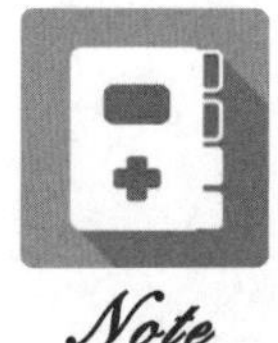

腹膜皱襞。

5. 胃膈韧带(gastrophrenic ligament) 由胃底后面连至膈下，为双层腹膜结构，两层相距较远，使部分胃后壁缺少腹膜覆盖而形成胃裸区(bare area of stomach)。

(三)血管与淋巴引流

1. 动脉 来自腹腔干及其分支，先沿胃大、小弯形成两个动脉弓，再由动脉弓发出许多小支至胃前、后壁(图 5-17、图 5-18)，在胃壁内进一步分支，吻合成网。

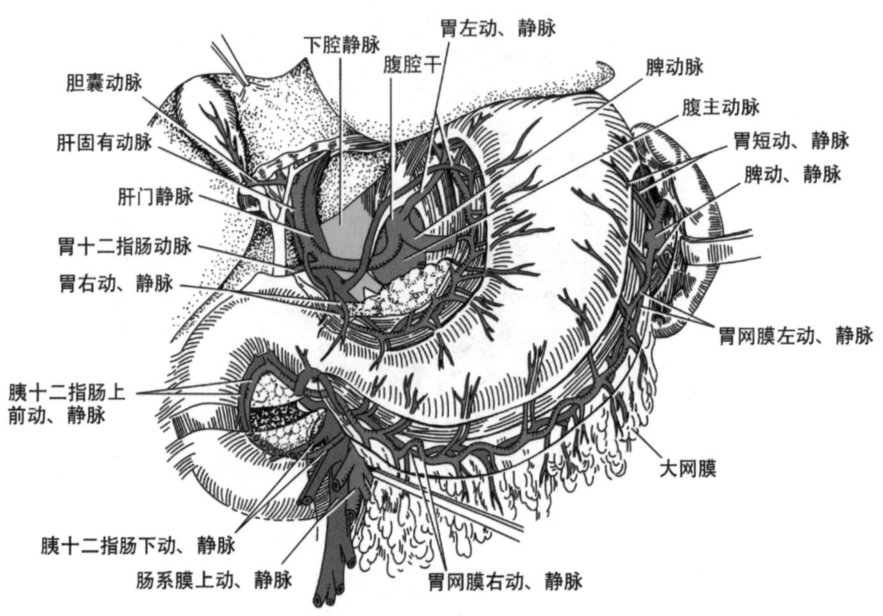

图 5-17 胃的血管(前面观)

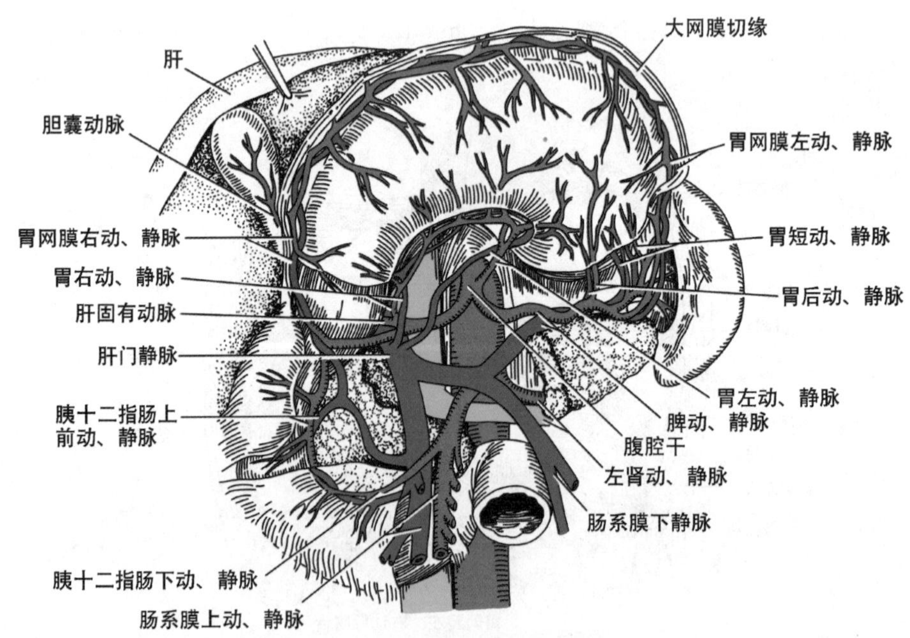

图 5-18 胃的血管(后面观)

1) **胃左动脉**(left gastric artery) 起于腹腔干，向左上方走行至贲门附近，在两层肝胃韧带之间沿胃小弯向右下走行，终支与胃右动脉吻合。胃左动脉在贲门处发出食管支营养食管；行经胃小弯时发出 5～6 支至胃前、后壁。

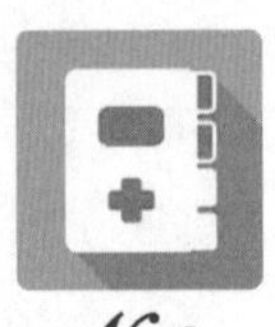
Note

2)**胃右动脉**(right gastric artery) 起于肝固有动脉或肝固有动脉左支、肝总动脉或胃十二指肠动脉,下行至幽门上缘,转向左上,在肝胃韧带内沿胃小弯走行,终支多与胃左动脉吻合,沿途分支至胃前、后壁。

3)**胃网膜右动脉**(right gastroepiploic artery) 起于胃十二指肠动脉,在大网膜前两层腹膜间沿胃大弯左行,终支与胃网膜左动脉吻合,沿途分支营养胃前、后壁和大网膜。

4)**胃网膜左动脉**(left gastroepiploic artery) 起于脾动脉末端或脾支,经胃脾韧带入大网膜前两层腹膜间沿胃大弯右行,终支多与胃网膜右动脉吻合,形成胃大弯动脉弓,行程中分支至胃前、后壁和大网膜。

5)**胃短动脉**(short gastric artery) 起于脾动脉末端或分支,一般3～5支,经胃脾韧带至胃底前、后壁。

6)**胃后动脉**(posterior gastric artery) 大多1～2支,起于脾动脉或上极支,行于网膜囊后壁腹膜后方,经胃膈韧带至胃底后壁,分布于胃体后壁的上部。出现率约72%。

此外,左膈下动脉也可发出1～2小支分布于胃底上部和贲门。

2. 静脉 胃的静脉多与同名动脉伴行,均汇入肝门静脉系统(图5-17、图5-18)。胃右静脉沿胃小弯右行,注入肝门静脉,途中收纳幽门前静脉,后者在幽门与十二指肠交界处前面上行。胃左静脉又称胃冠状静脉,沿胃小弯左行,至贲门处转向右下,汇入肝门静脉或脾静脉。胃网膜右静脉沿胃大弯右行,注入肠系膜上静脉。胃网膜左静脉沿胃大弯左行,注入脾静脉。胃短静脉来自胃底,经胃脾韧带注入脾静脉。胃后静脉由胃底后壁经胃膈韧带和网膜囊后壁腹膜后方,注入脾静脉。

3. 淋巴引流 胃的淋巴管回流至胃大、小弯血管周围的淋巴结群,最后汇入腹腔淋巴结(图5-19)。胃各部淋巴回流虽大致有一定方向,但因胃壁内淋巴管广泛吻合,故几乎任何一处的胃癌均可侵及胃其他部位的淋巴结。

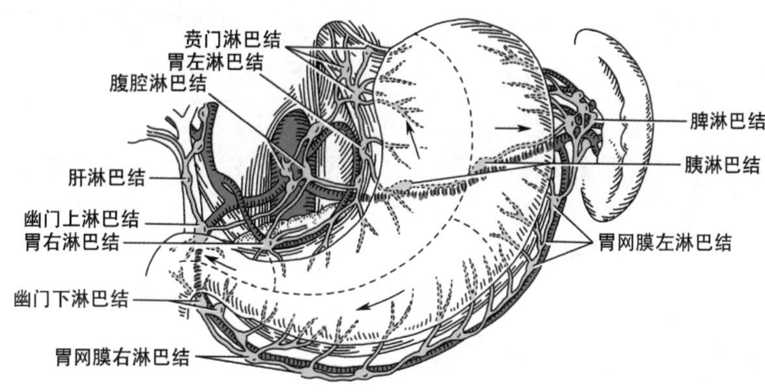

图5-19 胃的淋巴引流

1)胃左、右淋巴结 沿同名血管排列,分别收纳胃小弯侧胃壁相应区域的淋巴,输出管汇入腹腔淋巴结。

2)胃网膜左、右淋巴结 沿同名血管排列,收纳胃大弯侧相应区域的淋巴。胃网膜左淋巴结输出管汇入脾淋巴结,胃网膜右淋巴结输出管汇入幽门下淋巴结。

3)贲门淋巴结 位于贲门周围,收集贲门附近的淋巴,汇入腹腔淋巴结。

4)幽门上、下淋巴结 在幽门上、下方,收集胃幽门部的淋巴。幽门下淋巴结还收集胃网膜右淋巴结以及十二指肠上部和胰头的淋巴。输出管汇入腹腔淋巴结。

5)脾淋巴结 在脾门附近,收纳胃底部和胃网膜左淋巴结的淋巴,先回流至沿脾动脉分布的胰上淋巴结再汇入腹腔淋巴结。

6)其他途径 胃的淋巴管可通过食管的淋巴管和胸导管末段逆流至左锁骨上淋巴结。

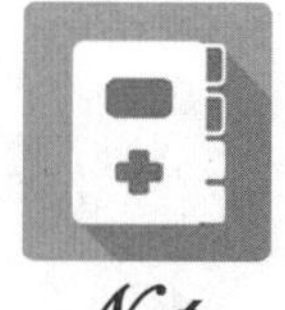

（四）神经

胃的运动神经有交感神经和副交感神经，感觉神经为内脏感觉神经。

1. 交感神经 胃的交感神经节前纤维起于第 6～10 胸椎节段脊髓灰质侧角，经白交通支穿经交感干，然后经内脏大、小神经至腹腔神经丛内的腹腔神经节，在节内交换神经元，发出节后纤维，随腹腔干的分支至胃壁。

2. 副交感神经 胃的副交感神经节前纤维来自迷走神经背核。迷走神经穿经膈的食管裂孔，分前干和后干进入腹腔。①前干：迷走神经前干走行于食管中线附近浆膜的深面，沿食管腹段前面下行。前干在胃贲门处分为肝支与胃前支。肝支有 1～3 条。胃前支伴胃左动脉走行，沿途发出 4～6 条小支分布至胃前壁，于胃角切迹以“鸦爪”形分支分布于幽门窦及幽门管前壁。②后干：贴食管腹段右后方下行，至胃贲门处分为腹腔支和胃后支。腹腔支伴随胃左动脉入腹腔丛；胃后支行于胃小弯深面，向右沿途发出小支至胃后壁，最后也以“鸦爪”形分支分布于幽门窦及幽门管的后壁（图 5-20）。

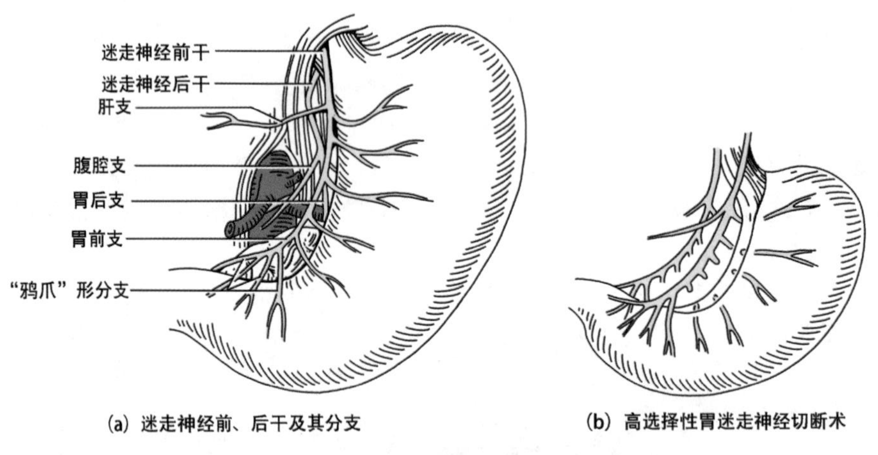

图 5-20 胃的迷走神经和高选择性胃迷走神经切除术

迷走神经各胃支在胃壁神经丛内换元，发出节后纤维，支配胃腺与肌层。高选择性胃迷走神经切断术是保留肝支、腹腔支和胃前、后支的“鸦爪”形分支，而切断胃前、后支的其他全部胃壁分支的手术（图 5-20）。

3. 内脏感觉纤维 胃的感觉纤维随交感神经进入脊髓，随副交感神经进入延髓。胃的痛觉冲动主要随交感神经通过腹腔丛和交感干传入脊髓第 6～10 胸椎节段。

三、十二指肠

十二指肠（duodenum）是小肠上段的一部分，介于胃和空肠之间，因总长约有 12 个手指的宽度（20～25 cm）而得名。上端始于胃的幽门，下端至十二指肠空肠曲接续空肠。整个十二指肠呈“C”形弯曲，包绕胰头。除始、末两端外，均在腹膜后间隙，紧贴腹后壁第 1～3 腰椎的右前方。十二指肠分为上部、降部、水平部和升部四个部分（图 5-21）。

（一）分部及毗邻

1. 十二指肠上部（superior part of duodenum） 长 4～5 cm。自幽门向右并稍向后上方走行，至肝门下方转而向下，形成十二指肠上曲，接续降部。十二指肠上部起始处属于腹膜内位，活动度较大；其余部分在腹膜外，几乎无活动度。十二指肠上部平对第 1 腰椎。前上方与肝方叶和胆囊相邻，近幽门处小网膜右缘深面为网膜孔；下方紧邻胰头和胰颈；后方有胆总管、胃十二指肠动脉、肝门静脉及下腔静脉。

十二指肠上部近侧段黏膜面平坦无皱襞，钡餐 X 线片下呈三角形阴影，称十二指肠球。

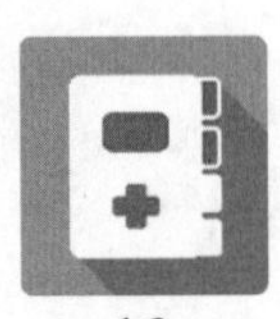
Note

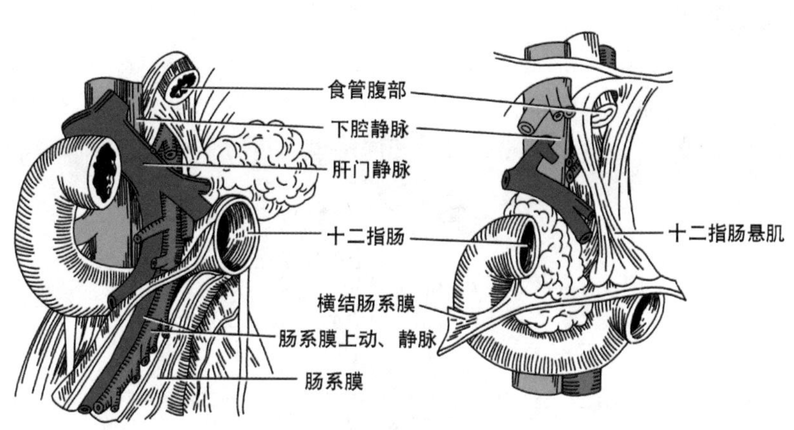

图 5-21 十二指肠水平部的毗邻

2. 十二指肠降部(descending part of duodenum) 长 7～8 cm。始于十二指肠上曲，沿脊柱右侧下降至第 3 腰椎，折转向左，形成十二指肠下曲，续于十二指肠水平部。降部为腹膜外位，前方有横结肠及其系膜跨过，分为上、下两段，分别与肝右前叶及小肠袢相邻；后方与右肾内侧部、右肾门、右肾血管及右输尿管相邻；内侧紧邻胰头、胰管及胆总管；外侧有结肠右曲。十二指肠降部黏膜多为环状皱襞，其后内侧壁上有十二指肠纵襞。十二指肠降部中、下 1/3 交界处可见**十二指肠大乳头**(major duodenal papilla)，为肝胰壶腹的开口处；其左上方约 1 cm 处常可见十二指肠小乳头，为副胰管的开口处(图 5-22)。

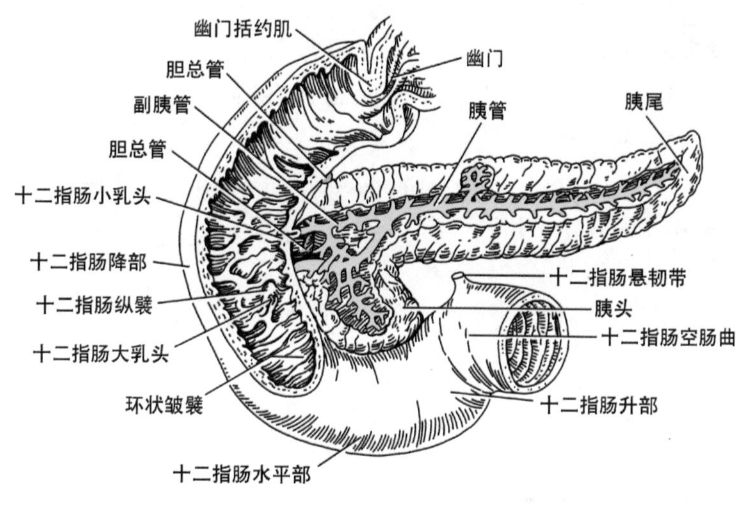

图 5-22 十二指肠大乳头和小乳头

3. 十二指肠水平部(horizontal part of duodenum) 长 10～12 cm。自十二指肠下曲水平向左，横过第 3 腰椎前方至其左侧，移行为十二指肠升部。也是腹膜外位。上方邻胰头及其钩突；后方有右输尿管、下腔静脉和腹主动脉经过；前方右侧与小肠袢相邻，左侧有肠系膜根和其中的肠系膜上动、静脉跨过。

4. 十二指肠升部(ascending part of duodenum) 长 2～3 cm。由十二指肠水平部向左上斜升，至第 2 腰椎左侧折向前下，形成**十二指肠空肠曲**(duodenojejunal flexure)，续为空肠。十二指肠升部前面及左侧覆有腹膜；左侧与后腹壁移行处常形成 1～3 条腹膜皱襞与相应的隐窝。其中一条皱襞位于十二指肠空肠曲左侧、横结肠系膜根下方，称**十二指肠上襞**(superior duodenal fold)或十二指肠空肠襞。十二指肠升部右侧毗邻胰头与腹主动脉。

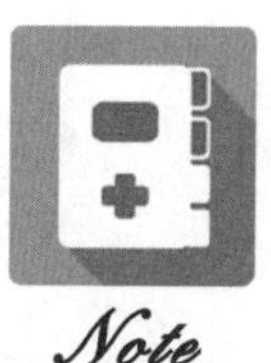

（二）十二指肠悬肌

十二指肠悬肌（suspensory muscle of duodenum）位于空肠的起始处，由肌组织和纤维组织构成，将十二指肠空肠曲连于膈肌右脚（图 5-23）。十二指肠悬肌和包绕其表面的腹膜皱襞又称为十二指肠悬韧带或 Treitz 韧带，有悬吊和固定十二指肠空肠曲的作用。

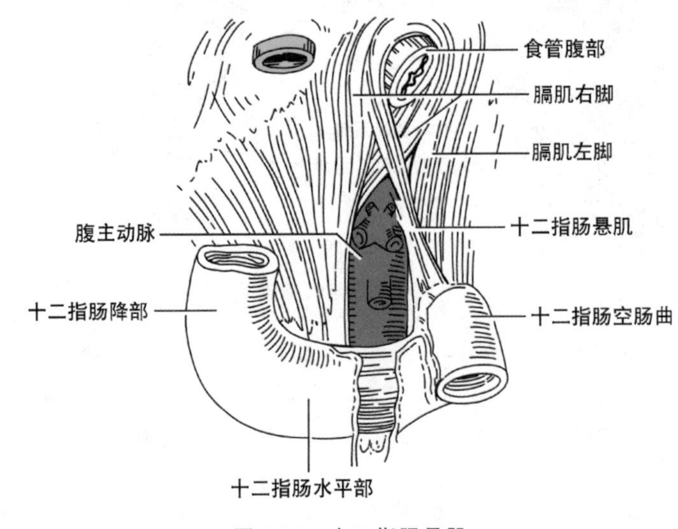

图 5-23　十二指肠悬肌

（三）血管

1. 动脉　十二指肠血液供应主要如下。

1）**胰十二指肠上前动脉**（anterior superior pancreaticoduodenal artery）、胰十二指肠上后动脉（posterior superior pancreaticoduodenal artery）　均起于胃十二指肠动脉，分别沿胰头前、后方靠近十二指肠下行。

2）**胰十二指肠下动脉**（inferior pancreaticoduodenal artery）　起于肠系膜上动脉，分为前、后两支，分别上行与相应的胰十二指肠上前、后动脉相吻合形成前、后动脉弓，从动脉弓上分别营养十二指肠与胰头（图 5-24）。

2. 静脉　多与相应动脉伴行，除胰十二指肠上后静脉直接汇入肝门静脉外，其余均汇入肠系膜上静脉（图 5-25）。

四、肝

（一）位置、毗邻与体表投影

肝（liver）大部分位于右季肋区和腹上区，小部分位于左季肋区。肝膈面左、右肋弓间的部分与腹前壁相贴，右半部分借膈与右肋膈隐窝和右肺底相邻，左半部分借膈与心膈面为邻，后缘近左纵沟处与食管相接触。肝的脏面有胆囊、下腔静脉肝后段、右肾上腺、右肾、十二指肠上部、幽门、胃前面小弯侧及结肠右曲（图 5-26）。

肝的体表投影如下。①肝上界：右锁骨中线与第 5 肋相交处至左第 6 肋软骨距前正中线左侧 5 cm 处的连线。②肝下缘：右腋中线与第 10 肋下 1.5 cm 的相交处至左第 6 肋软骨距前正中线左侧 5 cm 处的连线。③肝右缘：右锁骨中线与第 5 肋相交处至右腋中线与第 10 肋下 1.5 cm 的相交处的连线。

（二）韧带与膈下间隙

1. 肝的韧带　除肝胃韧带和肝十二指肠韧带之外，还有镰状韧带、冠状韧带和左、右三角

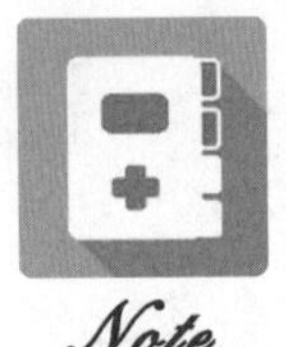
Note

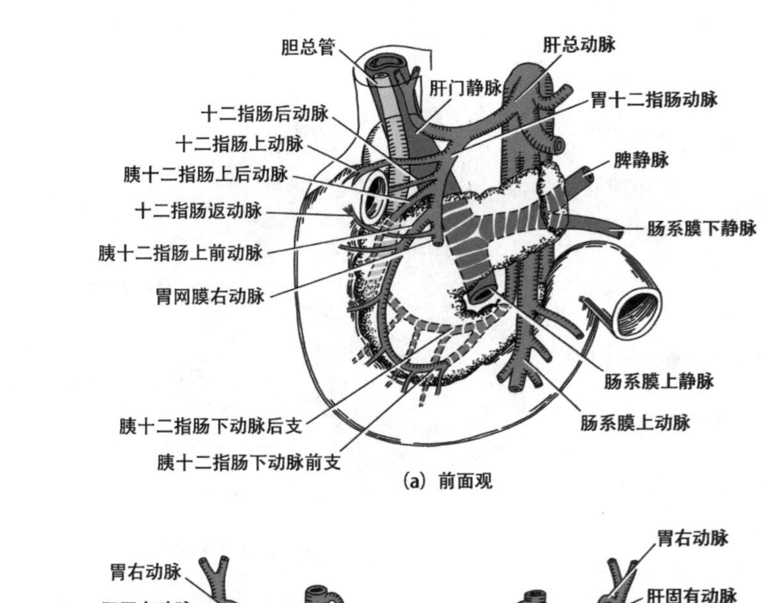

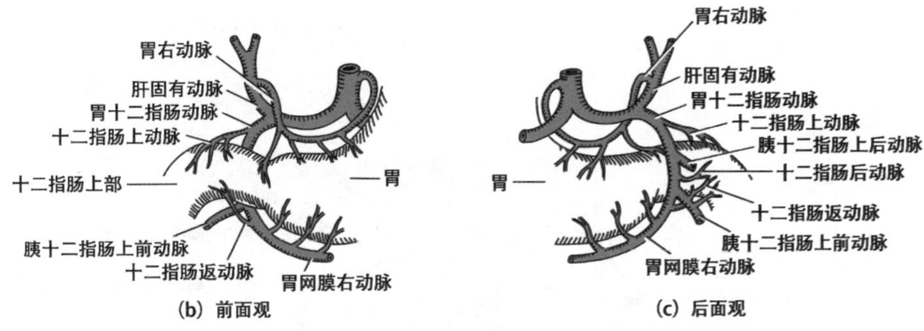

图 5-24 十二指肠的动脉

韧带(图 5-27)。

(1)**镰状韧带**(falciform ligament) 位于膈与肝上面之间的双层腹膜结构,自脐至肝的上面,大致呈矢状位。游离缘内含有肝圆韧带。

(2)**冠状韧带**(coronary ligament) 位于肝的上面、后面与膈之间。上、下两层之间无腹膜覆盖,形成**肝裸区**(bare area of liver)。

(3)**右三角韧带**(right triangular ligament) 冠状韧带右端的部分,连于肝右叶的外后面与膈之间。

(4)**左三角韧带**(left triangular ligament) 位于肝左叶的上面与膈之间。

2. 膈下间隙(subphrenic space) 介于膈与横结肠及其系膜之间,被肝分为肝上间隙和肝下间隙。肝上间隙借镰状韧带和左三角韧带分为右肝上间隙、左肝上前间隙和左肝上后间隙;肝下间隙以肝圆韧带分为右肝下间隙和左肝下间隙,左肝下间隙又被小网膜和胃分成左肝下前间隙和左肝下后间隙(网膜囊)(图 5-28、图 5-29)。此外,还有左、右膈下腹膜外间隙,分别位于膈与胃裸区、膈与肝裸区之间。

(1)**右肝上间隙**(right suprahepatic space) 左界为镰状韧带,后方达冠状韧带上层,右侧向下与右结肠旁沟交通。

(2)**左肝上间隙**(left suprahepatic space) 被左三角韧带分成前、后两个间隙。**左肝上前间隙**(anterior left suprahepatic space)的右界为镰状韧带,后方为左三角韧带前层;**左肝上后间隙**(posterior left suprahepatic space)前方为左三角韧带后层,上方为膈,下方是肝左叶上面,二间隙在左三角韧带游离缘相交通。

(3)**右肝下间隙**(right infrahepatic space) 左侧为肝圆韧带,上方为肝右叶脏面,下方为横结肠及其系膜。肝肾隐窝为其后上部,向上可达肝右叶后面与膈之间,向下通右结肠旁沟。

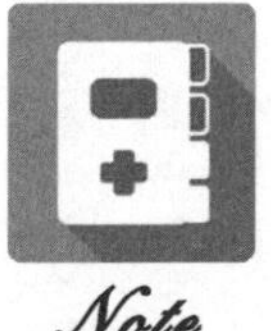

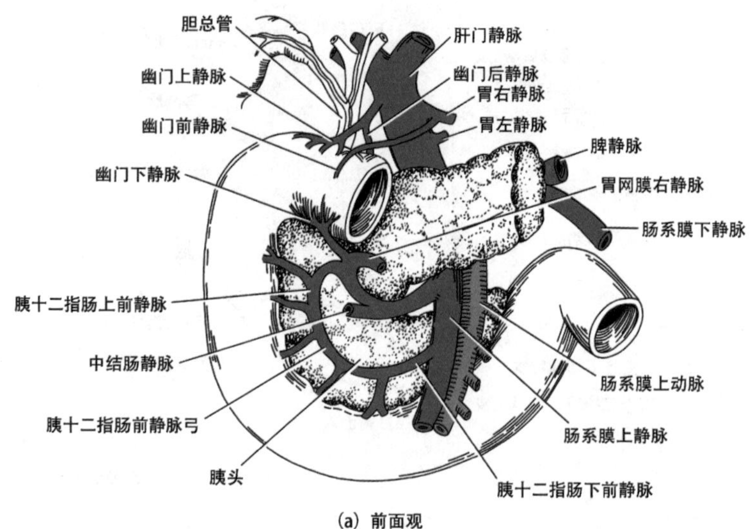

(a) 前面观

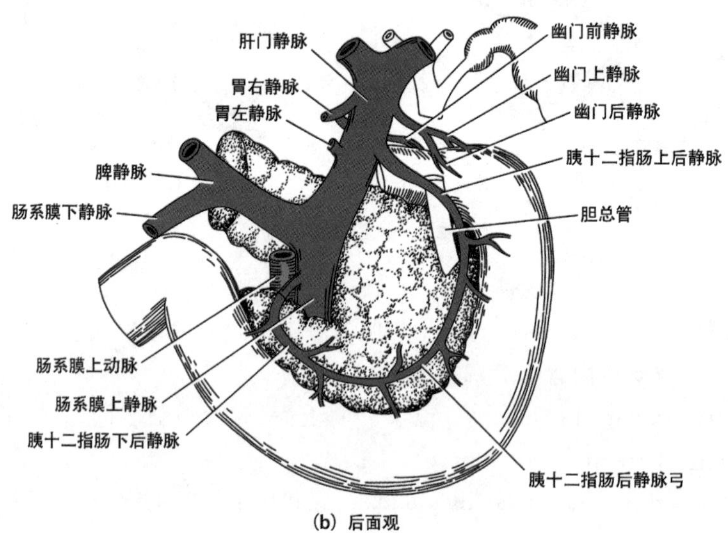

(b) 后面观

图 5-25 十二指肠的静脉

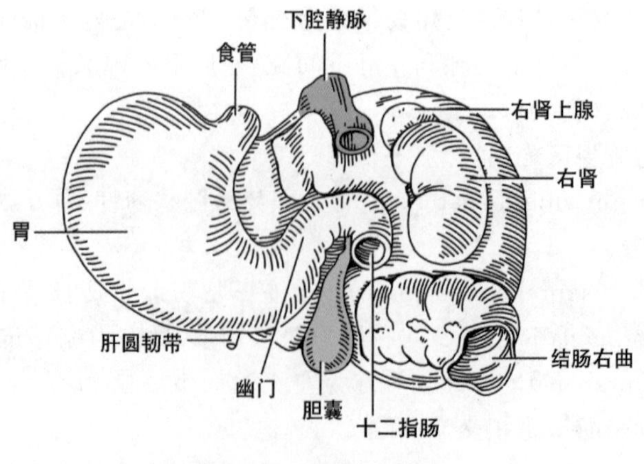

图 5-26 肝脏面的毗邻

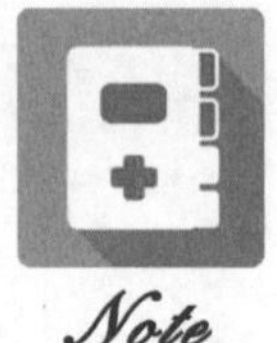

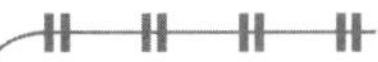

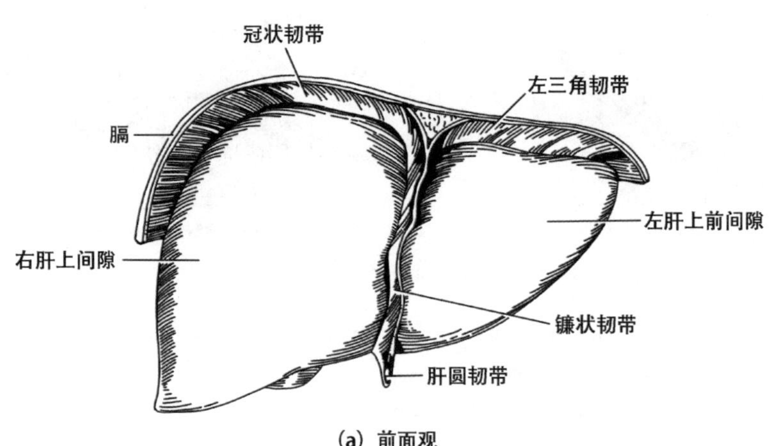

(a) 前面观

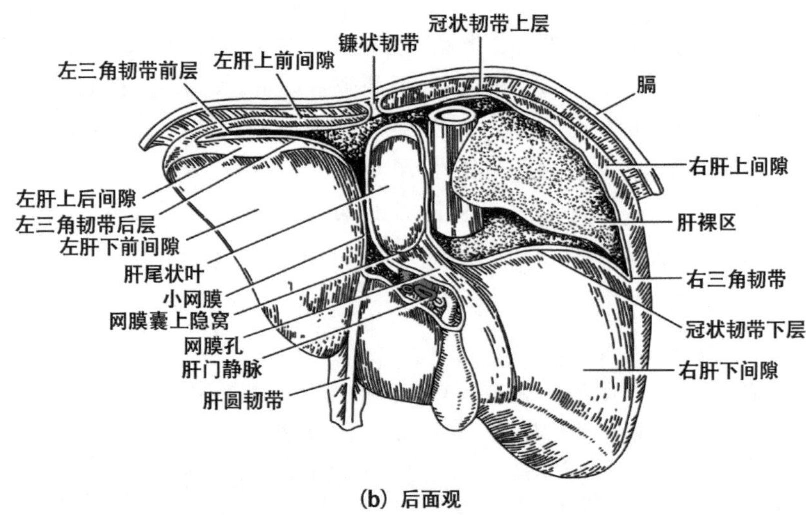

(b) 后面观

图 5-27 肝的韧带

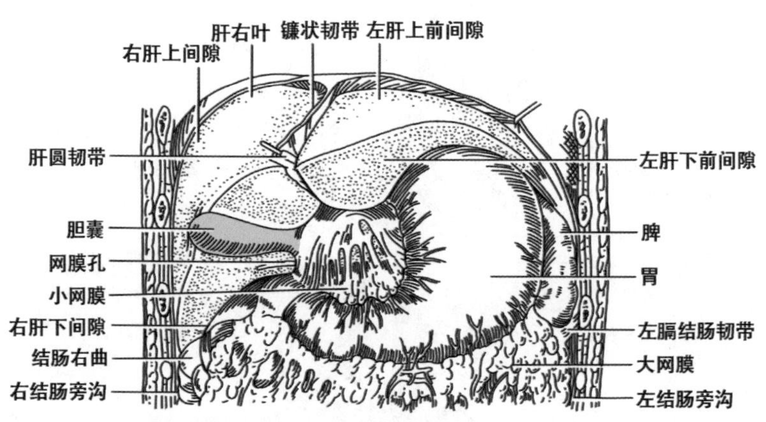

图 5-28 结肠上区

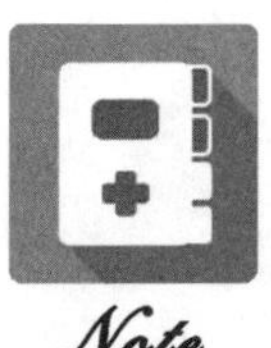

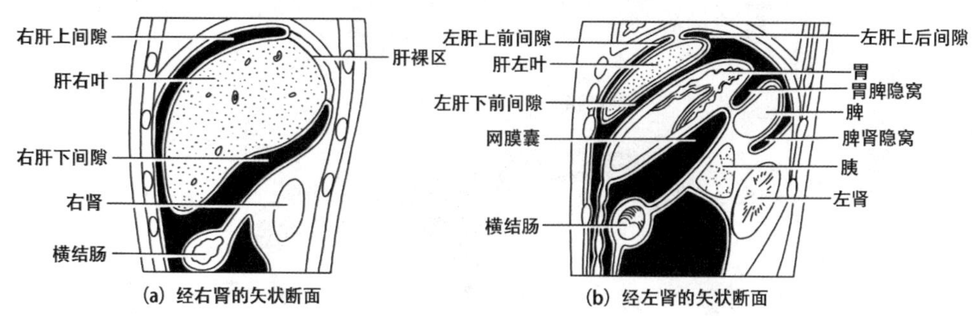

图 5-29　膈下间隙示意图(矢状切面)

(4)**左肝下前间隙**(anterior left infrahepatic space)　上为肝左叶脏面,下为横结肠及其系膜,右侧为肝圆韧带,后为胃和小网膜。

(5)**左肝下后间隙**(posterior left infrahepatic space)　又称网膜囊,位于小网膜和胃的后方。网膜囊的境界如下。①前壁:由上而下依次为小网膜、胃后壁腹膜和大网膜前两层。②下壁:为大网膜前两层与后两层反折处。③后壁:由下向上依次为大网膜后两层、横结肠及其系膜,以及覆盖胰、左肾、左肾上腺等处的腹膜。④上壁:为衬覆于膈下面的腹膜,在此处肝尾状叶自右侧套入网膜囊内。⑤左界:为胃脾韧带、脾和脾肾韧带。⑥右界:网膜孔(又称 Winslow 孔)。网膜孔是网膜囊与腹膜腔其余部分相通的唯一孔道,网膜孔的前界为肝十二指肠韧带,后界为覆盖下腔静脉的腹膜,上界为肝尾状叶,下界为十二指肠上部,一般可容纳 1～2 横指。

(6)膈下腹膜外间隙　**左膈下腹膜外间隙**(left subphrenic extraperitoneal space)位于膈与胃裸区之间。**右膈下腹膜外间隙**(right subphrenic extraperitoneal space)居膈与肝裸区之间。

(三)肝门与肝蒂

肝的脏面凹陷有左纵沟(由静脉韧带裂和肝圆韧带裂组成)、右纵沟(由腔静脉沟和胆囊窝组成)和介于两者之间的横沟。三条沟呈"H"形。横沟亦称**肝门**(porta hepatis)或第一肝门,有左、右肝管,肝门静脉左、右支,肝固有动脉左、右支,淋巴管及神经等出入(图 5-30)。出入肝门的结构统称为**肝蒂**(hepatic pedicle),走行于肝十二指肠韧带内。在肝门处,左、右肝管在前,肝固有动脉左、右支居中,肝门静脉左、右支在后。左、右肝管的汇合点最高,紧贴横沟;肝门静脉的分叉点稍低,距横沟稍远;而肝固有动脉的分叉点最低,相当于胆囊管与肝总管汇合

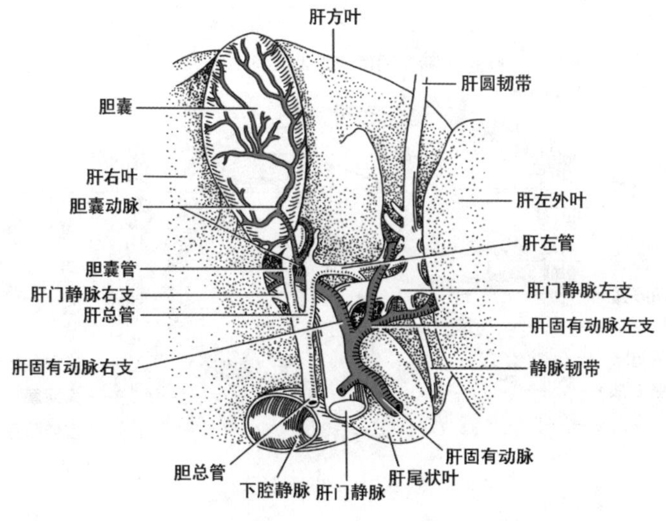

图 5-30　肝门和肝蒂

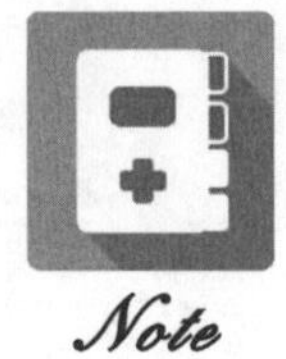
Note

处的水平。在肝十二指肠韧带内，胆总管位于右前方，肝固有动脉位于左前方，肝门静脉位于二者之间的后方。

在腔静脉沟上部，肝左静脉、肝中间静脉、肝右静脉出肝处称第二肝门（图 5-31）。

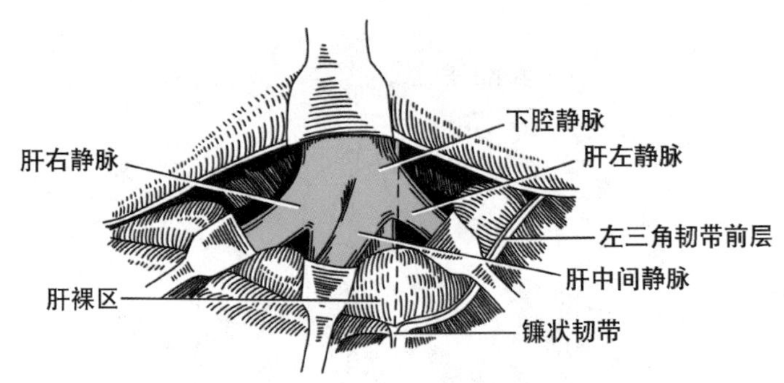

图 5-31　第二肝门（虚线示镰状韧带的延长线）

在腔静脉沟下部，肝右后下静脉和尾状叶静脉出肝处称第三肝门（图 5-32）。

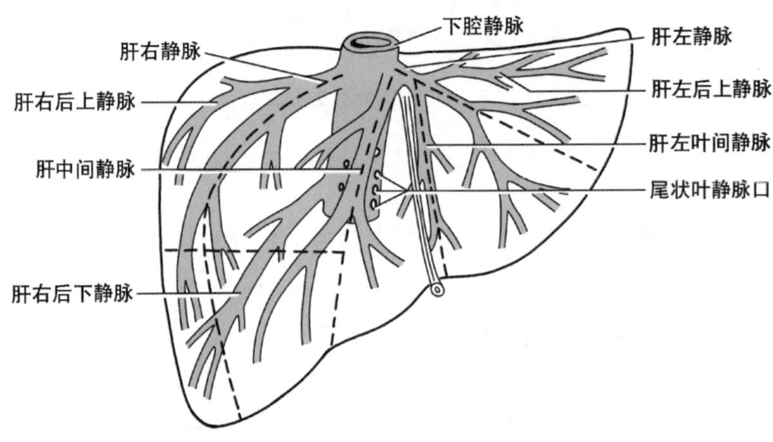

图 5-32　肝静脉和第三肝门

（四）肝内管道

肝内的管道有两个系统，分别是 Glisson 系统和肝静脉系统。Glisson 系统包括肝门静脉、肝动脉和肝管，它们在肝内的行程一致，均被血管周围纤维囊（Glisson 囊）包裹。肝门静脉管径较粗且恒定，是肝分叶与分段的基础（图 5-33）。

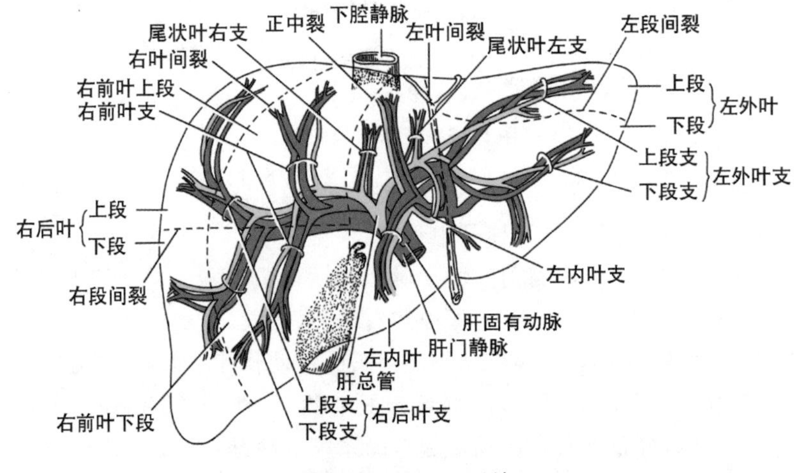

图 5-33　Glisson 系统

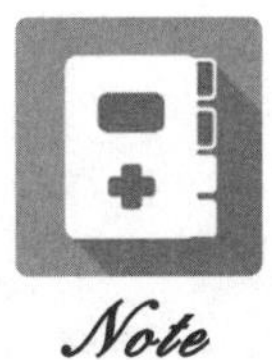

1. 肝门静脉(hepatic portal vein) 在肝横沟内分为左支和右支(图 5-33、图 5-34)。肝门静脉右支粗而短,沿横沟右行,分为右前支和右后支。右前支分出腹侧和背侧数支分别进入右前上段和右前下段。右后支为右支主干的延续,分为右后叶上、下段支,分别分布于右后上段和右后下段。

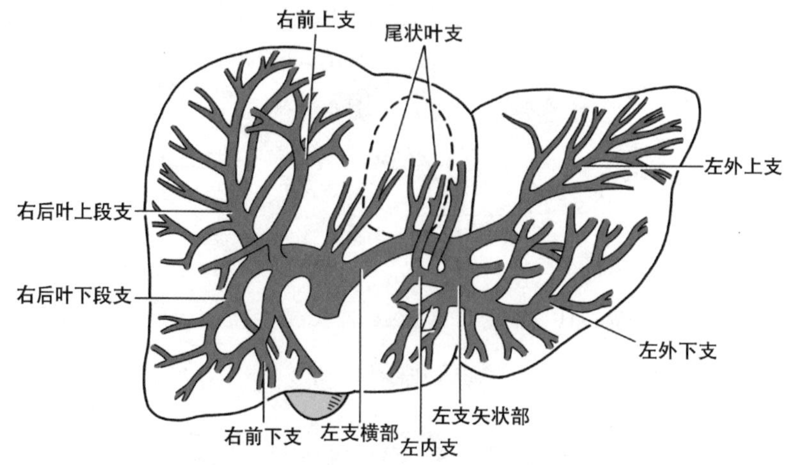

图 5-34 肝门静脉的分支

尾状叶接受肝门静脉左支和右支的双重分布,以左支为主,而尾状突主要接受肝门静脉右后支的分布。

2. 肝固有动脉(proper hepatic artery) 在入肝之前即分出肝左动脉和肝右动脉,分别至左、右半肝(图 5-35)。

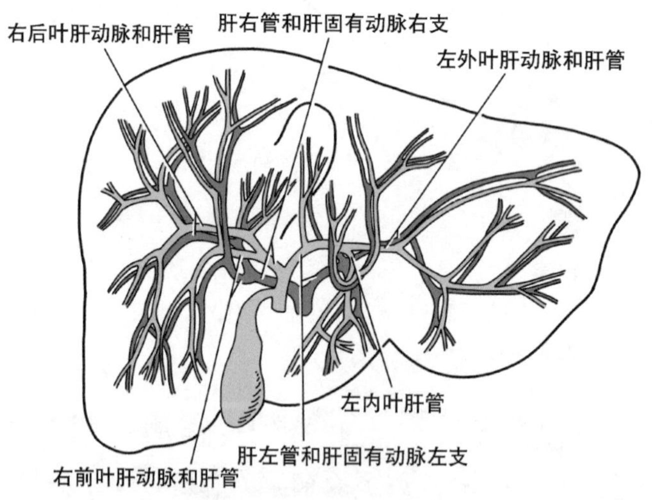

图 5-35 肝动脉和肝管

肝左动脉走向肝门左侧,分出左内叶动脉和左外叶动脉。左外叶动脉分出左外上、下段动脉,进入左外上、下段。左内叶动脉又称肝中动脉,入左内叶。

肝右动脉走向肝门右侧,分出右前叶肝动脉和右后叶肝动脉。右前叶肝动脉和右后叶肝动脉均发出上、下段支,分别进入右前上、下段和右后上、下段。

尾状叶动脉起自肝左动脉,也可起自肝右动脉、肝中动脉和右前叶肝动脉。

起自肝固有动脉以外动脉的肝动脉,称**迷走肝动脉**(aberrant hepatic artery)。分布至左半肝的多起自胃左动脉,分布至右半肝的多起自肠系膜上动脉。

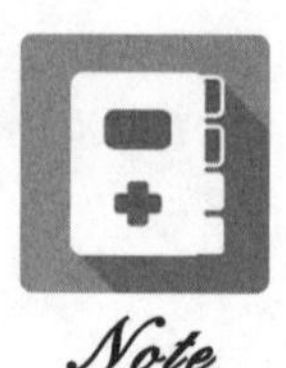

Note

3. 肝管(hepatic duct) 左肝管主要引流左半肝的胆汁。右肝管主要引流右半肝的胆汁。

尾状叶肝管汇入左、右肝管及左、右肝管汇合处，以汇入左肝管为主。

迷走肝管(aberrant hepatic duct)是指肝门区和胆囊窝以外的肝外肝管，常位于肝纤维膜下，或肝周腹膜韧带中，以左三角韧带中多见。

4. 肝静脉(hepatic vein) 肝静脉包括肝左静脉、肝中间静脉、肝右静脉、肝右后静脉和尾状叶静脉，均经腔静脉沟出肝而注入下腔静脉(图 5-32)。肝静脉无静脉瓣，壁薄，且因被固定于肝实质内，管径不易收缩，且变异较多。

(1)**肝左静脉**(left hepatic vein) 收集左外叶全部及左内叶小部分的静脉血，主干位于左段间裂内。

(2)**肝中间静脉**(intermediate hepatic vein) 收集左内叶大部分和右前叶左半的静脉血。由左、右两根合成，汇合点在正中裂中 1/3 偏下部。肝中间静脉的前壁及两侧壁均有数条属支注入，主要来自左内叶和右前上段。

(3)**肝右静脉**(right hepatic vein) 收集右前叶右半部分和右后叶大部分静脉血，前、后两根在右叶间裂中 1/3 偏上处汇合，注入下腔静脉右壁。其主要的属支有右后上缘静脉。

(4)**肝右后静脉**(right posterior hepatic vein) 位于肝右叶的后部，常较表浅。可分为上、中、下三组。其中肝右后下静脉经第三肝门注入下腔静脉(图 5-32)。

(5)**尾状叶静脉**(caudate hepatic vein) 由尾状叶中部汇入下腔静脉的小静脉。其中，引流尾状叶前上部的血液，称上尾状叶静脉；引流尾状叶后下部静脉血的小静脉，称下尾状叶静脉，经第三肝门从左侧汇入下腔静脉。

(五)分叶与分段

1. 肝段的概念 肝段是依 Glisson 系统的分支与分布，以及肝静脉的走行而划分的。Glisson 系统分布于肝段内，肝静脉走行于肝段间。目前，国际上多采用 Couinaud 肝段划分法。1954 年，Couinaud 根据 Glisson 系统的分支与分布以及肝静脉的走行，把肝分为左右半肝、五叶和八段(图 5-36)。

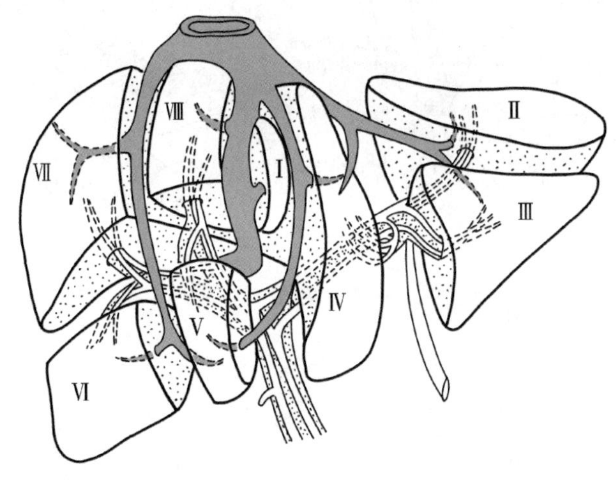

图 5-36 Couinaud 肝段

2. 肝叶和肝段的划分 在 Glisson 系统或肝门静脉系统铸型标本中，可以看到在肝的叶间和段间存有缺少 Glisson 系统分布的裂隙，这些裂隙称为肝裂，是肝叶与肝叶之间和肝段与肝段之间的分界线(图 5-37、图 5-38)。

(1)**正中裂**(median fissure) 又称主门裂，内有肝中间静脉走行，把肝分为左、右半肝。正中裂在肝膈面为下腔静脉左壁至胆囊切迹中点的连线；在肝脏面，经胆囊窝中部，越横沟入腔静脉沟。

(2)**背裂**(dorsal fissure) 位于尾状叶前方，将尾状叶与左内叶和右前叶分开。它上起肝

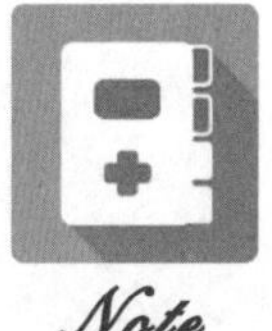

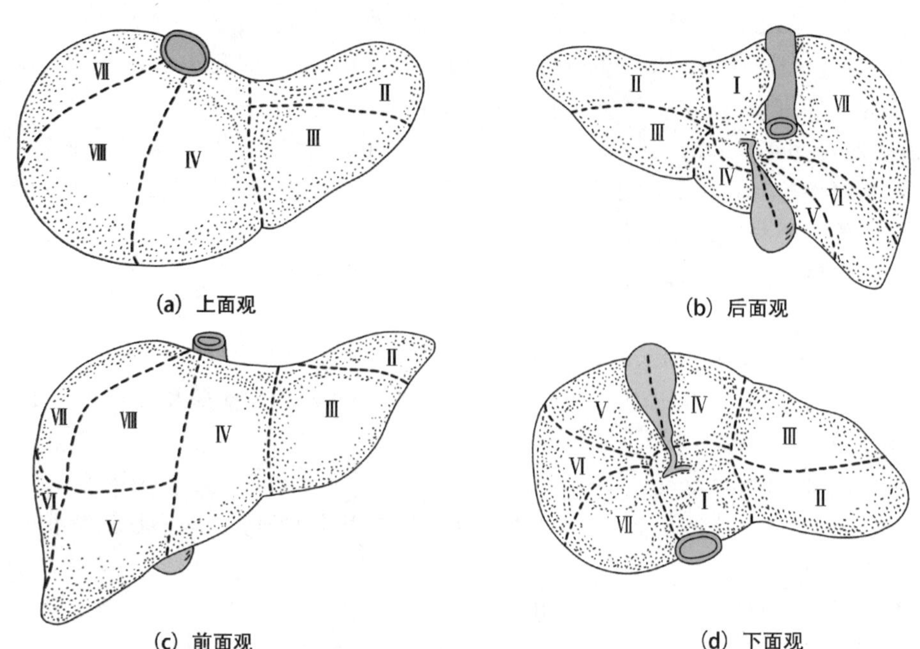

图 5-37 肝段划分法

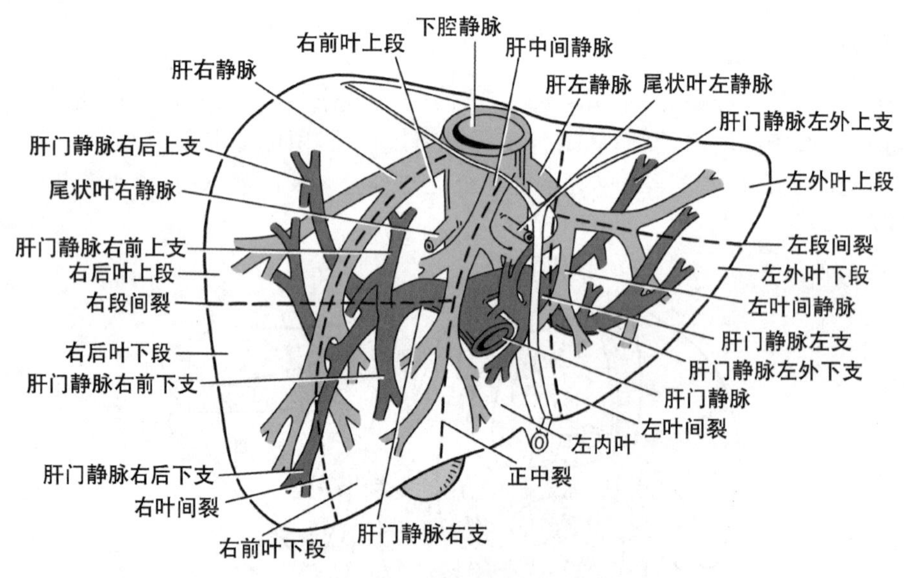

图 5-38 肝内管道和肝裂

左静脉、肝中间静脉、肝右静脉出肝处(第二肝门),下至第一肝门。

(3)**左叶间裂**(left interlobar fissure) 又称脐裂,内有左叶间静脉和肝门静脉左支呈矢状位走行,分隔左内叶和左外叶。左叶间裂在肝膈面为肝镰状韧带附着线左侧 1 cm 范围内与下腔静脉左壁的连线;于脏面,为肝圆韧带裂和静脉韧带裂。

(4)**左段间裂**(left intersegmental fissure) 又称左门裂,内有肝左静脉走行,将左外叶分为左外叶上段和左外叶下段。左段间裂在肝膈面为下腔静脉左壁至肝左缘上、中 1/3 交点的连线,转至脏面止于左纵沟中点稍后上方处。

(5)**右叶间裂**(right interlobar fissure) 又称右门裂,内有肝右静脉走行,分开右前叶与右后叶。右叶间裂在肝膈面为下腔静脉右壁至胆囊切迹中点右侧的肝下缘外、中 1/3 交点的连线,转至脏面,连于肝门右端。

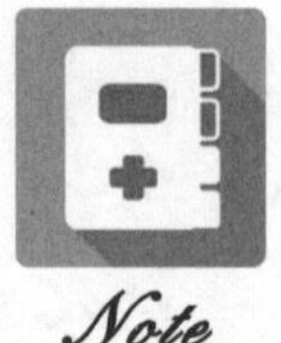
Note

(6)**右段间裂**(right intersegmental fissure) 又称横裂,在脏面为肝门右端至肝右缘中点的连线,转至膈面,连于正中裂。

(六)淋巴引流

肝的淋巴管分浅、深两组。

1. 浅组 位于肝实质表面的浆膜下,形成淋巴管网。可分为膈面与脏面两部分。

肝膈面的淋巴管分为左、右、后三组。后组淋巴管经膈的腔静脉孔进入胸腔,注入膈上淋巴结及纵隔后淋巴结。左组淋巴管注入胃右淋巴结。右组淋巴管注入主动脉前淋巴结。

肝脏面的淋巴管多走向肝门注入肝淋巴结,仅右半肝的后部及尾状叶的淋巴管与下腔静脉并行,经膈注入纵隔后淋巴结。

2. 深组 在肝内形成升、降两干。升干随肝静脉出第二肝门,沿下腔静脉经膈注入纵隔后淋巴结。降干伴肝门静脉分支由肝门穿出,注入肝淋巴结。

(七)神经

肝的神经来自左、右迷走神经、腹腔神经丛和右膈神经。前两者的纤维围绕肝固有动脉和肝门静脉形成肝丛,与肝的血管伴行,经肝门入肝,分布于肝小叶间结缔组织及肝细胞之间。肝血管只受交感神经支配,而胆管和胆囊则受交感神经和副交感神经(迷走神经)支配。

右膈神经为肝的传入神经,其纤维一部分分布于肝纤维囊内,另一部分向前下,经肝前缘与肝丛结合,随其分布至肝内以及胆囊和胆管。肝的传入纤维伴行于肝的交感神经及迷走神经纤维。伴迷走神经的传入纤维来自双侧迷走神经下节。肝的被膜由低位肋间神经的细小分支支配,这些分支亦分布到壁腹膜,特别是肝裸区以及肝上面。

五、肝外胆道

肝外胆道由左肝管、右肝管、肝总管、胆囊和胆总管组成(图 5-39)。

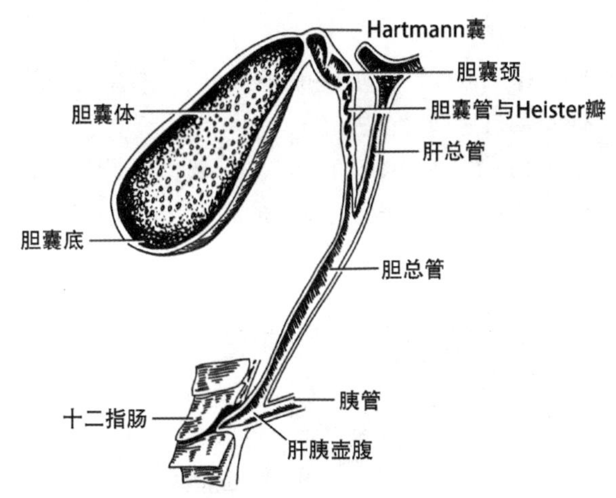

图 5-39 胆囊和肝外胆道

(一)胆囊

胆囊(gallbladder)是呈梨形的囊状器官,容量为 40～60 ml,储存和浓缩胆汁。它借疏松结缔组织附着于肝脏面的胆囊窝内,其下面覆以腹膜。

胆囊上方为肝,下后方为十二指肠及横结肠,左侧为幽门,右侧为结肠右曲,前方为腹前壁。

胆囊分底、体、颈、管四部分。底部稍突出于肝下缘,其体表投影相当于右锁骨中线或右腹直肌外缘与右肋弓的交点处。体部位于底部与颈部之间,伸缩性较大。颈部弯曲且细,位置较

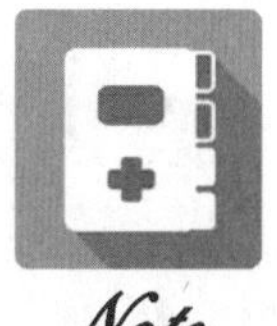
Note

深，其起始部膨大，形成 Hartmann 囊。

胆囊管(cystic duct)一端连于胆囊颈，另一端呈锐角与肝总管汇合为胆总管。胆囊管近胆囊的一端有螺旋状黏膜皱襞，称 Heister 瓣，近胆总管的一段内壁光滑。

胆囊的动脉称**胆囊动脉**(cystic artery)，常于胆囊三角(Calot 三角)内起自肝右动脉。胆囊三角由胆囊管、肝总管和肝脏脏面三部分组成(图 5-40)。

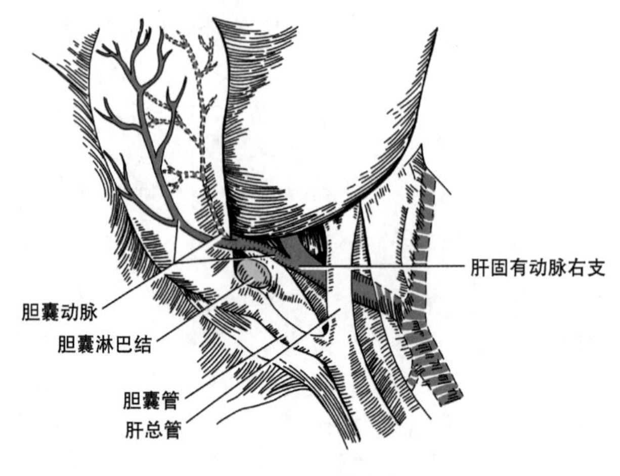

图 5-40　胆囊三角

胆囊的静脉比较分散，胆囊与肝之间有数条小静脉相通。胆囊的小静脉汇成 1～2 条静脉经胆囊颈部汇入肝内门静脉分支。也可以注入肝门静脉主干或肝门静脉右支、肠系膜上静脉。

(二)肝管、肝总管及胆总管

1. 肝管(hepatic duct)　左、右肝管在肝门处汇合成肝总管。右肝管起自肝门的后上方，较为短粗，与肝总管之间的角度较大。左肝管横部位置较浅，横行于肝门左半，与肝总管之间的角度较小。

2. 肝总管(common hepatic duct)　上端由左、右肝管合成，下端与胆囊管汇合成胆总管。肝总管前方有时有肝右动脉或胆囊动脉越过。

3. 胆总管(common bile duct)　胆总管的分段与毗邻关系(图 5-41)如下。

(1)十二指肠上段(第一段)　在肝十二指肠韧带内，自胆总管起始部至十二指肠上部上缘。此段沿肝十二指肠韧带右缘走行。

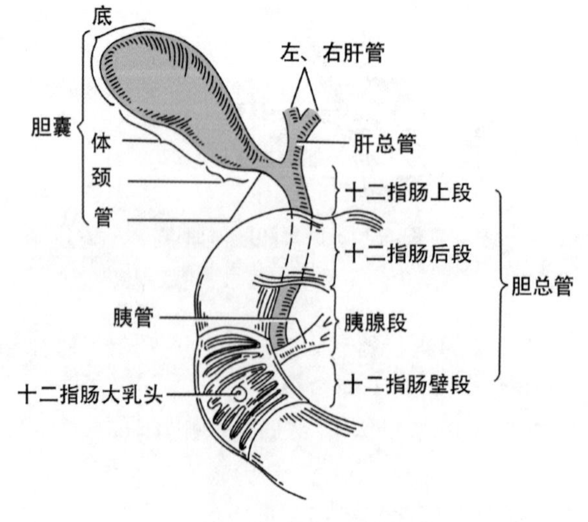

图 5-41　胆总管的分段

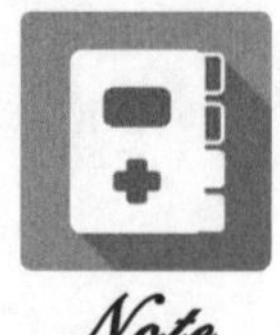

Note

(2)十二指肠后段(第二段) 位于十二指肠上部的后面,向下内方行于下腔静脉的前方,肝门静脉的右侧。

(3)胰腺段(第三段) 弯向下外方,此段上部多从胰头后方经过;下部多被一薄层胰组织所覆盖,位于胆总管沟内。

(4)十二指肠壁段(第四段) 斜穿十二指肠降部中段的后内侧壁,与胰管汇合后略膨大,形成**肝胰壶腹**(hepatopancreatic ampulla),又称 Vater 壶腹。壶腹周围及其附近有括约肌并向肠腔突出,使十二指肠黏膜隆起形成十二指肠大乳头。肝胰壶腹的开口部位在十二指肠降部中、下 1/3 交界处的后内侧壁、十二指肠纵襞的下端。

六、胰

(一)位置、分部与毗邻

胰(pancreas)位于腹上区和左季肋区,横过第 1、2 腰椎前方。除胰尾外均属腹膜外位。其右侧端较低,被十二指肠环绕;左侧端较高,靠近脾门(图 5-42、图 5-43)。

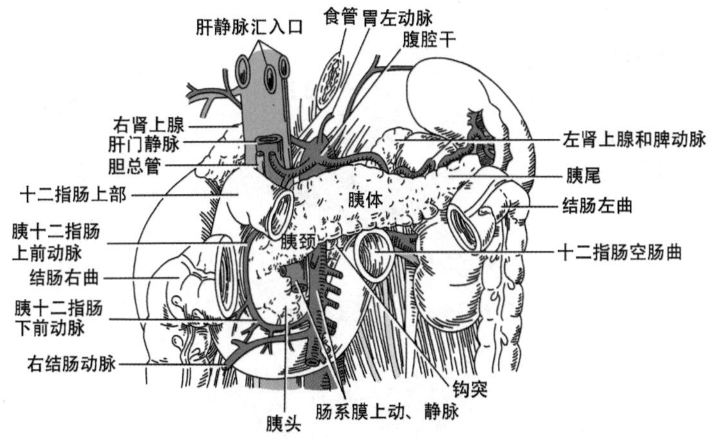

图 5-42 胰的分部和毗邻

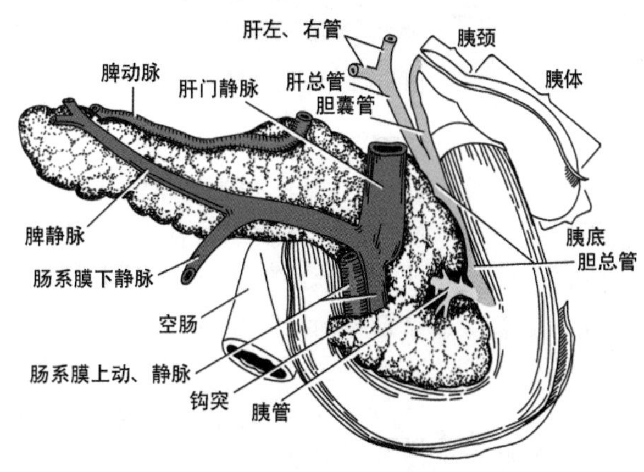

图 5-43 胰的后面观

通常将胰分为头、颈、体、尾四部分,但无明显的界限。

1. 胰头(head of pancreas) 位于第 2 腰椎的右侧,是胰最宽大的部分,被十二指肠从上方、右侧和下方"C"形环绕。胰头下部向左突出,绕至肠系膜上动、静脉后方的部分称**钩突**(uncinate process)。胰头的前面有横结肠系膜根越过,并与空肠相毗邻;后面有下腔静脉、右肾静脉及胆总管下行。

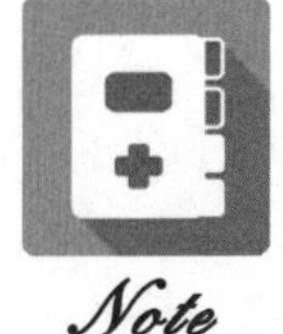

2. 胰颈(neck of pancreas) 胰头与胰体之间较狭窄的部分,位于胃幽门部的后下方。其后面有肠系膜上静脉通过,并与脾静脉在胰颈后汇合成肝门静脉。

3. 胰体(body of pancreas) 位于第1腰椎平面,脊柱前方,并稍向前凸起。胰体的前面隔网膜囊与胃后壁相邻;后面有腹主动脉、左肾上腺、左肾及脾静脉。胰体后面借疏松结缔组织和脂肪附着于腹后壁,上缘与腹腔干和腹腔神经丛相邻,脾动脉沿此缘向左走行。

4. 胰尾(tail of pancreas) 胰左端的狭细部分,末端达脾门,有一定的移动性。

(二)胰管与副胰管

胰管(pancreatic duct)位于胰实质内,起自胰尾,横贯胰腺全长,并收纳各小叶导管,到达胰头右缘,与胆总管汇合形成肝胰壶腹,经十二指肠大乳头开口于十二指肠腔(图 5-22)。

副胰管(accessory pancreatic duct)位于胰头上部,主要引流胰头前上部的胰液,开口于十二指肠小乳头。

(三)血管及淋巴引流

胰的动脉主要有胰十二指肠上前、上后动脉,胰十二指肠下动脉,胰背动脉,胰下(即胰横)动脉,脾动脉胰支及胰尾动脉(图 5-44)。

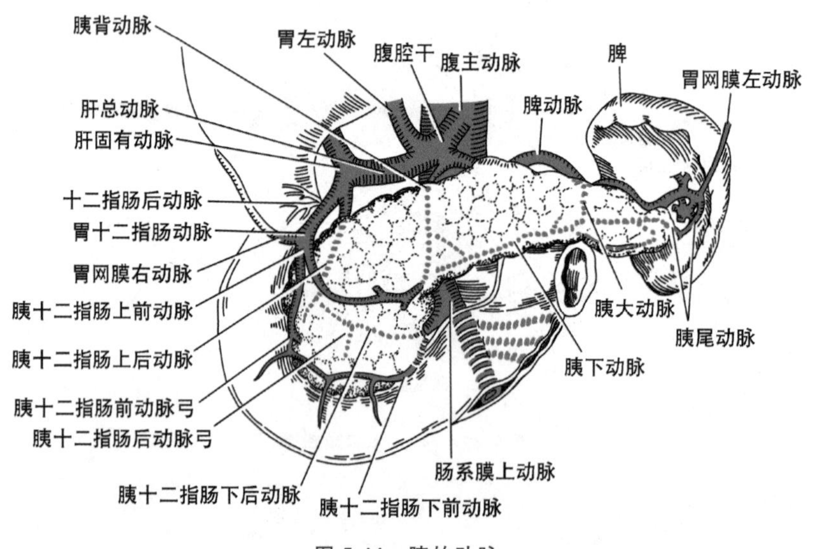

图 5-44 胰的动脉

胰头的血液供应丰富,有胰十二指肠上前、上后动脉(均起自胃十二指肠动脉)及胰十二指肠下动脉(起自肠系膜上动脉)分出的前、后支(胰十二指肠下前、下后动脉),在胰头前、后面相互吻合,形成动脉弓,由动脉弓发出分支供应胰头前、后部及十二指肠。

胰背动脉多由脾动脉根部发出,向下达胰颈或胰体背面,分为左、右2支,左支沿胰下缘背面左行,称胰下动脉。胰体部的血供还来自脾动脉胰支,一般为4～6支,其中最大的一支为胰大动脉,分布至胰尾部的动脉称胰尾动脉。

胰的静脉多与同名动脉伴行,汇入肝门静脉系统。胰头及胰颈的静脉汇入胰十二指肠上、下静脉及肠系膜上静脉,胰体及胰尾的静脉以多个小支在胰后上部汇入脾静脉。

胰的淋巴起自腺泡周围的毛细淋巴管,在小叶间形成较大的淋巴管,沿血管达胰表面,注入胰上、下淋巴结及脾淋巴结,然后注入腹腔淋巴结(图 5-45)。

七、脾

(一)位置与毗邻

脾(spleen)位于左季肋区的肋弓深处。在体表,脾的长轴与左第10肋平行,脾的下端平

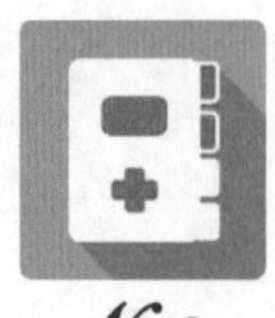
Note

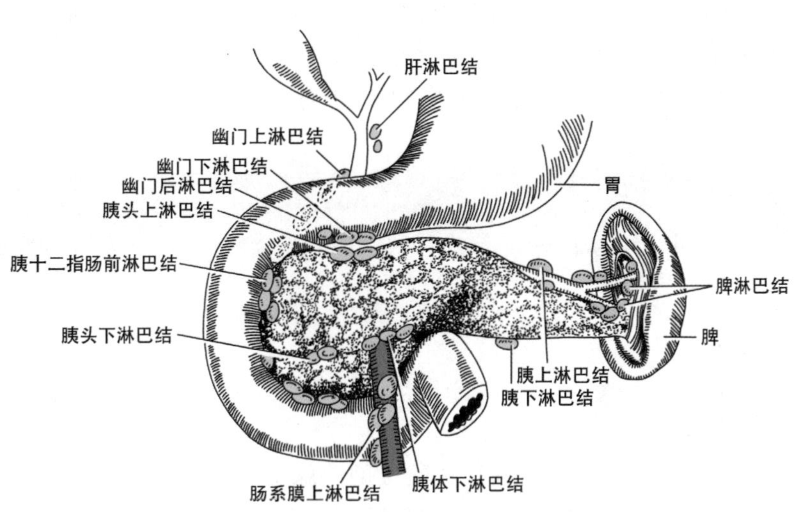

图 5-45 胰的淋巴结

左侧第 11 肋，脾的上端平左侧第 9 肋的上缘(图 5-46)。

脾的膈面与膈、膈结肠韧带接触；脾的脏面前上部与胃底相贴，后下部与左肾、左肾上腺相邻；脾门邻近胰尾。

（二）韧带

脾有 4 条韧带与邻近器官相连(图 5-47)。

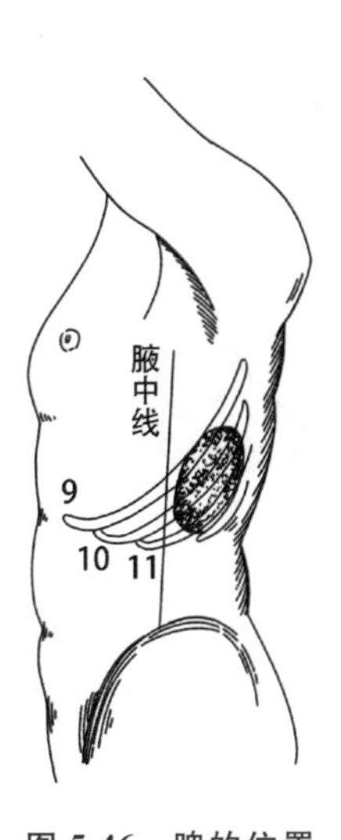

图 5-46 脾的位置

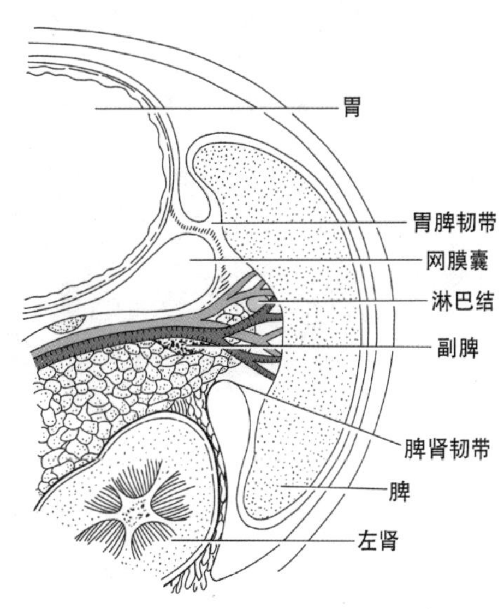

图 5-47 脾血管和韧带

(1)**胃脾韧带** 见胃的网膜和韧带部分。

(2)**脾肾韧带**(lienorenal ligament) 从脾门至左肾前面的双层腹膜结构，内含有胰尾及脾血管、淋巴结和神经丛等。

(3)**膈脾韧带**(phrenicosplenic ligament) 由脾肾韧带向上延伸至膈，此韧带很短。

(4)**脾结肠韧带**(splenocolic ligament) 位于脾前端和结肠左曲之间，此韧带较短。

（三）血管

1. 脾动脉(splenic artery) 起自腹腔干，沿胰背侧面的上缘左行，其远侧段入脾肾韧带内，并在韧带内发出各级分支，终末支入脾内(图 5-47)。

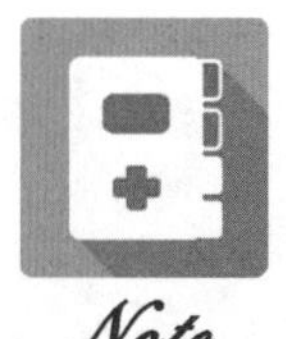

2. 脾静脉(splenic vein) 由脾门处的 2～6 条属支组成，走行较直，与脾动脉的弯曲形成鲜明对照。脾静脉位于脾动脉的后下方，在胰后面的横沟中走行，沿途收纳胃短静脉、胃网膜左静脉、胃后静脉、肠系膜下静脉及来自胰的一些小静脉，向右达胰颈处，与肠系膜上静脉汇合成肝门静脉。

(四)副脾

副脾(accessory spleen)色泽、硬度与脾一致，其位置、数目和大小等均不恒定，多位于脾门、脾蒂和大网膜等处。

八、肝门静脉

(一)组成和类型

肝门静脉(hepatic portal vein)是腹腔中较大的静脉干，由脾静脉与肠系膜上静脉汇合而成，但由于肠系膜下静脉及胃左静脉汇入肝门静脉的部位不同，其组成可有多种类型(图 5-48、图 5-49)。肠系膜上静脉与脾静脉汇合的部位一般在胰颈的后方，偶在胰颈与胰体交界处或胰头的后方。

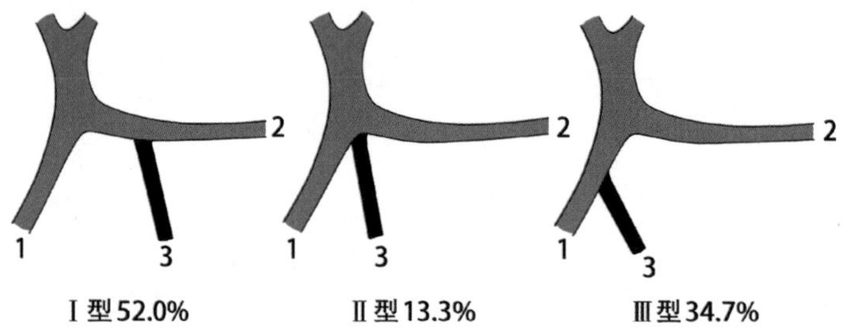

图 5-48 肠系膜下静脉汇入类型

1. 肠系膜上静脉；2. 脾静脉；3. 肠系膜下静脉

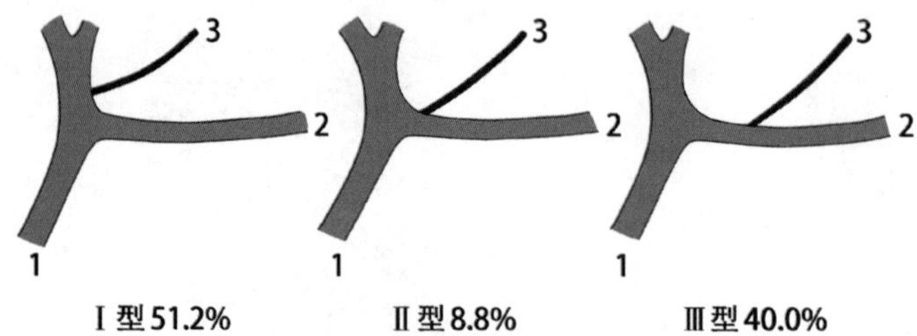

图 5-49 胃左静脉汇入类型

1. 肠系膜上静脉；2. 脾静脉；3. 胃左下静脉

(二)位置

肝门静脉自胰颈的后方上行，通过十二指肠上部的深面进入肝十二指肠韧带，上行至第一肝门，分为左、右两支，然后分别进入左、右半肝。在肝十二指肠韧带内，肝门静脉的右前方为胆总管，左前方为肝固有动脉，后面隔网膜孔(Winslow 孔)与下腔静脉相邻。

(三)属支与收集范围

肝门静脉的属支主要有脾静脉、肠系膜上静脉、肠系膜下静脉、胃左静脉、胃右静脉、胆囊静脉和附脐静脉(图 5-50)。肝门静脉主要收集食管腹段、胃、小肠、大肠(至直肠上部)、胰、胆囊和脾等处的血液。

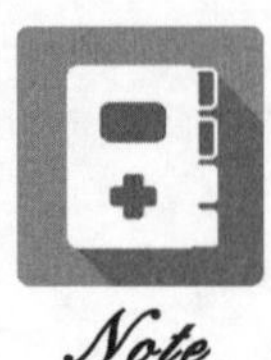

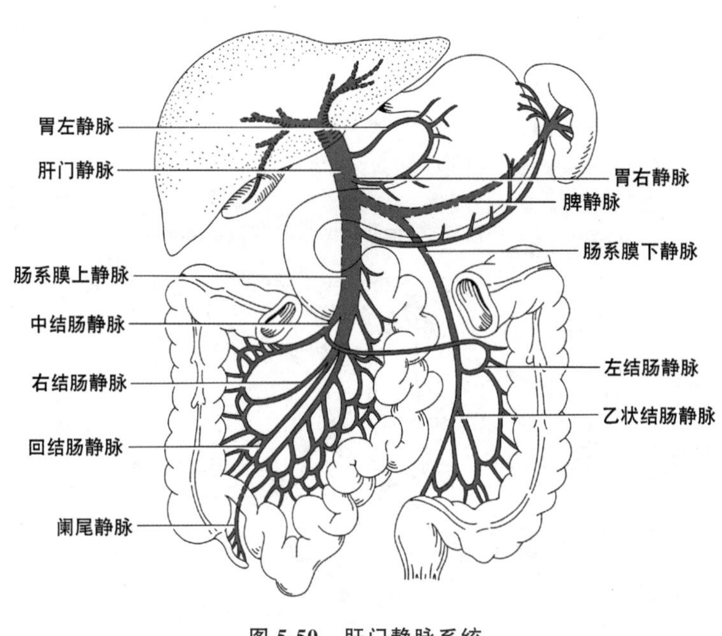

图 5-50　肝门静脉系统

（郑雪峰）

第四节　结肠下区

结肠下区位于横结肠及其系膜与小骨盆上口之间。内有空肠、回肠、盲肠、阑尾及结肠等脏器。

一、空肠和回肠

（一）位置与形态结构

空肠（jejunum）和**回肠**（ileum）占据结肠下区的大部分，两者间无明显分界。近侧的 2/5 为空肠，位于结肠下区的左上部；远侧的 3/5 为回肠，位于结肠下区的右下部。空肠和回肠均属腹膜内位器官，借肠系膜附着于腹后壁。

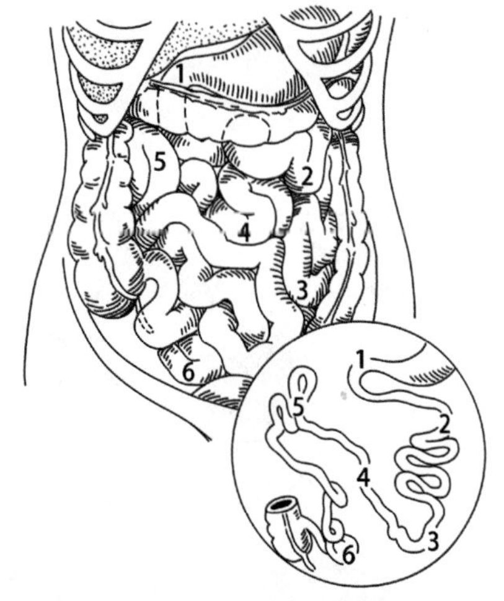

图 5-51　小肠在腹部的位置（图内数字表示小肠的分组）

通常将小肠袢按部位分为六组。第 1 组为十二指肠，位于腹上区；第 2 组为空肠上段肠袢，居左腹外侧区；第 3 组为空肠下段，在左髂区；第 4 组为回肠上段，盘于脐区；第 5 组为回肠中段，居右腹外侧区；第 6 组为回肠下段，处于右髂区、腹下区和盆腔（图 5-51）。

空肠管径小，肠壁厚，颜色较红，黏膜环状皱襞多又高，黏膜内散在孤立淋巴滤泡，系膜内血管弓的级数和脂肪均较少；回肠管径较粗，肠壁较薄，颜色稍白，黏膜环状皱襞少又低，黏膜内除有孤立淋巴滤泡外，还有集合淋巴滤泡，系膜内血管弓级数较多，脂肪较丰富。

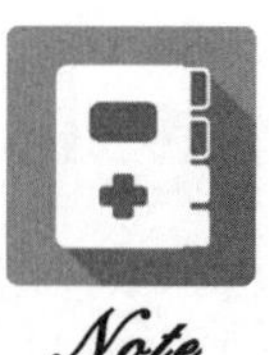

(二)肠系膜

肠系膜根(radix of mesentery)从第 2 腰椎左侧斜向右下，止于右骶髂关节前方，将空、回肠悬附于腹后壁(图 5-52)。肠系膜整体呈扇状，形成许多皱褶(图 5-53)。肠系膜由两层腹膜组成，其间有分布到肠袢的血管、神经和淋巴，它们在小肠的系膜缘处进出肠壁。

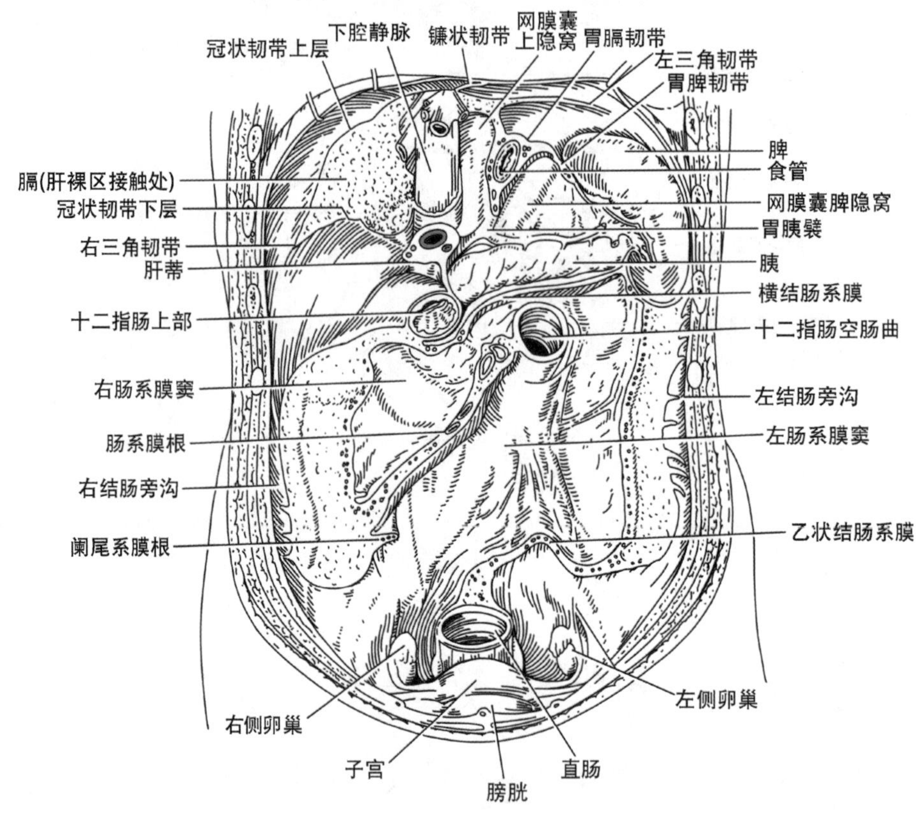

图 5-52　腹后壁的腹膜

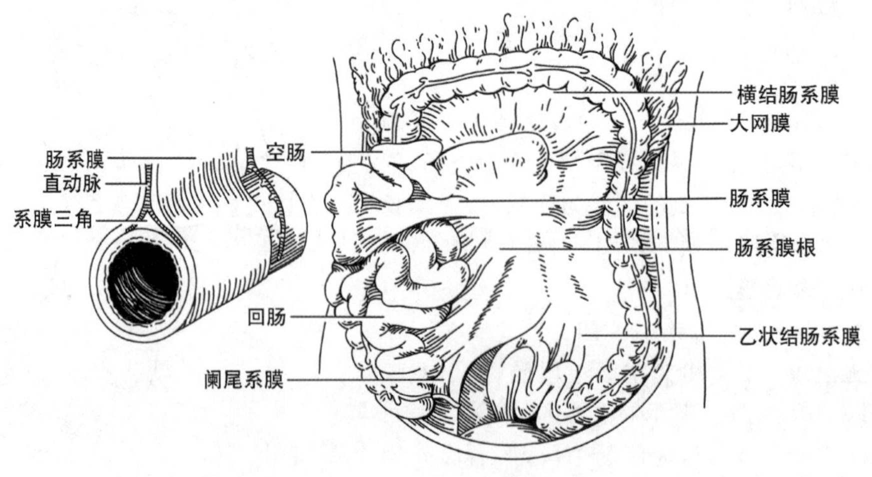

图 5-53　肠系膜

肠系膜根将横结肠及其系膜与升、降结肠之间的区域分为**左肠系膜窦**(left mesenteric sinuse)和**右肠系膜窦**(right mesenteric sinuse)。左肠系膜窦位于肠系膜根、横结肠及其系膜的左 1/3 部、降结肠、乙状结肠及其系膜之间，呈向下开口的斜方形；右肠系膜窦位于肠系膜根、升结肠、横结肠及其系膜的右 2/3 之间，呈三角形，周围近乎封闭(图 5-54)。

Note

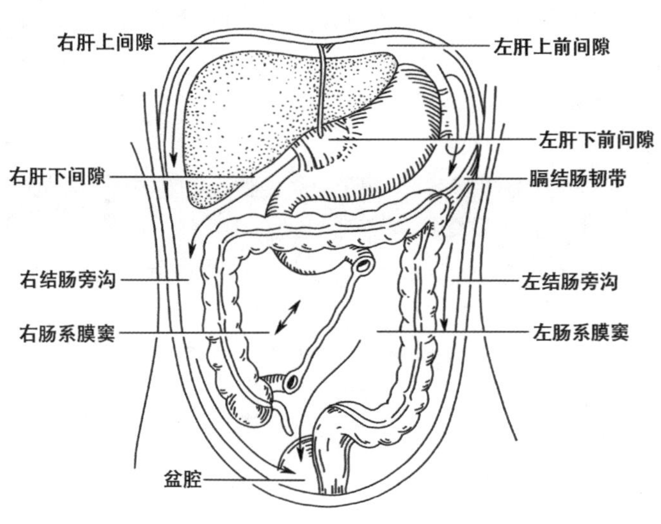

图 5-54 腹膜腔的交通

（三）血管、淋巴引流及神经

1. 动脉 空肠和回肠的动脉来自**肠系膜上动脉**（superior mesenteric artery）（图 5-55）。肠系膜上动脉在第 1 腰椎水平起于腹主动脉前壁，向前下由胰颈下缘左侧穿出，跨十二指肠水平部前方，入肠系膜。向右发出胰十二指肠下动脉、中结肠动脉、右结肠动脉和回结肠动脉；向左发出 12～18 条空肠动脉、回肠动脉。空肠动脉、回肠动脉在肠系膜内呈放射状走向肠壁，途中分支吻合，形成动脉弓。小肠近侧段一般为 1～2 级动脉弓；远侧段弓数增多，可达 3～4 级，回肠最末段又成单弓。末级血管弓发出直动脉分布于肠壁，直动脉间缺少吻合。

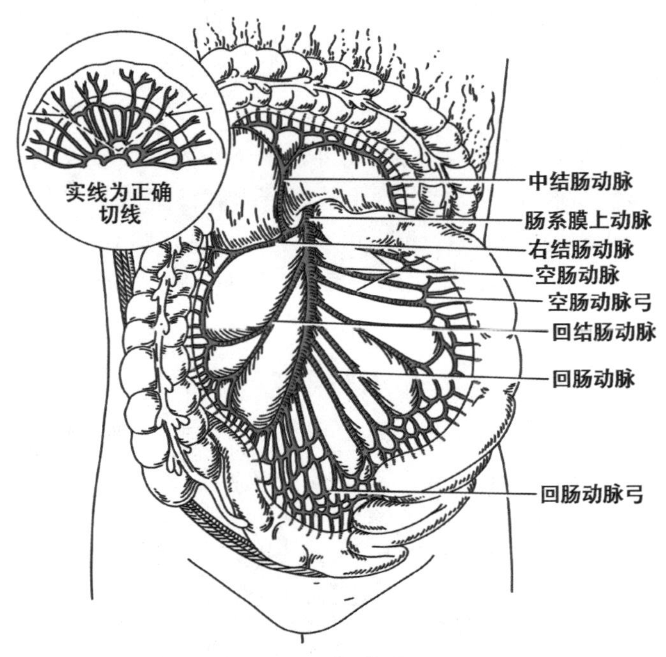

图 5-55 空肠和回肠的动脉

2. 静脉 空肠静脉、回肠静脉与动脉伴行，引流小肠的血液汇入肠系膜上静脉。肠系膜上静脉在肠系膜上动脉右侧上行，越过右输尿管、下腔静脉等结构，在胰颈后方与脾静脉汇合成肝门静脉。

3. 淋巴引流 小肠淋巴管伴血管行走，注入肠系膜淋巴结。肠系膜淋巴结可达百余个，沿

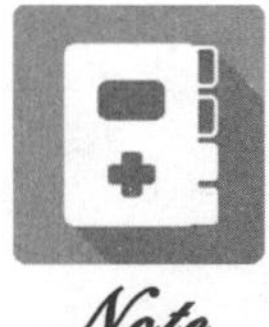

血管分布，其输出管注入肠系膜上动脉根部的肠系膜上淋巴结。后者的输出管注入腹腔干周围的腹腔淋巴结，最后汇合成肠干注入乳糜池。

4. 神经 空肠、回肠接受交感和副交感神经双重支配。它们来自腹腔丛和肠系膜上丛，沿肠系膜上动脉的分支分布到肠壁。

交感神经节前纤维起于脊髓第 9～11 胸节，经交感干和内脏大、小神经，在腹腔神经节和肠系膜上神经节内换元后发出节后纤维，分布到肠壁。

副交感神经节前纤维来自迷走神经，至肠壁内神经节换元后发出节后纤维，支配肌层和肠腺。

空肠、回肠的内脏感觉纤维随交感和副交感神经分别传入脊髓第 9～12 胸节和延髓。

二、盲肠和阑尾

(一)盲肠

盲肠(cecum)为大肠的起始部，居右髂窝。盲肠粗而短，盲肠左侧接回肠末端，后内侧壁有阑尾附着，向上续于升结肠，右侧为右结肠旁沟，后面为髂腰肌，前面邻腹前壁，并常被大网膜覆盖。回肠末端、盲肠和阑尾合称回盲部。盲肠通常为腹膜内位，没有系膜。盲肠壁的三条结肠带汇聚于阑尾根部。回肠末端连通盲肠，开口处黏膜有上、下两个半月形的黏膜皱襞，称为**回盲瓣**(ileocecal valve)。

(二)阑尾

阑尾(vermiform appendix)是一蚓状盲管。阑尾腔开口于盲肠内面回盲瓣下方 2～3 cm 处，位于右髂窝内。阑尾根部附于盲肠后内侧壁三条结肠带的汇合点。阑尾的体表投影在脐至右髂前上棘连线的中外 1/3 交界处，称 McBurney 点(麦氏点)；也可用左、右髂前上棘连线的中右 1/3 交界处 Lanz 点(兰茨点)作为投影点。阑尾属腹膜内位器官，有三角形的阑尾系膜悬附于肠系膜下端。

阑尾常见的位置如下(图 5-56)。①回肠前位：约占 28%，在回肠末部前方，尖向左上。②盆位：约占 26%，跨腰大肌前面入盆腔，尖端可触及闭孔内肌或盆腔脏器。③盲肠后位：约占 24%，在盲肠后方，髂肌前面，尖端向上，少数在壁腹膜外与髂肌相贴。④回肠后位：约占 8%，在回肠末段后方，尖向左上。⑤盲肠下位：约占 6%，在盲肠后下，尖指向右下方。此外，少数有高位阑尾(在右肝下方)、盲肠壁浆膜下阑尾以及左下腹位阑尾等。

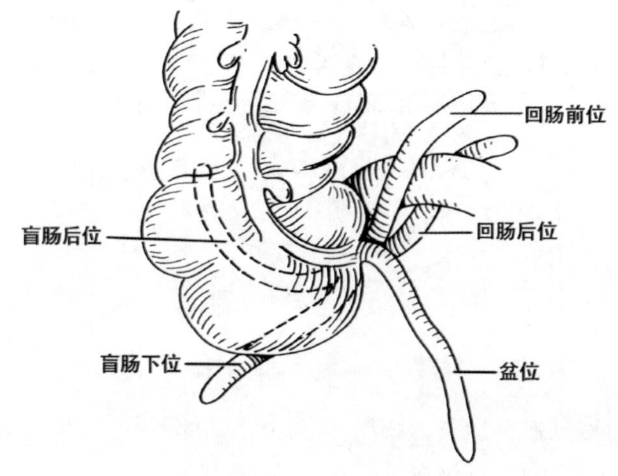

图 5-56 阑尾的位置

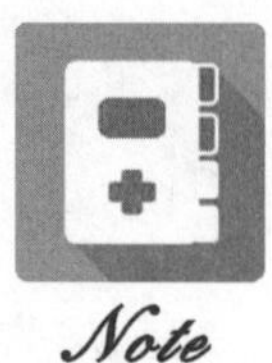
Note

阑尾管腔较小，成年后内腔变窄，可部分或完全闭塞。

阑尾动脉(appendicular artery)起自回结肠动脉或其分支盲肠前、后动脉(图 5-57),多数为 1 支,在回肠末段后方入阑尾系膜内,沿其游离缘走行,分支分布于阑尾。

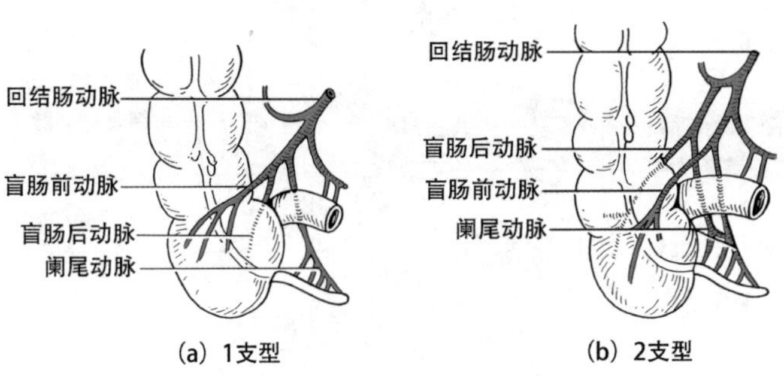

图 5-57 阑尾动脉

阑尾静脉(appendicular vein)与动脉伴行,经回结肠静脉、肠系膜上静脉汇入肝门静脉(图 5-58)。

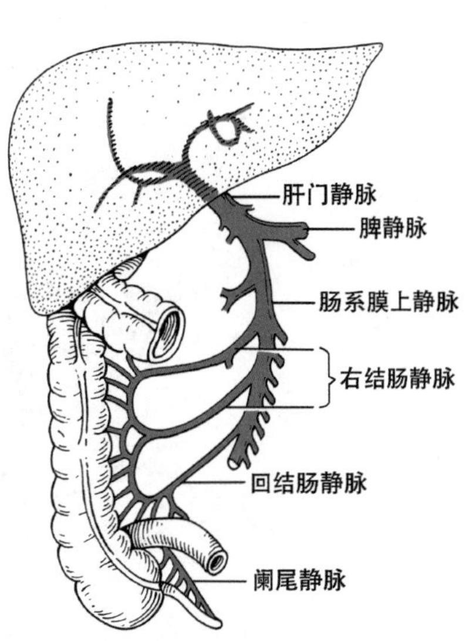

图 5-58 阑尾的静脉

三、结肠

(一)分部、位置及毗邻

结肠按其行程和部位分为升结肠、横结肠、降结肠和乙状结肠四部分。

1. 升结肠(ascending colon) 是盲肠的延续,沿腹腔右外侧区上行,至肝右叶下方转向左前下方移行为横结肠,移行处的弯曲称结肠右曲,又称肝曲。升结肠较盲肠细,为腹膜间位,借疏松结缔组织与腹后壁相贴。升结肠的内侧为右肠系膜窦及回肠袢,外侧与腹壁间形成右结肠旁沟。结肠右曲后邻右肾,内侧稍上方与十二指肠相邻,前上方有肝右叶与胆囊。

2. 横结肠(transverse colon) 自结肠右曲开始,向左呈下垂的弓形,横过腹腔中部,至脾前端折转下行续于降结肠,折转处称结肠左曲,又称脾曲。横结肠几乎完全被腹膜包裹,形成横结肠系膜,横结肠系膜根附着于十二指肠降部、胰与左肾的前面。横结肠左右两端的系膜较短,位置较固定,中间部系膜长。横结肠上方与肝、胃相邻,下方与空肠、回肠相邻。

结肠左曲较右曲高,相当于第 10～11 肋水平,其侧方借膈结肠韧带附于膈下,后方贴靠胰尾与左肾,前方通过胃结肠韧带附着于胃大弯并被肋弓所掩盖。

3. 降结肠(descending colon) 始于结肠左曲,沿腹腔左外侧贴腹后壁向下,至左髂嵴处续于乙状结肠。降结肠内侧为左肠系膜窦及空肠袢,外侧为左结肠旁沟。

4. 乙状结肠(sigmoid colon) 自左髂嵴起自降结肠至第 3 骶椎续于直肠,呈乙状弯曲,横过左侧髂腰肌、髂外血管、睾丸(卵巢)血管及输尿管前方降入盆腔。乙状结肠活动度较大。

(二)血管

1. 动脉 结肠的血供起于肠系膜上动脉发出的回结肠动脉、右结肠动脉和中结肠动脉,及肠系膜下动脉发出的左结肠动脉和乙状结肠动脉(图 5-59)。

(1)**回结肠动脉**(ileocolic artery) 肠系膜上动脉右侧的最下一分支,在肠系膜根内向右下方走行,近回盲部分为盲肠前动脉、盲肠后动脉、阑尾动脉、回肠支与升结肠支,分别供应盲肠、阑尾、回肠末段与升结肠的下 1/3(图 5-60)。

(2)**右结肠动脉**(right colic artery) 在回结肠动脉上方发自肠系膜上动脉,行于壁腹膜

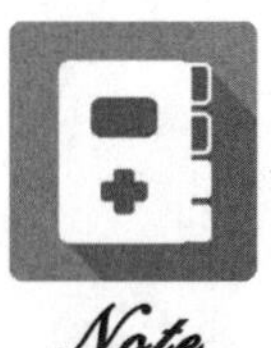

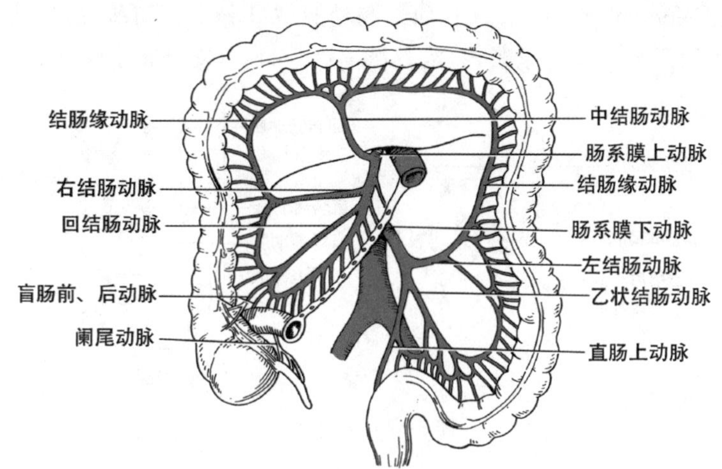

图 5-59 结肠的动脉

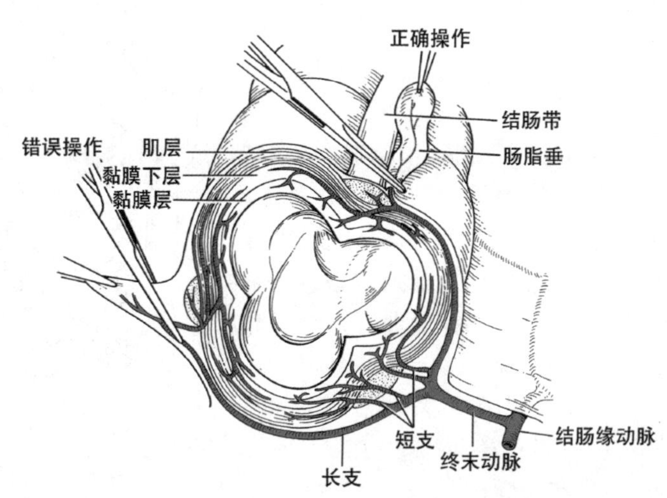

图 5-60 结肠的结肠缘动脉

后方，跨过右睾丸(卵巢)动、静脉和右输尿管后，在近升结肠内侧缘发出升、降两支，分别与中结肠动脉及回结肠动脉的分支吻合。升支和降支的分支供应升结肠的上 2/3 和结肠右曲。

(3)**中结肠动脉**(middle colic artery) 在胰颈下缘起自肠系膜上动脉，进入横结肠系膜，在系膜偏右侧向右下行，近结肠右曲分为左、右两支，供应横结肠，并分别与左、右结肠动脉吻合。

(4)**左结肠动脉**(left colic artery) 肠系膜下动脉的最上分支，在壁腹膜深面行向左，分为升、降两支，营养结肠左曲及降结肠，并分别与中结肠动脉和乙状结肠动脉的分支吻合。

(5)**乙状结肠动脉**(sigmoid artery) 起于肠系膜下动脉，有 1～3 支。在乙状结肠系膜内呈扇形分布，供应乙状结肠，其分支之间及与左结肠动脉的降支间相互有吻合。

肠系膜上、下动脉的各结肠支均相互吻合，在近结肠边缘形成动脉弓，称为**结肠缘动脉**(colic marginal artery)。结肠缘动脉发出许多直动脉，后者又分长支和短支，短支多起自长支，在系膜带处穿入肠壁；长支在浆膜下环绕肠管，至另外两条结肠带附近，分支入肠脂垂后穿入肠壁。结肠动脉的长、短支在穿入肠壁前很少吻合，因此，结肠手术分离切除肠脂垂时，不可牵拉，以免切断长支，影响肠壁供血(图 5-60)。

2. 静脉 结肠的静脉与动脉伴行。结肠左曲以上的静脉血分别经回结肠静脉、右结肠静脉和中结肠静脉汇入肠系膜上静脉；结肠左曲以下的静脉则经左结肠静脉、乙状结肠静脉汇入肠系膜下静脉。结肠的静脉最后均汇入肝门静脉。

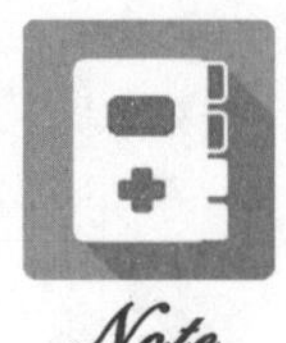
Note

(三)淋巴引流

结肠的淋巴管穿出肠壁后沿血管行走,行程中有四组淋巴结(图 5-61)。①结肠壁上淋巴结:位于肠壁浆膜深面,数量少。②结肠旁淋巴结:沿结肠缘动脉排列。③中间淋巴结:沿各结肠动脉排列。④肠系膜上、下淋巴结:分别位于肠系膜上、下动脉的根部。右半结肠的淋巴大部分汇入肠系膜上淋巴结,左半结肠的淋巴大部分汇入肠系膜下淋巴结。肠系膜上、下淋巴结的输出管直接或经腹腔干根部的腹腔淋巴结汇入肠干。

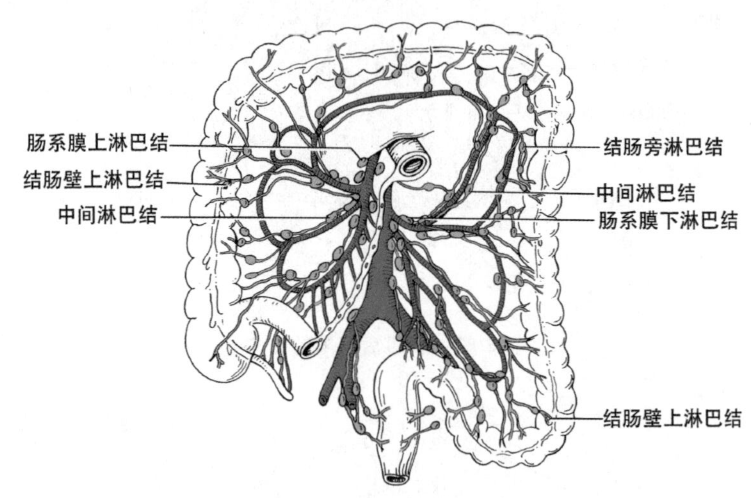

图 5-61 结肠的淋巴引流

第五节 腹膜后间隙

一、概述

腹膜后间隙(retroperitoneal space)位于腹后壁,介于壁腹膜与腹内筋膜之间。腹膜后间隙有肾、输尿管、肾上腺、腹部大血管、神经和淋巴结等重要结构(图 5-62)。

二、肾

(一)位置与毗邻

1. 位置 **肾**(kidney)位于脊柱的两侧,贴附于腹后壁。由于肝的存在,右肾低于左肾 1～2 cm(约半个椎体)。右肾上端平第 12 胸椎体上缘,下端平第 3 腰椎体上缘;左肾上端平第 11 胸椎体下缘,下端平第 2 腰椎体下缘。左侧第 12 肋斜过左肾后面的中部,右侧第 12 肋斜过右肾后面的上部。肾的长轴斜向下外,上极相距稍近。肾门在腹前壁位于第 9 肋前端,或在腹后壁位于第 12 肋下缘与竖脊肌外缘的交角处(称**脊肋角**(vertebrocostal angle)或**肾角**(renal angle))(图 5-63)。

在后正中线两侧 2.5 cm 和 7.5～8.5 cm 处各作两条垂直线,通过第 11 胸椎棘突和第 3 腰椎棘突各作一水平线,两肾即位于此纵、横标志线所组成的两个四边形内(图 5-64)。

2. 毗邻 肾的上方与肾上腺相邻。两肾的内下方为肾盂和输尿管。左肾的内侧为腹主动脉,右肾的内侧为下腔静脉,两肾的内后方有左、右腰交感干。

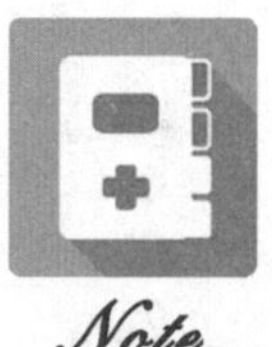

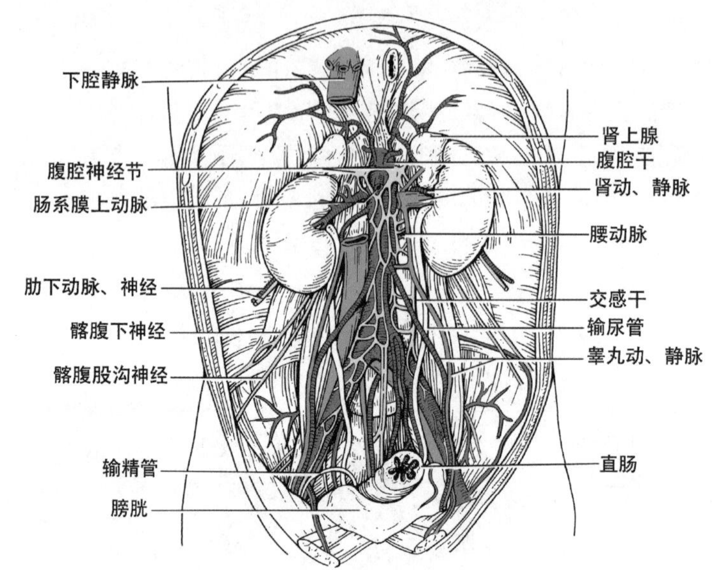

图 5-62　腹膜后间隙的结构

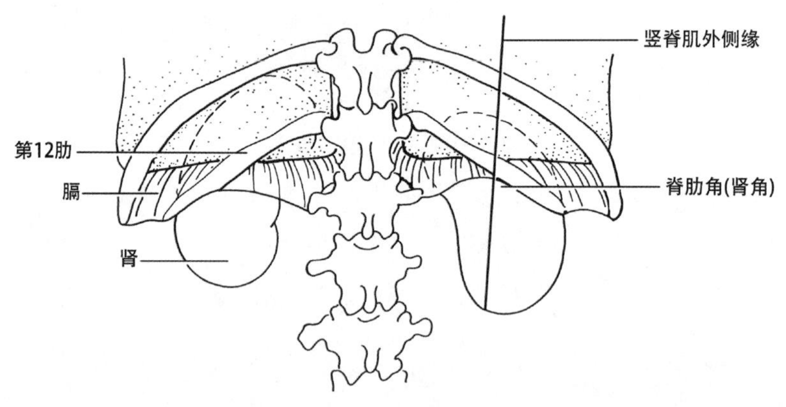

图 5-63　脊肋角

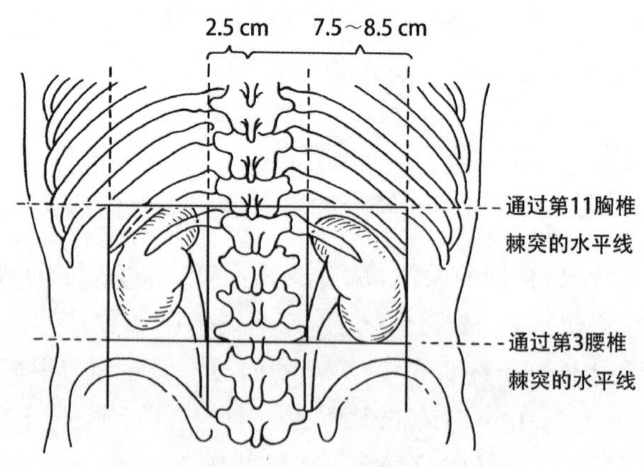

图 5-64　肾的体表投影

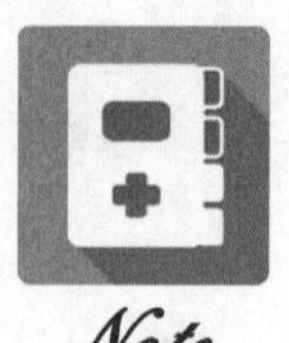

左、右肾前方的毗邻不同。左肾的前面上部为胃，中部有胰横过，下部为空肠袢及结肠左曲；右肾的上部前方为肝右叶，下部为结肠右曲，内侧为十二指肠降部(图 5-65)。

肾后面在第 12 肋以上部分与膈和胸膜腔相邻；在第 12 肋以下部分，除有肋下血管和神经外，自内向外为腰大肌、生殖股神经、腰方肌、髂腹下神经和髂腹股沟神经等(图 5-66)。

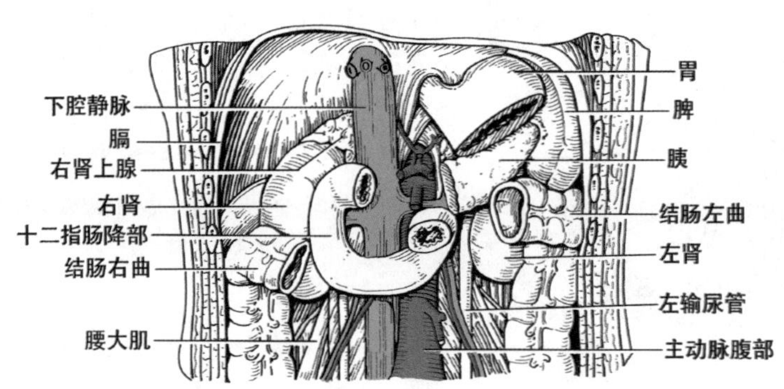

图 5-65 肾的毗邻(前面观)

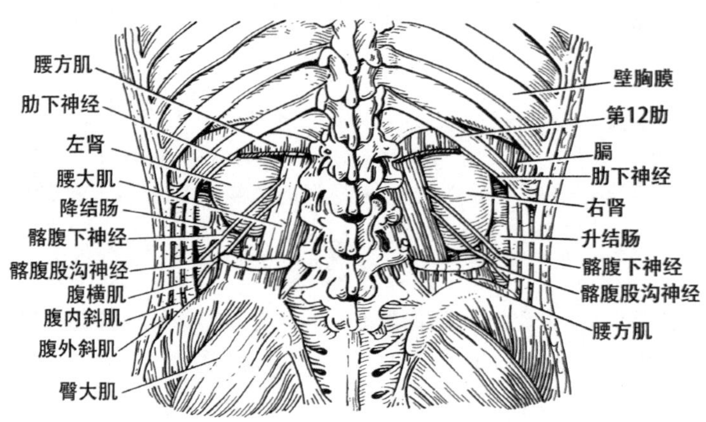

图 5-66 肾的毗邻(后面观)

(二)被膜

肾的被膜有三层,由浅向深依次为肾筋膜、脂肪囊和纤维囊(图 5-67、图 5-68)。

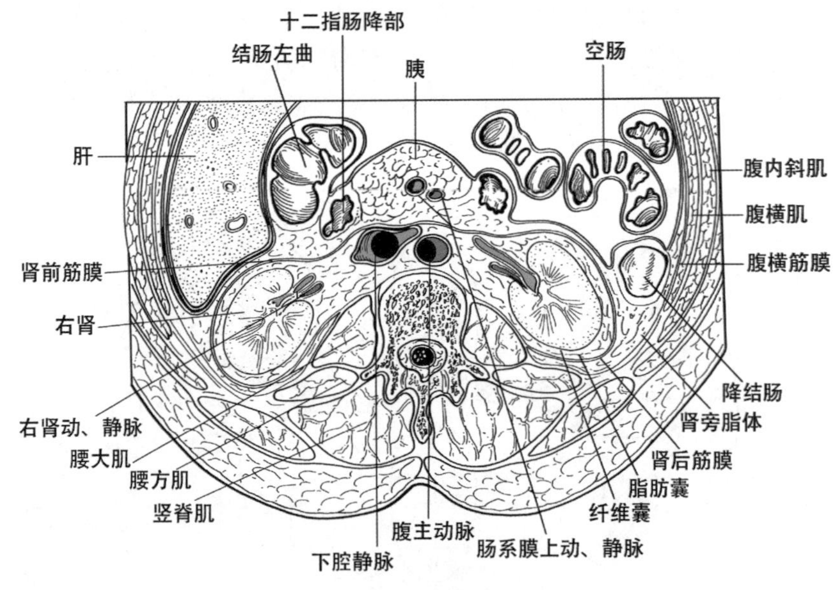

图 5-67 肾的被膜(横切面)

1. 肾筋膜(renal fascia) 是致密的纤维结缔组织,分前、后两层包绕肾和肾上腺,前层为肾前筋膜,后层为肾后筋膜。在肾的外侧缘,前、后两层筋膜相互融合,并与腹横筋膜相连接;

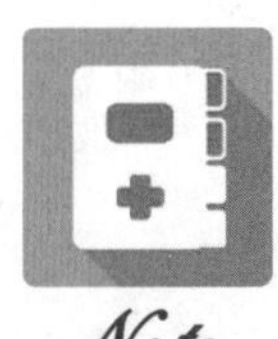

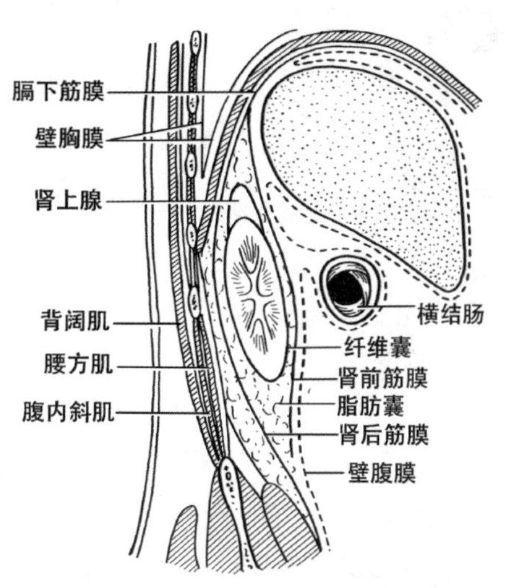

图 5-68 肾的被膜(矢状切面)

在肾的内侧,肾前筋膜越过腹主动脉和下腔静脉的前方,与对侧的肾前筋膜相续。肾后筋膜与腰方肌和腰大肌筋膜汇合后,向内侧附于椎体和椎间盘。在肾的上方,两层肾筋膜在肾上腺的上方相融合,并与膈下筋膜相延续;在肾的下方,肾前筋膜向下至腹膜外筋膜,肾后筋膜向下至髂嵴与髂筋膜附着。

2. 脂肪囊(adipose capsule) 为肾的脂肪组织层,具有支持和保护肾的作用,又称肾床。

3. 纤维囊(fibrous capsule) 为肾的固有膜,质薄而坚韧,被覆于肾表面,有保护肾的作用,又称纤维膜。

(三)肾门、肾窦和肾蒂

1. 肾门(renal hilum) 肾内侧缘中部的凹陷处,有肾血管、肾盂以及神经和淋巴管等出入。肾门的边缘称为肾唇,有前唇和后唇。

2. 肾窦(renal sinus) 肾实质所围成的腔隙,内有肾血管、肾盂、肾大盏、肾小盏、神经、淋巴管和脂肪等。

3. 肾蒂(renal pedicle) 由出入肾门的肾血管、肾盂、神经和淋巴管等结构组成。由前向后为肾静脉、肾动脉和肾盂;由上向下为肾动脉、肾静脉和肾盂。

(四)肾血管与肾段

1. 肾动脉和肾段 **肾动脉**(renal artery)起自腹主动脉侧面,平对第 1～2 腰椎高度,于肾静脉后上方横行向外,经肾门入肾。右肾动脉较左肾动脉长,并经下腔静脉的后面向右行入肾。

肾动脉入肾门之前,多分为前、后两干,由前、后干再分出段动脉。前干在肾盂的前方走行,发出上段动脉、上前段动脉、下前段动脉和下段动脉。后干在肾盂的后方走行,入肾后延续为后段动脉。上段动脉供给肾上端;上前段动脉供给肾前面中、上部及相应肾后面外侧部;下前段动脉供给肾前面中、下部及相应肾后面外侧部;下段动脉供给肾下端;后段动脉供给肾后面的中间部分。每一段动脉所供给的肾实质区域称为**肾段**(renal segment)。肾共分上段、上前段、下前段、下段和后段 5 个肾段(图 5-69)。

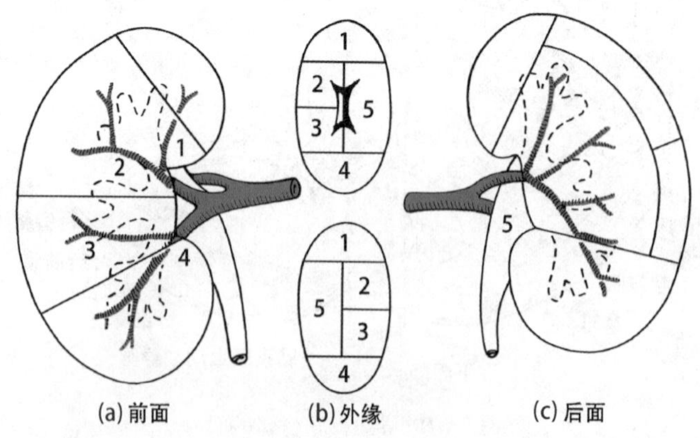

图 5-69 肾动脉和肾段

2. 肾静脉(renal vein) 与肾内动脉不同,肾内的静脉有广泛吻合,无节段性,结扎一支不

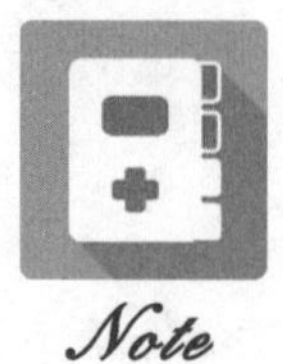

影响血液回流。肾内静脉在肾窦内汇成2～3支，出肾门后则合为一干，行于肾动脉的前方，几乎呈直角汇入下腔静脉。左肾静脉较右肾静脉长。

右肾静脉通常无肾外属支；而左肾静脉收纳左肾上腺静脉和左睾丸（卵巢）静脉的血液，其属支与周围静脉有吻合（图5-70）。

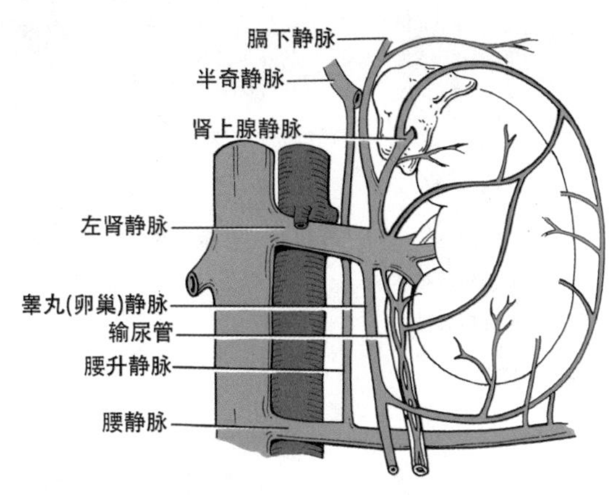

图5-70 肾静脉的属支

（五）淋巴引流和神经

1. 淋巴引流 肾内淋巴管分浅、深两组。浅组位于肾纤维囊深面，引流肾被膜及肾脂肪囊内的淋巴；深组位于肾内血管周围，引流肾实质内的淋巴。浅、深两组淋巴管相互吻合，在肾蒂处汇合成较粗的淋巴管，最后汇入腰淋巴结。

2. 神经 肾接受交感神经和副交感神经双重支配，也有内脏感觉神经。交感神经和副交感神经皆来源于肾丛。

内脏感觉神经随交感神经和副交感神经分支走行。

三、输尿管腹部

输尿管（ureter）左、右各一，位于腹膜后间隙，脊柱两侧，是细长的肌性管道。输尿管上端起自肾盂，下端终于膀胱。根据行程，输尿管可分为三部。①腹部（腰段）：从肾盂与输尿管交界处至跨越髂血管处。②盆部（盆段）：从跨越髂血管处至膀胱壁。③壁内部（膀胱壁段）：斜穿膀胱壁，终于膀胱黏膜的输尿管口。

输尿管腹部紧贴腰大肌前面向下内侧斜行，在腰大肌中点的稍下方有睾丸（卵巢）血管斜过其前方。

肾盂与输尿管交界处、跨越髂血管处是输尿管腹部的第1和第2狭窄。

右输尿管腹部的前面为十二指肠降部、睾丸（卵巢）血管、右结肠血管、回结肠血管和回肠末段；左输尿管腹部的前面有十二指肠空肠曲、睾丸（卵巢）血管和左结肠血管。两侧输尿管到小骨盆上口时，右输尿管跨越髂外血管前方、左输尿管跨越髂总血管前方进入盆腔。输尿管腹部前面的大部分有升、降结肠的血管跨过。

输尿管存在变异，如双肾双输尿管畸形，但并不多见（图5-71）。

输尿管腹部的血液供应多源。上部由肾动脉和肾下极动脉的分支供应；下部由腹主动脉、睾丸（卵巢）动脉、第1腰动脉、髂总动脉和髂内动脉等的分支供应（图5-72）。各条输尿管动脉到达输尿管内侧时，均分为升、降两支进入管壁。上下相邻的分支相互吻合，在输尿管的外膜层形成动脉网，并有小分支穿过肌层，在输尿管黏膜层形成毛细血管丛。

输尿管腹部的静脉与动脉伴行，分别经肾静脉、睾丸（卵巢）静脉和髂总静脉等汇入下腔静脉。

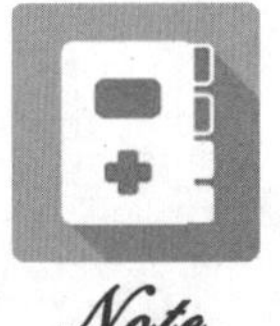

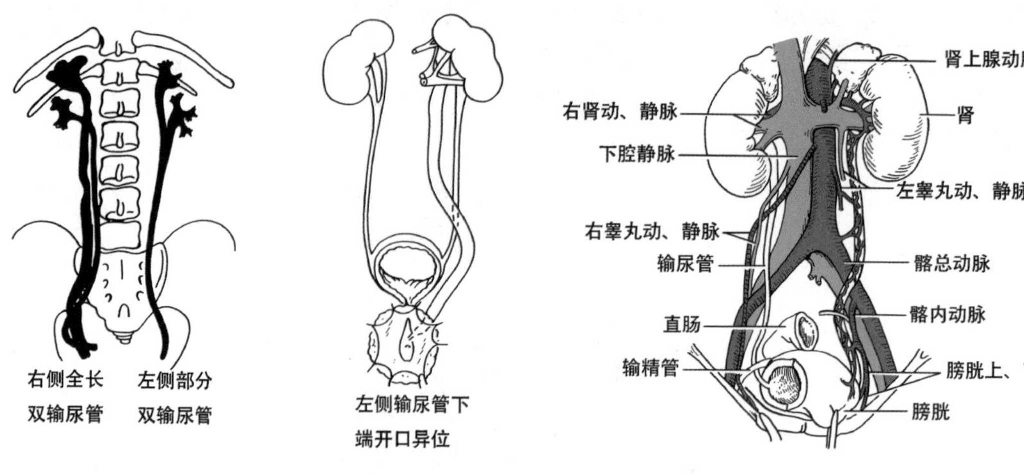

图 5-71 双肾双输尿管畸形　　图 5-72 输尿管的动脉

四、肾上腺

肾上腺(suprarenal gland)为成对的内分泌器官,位于脊柱的两侧,平第 11 胸椎高度,紧贴肾的上端,与肾一起被包裹在肾筋膜内。左侧肾上腺为半月形,右侧者为三角形。

左肾上腺前面的上部借网膜囊与胃相邻,下部与胰尾和脾血管相邻,内侧缘接近腹主动脉;右肾上腺的前面为肝,前面的外上部无腹膜覆盖,直接与肝裸区相邻,内侧缘紧邻下腔静脉。左、右肾上腺的后面均为膈。两侧肾上腺之间为腹腔丛。

肾上腺的动脉有上、中、下三支,分布于肾上腺的上、中、下三部(图 5-73):①肾上腺上动脉发自膈下动脉;②肾上腺中动脉发自腹主动脉;③肾上腺下动脉发自肾动脉。

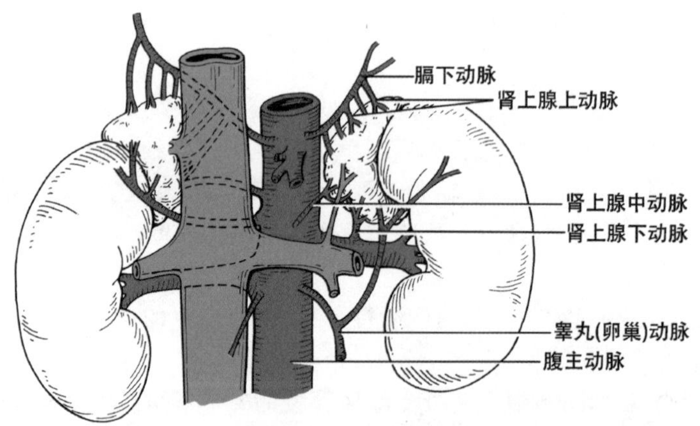

图 5-73 肾上腺的血管

左肾上腺静脉汇入左肾静脉;右肾上腺静脉汇入下腔静脉,少数汇入右膈下静脉、右肾静脉或副肝右静脉,个别可汇入肝右静脉。

五、腹主动脉

腹主动脉(abdominal aorta)在第 12 胸椎下缘前方略偏左侧,经膈的主动脉裂孔进入腹膜后间隙,沿脊柱的左前方下行,至第 4 腰椎下缘水平分为左、右髂总动脉。

腹主动脉的前面为胰、十二指肠水平部及肠系膜根等;后面为第 1～4 腰椎及椎间盘;右侧为下腔静脉;左侧为左交感干腰部。腹主动脉周围还有腰淋巴结、腹腔淋巴结和神经丛等。

腹主动脉的分支有脏支和壁支,脏支又分为不成对和成对两种(图 5-74)。

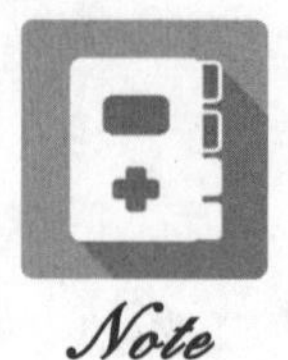

（一）不成对的脏支

1. 腹腔干（celiac trunk） 在主动脉裂孔稍下方发自腹主动脉前壁，为一短干，平第1腰椎，其分支包括肝总动脉、脾动脉和胃左动脉。

2. 肠系膜上动脉（superior mesenteric artery） 在腹腔干的稍下方，发自腹主动脉前壁，起点平第1腰椎。经胰颈与十二指肠水平部之间进入肠系膜根，呈弓状行至右髂窝。

3. 肠系膜下动脉（inferior mesenteric artery） 在第3腰椎水平，发自腹主动脉前壁，在腹后壁腹膜深面行向左下方，经乙状结肠系膜进入盆腔，最后移行为直肠上动脉。

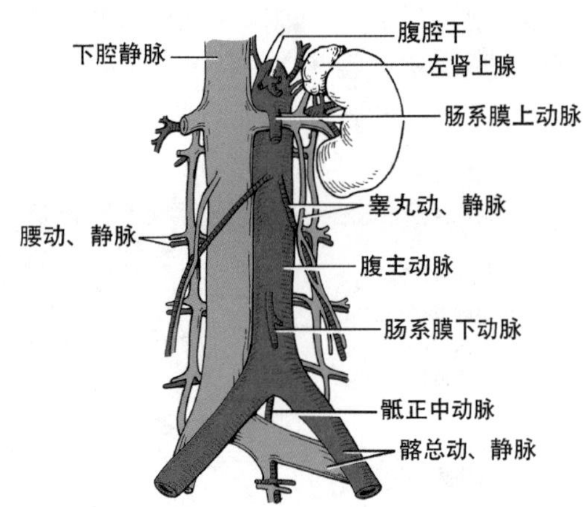

图 5-74 腹主动脉的分支

（二）成对的脏支

1. 肾上腺中动脉（middle suprarenal artery） 在肾动脉上方起自腹主动脉侧壁，向外侧经膈的内侧脚至肾上腺中部。

2. 肾动脉（renal artery） 肠系膜上动脉起点稍下方，发自腹主动脉的侧壁，约平第2腰椎。

3. 睾丸动脉（testicular artery）或卵巢动脉（ovarian artery） 在肾动脉起点平面稍下方，起自腹主动脉的前外侧壁，下行一段距离后与同名静脉伴行，在腹膜后间隙内斜向外下方，越过输尿管前方，在腰大肌前面下行。睾丸动脉经腹股沟管深环入腹股沟管随精索下行，分布至睾丸；卵巢动脉在小骨盆上缘处经卵巢悬韧带，分布于卵巢。

（三）壁支

1. 膈下动脉（inferior phrenic artery） 1对，在膈主动脉裂孔处，由腹主动脉的起始处发出，行向上分布于膈。

2. 腰动脉（lumbar artery） 4对，由腹主动脉后壁的两侧发出，向外侧横行，分别经第1～4腰椎体中部的前面或侧面，与腰静脉伴行。

3. 骶正中动脉（median sacral artery） 1支，起自腹主动脉分叉处的后上方，经第4～5腰椎、骶骨及尾骨的前面下行，并向两侧发出腰最下动脉，供应邻近组织。

六、下腔静脉

下腔静脉（inferior vena cava）由左、右髂总静脉汇合而成。下腔静脉收集下肢、盆部和腹部的静脉血。下腔静脉在脊柱的右前方，沿腹主动脉的右侧上行，经肝的腔静脉沟，穿膈的腔静脉孔，最后开口于右心房。

下腔静脉的前面为肝、胰头、十二指肠水平部以及右睾丸（卵巢）动脉和肠系膜根；后面为膈肌右脚、第1～4腰椎、右腰交感干和腹主动脉的壁支；右侧与腰大肌、右肾和右肾上腺相邻；左侧为腹主动脉。

下腔静脉的属支有髂总静脉、右睾丸（卵巢）静脉、肾静脉、右肾上腺静脉、肝静脉、膈下静脉和腰静脉，大部分属支与同名动脉伴行（图 5-75）。

膈下静脉与同名动脉伴行，收集膈和肾上腺的静脉血液。

睾丸（卵巢）静脉起自蔓状静脉丛，穿腹股沟管深环，在腹后壁壁腹膜深面上行，与同名动脉伴行。右侧斜行汇入下腔静脉，左侧几乎垂直上升汇入左肾静脉。两侧卵巢静脉的行程及汇入部位与睾丸静脉相似。

腰静脉（lumbar vein）共4对，收集腰部组织的静脉血，汇入下腔静脉。左侧腰静脉走行于

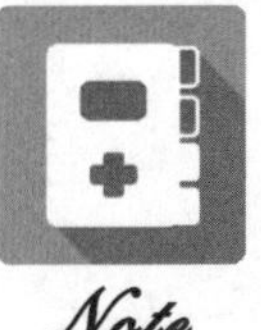

腹主动脉的后方。腰静脉与椎外静脉丛有吻合，并借之与椎内静脉丛相通。各腰静脉之间纵行的交通支称为**腰升静脉**(ascending lumbar vein)。两侧的腰升静脉向下与髂腰静脉、髂总静脉及髂内静脉相连，向上与肾静脉和肋下静脉相通。两侧的腰升静脉分别经膈肌左脚、膈肌右脚入后纵隔，左腰升静脉移行为半奇静脉，右腰升静脉移行为奇静脉，最后汇入上腔静脉。

下腔静脉的变异类型包括双下腔静脉(图5-76)、左下腔静脉和下腔静脉肝后段缺如等。

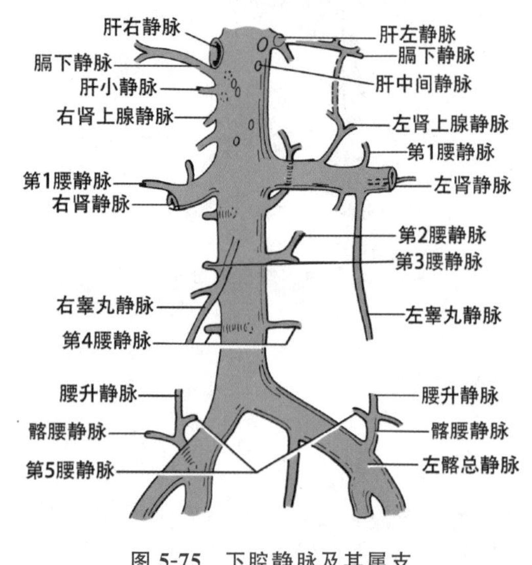

图5-75　下腔静脉及其属支

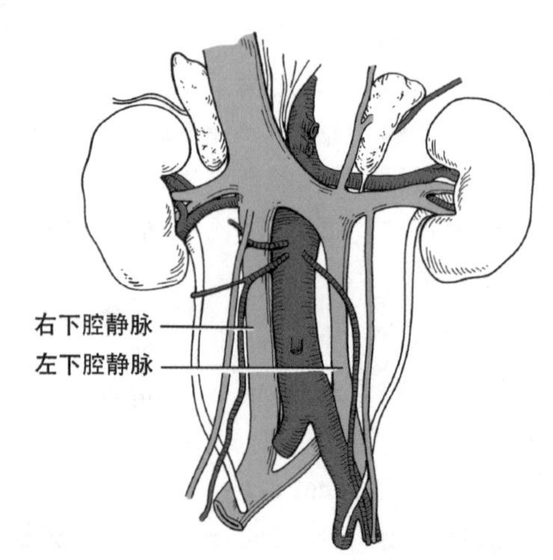

图5-76　双下腔静脉

七、乳糜池

乳糜池(cisterna chyli)位于第1腰椎体前方，腹主动脉的右后方，上端延续为胸导管，经膈的主动脉裂孔进入胸腔。肠干和左、右腰干汇入乳糜池。

八、腰交感干

腰交感干(lumbar sympathetic trunk)由3或4个神经节和节间支构成，位于脊柱与两侧腰大肌之间，表面被深筋膜覆盖，上方连于胸交感干，下方延续为骶交感干。左、右腰交感干之间有横向的交通支(图5-77)。

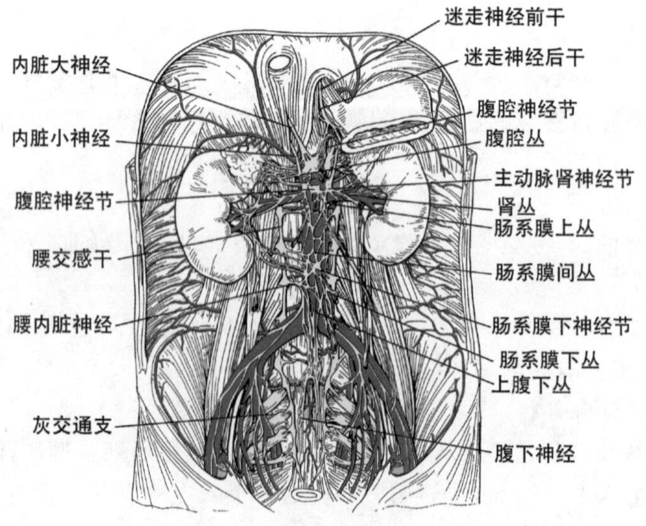

图5-77　腹膜后间隙的神经

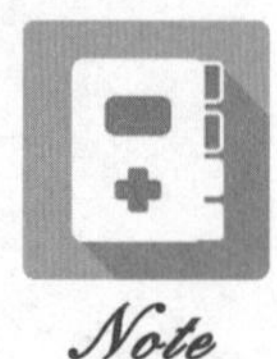

左腰交感干与腹主动脉左缘相近。右腰交感干的前面除有下腔静脉覆盖外，还有腰静脉越过。两侧腰交感干的下段分别位于左、右髂总静脉的后方。左、右腰交感干的外侧有生殖股神经。

腰神经节(lumbar ganglion)位于第 12 胸椎体下半部至第 5 腰椎～第 1 骶椎椎间盘之间。数目不定。

九、腰丛

腰丛(lumbar plexus)位于腰大肌深面、腰椎横突的前面，由第 12 胸神经前支和第 1～4 腰神经前支构成(图 5-78)。主要分支有髂腹下神经、髂腹股沟神经、生殖股神经、股外侧皮神经、股神经和闭孔神经，分布于髂腰肌、腰方肌、腹前壁下部、大腿前内侧部的肌和皮肤、大腿外侧的皮肤、外生殖器以及小腿与足内侧的皮肤。

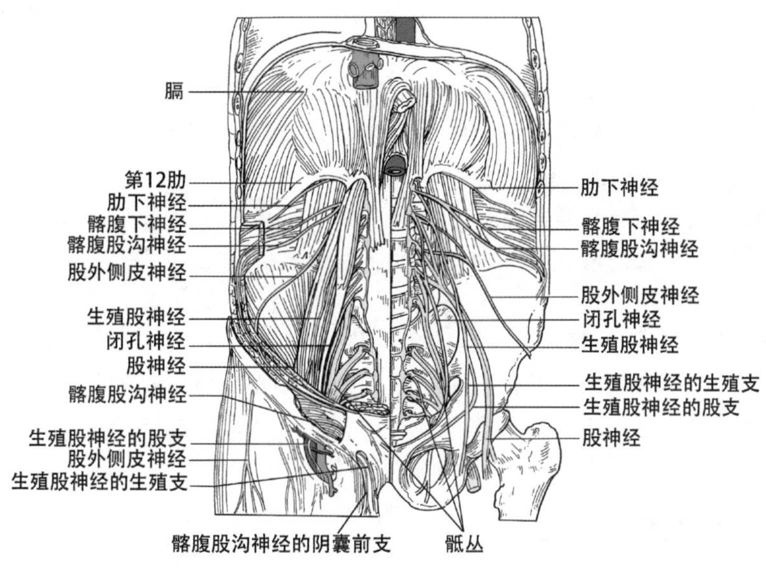

图 5-78 腰骶丛

第六节 临床应用要点

一、疝、斜疝、直疝和股疝

1. 疝 人体组织或器官离开其正常解剖部位，通过先天或后天形成的薄弱点、缺损或空隙进入另一部位。疝可以发生在身体任何薄弱的部位，如腹股沟管、腹股沟三角、股部、脐、膈等处，形成腹股沟斜疝、腹股沟直疝、股疝、脐疝、膈疝等，也可从手术切口处突出，形成切口疝。

2. 斜疝 即腹股沟斜疝，最多见，为腹腔内脏器或组织通过腹股沟管突出到体表，形成肿块。一般情况下，站立时肿块会突出，仰卧时肿块会消失，局部常有坠胀和不适感，按压肿块可将其回纳入腹腔。

3. 直疝 即腹股沟直疝，疝囊经腹股沟三角突出，是常见的腹股沟疝之一，发生原因主要与腹壁发育不健全、腹股沟三角区薄弱有关，多见于老年群体。区分直疝和斜疝的标志性结构是腹壁下动脉，疝囊从该动脉内侧的腹股沟三角突出为直疝，从外侧腹股沟管深环突出则为斜疝。

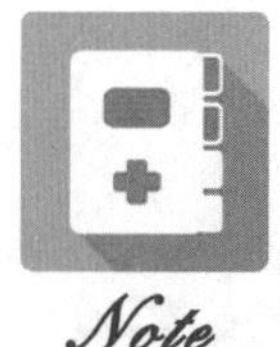

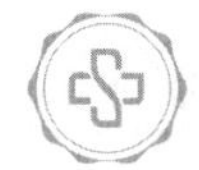

4. 股疝 腹腔内的结构经股鞘内侧的股管口突入股管。因为股管缺乏弹性，故肠管易发生嵌顿。疝囊发生嵌顿是任何种类疝的急症，一旦发生嵌顿，疼痛会加剧，肿块紧张发硬。若嵌顿的时间较长，千万不要盲目地把肿块推回腹腔，因为被嵌顿的肠管可能已发生缺血坏死，假如强行推回到腹腔，则有发生肠坏死、肠穿孔的危险。

疝的主要治疗方法为修补、填充缺损部位，目前大多采用补片等人工材料进行修补、填充，可以有效地缓解因疝引起的腹腔内容物突出。

二、肝脓肿

全身细菌性感染（特别是腹腔内感染）时，细菌可侵入肝，如患者抵抗力弱，可发生肝脓肿。有基础性疾病（特别是糖尿病）的患者是高发人群。细菌可经下列途径侵入肝。

1. 胆道 良性或恶性病变导致胆道梗阻并发生化脓性胆管炎时，细菌沿着胆管上行，是引起细菌性肝脓肿的主要原因。

2. 门静脉 如坏疽性阑尾炎、胃肠道憩室炎等，细菌可突破肠道屏障经门静脉入肝。

3. 肝动脉 当人体内任何部位的化脓性病变（如细菌性心内膜炎、化脓性骨髓炎等）伴发菌血症时，细菌可经肝动脉侵入肝。

4. 肝毗邻器官或组织存在感染病灶 细菌可循淋巴系统侵入或直接扩散至肝。

5. 开放性肝损伤 细菌可直接经伤口侵入肝引起感染，形成脓肿。

细菌性肝脓肿的致病菌多为肺炎克雷伯菌、大肠埃希菌、厌氧链球菌、葡萄球菌等。肝脓肿破裂后，细菌可以通过肝周间隙蔓延至整个腹腔或者进入胸腔。如肝右叶脓肿可穿破肝包膜形成膈下脓肿，也可突破入右侧胸腔；左叶脓肿则可穿入心包。脓肿如向腹腔穿破，则可发生急性腹膜炎。经皮肝穿刺脓肿置管引流术、手术切开引流是肝脓肿主要的外科处理方式。经腹腔镜切开引流术已成为常规手术，开腹肝脓肿切开引流已很少应用。

三、肝癌和肝段切除

肝癌即肝脏恶性肿瘤，分为原发性和继发性两大类。原发性肝癌起源于肝脏的上皮组织，是我国高发且危害极大的恶性肿瘤。继发性肝癌又称转移性肝癌，指全身多个器官起源的恶性肿瘤侵犯至肝脏，多见于胃、胆道、胰腺、结直肠、卵巢、子宫、肺、乳腺等器官恶性肿瘤患者。手术是治疗肝癌的首选方法，也是最有效的方法，包括肝段、肝叶及半肝切除术，尽量保留足以维持功能的正常肝组织，其中肝段切除术最大限度地保留了肝脏的功能，是目前广泛采用的手术方式。肝从大体上以表面的沟裂可以划分为4叶：左叶、右叶、方叶和尾状叶。但仅从表面的沟裂进行划分并不能真正反映其内部管道系统的构造特征，因此这种划分方式不适用于肝脏外科部分肝切除术以及影像学描述。可以Glisson系统为中心，把肝划分为五叶八段，每段有独立的血液、胆汁引流道，可以构成一个独立的“功能”单位。这种划分方式对于描述肝脏病变的位置，确定肝脏疾病的治疗方案（特别是确定肝脏的切除范围）等都有重要意义。依据肝段进行肝切除可以减少术中出血，最大限度地保留正常肝组织，避免术后残余肝出现缺血坏死，限制肿瘤细胞的播散。

四、胆道结石

肝外胆道包括左、右肝管及汇合部以下至十二指肠大乳头开口之间的胆管，是排放和储存胆汁的一系列管道。胆道结石是最常见的胆道疾病，包括胆囊结石、胆总管结石、肝内胆管结石等。胆囊结石主要表现为右上腹绞痛，是由结石在胆道内移动使胆囊或胆总管平滑肌痉挛所致。胆绞痛的发生往往有一定的诱因，如饱餐或腹部受到震动。胆绞痛一般呈持续性，疼痛逐渐加重，常放射至右肩胛处或肩部，有时合并呕吐。结石如果嵌顿在胆囊管则会导致胆囊膨

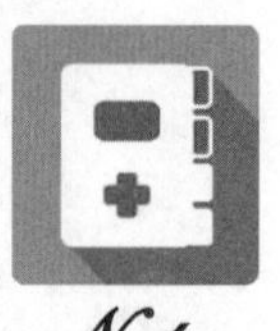

胀、疼痛；如果位于胆总管开口则会导致梗阻性黄疸。肝内胆管虽然不属于肝外胆道，但会发生肝内胆管结石。肝内胆管结石患者一般临床症状较轻，以反复腹痛，发冷、发热为主，偶有黄疸出现。

五、胰头的肿瘤与胆总管

胰腺癌是一种发病隐匿、进展迅速、治疗效果及预后极差的消化道恶性肿瘤，包括胰头癌、胰体癌、胰尾癌，其中胰头癌占70%～80%。胰头癌早期诊断困难，80%在发现时已属中晚期，即使能够手术切除，预后也很差。胰头癌的三大临床表现是上腹疼痛和不适、梗阻性黄疸、食欲下降和消瘦。①上腹疼痛和不适：常为首发症状，早期因肿块压迫胰管，胰管不同程度的梗阻、扩张、扭曲及压力增高，患者出现上腹不适，或隐痛、钝痛、胀痛。②梗阻性黄疸：黄疸的特点是进行性加重。主要原因是胆总管中下段走行于胰头和十二指肠降部之间，胰头的肿瘤压迫或浸润胆总管，导致胆汁排出不畅。患者会出现眼黄、尿黄、皮肤黄、胆囊肿大、大便呈陶土色等梗阻性黄疸的表现。③食欲下降和消瘦：主要是胰液分泌受到影响以及癌肿的消耗所致，患者出现消化不良、食欲缺乏、腹胀、消瘦、乏力。如果胰头癌肿过大还会引起十二指肠梗阻。

首选B超检查，可发现胰腺呈局限性肿大，术中在B超引导下行胰腺活检可诊断胰头癌，准确率达80%。增强CT是诊断胰头癌较可靠的方法，并可决定能否行根治性切除术。

手术治疗是目前治疗胰头癌最有效的方法，包括胰十二指肠切除术和其他方式的姑息性手术。胰头癌应尽可能做到早发现、早诊断、早治疗，中晚期的胰头癌治疗效果差，生存率极低。

六、门脉高压症与上消化道出血

门脉高压症，又称为门静脉高血压或门静脉高压，是因门静脉系统压力异常升高而引起的临床综合征。它不是一种单一的疾病，而是多种原因导致的门静脉血液循环障碍的综合表现。所有能造成肝门静脉血流障碍和血流量增加的疾病，均能引起门脉高压症。症状与体征因病因不同而有所差异，临床表现为脾大、脾功能亢进，进而发生食管胃底静脉曲张、呕血、黑便及腹腔积液等症状和体征。胃小弯、贲门处的胃左静脉和脾静脉是门静脉的两个属支，当门静脉压力过高，血液无法经门静脉回流入肝脏时，则会积聚于脾脏，导致脾大；血液通过胃左静脉、半奇静脉、奇静脉回流入上腔静脉，所以贲门和食管下段的静脉会发生曲张，曲张的食管胃底静脉破裂可引起上消化道出血。发生在十二指肠悬韧带以上的消化道（包括食管、胃、十二指肠）出血称为上消化道出血。典型的症状是呕血和黑便。①呕血：出血部位在幽门以上者常伴有呕血。幽门以下出血时，如果出血量大、速度快，血液可以反流入胃内引起恶心、呕吐而出现呕血。当呕出的血液为鲜红色或有血块时，大多是出血速度快且出血量大的上消化道出血。②黑便：上消化道大量出血后，会出现柏油样便。若出血量大，血液在肠道内停留时间短，粪便可能呈暗红色。

七、胃癌与胃大部切除

胃癌是常见的恶性肿瘤之一，其发病率在我国消化道恶性肿瘤中居第一位。地域因素、饮食习惯、幽门螺杆菌、慢性胃炎和息肉、遗传因素等都与胃癌的发生密切相关。早期胃癌术后5年生存率可达90.9%～100%，明显优于进展期胃癌。因此，早期诊断是提高治愈率的关键。

国际抗癌联盟和美国癌症联合会2010年共同公布了胃癌TNM分期法，分期的病理依据主要是肿瘤浸润胃臂的深度、淋巴结以及肿瘤远处转移情况。①T代表原发肿瘤浸润胃壁的深度。T_1：肿瘤侵及固有层、黏膜肌层或黏膜下层。T_2：肿瘤浸润至固有肌层。T_3：肿瘤穿透

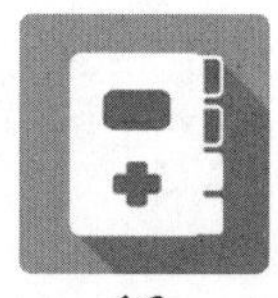

浆膜下结缔组织而未侵犯脏腹膜或邻近结构。T_{4a}:肿瘤侵犯浆膜。T_{4b}:肿瘤侵犯邻近组织或脏器。②N 表示局部淋巴结的转移情况。N_0:无淋巴结转移。N_1:1～2 个区域淋巴结转移。N_2:3～6 个区域淋巴结转移。N_3:7 个及以上区域淋巴结转移。③M 则代表肿瘤远处转移的情况。M_0:无远处转移。M:有远处转移。根据 TNM 的不同组合,胃癌可分为Ⅰ～Ⅳ期。胃癌 TNM 分期法不仅可预测患者以后出现复发、转移的风险,而且决定了患者做完手术以后,是否还需要采用化疗、放疗等其他治疗手段。手术的原则为彻底切除胃癌原发灶,按分期标准清除胃周围的淋巴结,重建消化道。目前公认的胃癌根治术的标准术式是 D2 淋巴结清扫术,即根据肿瘤的位置选择保留幽门和贲门,切除胃的三分之二,清扫胃周围的 12 组淋巴结。

八、脾破裂和脾切除

脾脏血运丰富,组织脆弱,受到外力打击时易破裂。绝大多数的脾破裂是由外伤、暴力直接作用于脾脏而导致的,创伤居于首位,其次是医源性损伤,多是由于粗暴的手法探查或牵拉器官损伤脾的韧带而导致。自发性脾破裂较少见,大多发生于肝硬化、疟疾、血吸虫病等造成病理性脾大的患者。脾破裂的主要症状为腹痛、牵涉痛和休克。如果有腹部外伤史、内出血或失血性休克的临床表现(如血压低、四肢冰冷、意识不清甚至昏迷等),腹腔诊断性穿刺抽出不凝固血液,实验室检查发现红细胞计数、血红蛋白含量和血细胞比容进行性降低,基本可以诊断脾破裂。脾修补术、部分脾切除术、全脾切除术是常见的手术治疗方式,手术治疗原则为“抢救生命第一,保留脾脏第二”。

九、十二指肠淤滞症(肠系膜上动脉综合征)

十二指肠淤滞症是十二指肠水平部受肠系膜上动脉压迫导致的肠腔梗阻,也称为肠系膜上动脉综合征。十二指肠水平部在第 3 腰椎水平自右向左横行跨越脊柱和腹主动脉。肠系膜上动脉恰在胰颈下缘从腹主动脉发出,自十二指肠水平部前面从上而下越过,如果肠系膜上动脉与腹主动脉形成的夹角过小,肠系膜上动脉就会将十二指肠水平部压向椎体或腹主动脉,造成肠腔狭窄和梗阻。主要原因是肠系膜上动脉起始点位置过低、十二指肠悬韧带过短。患者多表现为间歇性反复呕吐,呕吐物为含胆汁的胃内容物,伴有上腹饱胀不适、腹痛等。X 线钡餐检查为首选诊断方法,超声检查可以测量肠系膜上动脉与腹主动脉之间夹角的度数。CT 结合动脉造影可以清楚显露肠系膜上动脉与十二指肠之间的位置关系。治疗以非手术治疗为主,但彻底解决还需要手术治疗。常用的术式是十二指肠空肠吻合术,即把梗阻近端的十二指肠水平部与空肠始段行端-端吻合。

十、肠梗阻

各种原因引起的肠内容物不能正常运行、顺利通过肠道均称为肠梗阻,是外科常见疾病。肠梗阻不但可引起肠管本身解剖和功能上的改变,还可导致全身性生理紊乱,严重时可危及生命。在成人患者中,60%的肠梗阻是由腹部手术后肠粘连引起的,20%是由结直肠肿瘤引起的。在儿童患者中,肠套叠是肠梗阻的主要病因,也就是一段小肠收缩被套进邻近的一段小肠内。其他常见的病因包括疝导致的梗阻、脓肿、肠扭转和干结粪便的嵌顿或肠内异物等。由于肠梗阻的病因、部位、病变程度、发病缓急的不同,患者可有不同的临床表现,但有一些是共同的症状。肠梗阻的临床表现主要包括腹痛、腹胀、呕吐和停止排气排便,可以将简单记忆成“痛吐胀闭”。需要注意的是儿童语言表达不清,当出现哭闹不安、面色苍白、出汗、腹部肿块,伴有呕吐和果酱样便时,应引起警惕,及时就医。肠梗阻病情复杂,可能引起严重的后果,故当有剧烈腹痛或其他肠梗阻症状时应及时就医,特别是阵发性绞痛间隔时间越来越短,疼痛程度越来越重,甚至是持续性腹痛时,需警惕可能是绞窄性肠梗阻。

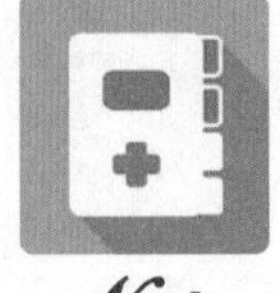
Note

十一、急性阑尾炎

阑尾为一管状器官，远端为盲端，近端开口于盲肠。阑尾管腔阻塞或者细菌入侵均可导致阑尾炎。急性阑尾炎是外科常见的急腹症之一。典型的症状包括转移性右下腹痛、阑尾固定压痛点压痛。患者常描述腹痛开始时多在脐周或上腹，偶尔为阵发性，经过几小时至十几小时，腹痛转移至右下腹阑尾所在的部位。70%～80%的患者具有典型的转移性右下腹疼痛。疼痛的部位和持续时间取决于病变的进展程度以及阑尾的位置。由于阑尾末端游离，其位置不固定，因此疼痛的部位也不同。盲肠后位阑尾邻近腰大肌，则腰部疼痛明显；盆位阑尾往往引起腹股沟刺激症状；高位阑尾患者则右上腹疼痛明显；临床上需要综合分析。无论如何，一经确诊，优先选择尽早手术切除阑尾，避免进展到阑尾化脓、坏疽或穿孔。药物治疗可以使急性炎症消退，但约有40%的患者会复发，最终仍然需要手术切除。手术切除阑尾时如果无法找到发炎的阑尾，需要根据结肠带汇聚于阑尾根部的解剖学特点进行寻找，而在切除阑尾之前，准确找到阑尾动脉并结扎是手术的关键步骤。

十二、直肠癌

在大肠癌中，以直肠癌最为常见，其次是结肠癌（乙状结肠癌、盲肠癌、升结肠癌、降结肠癌及横结肠癌）。直肠癌是指从齿状线至直肠乙状结肠交界处之间的肿瘤，以肿瘤距离肛缘为界，分为低位直肠癌（距离肛缘5 cm以内）、中位直肠癌（距离肛缘5～10 cm）和高位直肠癌（距离肛缘10 cm以上），是消化道常见的恶性肿瘤之一。

直肠癌早期一般无明显症状，当病灶进展影响排便或癌肿破溃出血时才出现3个典型症状。①直肠刺激症状：因病变部位刺激直肠而导致的一系列症状，包括便意频繁、排便习惯改变、排便前肛门下坠感、里急后重、排便不尽感，晚期有下腹疼痛。②肠腔狭窄症状：肿瘤进展导致肠腔狭窄，初时为大便进行性变细，当造成肠管部分梗阻后，可出现腹痛、腹胀、肠鸣音亢进等不完全性肠梗阻表现。③癌肿破溃感染症状：肿瘤本身质脆，粪便经过时常导致出血，通常表现为大便表面带血及黏液，若并发严重感染可呈脓血便。直肠癌位置低，容易通过直肠指诊及乙状结肠镜检查诊断。直肠指诊是简单而重要的临床检查方法，对及早发现肛管癌、直肠癌意义重大。据统计，70%左右的直肠癌可在直肠指诊时被发现。手术切除是效果最为确切的治疗方案，但是因其位置深入盆腔，解剖关系复杂，手术不易彻底切除，术后复发率高。特别是在处理中下段直肠癌时，由于肿瘤与肛管括约肌紧密相邻，保留肛门及其功能成为手术的一大挑战。因此，直肠癌在手术方法的选择上常常存在较多的争议。

十三、内痔和外痔

痔是最常见的肛肠疾病，俗话说“十人九痔”。痔分为内痔、外痔和混合痔，内痔和外痔以齿状线为界，齿状线以上发生的痔为内痔，齿状线以下发生的痔为外痔，如果齿状线上下均有，则称为混合痔。

痔的发生有2个学说。①肛垫下移学说：在肛管的黏膜下有一层环状的由静脉（或称静脉窦）、平滑肌和结缔组织组成的肛管血管垫，简称肛垫，起闭合肛管、节制排便的作用。排便时肛垫受到向下的压力被推向下，排便后借其自身的收缩作用，缩回到肛管内。若弹性回缩作用减弱，肛垫则会充血、下移并增生肥大形成痔。②静脉曲张学说：痔的形成与静脉扩张淤血相关。从解剖学上讲，直肠静脉无静脉瓣，直肠上、下静脉丛管壁薄、位置浅，位于腹盆腔的最低位，末端直肠黏膜下组织松弛，以上因素综合作用容易导致血液淤积和静脉扩张。静脉丛是形成肛垫的主要结构，痔的形成与静脉丛的病理性扩张致血流淤滞有必然的联系，所以这两个学说并不矛盾。内痔和外痔都是肛垫内的支持结构、静脉丛及动静脉吻合

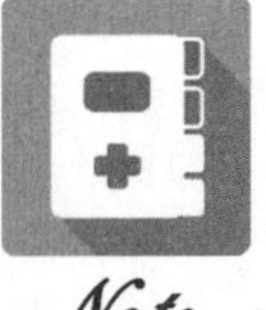
Note

支发生病理性改变，导致肛垫充血增生、肥大、移位而形成，其区别是发生在齿状线的上方还是下方。

内痔的主要临床表现是出血和脱出，间歇性便后出鲜血是内痔的常见症状。外痔的主要临床表现是肛门不适、潮湿不洁，有时有痛痒。而混合痔患者同时有内痔和外痔的相应症状。痔的治疗应遵循三个原则：①无症状的痔无须治疗；②有症状的痔重在减轻或消除症状，而非根治；③以非手术治疗为主。如果需要手术治疗，则可以采用注射硬化剂使痔核萎缩，或者结扎痔核，或者采用吻合器切除部分直肠黏膜和黏膜下层，上提肛垫，达到治疗的目的。

十四、肛直肠环和排便功能

肛门外括约肌的浅、深部，直肠下部的纵行肌，肛门内括约肌以及肛提肌等，共同构成围绕肛管的强大肌环，称为肛直肠环。此环对肛管起着极重要的括约作用，若手术损伤该环，将导致大便失禁。耻骨直肠肌是肛提肌中最为粗厚强大的部分，位于耻尾肌和髂尾肌之间。前端起自耻骨体下缘，行向背侧绕过直肠和肛管的后方，与对侧的肌纤维交织并参与肛尾韧带的组成，形成较为发达的“U”形吊带。当该肌收缩时可阻止粪块从直肠进入肛管以延长排便时间。耻骨直肠肌痉挛性肥大将导致以盆底出口梗阻为特征的排便障碍性疾病。临床表现为缓慢进行性加重的排便困难，过度用力，排便时间过长，粪块细小，便次频繁及排便不全。肛门、盆底或直肠的肌肉受损或收缩乏力时，可导致肛门无法保持闭合，粪便不自主外漏。其原因主要包括外科手术（如肛门直肠恶性肿瘤切除术、痔疮切除术、肛周脓肿或肛瘘修复术等）和肛门、直肠、盆底或会阴部位外伤，以及分娩或分娩过程中的会阴切开术导致的括约肌损伤。而脑和脊髓损伤导致控制肛门、盆底和直肠的神经受损时，相应肌肉功能将受损或缺失而无法感知和控制直肠中的粪便，也会导致大便失禁。

十五、肾移植术

肾移植俗称换肾，就是将健康者的肾脏移植给有肾脏病变并丧失肾脏功能的患者。肾移植因其供肾来源不同分为自体肾移植、同种异体肾移植和异种肾移植，习惯把同种异体肾移植简称为肾移植。肾蒂是肾静脉、肾动脉、肾盂和肾的神经和淋巴管组成的一组结构，明确这些结构的形态学特点和位置关系并成功的实现解剖分离是肾移植的关键步骤。人体有左、右两个肾脏，通常一个肾脏就可以满足正常的代谢需求，当双侧肾脏功能均丧失时，肾移植是最理想的治疗方法。肾移植手术的重点是重建肾蒂的 3 大结构：肾动脉、肾静脉和肾盂。

十六、肾和输尿管结石

肾结石是晶体物质（如钙、草酸、尿酸、胱氨酸等）在肾脏的异常聚积所致，为泌尿系统的常见病、多发病，男性发病多于女性，多发生于青壮年，左、右侧的发病率无明显差异，以草酸钙结石最常见。结石较大时，移动度很小，表现为腰部酸胀不适；结石较小时常引发绞痛，或腰腹部刀割样剧烈疼痛，呈阵发性，主要是结石嵌顿于输尿管的狭窄处，引起输尿管平滑肌的痉挛性收缩所致。疼痛不能被药物缓解或结石较大时，应考虑手术取石。反复的嵌顿，不仅会导致绞痛，还容易继发尿路梗阻、感染、肾功能损害，需要控制感染，必要时进行肾穿刺引流。

十七、肾下垂

正常肾脏一般随着呼吸活动有 3 cm 之内的活动度。肾下垂是指肾脏随呼吸活动所移动的位置超出正常范围。患者主要表现为泌尿系统症状（腰酸、慢性尿路感染、反复血尿等），消化系统症状（对腹腔神经丛的牵拉导致的腹胀、恶心、呕吐、食欲减退等）以及神经系统症状（精神紧张，伴失眠、头晕乏力、记忆力减退等）。肾脏由于有肾被膜、背部坚强的纵行肌肉与腹腔

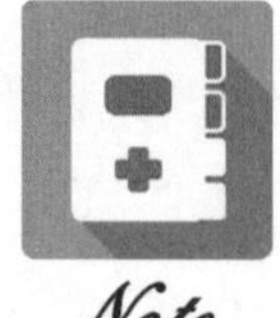

脏器的固定，一般不会过多地移位。但脂肪囊的下方有一个潜在的疏松间隙，是一个薄弱环节，肾脏可能向下移位造成肾下垂。锻炼腹腰肌可提高腹压以对抗并阻止肾脏的下垂，或者用胶状剂或海绵状制剂人为造成肾周粘连，以使肾脏固定。

十八、肾癌和肾段切除

肾癌是起源于肾实质泌尿小管上皮细胞的恶性肿瘤，全称为肾细胞癌。外科手术治疗是肾癌首选的治疗方法，也是目前被公认可治愈肾癌的手段。对早期肾癌患者可采用保留肾单位手术或根治性肾切除术。行根治性肾切除术时把整个肾脏连着肾周的脂肪，以及外面的一层筋膜全部切掉。行保留肾单位手术时把肿瘤切下来，把切面缝合，不需要把病肾整个切掉，可保留肾脏的功能。肾动脉在肾实质的分支呈阶段性分布，手术时可以依据肾段进行部分切除。

十九、膜解剖和腔镜手术

腹腔和盆腔的脏器都被覆着一层浆膜，这层浆膜通过形成系膜和韧带，像"信封"一样包绕着器官及其血管。随着腹腔镜设备分辨率不断提高，膜解剖逐渐受到重视。虽然胸腔、腹腔、盆腔的脏器都被膜结构所包绕，然而腔镜可以利用人体膜结构形成的间隙，从两层膜之间到达病变的脏器。好比剥橘子，如果完整地将每一瓣分开，橘瓣内的果肉和汁水就不会流出来。手术时如果不弄破这层膜，便可保护好膜内的脏器和血管，还能防止切除肿瘤时肿瘤细胞"散落"到暴露的组织、器官、血管中，造成"癌泄漏"。"膜解剖"手术能完整地切除病灶，术中出血少，还能避免损伤邻近组织器官，同时手术创伤更小，恢复更快。衍生而形成的膜解剖理论主要有系膜解剖理论、筋膜解剖理论、膜解剖理论。这些膜解剖理论求同存异、互为补充、迭代升级，从不同角度阐释膜的结构和功能。了解这些理论对提高手术质量大有裨益。

本章知识点

1. 腹前外侧壁的层次、结构特点及其临床意义。
2. 腹股沟区的特点及其与腹股沟疝形成的关系。
3. 腹股沟斜疝与直疝的解剖学鉴别要点。
4. 腹膜和腹膜腔的概念。
5. 胃的形态、位置、毗邻、神经分布及血供。
6. 十二指肠的位置、形态结构、分部和毗邻，十二指肠悬韧带的位置和临床意义。
7. 肝的位置、体表投影及毗邻。
8. 肝蒂的组成及重要结构的排列关系和临床意义。
9. Glisson 系统和肝段的概念及其临床意义。
10. 肝外胆道的组成、胆总管的分段及各段的主要毗邻。
11. 脾脏的位置、毗邻及临床意义。
12. 空肠、回肠动脉分布的特点。
13. 阑尾根部的体表投影，阑尾的位置，寻找阑尾的方法。
14. 结肠的动脉供应，结肠中动脉的解剖特点及临床意义。
15. 门静脉的组成及其主要属支、门静脉系统的特点、门静脉与腔静脉间的吻合情况以及在门脉高压症时的意义。
16. 胰腺的位置、分部和各部的毗邻，特别是与十二指肠和大血管的位置关系，以及胰腺对

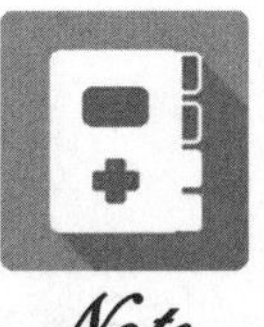

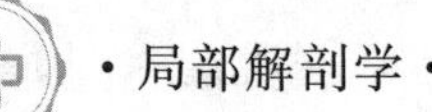

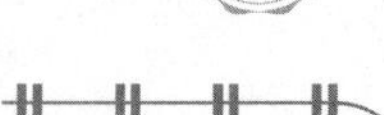

胰十二指肠切除术的意义。

17.肾的位置、毗邻及临床意义。

18.输尿管的行程、狭窄部位及其与输尿管结石的关系。

(张吉凤)

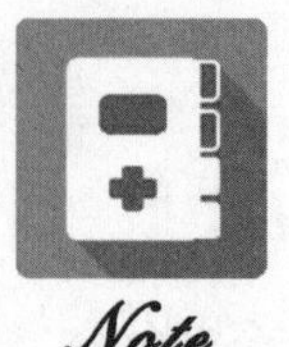

第六章 盆部与会阴

第一节 概 述

盆部(pelvis)以骨盆为支架，内面有盆壁肌、盆底肌及筋膜。盆部容纳消化、泌尿及生殖系统的部分器官。盆部借骨盆上口与腹部相通，借盆膈与会阴部相邻。

会阴(perineum)指盆膈以下全部的软组织。狭义的会阴指外阴与肛门之间的软组织，在男性指阴囊根部与肛门之间，在女性指阴道前庭后端与肛门之间，在女性又称产科会阴。

一、境界与分区

盆部的上界为**骨盆上口**(superior pelvic aperture)，为耻骨联合上缘、耻骨结节、耻骨嵴、耻骨梳、弓状线、骶翼前缘和骶骨岬连成的环形线。此环形线又称**界线**(terminal line)。盆部的下界为**骨盆下口**(inferior pelvic aperture)，由尾骨尖、耻骨联合下缘和两侧的骶结节韧带、坐骨结节、坐骨支、耻骨下支围成。骨盆下口由盆膈封闭，盆膈以下的所有软组织为会阴，两侧坐骨结节之间的连线将会阴分为后方的肛区和前方的尿生殖区(图 6-1)。

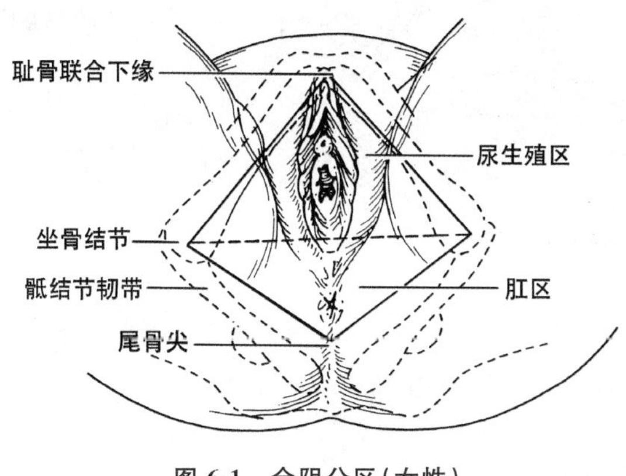

图 6-1 会阴分区(女性)

二、表面解剖

(一)体表标志

体表可触及耻骨联合上缘、耻骨嵴、耻骨结节、耻骨弓、坐骨结节及尾骨尖。

(二)体表投影

从髂前上棘与耻骨联合连线的中点至脐下 2 cm 处，此线上 1/3 段为髂总动脉的投影，下 2/3 为髂外动脉的投影，上、中 1/3 交界点为髂内动脉起点。

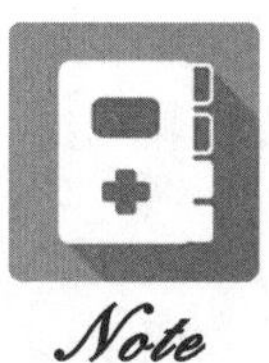

第二节　盆　　部

一、骨盆整体观

骨盆由两侧的髋骨、后方的骶骨和尾骨，借助骨连结围成。骨盆上口将骨盆分为前上方的**大骨盆**(greater pelvis)和后下方的**小骨盆**(lesser pelvis)。大骨盆又称假骨盆，小骨盆又称真骨盆。骨盆下界为骨盆下口。骨盆的前壁为耻骨、耻骨支和耻骨联合，后壁为骶骨、尾骨的前面，两侧壁为髂骨、坐骨、骶结节韧带及骶棘韧带。骶结节韧带和骶棘韧带与坐骨大切迹、坐骨小切迹围成坐骨大孔、坐骨小孔。闭孔位于骨盆的前外侧。结缔组织膜与闭孔沟共同围成**闭膜管**(obturator internus)，内有闭孔动脉、闭孔静脉、闭孔神经通过。

男、女性骨盆有明显的差异。男性骨盆窄而长，上口为心形，下口窄小。女性骨盆宽而短，上口近似圆形，下口较宽大。

二、盆壁肌

覆盖骨性盆壁内面的肌有闭孔内肌和梨状肌(图 6-2)。

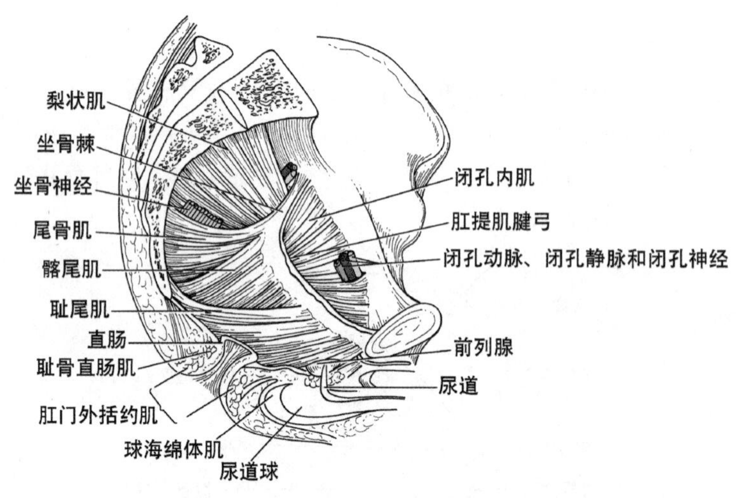

图 6-2　盆壁肌

1. 闭孔内肌　位于盆侧壁的前部，起自闭孔膜内面及周围骨面，肌束汇集成腱，经坐骨小孔止于转子间窝。

2. 梨状肌　位于盆侧壁的后部，起自骶骨盆面，穿经坐骨大孔至臀区，止于股骨大转子。将坐骨大孔分隔为梨状肌上孔和梨状肌下孔。

三、盆膈与盆底肌

盆膈(pelvic diaphragm)又称盆底，由盆底肌及覆盖其上、下面的筋膜构成。其上、下面的筋膜又称为**盆膈上筋膜**(superior fascia of pelvic diaphragm)和**盆膈下筋膜**(inferior fascia of pelvic diaphragm)。盆底肌由肛提肌和尾骨肌两部分组成(图 6-3)。盆膈封闭骨盆下口，仅在其前方两侧肛提肌的前内侧缘之间有一狭窄裂隙，称盆膈裂孔，下方由尿生殖膈封闭，内有尿生殖管道通过。

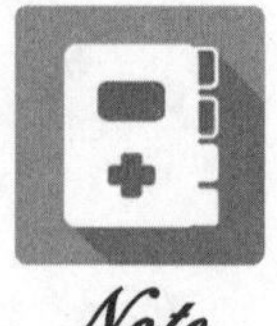
Note

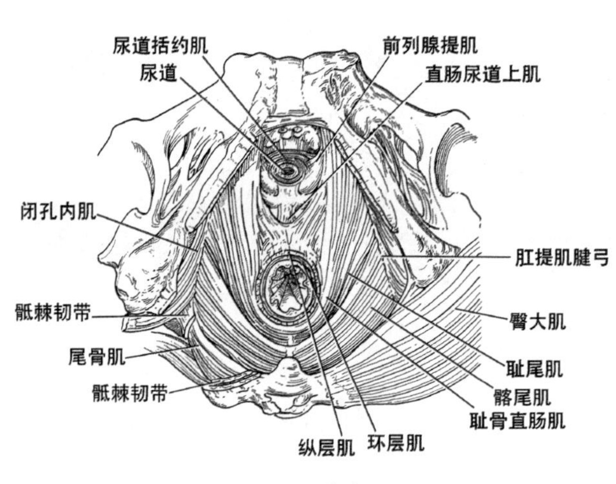

图 6-3 盆底肌

(一)肛提肌

肛提肌(levator ani)起于耻骨后面与坐骨棘之间的**肛提肌腱弓**(tendinous arch of levator ani),纤维行向内下,与对侧的肌纤维汇合,止于会阴中心腱、直肠壁、尾骨和肛尾韧带,两侧联合成漏斗状。肛提肌由四部分组成:前列腺提肌(男)或耻骨阴道肌(女)、耻骨直肠肌、耻尾肌、髂尾肌。

(1)**前列腺提肌(男)**(levator prostatae) 起自耻骨盆面及肛提肌腱弓前部,止于会阴中心腱,肌束夹持前列腺尖两侧。固定腺体;**耻骨阴道肌**(女)(pubovaginalis)夹持尿道及阴道两侧。

(2)**耻骨直肠肌**(puborectalis) 起自耻骨盆面及肛提肌腱弓前部,行向后绕过直肠肛管交界处两侧和后方,形成"U"形袢,是肛直肠环的组成部分。

(3)**耻尾肌**(pubococcygeus) 起自耻骨盆面及肛提肌腱弓中部,止于骶骨、尾骨侧缘及肛尾韧带。

(4)**髂尾肌**(iliococcygeus) 起自肛提肌腱弓后部及坐骨棘盆面,止于尾骨侧缘及肛尾韧带。

(二)尾骨肌

尾骨肌(coccygeus)位于肛提肌后方,起自坐骨棘盆面,紧贴骶棘韧带的上面,止于尾骨和骶骨下部的侧缘。

四、盆筋膜和盆筋膜间隙

(一)盆筋膜(pelvic fascia)

盆筋膜分为盆壁筋膜和盆脏筋膜两部分。

1. 盆壁筋膜(parietal pelvic fascia) 覆盖盆壁、盆壁肌和盆底肌的表面,也称盆筋膜壁层,向上与腹内筋膜相延续。分为骶前筋膜、梨状肌筋膜、闭孔筋膜、盆膈上筋膜。

(1)**骶前筋膜** 位于骶骨前方的部分(图 6-4),较为致密,向上与腹膜后组织相延续,向下与盆膈上筋膜相延续,两侧与梨状肌、肛提肌上表面的筋膜相延续。骶前筋膜与骶骨之间有骶正中动脉、骶外侧静脉和骶静脉丛。

(2)**梨状肌筋膜** 位于梨状肌内表面。

(3)**闭孔筋膜** 为覆盖闭孔内肌内表面的部分。从耻骨体盆腔面到坐骨棘,闭孔筋膜呈线形增厚,称**肛提肌腱弓**。它是肛提肌和盆膈上、下筋膜起点或附着处。

(4)**盆膈上筋膜** 覆盖肛提肌和尾骨肌的上表面,前方和两侧附着于肛提肌腱弓,在内脏器

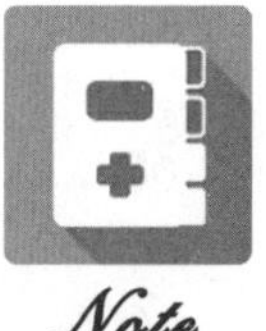
Note

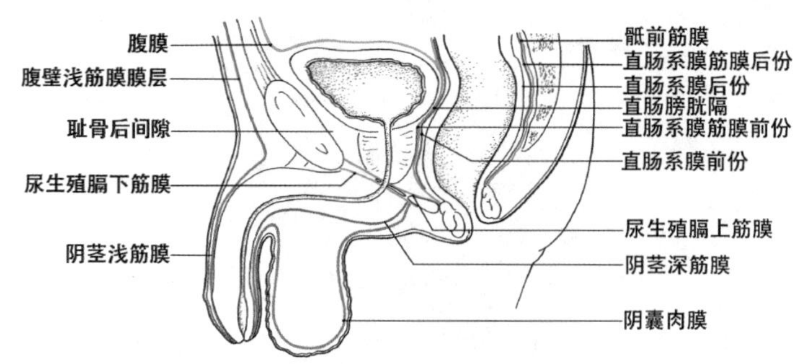

图 6-4　盆筋膜和盆筋膜间隙(男性)

官穿盆膈处与盆脏筋膜融合。两侧盆膈上筋膜内侧缘在耻骨后与**耻骨前列腺韧带**(puboprostatic ligament)(男性)或**耻骨膀胱韧带**(pubovesical ligament)(女性)融合。耻骨前列腺韧带连于耻骨体与前列腺鞘和膀胱颈之间,耻骨膀胱韧带连于耻骨体与膀胱颈和尿道之间。

2. 盆脏筋膜(visceral pelvic fascia)　在盆腔脏器穿过盆膈或尿生殖膈时,盆壁筋膜向上反折,呈鞘状包裹脏器,也称为盆筋膜脏层(图 6-4)。盆脏筋膜紧靠盆腔脏器,与肛提肌筋膜、梨状肌筋膜相延续。包裹前列腺的部分称为**前列腺鞘**(sheath of prostate),鞘内有前列腺静脉丛。前列腺鞘向上延续包裹膀胱,形成膀胱筋膜。包裹直肠而形成直肠筋膜。

盆脏筋膜在有些部位局部增厚,形成一些韧带,如耻骨前列腺韧带、耻骨膀胱韧带、子宫主韧带和骶子宫韧带等,起支持和固定脏器位置的作用。

直肠膀胱隔(rectovesical septum)(男性)和**直肠阴道隔**(rectovaginal septum)(女性)为一冠状位的结缔组织隔,在男性位于直肠与膀胱、前列腺、精囊及输精管壶腹之间(图 6-4),在女性位于直肠与阴道之间。此隔上起自直肠膀胱陷凹(女性起自直肠子宫陷凹),下达盆底,两侧附着于盆侧壁筋膜,并与前方的前列腺鞘(男性)或子宫、阴道上端两侧的筋膜(女性)相连,后方与直肠系膜筋膜相延续。女性子宫颈和阴道上部前方与膀胱底之间有**膀胱阴道隔**(vesicovaginal septum)。

(二)盆筋膜间隙

盆壁筋膜与覆盖盆腔的腹膜之间、脏器之间的疏松结缔组织除形成筋膜、韧带外,还形成一些潜在的间隙,统称盆筋膜间隙。

1. 耻骨后间隙(retropubic space)　也称膀胱前间隙,位于耻骨联合后面与膀胱下外侧面之间(图 6-4)。前界为耻骨联合、耻骨上支及闭孔内肌筋膜,后界在男性为膀胱和前列腺,在女性为膀胱,两侧界为脐内侧韧带,上界为壁腹膜至膀胱上面的反折部,下界在男性为盆膈和耻骨前列腺韧带,在女性为盆膈和耻骨膀胱韧带。间隙内为疏松结缔组织和静脉丛等。

2. 直肠周围间隙(perirectal space)　位于直肠周围,前方以直肠膀胱隔(男性)或直肠阴道隔(女性)为界,借直肠侧韧带分为前外侧部和后部。前外侧部宽大,内充满疏松结缔组织。后部又称为**直肠后间隙**(retrorectal space)或骶前间隙,位于骶前筋膜与直肠筋膜之间,内有疏松结缔组织。

五、盆腔内的腹膜

盆腔内的腹膜是腹部腹膜向下的延续。腹前壁的腹膜向下到达耻骨联合上缘,折向后下,覆盖盆壁及盆部器官。

(一)男性盆腔内的腹膜与腹膜腔陷凹

腹膜在耻骨联合上缘,折向后下,覆盖膀胱体的上面、膀胱底的上部、部分精囊和输精管壶腹,然后反折向后上方,覆盖直肠中段的前面、直肠上段的前面和两侧,再向上延续于乙状结肠

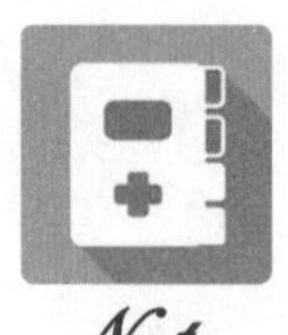
Note

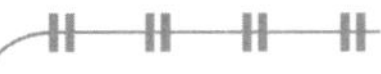

系膜和腹后壁的腹膜(图 6-5)。在膀胱、直肠的两侧,腹膜覆盖盆腔侧壁,向上亦延续于腹部腹膜。膀胱、直肠上部归为腹膜间位器官,直肠中部、输尿管、输精管、前列腺和精囊归为腹膜外位器官。腹膜在盆壁与盆腔脏器之间、盆腔脏器与脏器之间延续,转折处形成陷凹。

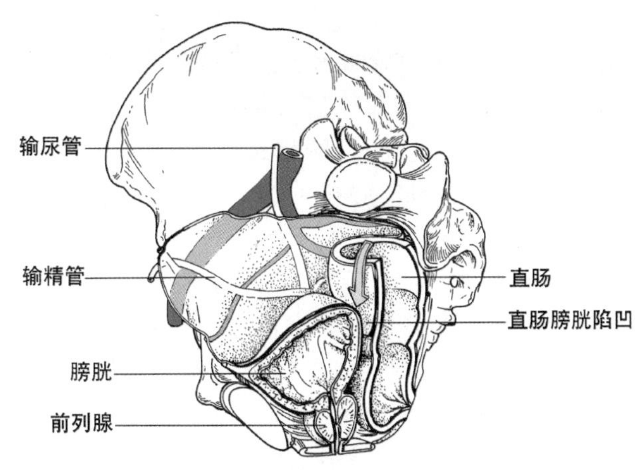

图 6-5 盆腔脏器和腹膜(男性)

1. 直肠膀胱陷凹(rectovesical pouch) 位于直肠与膀胱之间的腹膜转折处,是男性腹膜腔最低的部位。

2. 膀胱旁窝(paravesical fossa) 位于盆侧壁与膀胱之间的腹膜延续处。

(二)女性盆腔内的腹膜与腹膜腔陷凹

腹膜在耻骨联合上缘,折向后下,覆盖膀胱的上面、膀胱底的上部。膀胱体上面的腹膜向后在子宫颈阴道上部转折向上,覆盖子宫前面、子宫底、子宫后面、子宫颈阴道上部,并向下达阴道上端后壁,再向上转折被覆于直肠中部的前面、直肠上部的前面和两侧,继而向上包绕乙状结肠并形成乙状结肠系膜。覆盖子宫前面、后面的腹膜在子宫的两侧向两外侧相互靠近,向外延续,包绕输卵管和卵巢、卵巢子宫韧带、子宫圆韧带等,双层腹膜向外、向下延续于盆侧壁和盆底的腹膜。膀胱、子宫和直肠上部归为腹膜间位器官,输卵管、卵巢归为腹膜内位器官,阴道、直肠中部则为腹膜外位器官(图 6-6)。

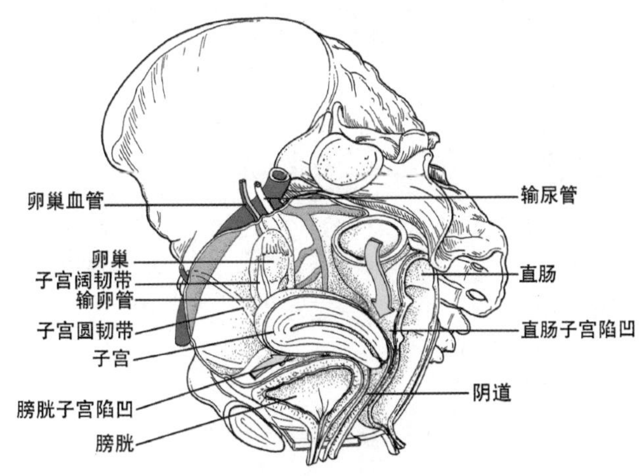

图 6-6 盆腔脏器和腹膜(女性)

盆壁与盆腔脏器之间、盆腔脏器与脏器之间腹膜移行反折,形成一些隐窝和韧带。

1. 直肠子宫陷凹(rectouterine pouch) 又称 Douglas 腔,位于直肠与子宫之间的腹膜转折处,是女性腹膜腔最低处。

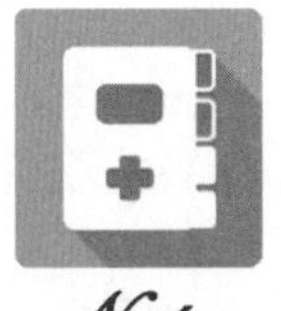

2. 膀胱子宫陷凹(vesicouterine pouch)　位于膀胱与子宫之间的腹膜反折处。

3. 膀胱旁窝　位于盆侧壁与膀胱之间的腹膜延续处。

4. 子宫阔韧带(broad ligament of uterus)　呈冠状位,子宫的腹膜从子宫侧缘向两侧延伸,形成双层的腹膜并向外、向下延续于盆侧壁和盆底壁腹膜。子宫阔韧带上缘游离,内含输卵管。子宫阔韧带后层包绕卵巢,卵巢向后突出于子宫阔韧带后面。子宫阔韧带分为卵巢系膜、输卵管系膜和子宫系膜三部分。①**卵巢系膜**(mesovarium):卵巢前缘至子宫阔韧带后层较窄的双层腹膜,内有供应卵巢的血管。②**输卵管系膜**(mesosalpinx):输卵管与卵巢系膜之间的部分,内有输卵管的血管,有时含卵巢冠和卵巢旁体。③**子宫系膜**(mesometrium):子宫阔韧带的其余部分,内有子宫动脉、子宫静脉等。

5. 直肠子宫襞(rectouterine fold)　为直肠子宫陷凹侧壁上部,呈半月形腹膜皱襞。内有**子宫骶韧带**(uterosacral ligament),也称**直肠子宫肌**(rectouterine muscle),为结缔组织纤维束,内含有平滑肌纤维。该韧带前端连于子宫颈上端的两侧,后端附于第2、3骶骨前面的筋膜。

6. 卵巢悬韧带(suspensory ligament of ovary)　又称**骨盆漏斗韧带**(infundibulopelvic ligament),为腹膜包绕卵巢动脉、卵巢静脉等形成的隆起皱襞,内有卵巢血管、神经、淋巴等,起自骨盆上口侧缘,髂外动脉前面,向下达卵巢输卵管端。

六、盆部的血管、淋巴引流和神经

(一)动脉

1. 髂总动脉(common iliac artery)　腹主动脉在第4腰椎下缘分为左、右髂总动脉,在腰大肌内侧行向外下,至骶髂关节前方处分为髂内动脉和髂外动脉。

2. 髂外动脉(external iliac artery)　沿腰大肌内侧缘下行,经腹股沟韧带中点深面移行为股动脉。睾丸血管及生殖股神经在髂外动脉外侧伴行,右侧输尿管跨过髂外血管起始部的前方入骨盆腔,输精管绕过腹壁下血管后,在髂外血管末端的前方入盆腔。在女性,卵巢血管和子宫圆韧带跨过髂外血管前方。髂外动脉在腹股沟韧带稍上方发出旋髂深动脉和腹壁下动脉(图6-7)。

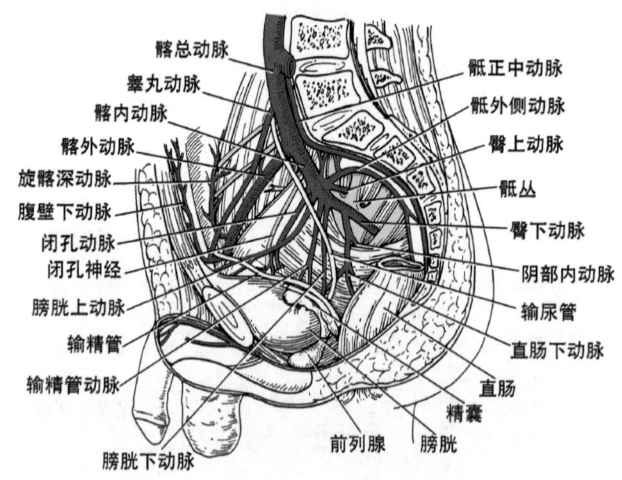

图6-7　盆部的动脉(男性)

3. 髂内动脉(internal iliac artery)　为一短干,向下越过骨盆上口入盆腔,沿盆腔后外侧壁下行,至坐骨大孔上缘处分成前、后两干。按其分布,前干多为脏支,后干多为壁支(图6-7)。

1)前干的分支　可分壁支和脏支。

(1)壁支如下　①**臀下动脉**(inferior gluteal artery):经梨状肌下孔出盆腔至臀部,供应臀部肌。②**闭孔动脉**(obturator artery):沿盆腔侧壁行向前下,穿闭膜管至股部,与同名静脉、神

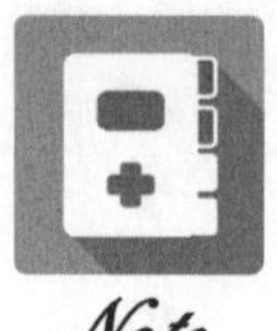
Note

经伴行。闭孔动脉的耻骨支常与腹壁下动脉的耻骨支吻合，有时吻合支很粗。如果闭孔动脉较细甚至缺如，这种吻合支就会取代闭孔动脉的功能。此时，闭孔动脉发自腹壁下动脉，位于腔隙（陷窝）韧带的深面。

（2）脏支如下　①**脐动脉**（umbilical artery）：远侧段闭锁，形成脐内侧韧带，近侧段发出膀胱上动脉（superior vesical artery）。②**阴部内动脉**（internal pudendal artery）：穿梨状肌下孔，出盆腔进入臀部，再经坐骨小孔入会阴。③**膀胱下动脉**（inferior vesical artery）：可有 1～2 支，或缺如。④**子宫动脉**（uterine artery）和**直肠下动脉**（inferior rectal artery）。

2）后干的分支　有**髂腰动脉**（iliolumbar artery）、**骶外侧动脉**（lateral sacral artery）和**臀上动脉**（superior gluteal artery），其中臀上动脉经梨状肌上孔出盆腔至臀部，供应臀部肌和髋关节。

3）其他分支　**骶正中动脉**（median sacral artery）起自腹主动脉分杈处后壁，在第 4、5 腰椎体前面下行入盆腔，在骶前筋膜后面下行，并发出分支至直肠壁。

（二）静脉

髂内静脉（internal iliac vein）在骶髂关节前方与髂外静脉汇合成髂总静脉（图 6-8）。髂内静脉的分支包括壁支和脏支。壁支一般与同名动脉伴行。脏支起自盆腔脏器周围的静脉丛，有直肠静脉丛、膀胱静脉丛、前列腺静脉丛（男性）或子宫静脉丛和阴道静脉丛（女性），它们各自汇合成干注入髂内静脉。女性卵巢静脉丛汇集为卵巢静脉，伴随同名动脉上行，左侧注入左肾静脉，右侧注入下腔静脉。

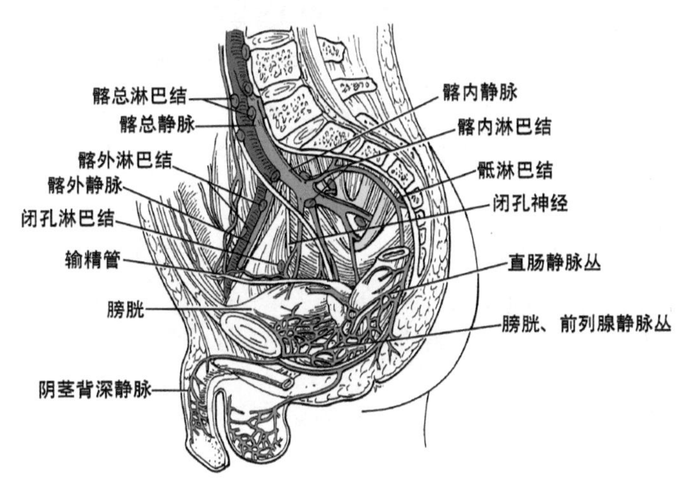

图 6-8　盆部的静脉和淋巴结（男性）

骶前静脉丛位于骶骨前方与骶前筋膜之间，属椎外静脉丛，两侧连于骶外侧静脉，血液经骶外侧静脉回流至髂内静脉。

直肠静脉丛可分为内、外两部分，直肠内静脉丛位于黏膜上皮的外面；直肠外静脉丛位于肌层的外面。直肠静脉丛的上部主要汇入直肠上静脉，经肠系膜下静脉注入肝门静脉；下部主要经直肠下静脉和肛静脉回流入髂内静脉。直肠内、外静脉丛之间有广泛的吻合。

盆腔内静脉丛的腔内无瓣膜，各静脉丛之间吻合丰富，有利于血液的回流。骶静脉丛可经椎内外静脉丛与颅内静脉交通。

（三）淋巴引流

盆腔内淋巴结沿血管排列，主要的淋巴结群如下（图 6-8）。

1. 髂外淋巴结（external iliac lymph node）　沿髂外动脉排列，腹股沟浅、深淋巴结的输出管注入此，收纳下肢和脐以下腹前壁的淋巴，还直接接受膀胱、前列腺和子宫的淋巴。

2. 髂内淋巴结（internal iliac lymph node）　沿髂内动脉及其分支排列，收纳盆腔内所有脏

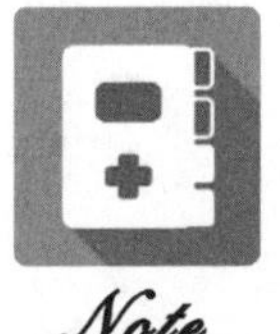

器、会阴深部、臀部和股后部的淋巴。

3. 骶淋巴结(sacral lymph node) 沿骶正中动脉和骶外侧动脉排列，收纳盆腔后壁、直肠、子宫颈和前列腺的淋巴。

上述三组淋巴结的输出管注入**髂总淋巴结**(common iliac lymph node)，此群淋巴结沿髂总动脉排列，其输出管注入左、右腰淋巴结。

(四)神经

盆部的神经来自腰、骶神经丛的躯体神经和内脏神经。

1. 盆部的躯体神经

(1)**闭孔神经**(obturator nerve) 来自腰丛，在腰大肌内侧下行，沿盆侧壁在闭孔内肌表面，与闭孔血管汇合后经闭膜管至股部(图 6-9)。

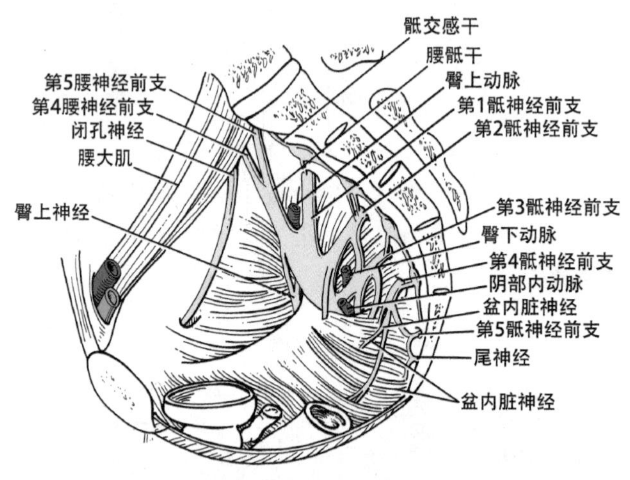

图 6-9 骶丛和尾丛

(2)**骶丛**(sacral plexus)和**尾丛**(coccygeal plexus) 骶丛位于梨状肌前面，由腰骶干和第1～4 骶神经前支组成，分支经梨状肌上、下孔出盆腔，分布于臀部、会阴及下肢。尾丛由第 4～5 骶神经前支和尾神经合成，位于尾骨肌的上面。尾丛发出肛尾神经，穿骶结节韧带分布于邻近的皮肤(图 6-9)。

2. 盆部的内脏神经 盆部的内脏神经主要有骶交感干、上腹下丛、左下腹下丛、右下腹下丛、盆内脏神经等(图 6-10、图 6-11)。

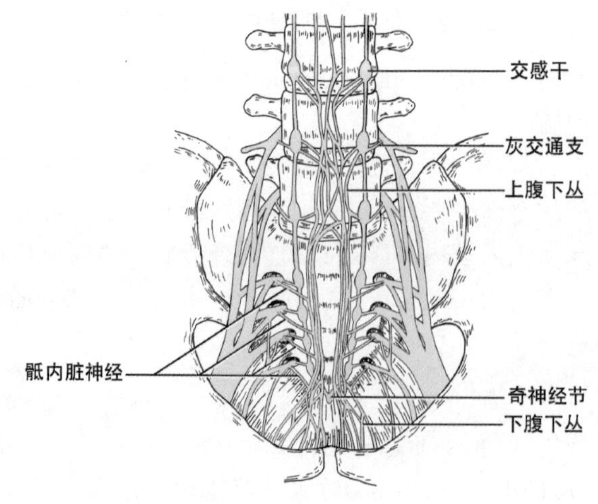

图 6-10 盆部的内脏神经

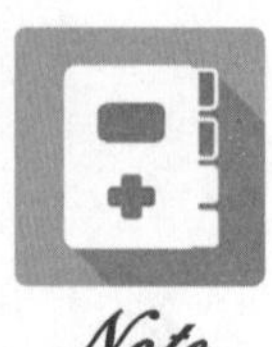
Note

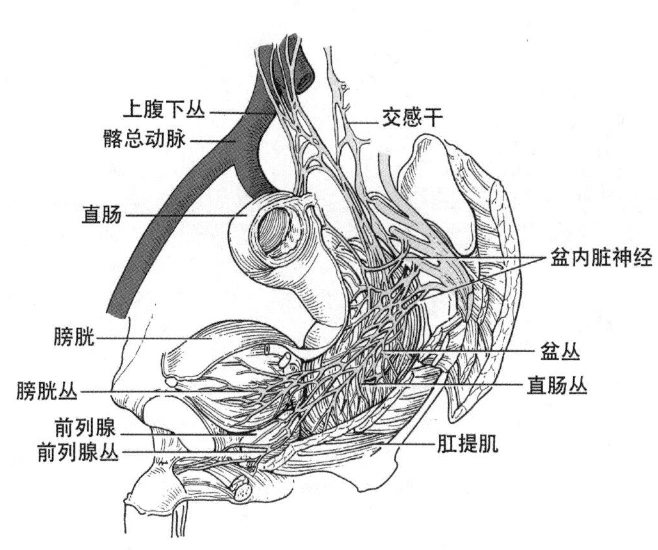

图 6-11　盆部的内脏神经丛

(1)**骶交感干**(sacral sympathetic trunk)　由腰交感干延续而来,在尾骨前方,两侧骶交感干连接于**奇神经节**(impar ganglion),节后纤维加入盆丛或骶尾神经,分布于下肢及会阴部。

(2)**上腹下丛**(superior hypogastric plexus)　又称骶前神经,为腹主动脉丛向下的延续,发出左、右腹下神经,在第 3 骶椎高度,与盆内脏神经和骶神经节的节后纤维共同组成左、右**下腹下丛**(inferior hypogastric plexus),又称**盆丛**(pelvic plexus)。在男性下腹下丛位于直肠、精囊和前列腺的两侧,在女性位于子宫颈和阴道穹的两侧,其纤维随髂内动脉的分支在器官周围形成丛。

(3)**盆内脏神经**(pelvic splanchnic nerve)　又称盆神经,有 3 支,较细小,由第 2～4 骶神经前支中副交感神经节前纤维组成,加入盆丛,在器官旁或器官内换神经元,节后纤维分布于结肠左曲以下的消化管、盆内脏器及会阴部。

七、盆腔脏器

盆腔脏器包括消化管的末段,泌尿、生殖系统的大部分。自前向后依次为泌尿器官、生殖器官、消化管末段,即前方为膀胱及尿道,中间为生殖器,后方为直肠。膀胱、尿道与直肠之间在男性有输精管、精囊及前列腺(图 6-12);在女性为卵巢、输卵管、子宫及阴道(图 6-13)。输尿管盆部沿盆腔侧壁由后向前下行至膀胱底。输精管盆部在骨盆侧壁自腹股沟管深环向后下行至膀胱底。

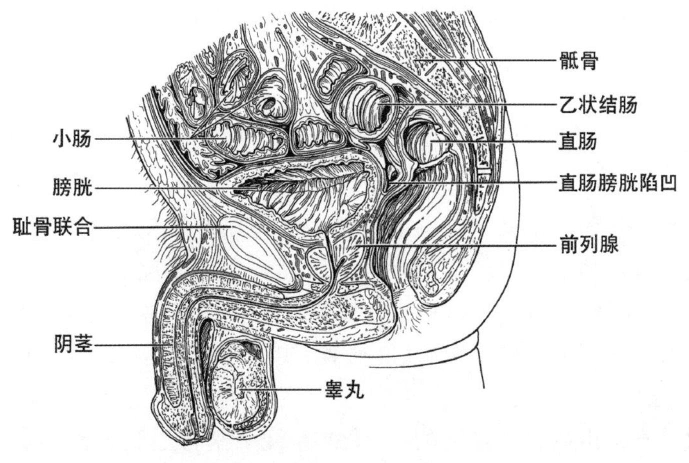

图 6-12　盆部正中矢状切面(男性)

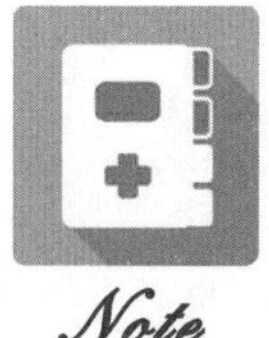

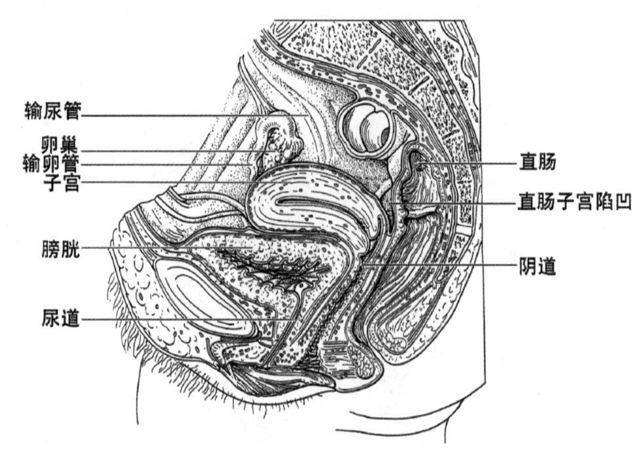

图 6-13　盆部正中矢状切面(女性)

(一)直肠

1. 位置和形态　**直肠**(rectum)位于盆腔后部，骶骨前方，在第 3 骶椎高度上接乙状结肠，穿过盆膈向下延续为肛管。直肠有两个生理弯曲，上部弯曲与骶骨的曲度一致，称为**骶曲**(sacral flexure)；下部弯曲绕尾骨尖凸向前，称为**会阴曲**(perineal flexure)。在冠状面上，直肠有 3 个侧曲，自上向下依次凸向右、左、右。直肠腔内有 3 条半月形横向黏膜皱襞，称为**直肠横襞**(transverse fold of rectum)。3 条横襞的位置与 3 个侧曲相对。上、中、下直肠横襞分别距肛门距离约 13 cm、11 cm、8 cm。

2. 毗邻　直肠后借疏松结缔组织与骶骨、尾骨和梨状肌相邻。结缔组织中有骶正中血管、骶外侧血管、骶静脉丛、骶丛和骶交感干等结构。直肠上部为直肠旁窝，下部两侧借直肠侧韧带连于盆侧壁。韧带内有直肠下血管和盆内脏神经等结构，韧带后方有盆丛及髂内血管的分支。

男性直肠上部前面隔着直肠膀胱陷凹与膀胱底上部、精囊和输精管壶腹毗邻，凹中有回肠和大网膜等脏器，凹底腹膜反折线以下则有膀胱底下部、精囊、输精管壶腹、前列腺和输尿管盆段，它们和直肠之间隔以直肠膀胱隔。女性直肠上部前面隔着直肠子宫陷凹与子宫和阴道穹后部相邻，凹内有腹腔脏器，凹底在腹膜反折线以下，直肠前面与阴道之间有直肠阴道隔分隔。

3. 血液供应、淋巴引流和神经支配

(1)**动脉**　直肠血液由直肠上动脉、直肠下动脉及骶正中动脉供应(图 6-14)。直肠上动脉为肠系膜下动脉的分支，在乙状结肠系膜内下行至第 3 骶椎高度，分为左、右支，自直肠侧壁分布于直肠。直肠下动脉来自髂内动脉，较小，其分支至直肠下部和肛管上部。骶正中动脉发出分支，在直肠背面分布于直肠后壁。

(2)**静脉**　与同名动脉伴行，来自直肠、肛管静脉丛。直肠静脉丛分内、外两部分。直肠内静脉丛位于黏膜上皮的外面；直肠外静脉丛位于肌层的外面。以齿状线为界，将直肠静脉丛分为直肠肛管上丛和直肠肛管下丛。直肠静脉丛的上部汇入直肠上静脉，通过肠系膜下静脉汇入肝门静脉；直肠静脉丛的下部通过直肠下静脉和肛静脉回流入髂内静脉。

(3)**淋巴引流**　直肠的淋巴引流有两个方向。黏膜层的淋巴滤泡引流至紧贴直肠外表面的直肠上淋巴结和直肠旁的直肠旁淋巴结，上部沿直肠上血管向上注入直肠上淋巴结、肠系膜下淋巴结，下部的淋巴管可沿直肠下血管、肛血管、阴部内血管注入至髂内淋巴结。部分输出管可向后注入骶淋巴结。

(4)**神经支配**　直肠由内脏神经支配，交感神经纤维来自上腹下丛和盆丛，副交感神经纤维来自盆内脏神经，随血管入直肠。

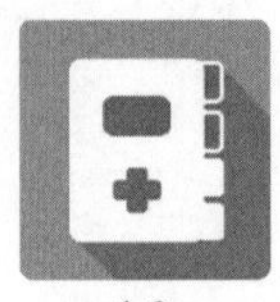
Note

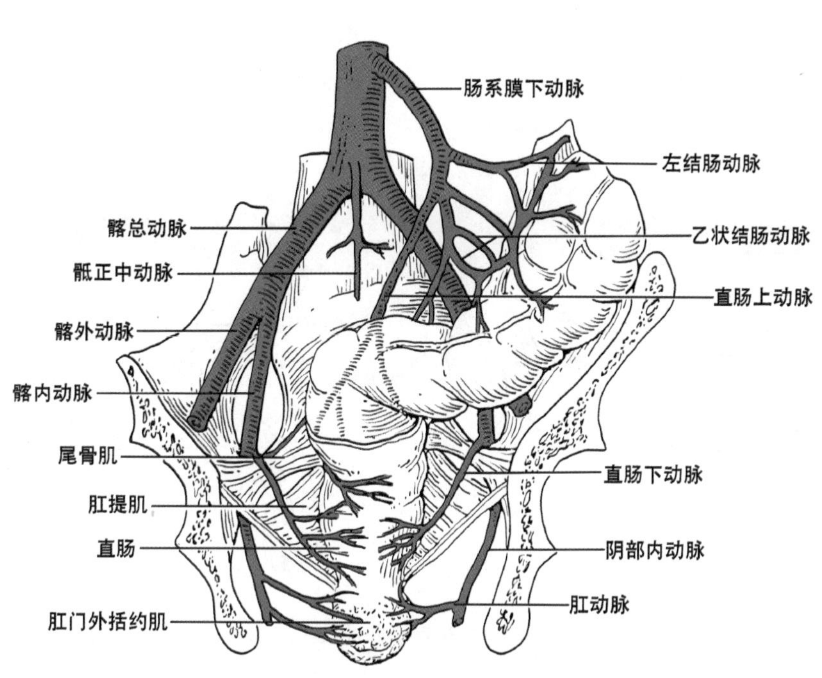

图 6-14 直肠和肛管的动脉

4. 直肠系膜 直肠上段为腹膜间位器官，中段为腹膜外位器官。直肠的周围存在大量的疏松结缔组织、脂肪、血管神经、淋巴管和淋巴结。包裹直肠的组织结构称为**直肠系膜**(mesorectum)(图 6-15)。直肠系膜内有直肠上动脉及其分支、直肠上静脉及其属支及沿直肠血管走行和排列的淋巴管和淋巴结。直肠系膜外有一层无血管的组织包裹直肠系膜，属直肠的脏筋膜，称为**直肠系膜筋膜**(mesorectal fascia)。直肠系膜筋膜后方与骶前筋膜相邻，两侧系膜筋膜外表面有下腹下丛(盆丛)，前方与直肠膀胱隔(男性)或直肠阴道隔(女性)相延续，向上与乙状结肠浆膜下的结缔组织相延续，向下与盆膈表面的盆壁筋膜相延续。直肠系膜筋膜、直肠系膜包裹发自下腹下丛的内脏神经和直肠中血管连至直肠，称为**直肠侧韧带**(lateral rectal ligament)。

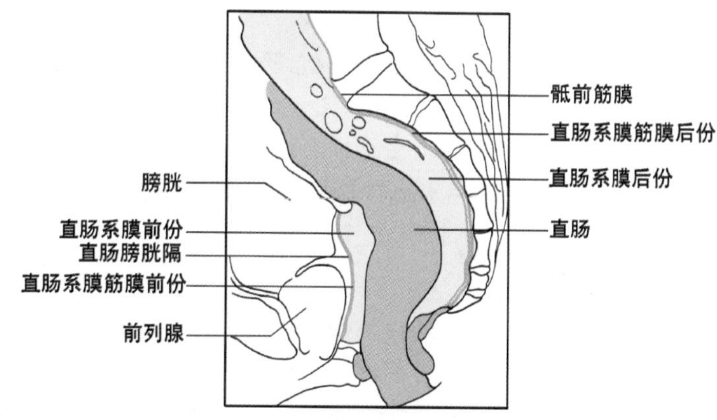

图 6-15 直肠系膜(男性正中矢状切面)

(二)膀胱

膀胱(urinary bladder)为储尿的囊状器官，其位置、形状和大小因其盈虚而变化。成人的膀胱容量为 300～500 ml，最大容量为 800 ml，女性的容量小于男性。

1. 位置与形态 空虚时的膀胱位于小骨盆腔内，耻骨联合及耻骨支的后方，属于腹膜外位

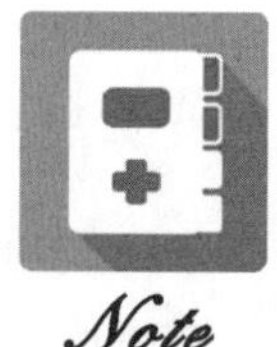

器官。充盈时的膀胱则上升至耻骨联合上缘以上，属于腹膜间位器官(图 6-16)。膀胱空虚时呈三棱锥形，可分为尖、体、底、颈四部，各部之间无明显界线。膀胱底内面有左右输尿管口，两口之间有隆起皱襞，称为输尿管间襞。两输尿管口与尿道内口之间三角形区域称**膀胱三角**(trigone of bladder)。膀胱颈为膀胱最低点，有尿道内口与尿道相通。

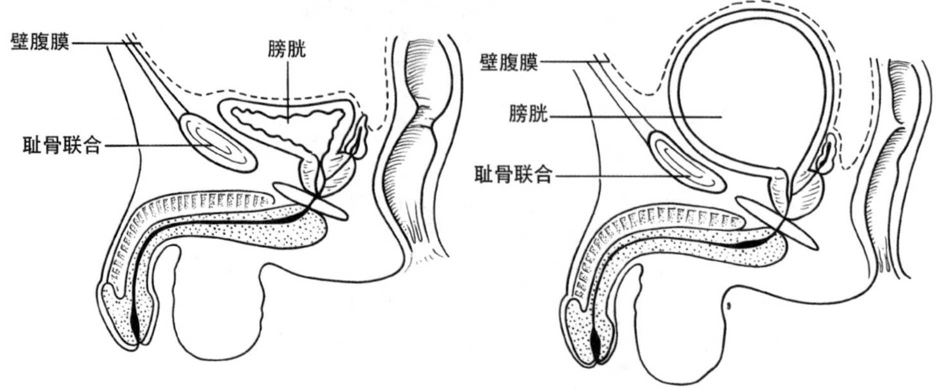

图 6-16　充盈后膀胱的位置变化

2. 毗邻　膀胱的前面与耻骨联合和耻骨支之间为耻骨后间隙，间隙内充填疏松结缔组织及脂肪，内有血管神经。膀胱下外侧面与肛提肌、闭孔内肌及其筋膜相邻，其间充满结缔组织，称膀胱旁组织，内有至膀胱的动脉、神经以及输尿管盆部穿行。膀胱上面和膀胱底上部有腹膜覆盖，在男性膀胱底上部借腹膜反折形成的直肠膀胱陷凹与直肠隔开；在腹膜反折线以下膀胱底与输精管壶腹和精囊相邻。膀胱底下部，联同输精管壶腹、精囊和前列腺一起，与直肠之间以直肠膀胱隔隔开。在女性膀胱底后面有子宫颈及阴道前壁，以膀胱阴道隔相隔。男性膀胱上面与小肠袢相邻，女性膀胱与子宫为邻。男性膀胱颈与前列腺相邻，并借尿道内口与尿道相通，女性膀胱颈则直接连于尿生殖膈。

3. 血液供应、淋巴引流和神经支配

(1)**血管**　膀胱上动脉发自脐动脉近段，向下分布于膀胱上、中部。膀胱下动脉发自髂内动脉干，沿盆壁向下，分布于膀胱底、精囊及输尿管盆部等处(图 6-7)。膀胱的静脉在膀胱和前列腺两侧形成膀胱静脉丛，汇集并注入髂内静脉。

(2)**淋巴引流**　膀胱前部的淋巴注入髂内淋巴结，膀胱三角和膀胱后部的淋巴大部分注入髂外淋巴结，少部分沿膀胱血管注入髂总淋巴结(图 6-8)。

(3)**神经支配**　膀胱由内脏神经支配。交感神经纤维来自脊髓第 11、12 胸椎节段和第 1、2 腰椎节段，经盆丛至膀胱。副交感神经来自脊髓第 2～4 骶节，经盆内脏神经达膀胱，支配膀胱逼尿肌。

(三)输尿管盆部和壁内部

1. 输尿管盆部　在骨盆上口处，左侧输尿管越过左髂总动脉末段的前方，右侧输尿管越过右髂外动脉起始部的前方进入盆腔，沿盆腔侧壁，经髂内血管、腰骶干和骶髂关节前方，在脐动脉起始段和闭孔血管、神经的内侧，至坐骨棘平面，转向前内，传入膀胱底的外上角延续为壁内部。

男性输尿管经输精管后外方，输精管壶腹和精囊之间达膀胱底。女性输尿管由后外向前内，经子宫阔韧带基部至子宫颈外侧约 2 cm 处，即在阴道穹侧部的上外方，子宫动脉从外侧向内侧横越其前上方(图 6-17)。

2. 输尿管壁内部　输尿管到达膀胱底后外侧角处，向内下斜穿膀胱壁，开口于膀胱底内面的输尿管口。输尿管壁内部为输尿管最狭窄处。

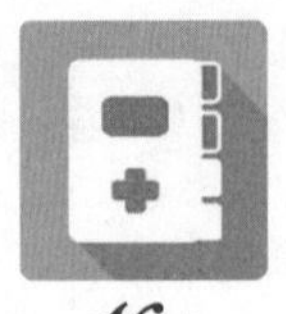
Note

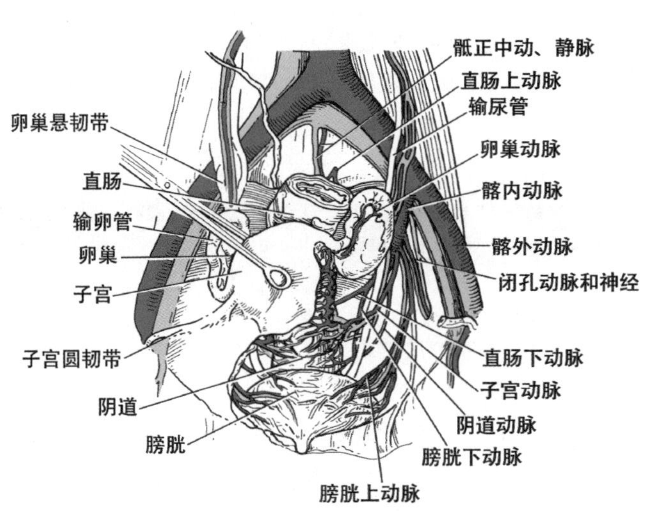

图 6-17　输尿管盆部与子宫动脉的关系

输尿管盆部的血液供应有不同来源，多来源于性腺动脉（睾丸动脉或卵巢动脉）；近膀胱处有来自膀胱下动脉的分支分布，在女性还有来自子宫动脉的分支分布。

（四）前列腺

1. 形态与毗邻　**前列腺**（prostate）位于膀胱颈和尿生殖膈之间，形似栗，由腺组织和肌性组织构成，为男性生殖附属腺中最大的实质器官（图 6-18）。上部为前列腺底，与膀胱颈邻接，前部有尿道穿入，后部则有双侧射精管向前下穿入，与尿道汇合，下端尖细，为前列腺尖，位于尿生殖膈上面，两侧有前列腺提肌包绕，尿道从前列腺尖穿出。前列腺尖与前列腺底之间为前列腺体。前列腺有前面、后面和两外侧面。前面借耻骨前列腺韧带使前列腺筋鞘与耻骨后面相连。后面平坦，正中有一纵行的**前列腺沟**（prostatic groove），借直肠膀胱隔与直肠壶腹相隔。

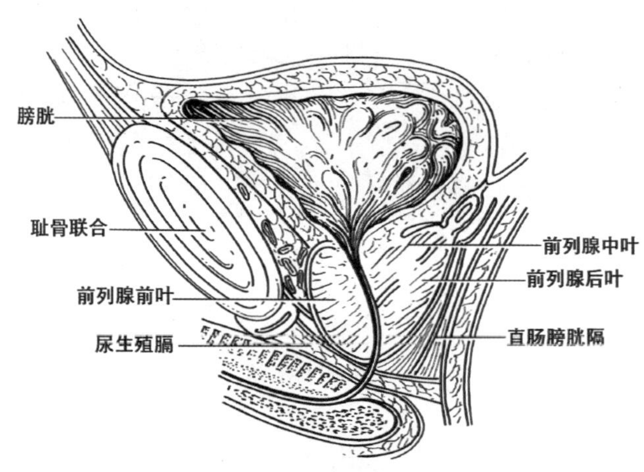

图 6-18　前列腺的位置

2. 被膜　前列腺实质表面包裹一层薄的纤维性肌组织，称为前列腺囊，囊外有前列腺鞘，鞘内前方及两侧有前列腺静脉丛。

3. 血液供应　前列腺血供丰富，主要来自膀胱下动脉、输精管动脉、直肠下动脉、髂内动脉的前干以及脐动脉等。这些血管沿腺体后外侧膀胱前列腺沟进入。前列腺鞘的前部和外侧部有前列腺静脉丛。

（五）输精管盆部、射精管及精囊

1. 输精管（ductus deferens）　输精管盆部自腹股沟管深环处，从外侧绕腹壁下动脉的起始

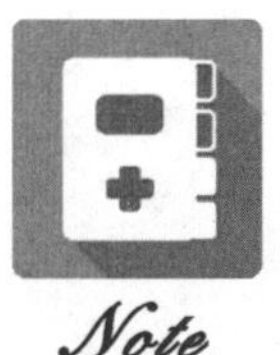

部，转向内下方，越过髂外动、静脉前方进入盆腔，沿盆侧壁行向后下，跨过膀胱上血管和闭孔血管，从前内侧与输尿管交叉，继而转至膀胱底，在精囊上端平面以下，输精管膨大为壶腹，其末端逐渐变细，并与精囊管以锐角的形式汇合成**射精管**(ejaculatory duct)。向前下穿前列腺底后部，开口于尿道前列腺部。

2. 精囊(seminal vesicle) 为一对长椭圆形的囊状腺体，位于前列腺底的后上方，输精管壶腹的后外侧，前临膀胱底部，后邻直肠壶腹。

(六)子宫

子宫(uterus)是肌性中空器官，分底、体、峡、颈四部分。

1. 位置与毗邻 子宫位于膀胱与直肠之间，子宫底伏于膀胱上，约平小骨盆上口平面，子宫颈在坐骨棘平面以上(图 6-13)。正常子宫位置为前倾前屈位。前倾为子宫主轴与阴道主轴相交而呈向前开放的角，约为 90°；前屈为子宫体与子宫颈之间向前开放的钝角，约为 170°。子宫的位置随直肠和膀胱的充盈状态和体位的不同而变化。

子宫前面借膀胱子宫陷凹与膀胱上面为邻，子宫颈阴道上部的前面借膀胱阴道隔与膀胱底相邻。子宫颈和阴道穹后部借直肠子宫陷凹与直肠相邻，直肠子宫陷凹底正对阴道穹后部。子宫两侧有输卵管、子宫阔韧带和卵巢固有韧带。子宫颈外侧，在阴道穹侧部上方有子宫主韧带；子宫颈阴道部由阴道穹后部和直肠子宫陷凹与直肠前壁分隔。

2. 子宫的韧带

(1)**子宫阔韧带**(broad ligament of uterus) 位于子宫两侧(图 6-19)，呈冠状位的双层腹膜皱襞，其上缘为游离缘，内含输卵管；下缘附着于盆底；外侧缘附着于盆侧壁；内侧缘与子宫前、后面的腹膜相续，子宫动脉沿此缘迂曲上行。阔韧带基部的前、后层分别与膀胱子宫陷凹和直肠子宫陷凹处的腹膜移行，在子宫颈两侧的结缔组织中有输尿管和子宫血管经过。

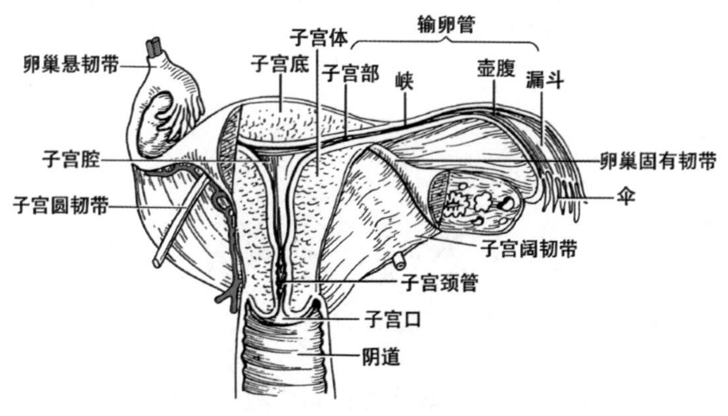

图 6-19 子宫阔韧带

(2)**子宫主韧带**(cardinal ligament of uterus) 由纤维结缔组织和平滑肌纤维构成，位于子宫阔韧带基部，沿阴道穹侧部向后外延伸至盆侧壁，下方与盆膈上筋膜相续，是维持子宫颈正常位置的主要结构。

(3)**子宫圆韧带**(round ligament of uterus) 位于子宫阔韧带内，呈圆索状结构，牵引子宫上部向前，维持子宫前倾。它起自子宫角、输卵管子宫口的前下方，沿盆侧壁向前外行，越过髂外血管及腹壁下动脉，经腹股沟管深环穿行腹股沟管，止于阴阜和大阴唇皮下。

(4)**子宫骶韧带**(uterosacral ligament of uterus) 起自子宫颈上部的后面，向后绕过直肠侧面，止于骶骨前面，表面由腹膜覆盖而形成直肠子宫襞，牵引子宫颈向后上，维持子宫前倾。

3. 血液供应、淋巴引流和神经支配

(1)**血液供应** 子宫动脉起自髂内动脉，沿盆腔侧壁向前内下行至子宫阔韧带基部，行于

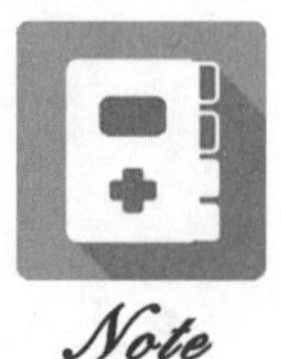
Note

此韧带两层腹膜间，在距子宫颈外侧约 2 cm 处，越过输尿管的前上方，在阴道穹侧部上方行向子宫颈，沿子宫侧缘上行至子宫角处，分为输卵管支和卵巢支，分布于输卵管和卵巢，子宫动脉在宫颈外侧发出阴道支分布于阴道(图 6-20)。子宫静脉汇集子宫阴道静脉丛的静脉血，汇入髂内静脉。

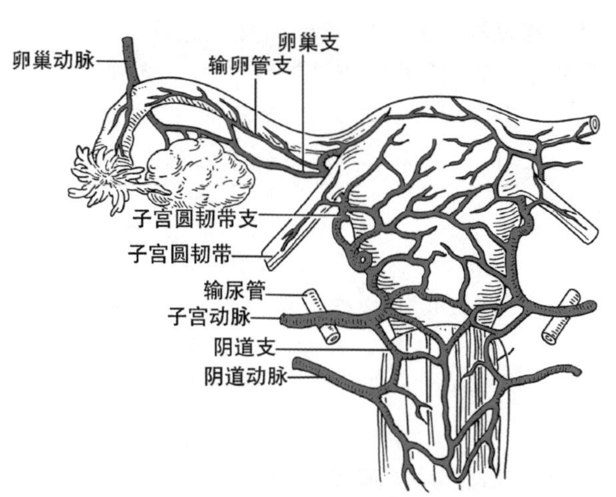

图 6-20 女性内生殖器的动脉

(2)**淋巴引流** 子宫底和子宫体上部的淋巴管主要注入髂总淋巴结和腰淋巴结，子宫底两侧的淋巴管沿子宫圆韧带注入腹股沟浅淋巴结，子宫体下部和子宫颈的淋巴管注入髂内淋巴结、髂外淋巴结、骶淋巴结或髂总淋巴结(图 6-21)。

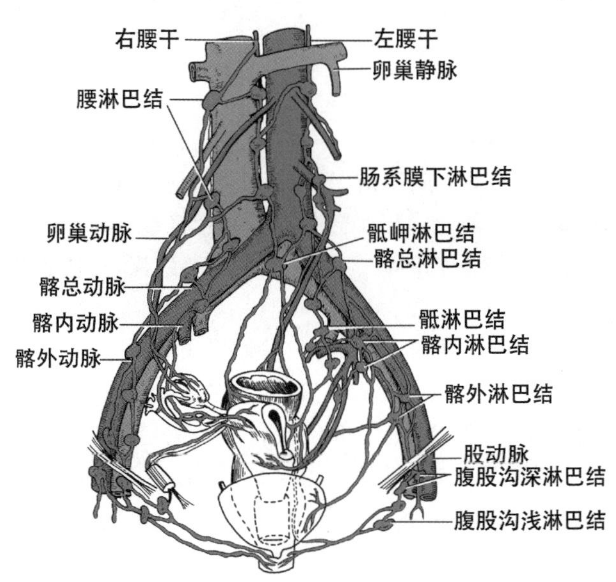

图 6-21 女性生殖器的淋巴引流

(3)**神经支配** 由来自盆丛中的子宫阴道丛支配。交感、副交感神经纤维皆通过此丛发出的纤维分布于子宫和阴道上部。

(七)卵巢

1. 形态、位置与毗邻 **卵巢**(ovary)左、右各一，呈扁椭圆形，其大小、形状随年龄、发育及而异。卵巢分上、下两端，内、外两面和前、后两缘。上端为输卵管伞和输卵管漏斗覆盖，称输卵管端，下端以卵巢固有韧带连于子宫，称子宫端。前缘借卵巢系膜连于子宫阔韧带后层，名系膜缘。前缘中部有一裂隙，为卵巢门，内有血管、神经和淋巴管出入。后缘称游离缘又名独

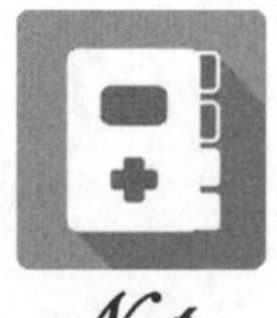

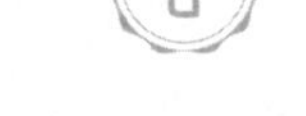

立缘，朝向后内。卵巢的固定装置即卵巢悬韧带和卵巢固有韧带以及卵巢系膜。

卵巢表面有腹膜覆盖，为腹膜内位器官。卵巢位于盆侧壁的卵巢窝内。卵巢在髂内、外动脉起始部之间，前界为脐内侧韧带，后界为髂内动脉和输尿管。卵巢由卵巢悬韧带连至盆侧壁。

2. 血管、神经和淋巴 卵巢的血液供应来自卵巢动脉及子宫动脉的卵巢支。卵巢动脉下行至骨盆上口处，跨越髂外血管，向前下经卵巢悬韧带进入阔韧带，分支经卵巢系膜入卵巢门。卵巢静脉起自卵巢静脉丛，左侧注入左肾静脉，右侧注入下腔静脉。

卵巢的神经来自内脏神经形成的卵巢神经丛和子宫神经丛，随血管入卵巢。卵巢的淋巴管出卵巢门，注入腰淋巴结。

（八）输卵管

输卵管（uterine tube）位于阔韧带上缘内。由内向外分为输卵管子宫部、输卵管峡、输卵管壶腹、输卵管漏斗四部分（图 6-19）。输卵管漏斗和壶腹由卵巢动脉的分支供应，输卵管峡和子宫部由子宫动脉的分支供应。输卵管的静脉向外侧汇入卵巢静脉，向内侧汇入子宫静脉，最终汇入髂内静脉。

输卵管淋巴经卵巢淋巴管回流至主动脉周围的淋巴结，或经子宫淋巴管回流至髂内淋巴结群，也可以经圆韧带回流至腹股沟淋巴结群。

输卵管神经纤维大部分随卵巢动脉和子宫动脉分布于卵巢，由交感神经和副交感神经支配。副交感神经纤维来自迷走神经，分布到输卵管的外侧一半，而盆内脏神经分布到内侧一半。传入纤维与交感和副交感神经纤维伴行，进入脊髓。

女性生殖管道（阴道子宫、输卵管）通过输卵管腹腔口与腹膜腔通连，卵巢排出的卵子经此口进入输卵管，受精部位通常在输卵管壶腹处。

（九）阴道

1. 位置和形态 **阴道**（vagina）位于子宫下方，为一肌性管道，上端包绕子宫颈阴道部，下端开口于阴道前庭，长轴斜向前下。阴道前、后壁不等长，前壁较短，后壁较长。阴道因穿过尿生殖膈，分膈上、膈下两部分，分属于盆部和会阴部。阴道环绕子宫颈的部分，与子宫颈形成**阴道穹**（fornix of vagina），分为前部、后部和两个侧部。后部最深，称阴道后穹，其顶与直肠子宫陷凹相接近。

2. 毗邻 阴道前壁上部间隔以膀胱阴道隔与膀胱底和膀胱颈相邻，前壁的中下部间隔以尿道阴道隔与尿道相邻。后壁上部与直肠子宫陷凹相邻。后壁其余部分的后方，自上而下分别为直肠壶腹、肛管和会阴中心腱。阴道上部前方以膀胱阴道隔与膀胱后面及输尿管终相邻，阴道下部以尿道阴道隔与尿道后壁紧密相贴（图 6-13）。阴道穹后部有 1～2 cm 被直肠子宫陷凹的腹膜覆盖，并与小肠袢为邻，阴道后壁下部则以直肠阴道隔与直肠壶腹前壁及会阴中心腱相邻。

第三节　会　　阴

会阴（perineum）是盆膈以下封闭骨盆下口的全部软组织。境界略呈菱形，前为耻骨联合下缘及耻骨弓状韧带，两侧角为耻骨弓、坐骨结节和骶结节韧带，后为尾骨尖。两侧坐骨结节之间的连线将会阴分为前、后两个三角区，前方为**尿生殖区**（urogenital region），后方为**肛区**（anal region）（图 6-1）。

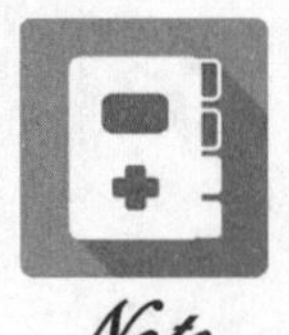

一、肛区

肛区又称为肛门三角，位于两侧坐骨结节之间的连线的后方，有肛管和坐骨肛门窝等结构。

(一)肛管

肛管(anal canal)上续直肠，向后下绕尾骨尖终于**肛门**(anus)。肛管的内面有肛柱，相邻肛柱之间连有肛瓣，肛柱肛瓣之间围成口袋状的肛窦。连接肛柱上端的环形线称肛直肠线，为肛管和直肠的分界线。肛柱下端及肛瓣边缘的锯齿状环形线为齿状线。

齿状线以上、以下的上皮、血液供应、神经支配和淋巴引流均不同(表 6-1)。

表 6-1　齿状线以上、以下的上皮、血液供应、神经支配和淋巴引流特点比较

项　　目	齿状线以上	齿状线以下
上皮类型	单层柱状上皮，属黏膜	复层扁平上皮，属皮肤
动脉来源	直肠上、下动脉	肛动脉
静脉回流	通过肠系膜下静脉回肝门脉系、髂内静脉	髂内静脉
神经支配	内脏神经	躯体神经
淋巴引流	肠系膜下淋巴结、髂内淋巴结	髂内淋巴结

肛门括约肌位于肛管周围，分为肛门内括约肌和肛门外括约肌两部分。

(1)**肛门内括约肌**(internal anal sphincter)　肛管壁内环形肌层增厚形成，属不随意肌，可协助排便，但不具备括约功能。

(2)**肛门外括约肌**(external anal sphincter)　环绕肛门内括约肌周围的横纹肌，受意识支配，具有控制排便的功能，分为三部分(图 6-22)。①**皮下部**：肌束呈环形，位于肛管下端的皮下肛门内括约肌的下缘和外括约肌浅部下方，前方附着于会阴中心腱，后方附着于肛尾韧带。②**浅部**：在皮下部之上，肌束围绕肛门内括约肌下部，前方附着于会阴中心腱，后方附着于肛尾韧带和尾骨下部。③**深部**：肌束呈厚的环形带，围绕肛门内括约肌上部，其深层纤维与耻骨直肠肌混合，不能分隔，后方纤维多附着于肛尾韧带。

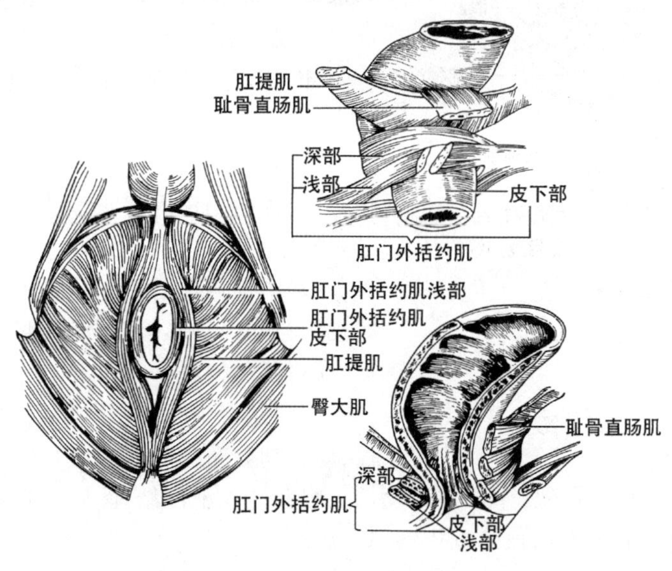

图 6-22　肛门括约肌

肠壁的纵行肌、肛门内括约肌、肛门外括约肌浅部、肛门外括约肌深部、耻骨直肠肌在肛管直肠移行处形成的肌性环，称为**肛管直肠环**(anorectal ring)。环两侧和后方肌纤维较多，前方

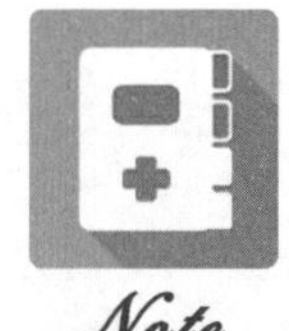

纤维较少。

(二)坐骨肛门窝

1. 境界　坐骨肛门窝(ischioanal fossa),也称为**坐骨直肠窝**。为成对的腔隙,呈楔形,位于肛管两侧(图6-23)。为尖向上、底向下的三角形。①尖:盆膈下筋膜与闭孔筋膜的汇合处。②底:与肛区表面一致。③内侧壁:肛门外括约肌、肛提肌、尾骨肌及覆盖它们的盆膈下筋膜。④外侧壁:坐骨结节、坐骨下支、耻骨下支、闭孔内肌、闭孔筋膜及会阴深筋膜。⑤前壁:会阴浅横肌及尿生殖膈。⑥后壁:臀大肌及其筋膜和骶结节韧带。内外侧壁在前端及后端形成隐窝。坐骨肛门窝向前延伸至肛提肌与尿生殖膈之间,形成前隐窝;向后延伸至臀大肌、骶结节韧带与尾骨肌之间,形成后隐窝。

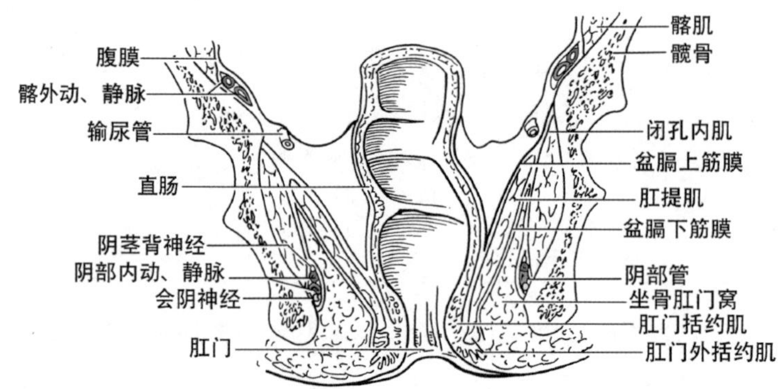

图6-23　坐骨肛门窝

坐骨肛门窝内有大量的以脂肪为主的疏松结缔组织,称坐骨肛门窝脂体。

2. 血管、神经和淋巴回流

(1)**阴部内动脉**(internal pudendal artery)　坐骨肛门窝主要动脉,起自髂内动脉前干,经梨状肌下孔出盆,绕过坐骨棘后面,穿坐骨小孔至坐骨肛门窝,主干沿此窝外侧壁上的阴部管前行。**阴部管**(pudendal canal)是由覆盖闭孔内肌的闭孔筋膜形成的管道,位于坐骨肛门窝的外侧壁上,内有阴部内血管、阴部神经等通过。在阴部管内,阴部内动脉发出**肛动脉**(anal artery),分布于肛管及肛门周围的肌和皮肤。阴部内动脉行至阴部管前端时,分为会阴动脉和阴茎动脉(女性为阴蒂动脉)进入尿生殖区。

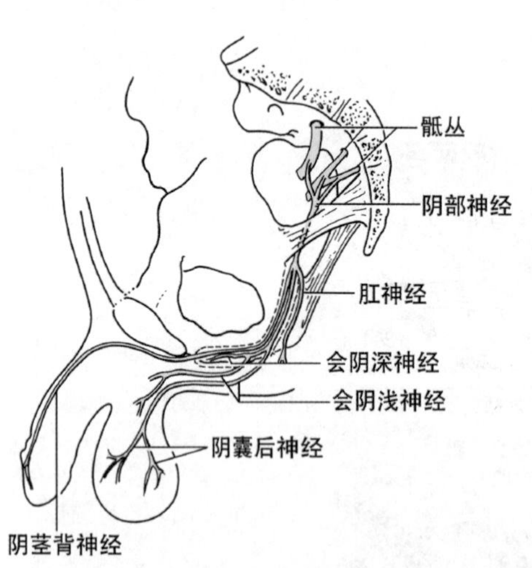

图6-24　阴部神经

(2)**阴部内静脉**(internal pudendal vein)　其属支均与同名动脉伴行,汇入髂内静脉。

(3)**阴部神经**(pudendal nerve)　由骶丛发出,与阴部内血管伴行,在阴部管内、阴部管前端的行程、分支和分布与阴部内血管相同(图6-24)。

(4)**淋巴回流**　肛门周围皮下的淋巴管汇入腹股沟浅淋巴结,然后至髂外淋巴结。坐骨肛门窝的淋巴沿肛血管和阴部内血管汇入髂内淋巴结。

二、尿生殖区

尿生殖区(urogenital region)又称尿生殖三角,分为男性尿生殖区和女性尿生殖区。

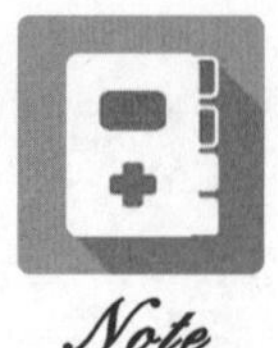
Note

(一)男性尿生殖区

1. 层次结构

1)浅层结构　皮肤有阴毛,富含汗腺和皮脂腺。浅筋膜为下腹部浅筋膜的延续,分深、浅两层。浅层为脂肪层,较薄。深层呈膜状,称**会阴浅筋膜**(superficial fascia of perineum)或Colles筋膜。会阴浅筋膜和阴囊肉膜、阴茎浅筋膜及腹前壁的浅筋膜深层(Scarpa筋膜)实质上为一层膜,两侧附着于耻骨弓和坐骨结节。向后终止于坐骨结节的连线上,与尿生殖膈下、上筋膜相互愈着,在正中线上与会阴中心腱相互愈着(图6-25)。

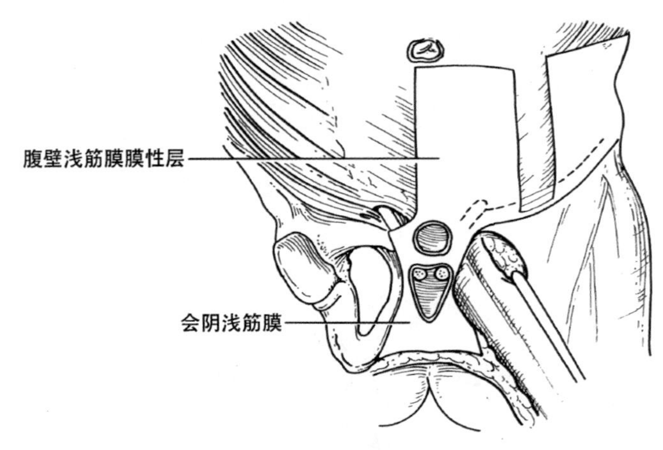

图6-25　会阴浅筋膜(男性)

2)深层结构　包括深筋膜和会阴肌等。

深筋膜分为浅层的**尿生殖膈下筋膜**(inferior fascia of urogenital diaphragm)和深层的**尿生殖膈上筋膜**(superior fascia of urogenital diaphragm)。尿生殖膈上筋膜较薄,尿生殖膈下筋膜较为致密,称**会阴膜**(perineal membrane)。两层筋膜皆呈三角形,向两侧附着于耻骨弓并愈着。两层膜后缘在两侧坐骨结节的连线上,与会阴浅筋膜相互愈着,前缘在耻骨联合下相互愈着,并增厚形成**会阴横韧带**(transverse ligament of perineum)。会阴横韧带与耻骨弓状韧带之间有一裂隙,有阴茎背深静脉(在女性有阴蒂背深静脉)穿过。

会阴浅筋膜、尿生殖膈下、上筋膜三膜之间有潜在间隙,会阴浅筋膜与尿生殖膈下筋膜之间间隙为**会阴浅隙**,尿生殖膈下、上筋膜之间间隙为**会阴深隙**。

(1)**会阴浅隙**(superficial perineal space)　又称会阴浅袋。会阴浅隙内,阴茎海绵体左、右脚附着在两侧坐骨支和耻骨下支的边缘上,左、右脚表面各覆盖一坐骨海绵体肌。尿道海绵体后端膨大处尿道球在正中线上,附着于尿生殖膈下筋膜的下面。尿道球的下面有球海绵体肌覆盖。在会阴浅隙的后部,有一对**会阴浅横肌**(superficial transverse perineal muscle),起自坐骨结节的内前部,横行向内止于会阴中心腱。

会阴动脉(perineal artery)在会阴浅隙内有两条分支:会阴横动脉和阴囊后动脉。会阴横动脉细小,在会阴浅横肌表面向内侧行走。阴囊后动脉一般为两支,分布于阴囊的皮肤和肉膜。

会阴神经(perineal nerve)和会阴动、静脉伴行进入会阴浅隙,发出阴囊后神经伴行于阴囊后动脉。会阴神经的肌支除支配会阴浅隙内会阴浅横肌、球海绵体肌和坐骨海绵体肌之外,还支配会阴深隙内的会阴深横肌、尿道括约肌、肛门外括约肌和肛提肌(图6-26)。

(2)**会阴深隙**(deep perineal space)　又称为会阴深袋(图6-27)。尿生殖膈下、上筋膜在前后端愈着,故会阴深隙形成一密闭的间隙。会阴深隙内有一层扁肌,前部有围绕尿道膜部的**尿道括约肌**(urethral sphincter),后部为起自坐骨支内侧面、行向内附着于会阴中心腱的**会阴**

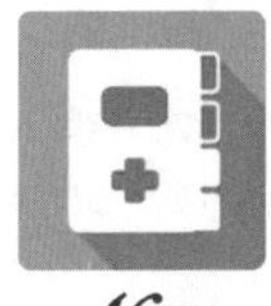

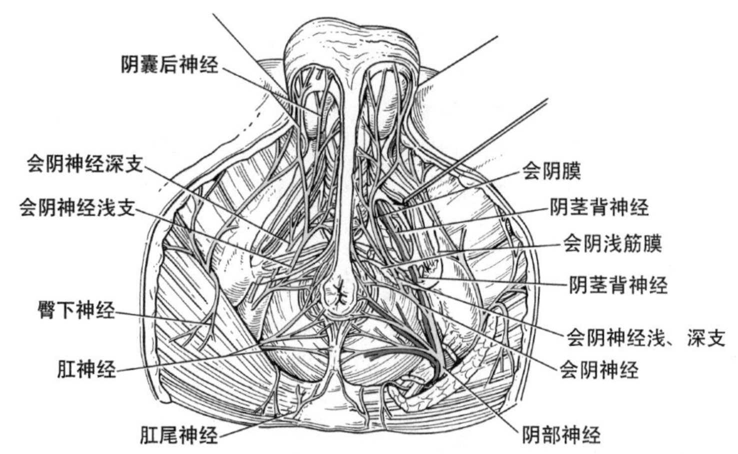

图 6-26 会阴浅隙内的结构(男性)

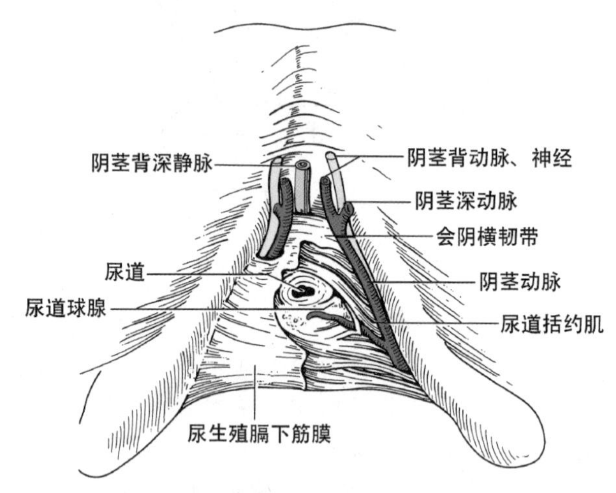

图 6-27 会阴深隙内的结构(男性)

深横肌(deep transverse perineal muscle)。尿道括约肌和会阴深横肌与覆盖它们上、下面的尿生殖膈上、下筋膜共同构成**尿生殖膈**(urogenital diaphragm)。

尿道球腺(bulbourethral gland)及其排泄管也在此间隙内,在尿道膜部后外侧。此外,间隙内还有阴茎动脉进入会阴深隙后发出的分支,包括尿道球动脉、尿道动脉、阴茎背动脉和阴茎深动脉。与阴茎动脉和分支伴行的有阴茎静脉和属支。阴茎背神经也经此间隙。

2. 阴囊(scrotum) 阴囊皮肤薄,有少量阴毛,悬于耻骨联合下方、两侧大腿前内侧之间,容纳睾丸、附睾和精索下部。**肉膜**(dartos coat)为阴囊的浅筋膜,在正中线上发出**阴囊中隔**(septum of scrotum),将阴囊分成左、右两部。

(1)层次结构 肉膜是阴囊的浅筋膜,肉膜深面有包绕睾丸、附睾和精索下部的被膜。由外向内依次为**精索外筋膜**(external spermatic fascia)、**睾提肌**(cremaster muscle)、**精索内筋膜**(internal spermatic fascia)和**睾丸鞘膜**(tunica vaginalis of testis)。睾丸鞘膜可分为脏层和壁层,脏层贴于睾丸和附睾的表面,在附睾后缘与壁层相移行,两层之间为鞘膜腔(图 6-28)。睾丸鞘膜不包裹精索。

(2)血液供应、淋巴引流和神经支配 供应阴囊的动脉有股动脉的阴部外浅、深动脉,阴部内动脉的阴囊后动脉和腹壁下动脉的精索外动脉。阴囊的静脉与动脉伴行,分别汇入股静脉、髂内静脉和髂外静脉。阴囊皮肤的淋巴注入腹股沟浅淋巴结。

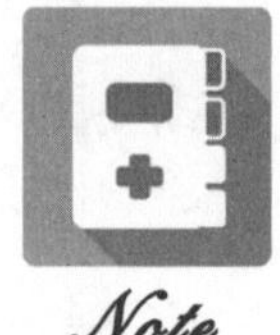
Note

到达阴囊的神经有髂腹股沟神经、生殖股神经的生殖支、会阴神经的阴囊后神经和股后皮

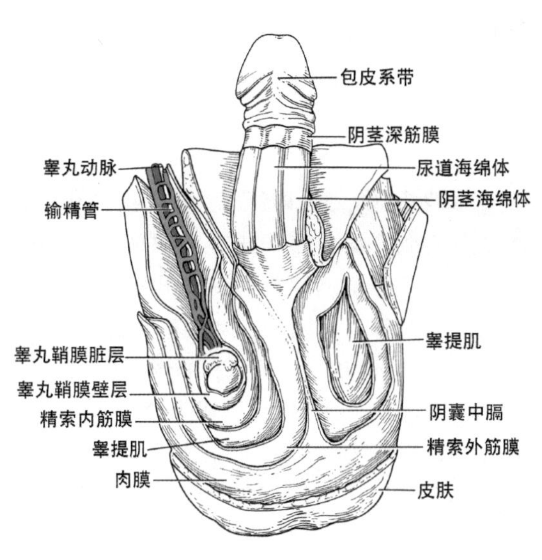

图 6-28 阴囊的层次

神经的会阴支。

3. 精索(spermatic cord) 精索是一对柔软的圆索状结构，始于腹股沟管深环，止于睾丸上端。内有输精管、睾丸动脉、蔓状静脉丛、输精管动静脉、神经、淋巴管和腹膜鞘突等结构。精索外被三层被膜，由浅入深分别为精索外筋膜、睾提肌、精索内筋膜。

4. 阴茎(penis) 阴茎根固定在会阴浅隙内，阴茎体和头游离，呈圆柱状。在尿道面正中有阴茎缝，与阴囊缝相接。

(1)层次结构 阴茎由外到内依次为皮肤、阴茎浅筋膜、阴茎深筋膜和白膜。

阴茎皮肤薄而柔软，有伸缩性。**阴茎浅筋膜**(superficial fascia of penis)为皮下组织，内有阴茎背浅静脉及淋巴管。阴茎浅筋膜与阴囊肉膜、会阴浅筋膜及腹前外侧壁的浅筋膜膜层相延续。**阴茎深筋膜**(deep fascia of penis)又称 Buck 筋膜，包裹在三条海绵体的外面，前端始于冠状沟，后端续于腹白线，在耻骨联合前面有弹性纤维参加形成阴茎悬韧带。此筋膜深面与白膜之间有阴茎背深静脉、阴茎背动脉和阴茎背神经。**白膜**(tunica albuginea)分别包裹三条海绵体，左、右阴茎海绵体之间形成阴茎中隔(图 6-29)。

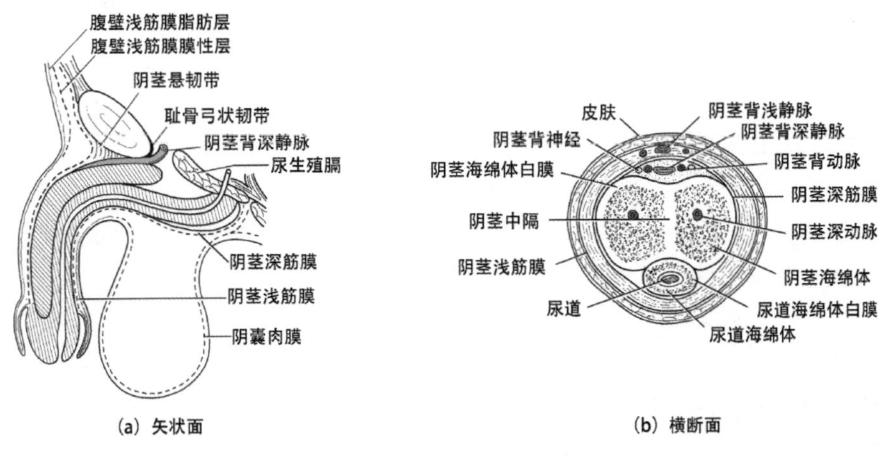

图 6-29 阴茎的层次

(2)血液供应和淋巴引流 阴茎的血液供应主要来自阴茎背动脉和阴茎深动脉。阴茎背动脉穿行于阴茎深筋膜与白膜之间，阴茎深动脉则经阴茎脚进入阴茎海绵体。

阴茎有阴茎背浅静脉和阴茎背深静脉，前者收集阴茎包皮及皮下的小静脉，经阴部外浅静

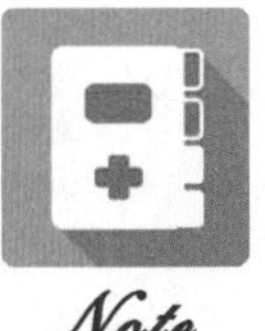

脉汇入大隐静脉；后者收集阴茎海绵体和阴茎头的静脉血，向后穿过耻骨弓状韧带与会阴横韧带之间进入盆腔，分左、右支汇入前列腺静脉丛（图 6-30）。

阴茎的浅层淋巴管注入两侧的腹股沟浅淋巴结，深层的淋巴注入腹股沟深淋巴结或直接注入髂内、外淋巴结。

（3）阴茎的神经　包括交感神经、副交感神经、感觉神经。交感神经和副交感神经通过阴部神经和盆腔形成盆丛，其分支沿血管壁分布于阴茎海绵体。交感神经包括阴茎海绵体大、小神经，形成阴茎海绵体丛。副交感神经是阴茎勃起的主要神经，又称勃起神经。感觉神经主要是阴茎背神经，位于阴茎背动脉的两侧，负责阴茎大部的感觉传入。髂腹股沟神经分布于阴茎根部背外侧的皮肤，会阴神经分布于腹侧的皮肤。尿道的神经则主要来自会阴神经的分支。

5. 男性尿道（male urethra）　分为前列腺部、膜部和海绵体部三部分，临床上将海绵体部称为前尿道，膜部和前列腺部称为后尿道。

男性尿道损伤破裂部位决定了尿液外渗的范围。尿道海绵体部有破裂，但阴茎深筋膜完好，渗出的尿液则局限在阴茎范围；如阴茎深筋膜也破裂，尿液则可随阴茎浅筋膜蔓延到会阴浅隙、阴囊和腹前壁。尿生殖膈下筋膜与尿道球连接破裂，尿液可渗入会阴浅隙，再蔓延到阴囊、阴茎和腹前壁。尿道破裂在尿生殖膈以上时，尿液将渗出到盆腔的腹膜外间隙内（图 6-31）。

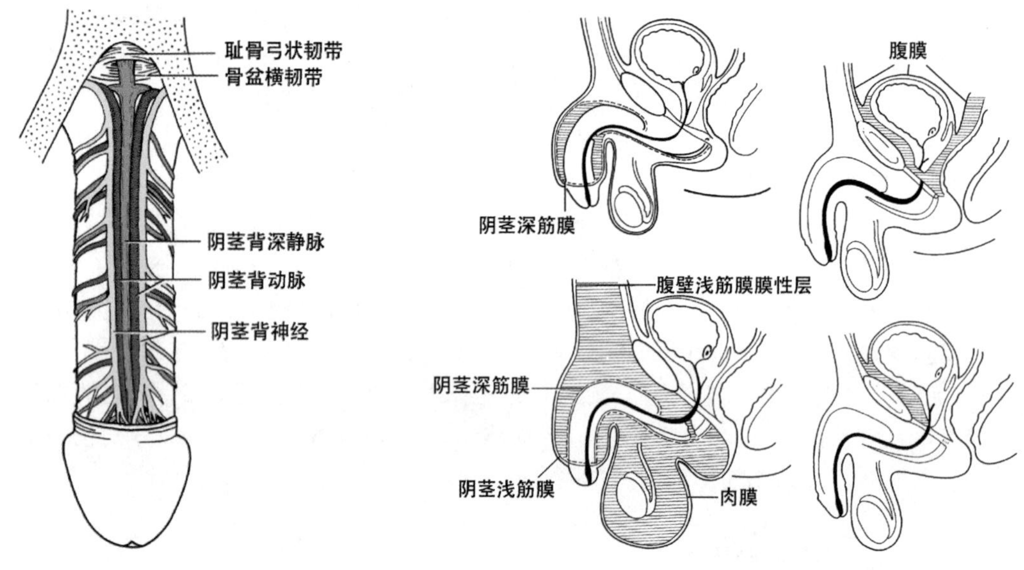

图 6-30　阴茎的血管和神经

图 6-31　男性尿道损伤和尿液外渗

（二）女性尿生殖区

1. 层次结构　女性尿生殖区的层次结构与男性基本相似，有会阴浅筋膜，尿生殖膈下、上筋膜，浅、深层会阴肌，并形成浅、深两个间隙。女性的两个间隙因尿道和阴道通过，被不完全分隔开。前庭球和球海绵体肌也被尿道和阴道不完全分隔开，但前庭大腺位于会阴浅隙内。

女性尿生殖区内血管神经的来源、行程和分布，也与男性基本相似，阴茎和阴囊的血管神经变为阴蒂和阴唇的血管神经。

2. 女性尿道（female urethra）　较男性尿道宽、短且直，穿尿生殖膈，开口于阴道前庭。尿道后面为阴道，两者紧贴。

3. 女性外生殖器　又称女阴（图 6-32）。耻骨联合前面的皮肤隆起为阴阜，阴阜向两侧后外延伸为大阴唇。大阴唇内侧的皮肤皱襞为小阴唇。两侧小阴唇后端借阴唇系带连接，阴唇系带前端在阴蒂旁分叉，上层行于阴蒂上方，双侧相连形成阴蒂包皮，下层在阴蒂下方与对侧连接形成阴蒂系带。左右小阴唇之间为阴道前庭，前庭中央有阴道口，阴道口周围有处女膜或

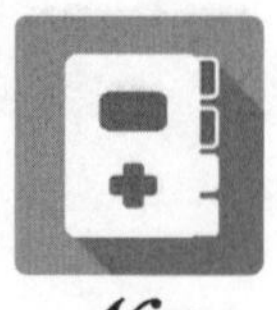
Note

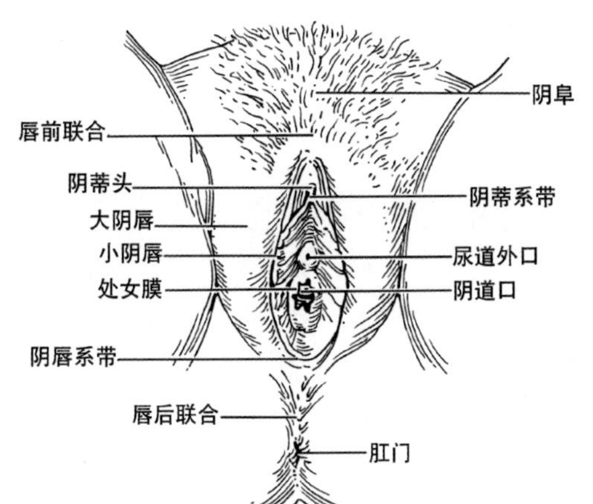

图 6-32　女性外生殖器

处女膜痕。阴道口后外侧左、右各有一前庭大腺的开口，后方与阴唇后连合之间有一陷窝，为阴道前庭窝。阴蒂的游离端为阴蒂头，为圆形小结节。

4. 会阴中心腱(perineal central tendon)　又称**会阴体**(perineal body)。在男性位于肛门与阴囊根之间，在女性则位于肛门与阴道前庭后端之间。为肌的附着点，附着于此处的肌有肛提肌、肛门外括约肌、球海绵体肌、会阴浅横肌、会阴深横肌、尿道括约肌(男性)或尿道阴道括约肌(女性)。

会阴中心腱具有支撑盆底、承载盆内脏器的作用，对阴道后壁亦有支撑作用。

第四节　临床应用要点

一、子宫切除术

子宫是女性重要的内生殖器官之一，但当面对良、恶性肿瘤，子宫内膜异位或子宫脱垂等情况时，往往需要切除子宫。根据病变的性质、部位、大小、年龄的不同，可采取部分切除、次全切除、全切除、次广泛切除和广泛切除等不同手术方式。对于良性病变，常选用次全切除手术方式，可保留健康的子宫颈，维持其在调节机体内分泌中的部分作用。术后，子宫颈仍可分泌黏液，保持阴道长度不变，且无宫颈切除后的阴道瘢痕。而对于恶性肿瘤，如宫颈癌，广泛切除是基本的手术方式，需清除全部区域淋巴结并切除子宫旁、宫颈旁、阴道旁和近端阴道组织(包括输卵管和卵巢)。切除子宫后，女性不仅会失去生育能力，还可能面临卵巢功能减退的风险，并可能因此产生情绪低落等心理问题。因此，术后不仅需要注重身体的恢复，还要特别关注心理护理，以确保全面的康复。

二、子宫脱垂

子宫脱垂是指子宫从正常位置沿阴道下降，宫颈外口达坐骨棘水平以下，甚至子宫全部脱出于阴道口以外，常合并有阴道前壁和后壁膨出。由于阴道前后壁与膀胱、直肠相邻，因此子宫脱垂还可同时伴有膀胱尿道和直肠膨出。固定子宫于正常位置的韧带主要有子宫阔韧带、子宫圆韧带、子宫主韧带和子宫骶韧带。子宫脱垂与支持子宫的各韧带松弛以及骨盆底托力

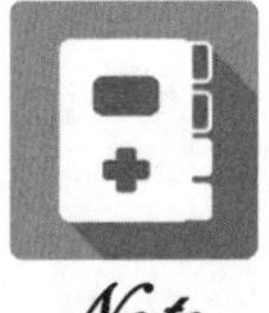

减弱有关，因此子宫脱垂多见于多产、营养不良和体力劳动的妇女。对于轻度脱垂，盆底肌锻炼是一个有效的方法。重度脱垂则需要使用子宫托治疗，或者通过手术缩短松弛的韧带、切除部分子宫。

三、异位妊娠

正常妊娠时，受精卵着床于子宫体腔内，即宫内孕。受精卵在子宫体腔以外着床并生长发育则称为异位妊娠，俗称宫外孕。以输卵管妊娠最常见。输卵管具有运输精子、卵子和受精卵的功能。正常情况时，卵子进入输卵管，在输卵管壶腹受精后，再回到子宫体腔内着床发育成胎儿。但当出现输卵管管腔或周围炎症、输卵管发育不良、肿物压迫等情况时，输卵管管腔通畅不佳，阻碍受精卵正常移动，使之在输卵管内停留、着床、发育，则导致输卵管异位妊娠。异位妊娠在流产或输卵管破裂前往往无明显症状，也可能有停经、腹痛、少量阴道出血。输卵管一旦破裂，则会出现急性剧烈腹痛，阴道出血，甚至休克。检查常见腹腔内出血体征、子宫旁包块，超声检查可帮助确诊。治疗以手术为主，切除病侧输卵管。若需保留生育功能，也可切开输卵管取出病灶。

四、输精管结扎术

输精管结扎术是一种针对男性的永久性节育措施，通过切断或结扎输精管以阻断精子的输出而达到避孕的目的。适应于已婚男性要求绝育者，以及因某些遗传性疾病不宜生育者。输精管皮下部位置表浅，可通过皮肤将其固定，然后在阴囊两侧血管稀疏的部位做浸润麻醉；切开皮肤，提出并游离输精管，在稍远离附睾处剪断，切除约 0.8 cm，分别结扎两断端，并包埋。该手术简便、安全，只要严格遵照无菌操作技术及手术规程，极少发生并发症。术后的并发症主要为输精管结扎处出现痛性结节、附睾淤积产生的肿胀压痛和酸胀不适感等。需要注意的是手术时为复通术创造条件，因此行输精管结扎术时应至少远离附睾 2 横指，因为越接近附睾处的输精管越细，若在此处结扎，将来不好复通。

五、尿潴留、导尿术和膀胱穿刺术

尿潴留是指膀胱内充满尿液而不能正常排出，按其病史、特点分为急性尿潴留和慢性尿潴留。急性尿潴留起病急骤，膀胱内突然充满尿液不能排出，患者十分痛苦，常需急诊处理。慢性尿潴留起病缓慢，病程较长，下腹部可触及充满尿液的膀胱，但患者不能排空膀胱。导尿术是缓解尿潴留的有效方式。导尿术就是把导尿管经尿道插入膀胱引出尿液。对于男性，要依据男性尿道的生理弯曲和狭窄的解剖学特点插入尿管以避免损伤尿道黏膜。若插入时有阻挡感，可更换方向，切忌反复抽动尿管。对于女性，由于尿道口和阴道口前后相邻，分开小阴唇显露尿道口后，需要仔细辨认，切勿把尿管误插入阴道内。对于不能留置导尿管或者留置导尿管失败的患者，需要进行膀胱穿刺来缓解患者尿潴留的症状。膀胱的位置会随着膀胱的充盈和排空状态而发生变化，膀胱排空时，膀胱尖一般不超过耻骨联合上缘；膀胱充盈时，膀胱底和体部逐渐向腹腔突出，往往超过耻骨联合平面；此时在耻骨联合上方进行膀胱穿刺或膀胱手术，可避免损伤腹膜，并降低腹膜腔内感染的风险。一般选择耻骨上 2 cm 左右的位置作为穿刺点，最好在 B 超的引导下进行穿刺，以免在穿刺过程中误伤腹腔的其他组织，比如肠管或者血管等。

六、前列腺增生

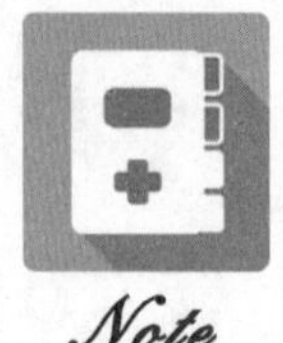

前列腺肥大即前列腺增生，是老年男性常见疾病，是由前列腺的逐渐增大对尿道及膀胱出口产生压迫作用而导致的，临床表现为尿频、尿急、夜间尿次增多和排尿费力，并会出现泌尿系统感染、膀胱结石和血尿等并发症。由于尿道从前列腺内经过，增生的前列腺叶由于受到前列

腺囊的限制，较易向内增生，压迫尿道，造成排尿困难，导致尿潴留、尿道梗阻或不完全梗阻。长期尿潴留、尿道梗阻或不完全梗阻可引起肾积水，损害肾功能。通过B超可直接测定前列腺大小、内部结构，测定膀胱内残余尿量。直肠指诊是一种简便易行的方法，可检查前列腺的体积、质地，以及表面是否光滑、中央沟是否消失，从而判断是否存在前列腺增生。

七、骑跨伤

骑跨伤是指在做骑车、跨越栏杆等骑跨动作时，会阴部撞击到硬物引起的会阴局部软组织和结构不同形式、不同程度的挫伤。会阴部血管丰富，皮下组织疏松，一旦受伤，极易形成血肿。由于男性和女性会阴部的解剖结构不同，所以，骑跨伤在男性和女性中损伤的结构和表现各有特点。对于女性，最易损伤的部位为外阴及阴道，由于女性外阴及阴道部位富有弹性且皮下组织疏松，骑跨伤时常引起局部软组织不同程度挫伤，出现外阴血肿、尿道口损伤以及阴道出血等症状，大小阴唇的血肿往往会压迫尿道口，导致尿潴留。对于男性，通常最易损伤的部位为尿道球部，由于尿道球部位于耻骨联合下方，较为固定，从高处跌落或摔倒时，尿道被挤压于硬物与耻骨联合下缘之间，从而造成尿道球部损伤。根据尿道外伤程度可分为挫伤、裂伤和断裂。尿道挫伤时仅有局部水肿和出血，愈合后一般不发生尿道狭窄。尿道裂伤时尚有部分尿道壁完整，但愈合后往往有瘢痕性尿道狭窄。尿道断裂时伤处完全离断，断端退缩、分离；血肿较大时可发生尿潴留，用力排尿则发生尿外渗。在男性尿道球部裂伤或断裂时，血液及尿液渗入会阴浅筋膜包绕的会阴浅隙，导致会阴、阴囊、阴茎肿胀，有时可向上扩展至腹壁。

八、女性盆底功能障碍

盆膈又称盆底，由肛提肌和尾骨肌及覆盖其上、下面的筋膜构成，前部下方有尿生殖膈覆盖，封闭骨盆下口，从前向后有尿道、阴道、肛管穿过。盆底就像一个吊床，承托着膀胱、子宫、直肠等盆腔内的脏器。它不仅有助于维持正常的排尿、排便功能，而且维持子宫于正常生理位置。当盆底组织随年龄增长功能退化，或由于先天性发育不良、妊娠及分娩过程中受到的损伤等原因，导致盆底对盆腔脏器的承托功能减弱或者受损，则会引发盆腔脏器的功能障碍，即盆底功能障碍。女性盆底功能障碍性疾病主要包括子宫脱垂和压力性尿失禁。子宫脱垂患者常自觉会阴处有坠胀感，常伴腰背酸痛，严重者阴道有肿物脱出，甚者因宫颈长期与内裤摩擦而出血不止。压力性尿失禁患者在腹压增加时（如咳嗽、打喷嚏、大笑、运动等）发生尿液不自主流出，严重者可导致老年女性生活不能自理。盆底肌功能康复训练有助于恢复盆底的支撑作用、加强尿道闭合功能。电刺激和生物反馈等物理治疗也是可行的治疗方法。

九、肛周脓肿

肛周脓肿，又称直肠肛管周围脓肿、肛门直肠周围脓肿，是指肛管直肠周围软组织或周围间隙发生的急性化脓性感染和脓肿，包括肛周皮下、坐骨肛门窝、肛提肌上、直肠黏膜下、括约肌间隙等位置。90%以上的肛周脓肿源于肛腺阻塞引起的感染。肛窦开口向上，形似口袋，当粪便向下移动时，肛窦容易积粪，堵塞肛窦，导致细菌大量繁殖，造成感染。感染沿肛腺、肛腺周围的肌肉或淋巴引流向上、向下、向外蔓延，扩散到肛管直肠周围的不同间隙而形成不同部位的脓肿。浅表肛周脓肿主要表现为肛门周围的持续性疼痛和肿胀，在坐立、行走或排便时可加重。深部肛周脓肿可能会伴有会阴或腰骶部胀痛、肛门疼痛、排尿困难或里急后重，脓肿较大时会出现发热、寒战、乏力等全身症状。肛周脓肿一旦形成，应尽早切开引流。浅表的脓肿如肛周皮下脓肿可以在局部麻醉下完成，位置偏深的脓肿则需要在腰麻甚至是全麻下完成。若不及时处理，脓肿持续增大可能扩散至其他间隙或自行破溃，导致出现肛瘘。如果引起严重的感染，可能导致休克甚至死亡。

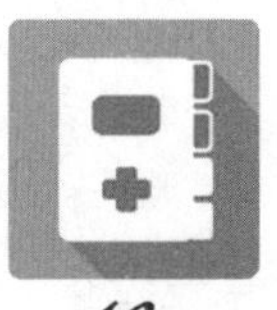

本章知识点

1.骨盆及会阴的境界、分区与体表标志。

2.盆内脏器的配布与腹膜的关系及其临床意义。

3.盆膈的概念与组成;盆筋膜的配布、移行情况;盆筋膜间隙的名称、位置、交通及其临床意义。

4.膀胱、前列腺的位置、毗邻。

5.子宫的位置、毗邻、固定装置;子宫动脉的行径与输尿管的位置关系。

6.卵巢、输卵管的位置和子宫阔韧带的关系。

7.直肠、肛管的形态、结构、位置、毗邻以及神经、血管、淋巴的配布特点和引流规律。

8.肛门外括约肌对肛门直肠环的形成与重要性。

9.坐骨肛门窝的结构、内容及其临床意义。

10.尿生殖膈的组成,会阴浅隙、深隙内结构的层次和血管神经的来源、走行与分布;会阴浅隙、深隙的组成与男性尿道破裂尿外渗的局部解剖关系。

(杨会营)

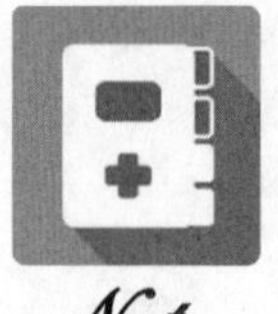

第七章 脊 柱 区

第一节 概 述

脊柱区(vertebral region)指脊柱及其后方和两侧软组织共同组成的区域。

一、境界与分区

(一)境界

脊柱区上达枕外隆凸和上项线,下至尾骨尖。两侧自上而下为斜方肌前缘、三角肌后缘上部、腋后襞、腋后线、髂嵴后份、髂后上棘和尾骨尖的连线。

(二)分区

自上而下分为项区、胸背区、腰区和骶尾区四部分。①**项区**(nuchal region):上界为脊柱区的上界,下界为第 7 颈椎棘突至两侧肩峰的连线。②**胸背区**(thoracodorsal region):上界为项区的下界,下界为第 12 胸椎棘突、第 12 肋下缘至第 11 肋前部的连线。③**腰区**(lumbar region):上界为胸背区下界,下界为两髂嵴后部和两髂后上棘的连线。④**骶尾区**(sacro-coccyx region):两髂后上棘与尾骨尖三点间所围成的三角区。

二、表面解剖

1. 肩胛骨(scapula) 肩胛骨背面高耸的骨嵴为**肩胛冈**(spine of scapula)。两侧肩胛冈内侧端的连线平第 3 胸椎棘突。外侧端为肩峰。上肢下垂时易于触及**肩胛骨下角**(inferior angle of scapula),两侧肩胛骨下角的连线平对第 7 胸椎棘突(图 7-1)。

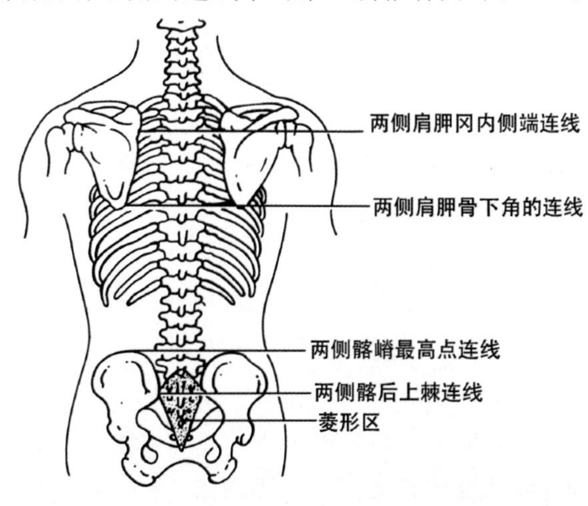

图 7-1 背部的体表标志

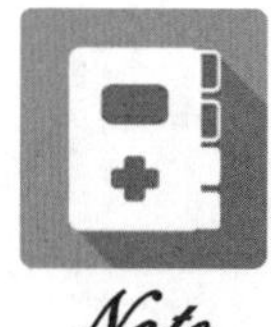

2. 棘突(spinous process) 在后正中线上可摸到大部分椎骨的棘突。

3. 骶骨(sacrum) 骶正中嵴下端,第4、5骶椎背面的切迹与尾骨围成**骶管裂孔**(sacral hiatus),是椎管的两侧髂后上棘连线下口。骶管裂孔两侧向下的突起为**骶角**(sacral cornu)。

4. 尾骨(coccyx) 臀沟内可触及尾骨尖。

5. 髂嵴(iliac crest)和髂后上棘(posterior superior iliac spine) 髂嵴为髂骨翼的上缘,髂嵴后端的突起为髂后上棘。

6. 第12肋 竖脊肌外侧可触及此肋。

7. 脊肋角(vertebrocostal angle) 为竖脊肌外侧缘与第12肋的交角。

第二节 层次结构

脊柱区由浅至深有皮肤、浅筋膜、深筋膜、肌层、血管神经等软组织和脊柱、椎管及其内容物等结构。

一、浅层结构

1. 皮肤 厚而致密,移动性小,有较丰富的毛囊和皮脂腺。

2. 浅筋膜 致密而厚实,含有较多脂肪,并有许多结缔组织纤维束与深筋膜相连。项区上部的浅筋膜含纤维较多,腰区的浅筋膜含脂肪较多。

3. 皮神经 均来自脊神经后支(图7-2)。

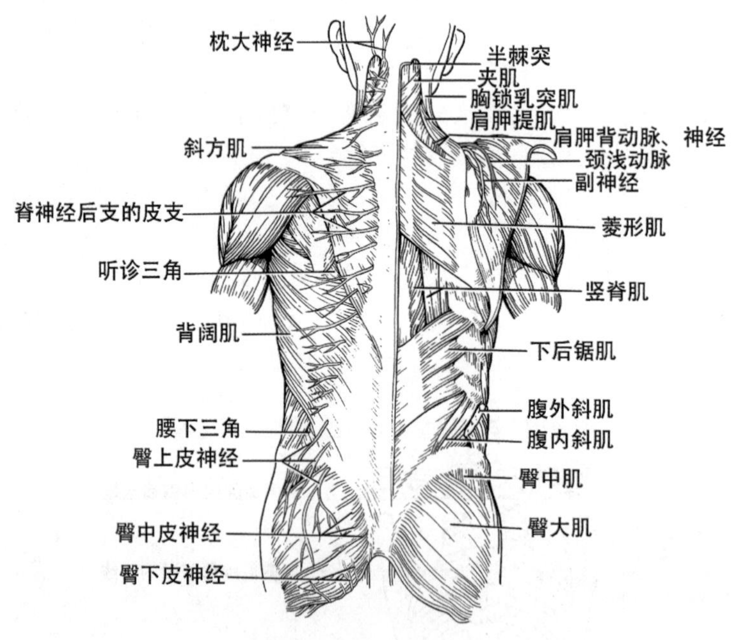

图7-2 背肌和皮神经

(1)**项区** 颈神经后支较为粗大的皮支有枕大神经和第3枕神经。**枕大神经**(greater occipital nerve)是第2颈神经后支的分支,在上项线下方、斜方肌的起点处浅出,伴枕动脉的分支上行,分布至枕部皮肤。枕小神经是颈神经前支所构成的颈丛的分支。**第3枕神经**(third occipital nerve)是第3颈神经后支的分支,穿斜方肌浅出,分布于项区上部的皮肤。

(2)**胸背区和腰区** 胸、腰神经后支的皮支在棘突两侧浅出,上部分支几乎呈水平位向外

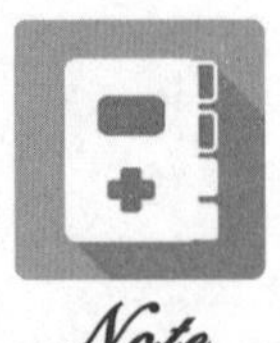

侧走行；下部分支斜向外下，分布至胸背区和腰区的皮肤。第 12 胸神经后支的分支可分布至臀区。第 1～3 腰神经后支的外侧支组成**臀上皮神经**（superior clunial nerve），行经腰区，穿胸腰筋膜浅出，越过髂嵴，分布至臀区上部。

（3）**骶尾区** 骶、尾神经后支的皮支在髂后上棘至尾骨尖连线上的不同高度，分别穿臀大肌起始部浅出，分布至骶尾区的皮肤。其中第 1～3 骶神经后支的皮支组成臀中皮神经。

4. 浅血管 项区的浅动脉主要来自枕动脉、颈浅动脉和肩胛背动脉等的分支；胸背区来自肋间后动脉、肩胛背动脉和胸背动脉等的分支；腰区来自腰动脉的分支；骶尾区来自臀上、下动脉等的分支。各动脉均有伴行的静脉。

二、深筋膜

项区和胸背区的深筋膜较薄弱，骶尾区的深筋膜与骶骨背面的骨膜相愈着。第 12 肋与髂嵴之间的深筋膜增厚形成**胸腰筋膜**（thoracolumbar fascia）（图 7-3），分为前、中、后三层。①后层：覆于竖脊肌的后面，与背阔肌和下后锯肌腱膜相愈着，向下附于髂嵴，内侧附于腰椎棘突和棘上韧带，外侧在竖脊肌外侧缘与中层愈着，形成竖脊肌鞘。②中层：位于竖脊肌与腰方肌之间，内侧附于腰椎横突尖和横突间韧带，外侧在腰方肌外侧缘与前层愈着，形成腰方肌鞘，并作为腹横肌起始部的腱膜，向上附于第 12 肋下缘，向下附于髂嵴。中层上部位于第 12 肋与第 1 腰椎横突之间的部分增厚，形成**腰肋韧带**（lumbocostal ligament）。③前层：位于腰方肌前面，又称腰方肌筋膜，内侧附于腰椎横突尖，向下附于髂腰韧带和髂嵴后部，上部增厚形成内、外侧弓状韧带。

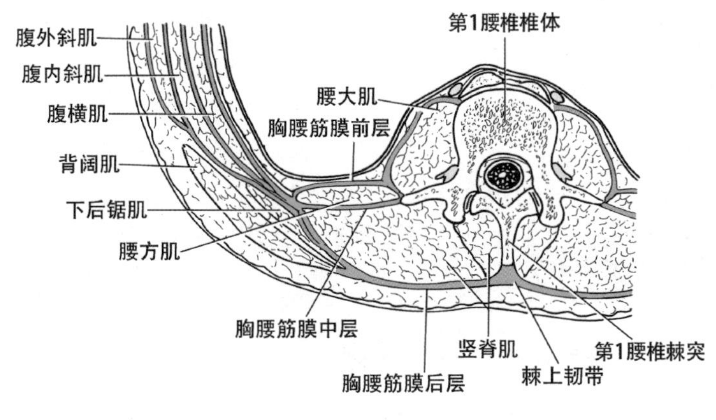

图 7-3 胸腰筋膜

三、肌层

脊柱区的肌可分为浅层肌、中层肌和深层肌。

（一）浅层肌

浅层肌包括**斜方肌**（trapezius）、**背阔肌**（latissimus dorsi）和腹外斜肌后部。斜方肌位于项区和胸背区上部宽大的扁肌，由副神经支配。斜方肌的血供丰富，主要来自颈浅动脉和肩胛背动脉，其次来自枕动脉和节段性的肋间后动脉。

背阔肌是位于胸背区下部和腰区浅层较宽大的扁肌，由胸背神经支配。血液供应主要来自胸背动脉和节段性的肋间后动脉以及腰动脉的分支，以肩胛线为界，其外侧血液由胸背动脉分支供应，内侧血液由节段性动脉供应。

（二）中层肌

中层肌有肩胛提肌、菱形肌、上后锯肌和下后锯肌（图 7-2）。上、下后锯肌参与呼吸运动。

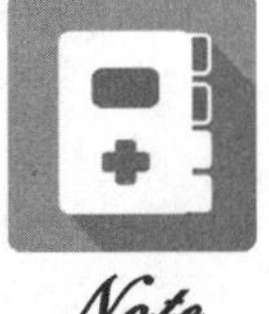

(三)深层肌

深层肌由一群相互分离、长短不一、相互重叠的肌组成,位于椎骨棘突两侧,具有广泛的起点和止点,从骶骨延伸到颅底,均接受脊神经后支的支配,总的作用是使脊柱伸直、回旋和侧屈。

1. 夹肌(splenius) 位于颈部的后外侧部,覆盖竖脊肌的颈部。

2. 竖脊肌(erector spinae) 位于上后锯肌、下后锯肌和脊柱区深筋膜的深面,是背深层肌中最长、最粗大的肌,以腰部和下胸部最为明显。竖脊肌可分为外侧的髂肋肌、中间的最长肌和内侧的棘肌(图 7-4)。竖脊肌由脊神经后支呈节段性支配。

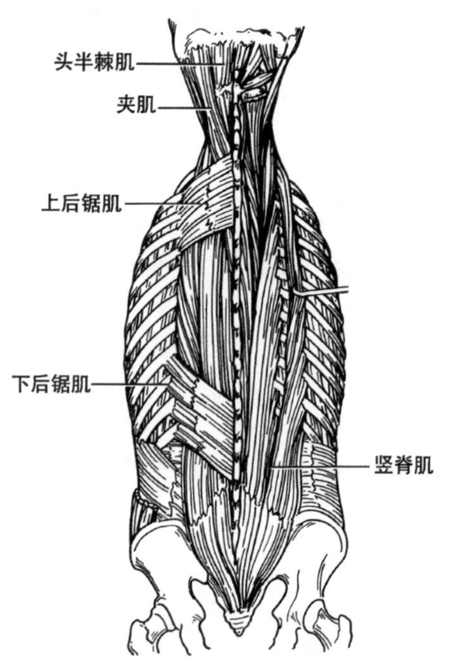

图 7-4 夹肌和竖脊肌

3. 横突棘肌(transversospinales) 位于椎骨棘突与横突之间的沟槽内,位置最深,紧靠椎骨。由浅至深依次为半棘肌、多裂肌和回旋肌。

半棘肌颈部的深面为头后大直肌、头后小直肌、头上斜肌和头下斜肌组成的枕下肌。

四、局部

由脊柱区的肌形成的重要三角如下。

1. 枕下三角(suboccipital triangle) 由枕下肌围成的三角。其内上界为头后大直肌,外上界为头上斜肌,外下界为头下斜肌(图 7-5)。三角的底为寰枕后膜、寰椎后夹肌及竖脊肌弓,浅面借致密结缔组织与夹肌和半棘肌相贴,枕大神经行于其间。三角内有枕下神经和椎动脉经过。椎动脉穿寰椎横突孔后转向内侧,行于寰椎后弓上面的椎动脉沟内,再穿寰枕后膜进入椎管,最后经枕骨大孔入颅。枕下神经是第 1 颈神经的后支,在椎动脉与寰椎后弓之间穿出,行经枕下三角,支配枕下肌(图 7-5)。

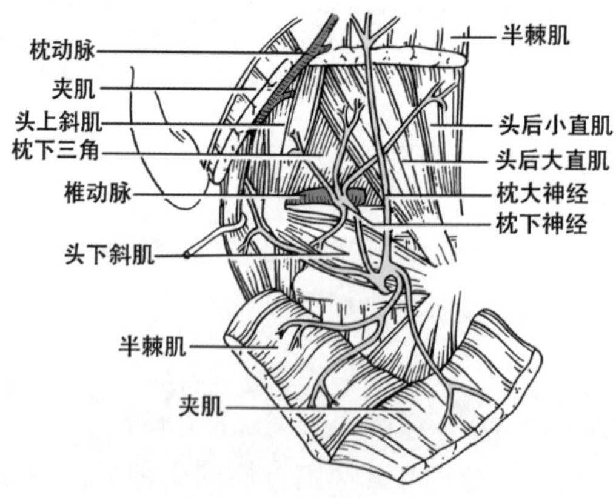

图 7-5 枕下三角

2. 听诊三角(auscultation triangle) 也称**肩胛旁三角**(parascapula triangle),位于斜方肌的外下方,肩胛骨下角内侧的肌间隙。内上界为斜方肌外下缘,外侧界为肩胛骨脊柱缘,下界为背阔肌上缘(图 7-2)。三角的底为薄层脂肪组织、深筋膜和第 6 肋间隙,表面覆以皮肤和浅筋膜。

3. 腰上三角(superior lumbar triangle) 位于背阔肌深面,第 12 肋下方。内侧界为竖脊肌

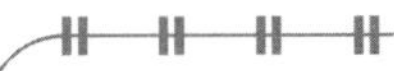

外侧缘，外下界为腹内斜肌后缘，上界为第 12 肋。三角的底为腹横肌起始部的腱膜，腱膜深面有 3 条与第 12 肋平行排列的神经。自上而下为肋下神经、髂腹下神经和髂腹股沟神经（图 7-6）。腱膜的前方有肾和腰方肌。

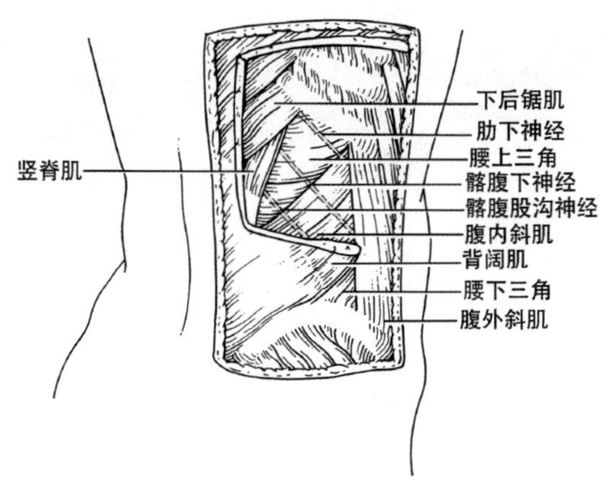

图 7-6　腰上三角和腰下三角

4. 腰下三角（inferior lumbar triangle） 由髂嵴、腹外斜肌后缘和背阔肌前下缘围成（图 7-6）。三角的底为腹内斜肌，表面仅覆以皮肤和浅筋膜。

五、深部血管和神经

（一）动脉

项区主要由枕动脉、肩胛背动脉和椎动脉等供血；胸背区由肋间后动脉、胸背动脉和肩胛背动脉等供血；腰区由腰动脉和肋下动脉等供血；骶尾区由臀上、下动脉等供血。

1. 枕动脉（occipital artery） 起自颈外动脉的后壁，向后上经颞骨乳突内面进入项区，在夹肌深面和半棘肌外侧缘处，越过枕下三角分出数支。主干继续向上至上项线高度，在斜方肌与胸锁乳突肌止点之间浅出，与枕大神经伴行，分布至枕部。分支中有一较大的降支，向下分布至项区诸肌，并与椎动脉和肩胛背动脉等分支相互吻合，形成动脉网。

2. 肩胛背动脉（dorsal scapular artery） 起自锁骨下动脉或甲状颈干，向外侧穿过或越过臂丛，经中斜角肌前方至肩胛提肌深面，与同名神经伴行转向内下，在菱形肌深面下行，分布至项肌、背肌和肩带肌，并参与形成肩胛动脉网。有时肩胛背动脉与颈浅动脉共干起自甲状颈干，该共干称**颈横动脉**（transverse cervical artery）。

3. 椎动脉（vertebral artery） 起自锁骨下动脉第 1 段，沿前斜角肌内侧上行，穿第 6 至第 1 颈椎横突孔，继经枕下三角入颅。按其行程可分为 4 段：第 1 段自起始处至入第 6 颈椎横突孔以前；第 2 段穿经第 6 至第 1 颈椎横突孔；第 3 段经枕下三角的椎动脉沟和枕骨大孔入颅；第 4 段为颅内段（图 7-7）。

4. 胸背动脉（thoracodorsal artery） 肩胛下动脉的终支之一，肩胛骨外侧缘在背阔肌和前锯肌之间下行，支配邻近的肌。

（二）静脉

脊柱区深部静脉与动脉伴行。项区静脉汇入椎静脉、颈内静脉或锁骨下静脉；胸背区静脉经肋间后静脉汇入奇静脉，部分汇入锁骨下静脉或腋静脉；腰区静脉经腰静脉汇入下腔静脉；骶尾区静脉经臀区静脉汇入髂内静脉。

（三）神经

脊柱区神经主要来自 31 对脊神经后支、副神经、胸背神经和肩胛背神经。

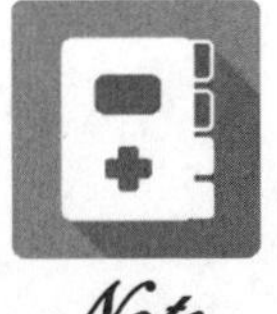
Note

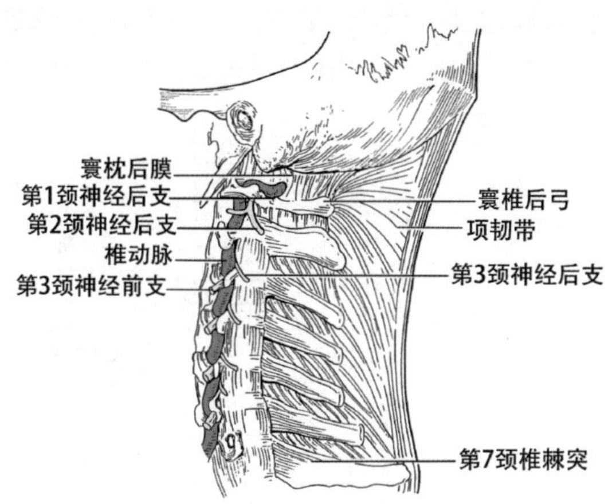

图 7-7 椎动脉

1. 脊神经后支(posterior branch of spinal nerve) 自椎间孔处由脊神经分出后，进一步分为后内侧支和后外侧支，支配脊柱区皮肤和深层肌(图 7-8)。脊神经后支分布的节段性明显。

腰神经后支向后行，绕下位椎骨上关节突外侧，经腰神经后支骨纤维孔至横突间肌内侧缘，分为后内侧支和后外侧支。后内侧支在下位椎骨上关节突根部的外侧斜向后下，经腰神经后内侧支骨纤维管至椎弓板后面转向下行，分布至背深肌和脊柱的关节突关节等。第 5 腰神经后内侧支经第 5 腰椎下关节突的下方，向内下行；后外侧支在下位横突背面进入竖脊肌；然后两支在肌的不同部位穿胸腰筋膜浅出，斜向外下行。第 1～3 腰神经的后外侧支参与组成臀上皮神经，跨越髂嵴后部达臀区上部。

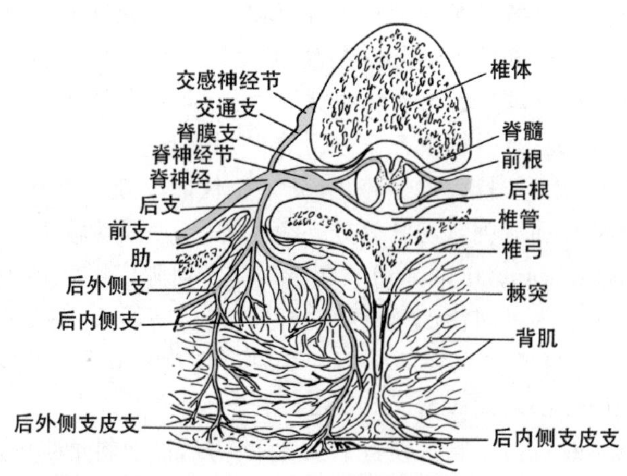

图 7-8 胸部的脊神经后支

从上述可见，腰神经后支及其后内侧支和后外侧支分别经过骨纤维孔、骨纤维管或穿胸腰筋膜裂隙。这些孔、管或裂隙有保护血管和神经的作用。

(1)腰神经后支骨纤维孔 位于椎间孔的后外方，开口向后，与椎间孔的方向垂直。其上外侧界为横突间韧带的内侧缘，下界为下位椎骨横突的上缘，内侧界为下位椎骨上关节突的外侧缘。

(2)腰神经后内侧支骨纤维管 位于腰椎乳突与副突间的骨沟处，自外上斜向内下，由前、后、上、下四壁构成。前壁为乳突副突间沟，后壁为上关节突副突韧带，上壁为乳突，下壁为副突。管的前、上、下壁为骨质，后壁为韧带，故称为骨纤维管。但有时后壁韧带骨化，则形成完全的骨管。

2. 副神经(accessory nerve) 来自胸锁乳突肌后缘中、上 1/3 交点处斜向外下，经枕三角

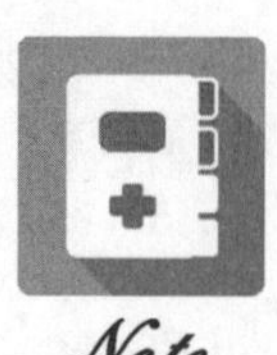
Note

至斜方肌前缘中、下 1/3 交点处，伴第 3 颈神经、第 4 颈神经前支经斜方肌深面进入该肌。

3. 胸背神经(thoracodorsal nerve) 起自臂丛后束，与同名动脉伴行，沿肩胛骨外侧缘下行，支配背阔肌。

4. 肩胛背神经(dorsal scapular nerve) 起自臂丛锁骨上部，穿中斜角肌向外下至肩胛提肌深面，继续沿肩胛骨内侧缘下行，与肩胛背动脉伴行，支配肩胛提肌和菱形肌。

六、脊柱

(一)椎骨及其连结

各部椎骨的形态和骨连结的特点已在《系统解剖学》中有比较详细的介绍，以下介绍钩椎关节、椎间盘和黄韧带。

1. 钩椎关节(uncovertebral joint) 第 3～7 颈椎椎体上面的外侧缘有明显向上的嵴样突起，称**椎体钩**(uncus of vertebral body)或钩突；椎体下面外侧缘的相应部位有呈斜坡样的唇缘。相邻颈椎的椎体钩和唇缘共同组成钩椎关节(图 7-9)，又称 Luschka 关节。椎体钩限制上位椎体向两侧移位，可增加颈椎椎体间的稳定性，并防止椎间盘向外后方脱出。椎体钩外侧为横突孔内的椎动、静脉及其交感神经丛，后方有脊髓颈段，后外侧部参与构成颈椎间孔的前壁(图 7-9、图 7-10)。

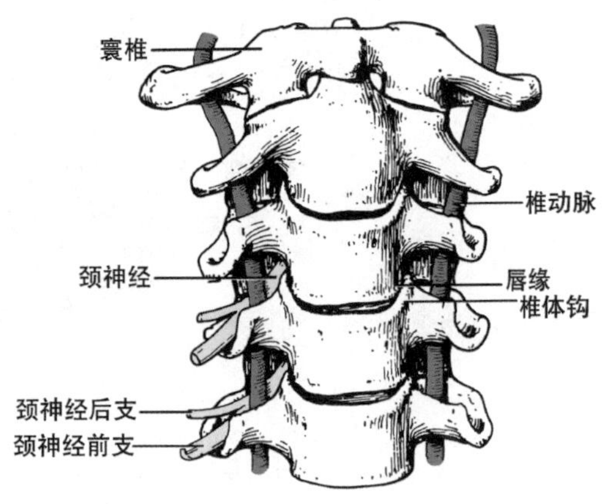

图 7-9 颈部的钩椎关节

2. 椎间盘(intervertebral disc) 椎间盘是运动节段的纤维软骨连接，占脊柱全长的 1/4，从 $C_{2\sim3}$ 到 $L_5\sim S_1$，共 23 个，可以压缩、拉伸和旋转。

3. 黄韧带(ligamenta flava) 是连于相邻两椎弓板之间的弹性结缔组织，其厚度和宽度在不同脊柱有所差异：颈段薄而宽，胸段窄而稍厚，腰段最厚。

(二)椎间孔

椎间孔(intervertebral foramen)的上界为相邻上位椎骨椎弓根的下切迹，下界为相邻下位椎骨椎弓根的上切迹，前方有椎间盘和相邻椎骨椎体的后面，后方为下关节突、上关节突、关节突关节的关节囊和黄韧带的外侧缘(图 7-11)。

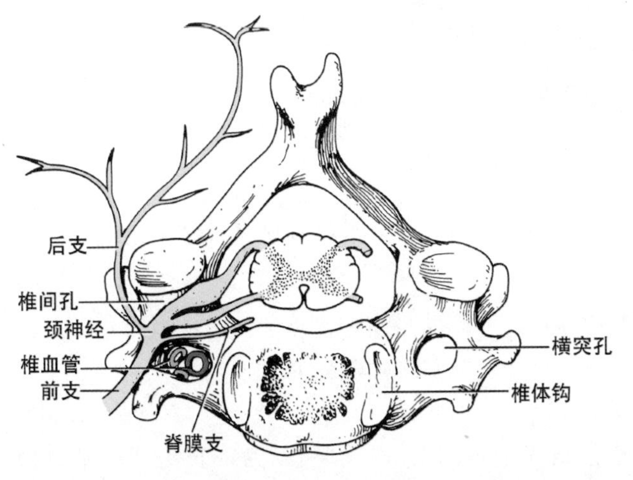

图 7-10 颈部的椎间孔和脊神经分支

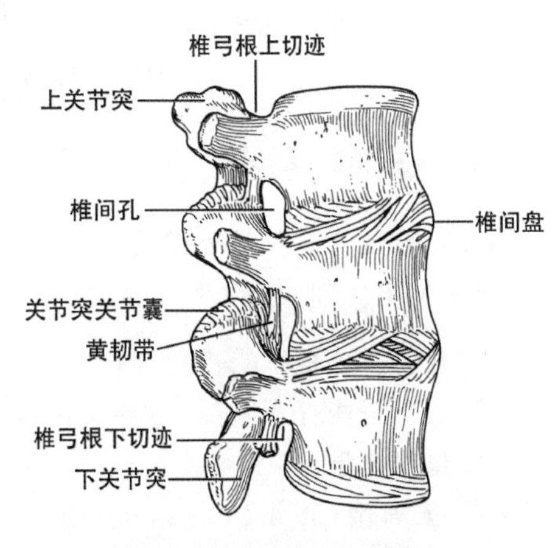

图 7-11 椎间孔(腰段)

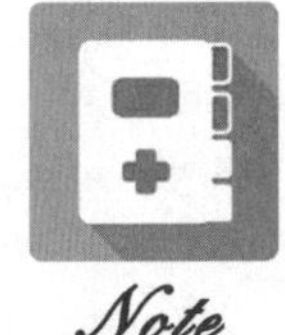

椎间孔是骨纤维性通道，腰部椎间盘纤维环与椎间关节之间的纤维隔将椎间管分为上、下两孔：上孔位于椎体与关节突之间，较宽，内有腰神经根、腰动脉椎管内支和椎间静脉上支通过；下孔较窄，内有椎间静脉下支通过。

（三）椎管

椎管（vertebral canal）是椎骨的椎孔和骶骨的骶管借骨连结形成的骨纤维性管道，上通过枕骨大孔与颅腔相通，下达骶管裂孔（图 7-12、图 7-13）。椎管的前壁由椎体后面、椎间盘后缘和后纵韧带构成；后壁为椎弓板、黄韧带和关节突关节；两侧壁为椎弓根和椎间孔。椎管骶段由融合的骶椎椎孔连成，所以完全是骨性管道。

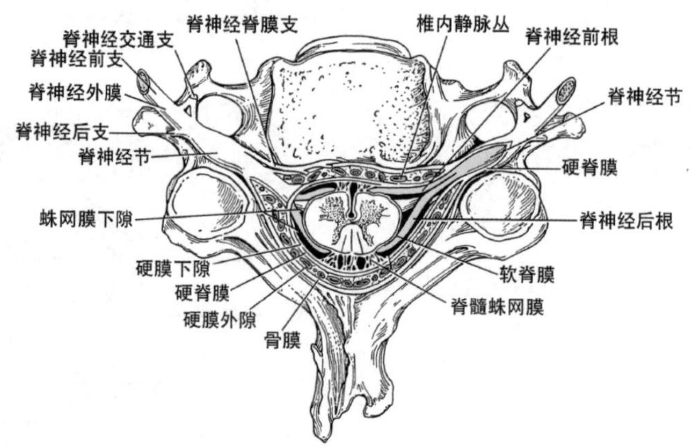

图 7-12　椎管及椎管内容物（第 5 颈椎平面，上面观）

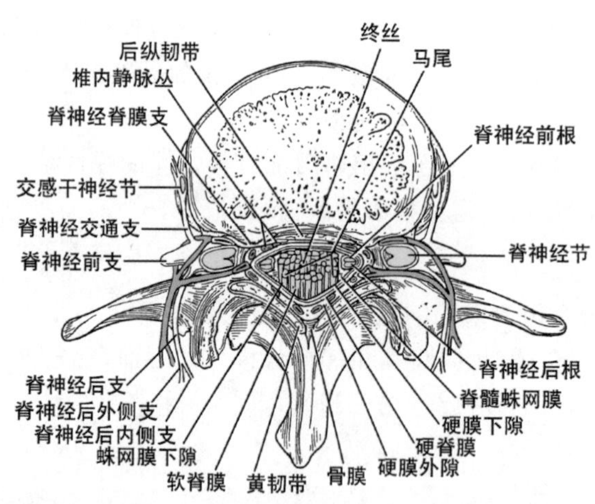

图 7-13　椎管及椎管内容物（第 3 腰椎平面，上面观）

七、椎管内容物

椎管内有脊髓及其表面的三层被膜、与脊髓相连的脊神经根、椎静脉丛及结缔组织等。

（一）脊髓被膜和脊膜腔

脊髓表面被覆三层被膜，由外向内为硬脊膜、脊髓蛛网膜和软脊膜。各层被膜间及硬脊膜与椎管骨膜间均存在腔隙，由外向内依次有硬膜外隙、硬膜下隙和蛛网膜下隙。

1. 脊髓被膜

（1）**硬脊膜**（spinal dura mater）　由致密结缔组织构成，厚而坚韧，为一长筒状的硬脊膜囊。上方附于枕骨大孔边缘，与硬脑膜内层相续；向下在第 2 骶椎高度形成盲端，并借终丝附

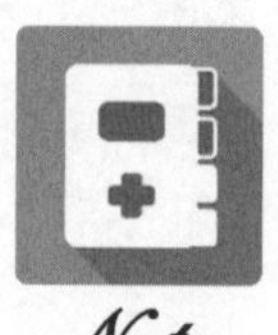

于尾骨。硬脊膜囊内有脊髓、马尾和31对脊神经根，每对脊神经根穿硬脊膜囊时，硬脊膜延续包裹在脊神经根表面形成神经外膜，并与椎间孔周围的结缔组织紧密相连，起固定作用。

(2)**脊髓蛛网膜**(spinal arachnoid mater) 薄而半透明，向上与脑蛛网膜相续，向下平第2骶椎高度成一盲端。此膜发出许多结缔组织小梁，与软脊膜相连(图7-14)。

(3)**软脊膜**(spinal pia mater) 柔软并富有血管，与脊髓表面紧密相贴。在脊髓两侧，软脊膜增厚并向外突，形成齿状韧带。**齿状韧带**(denticulate ligament)为软脊膜向两侧伸出的三角形结构，每侧有15～22个，介于脊神经前、后根之间(图7-15)。其外侧缘形成三角形齿尖，与硬脊膜相连。

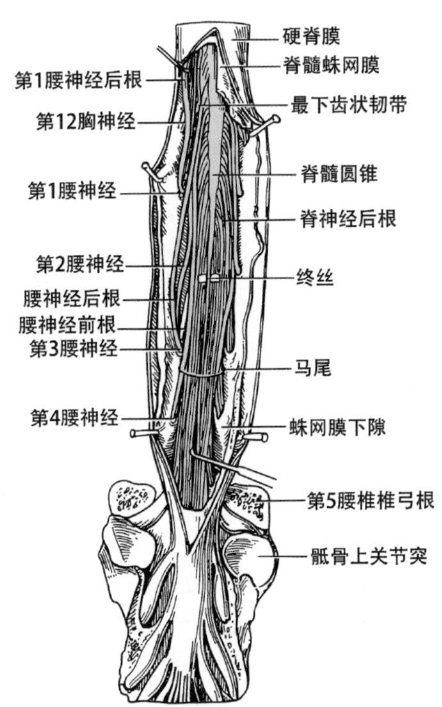

图7-14 硬脊膜和脊髓蛛网膜下端

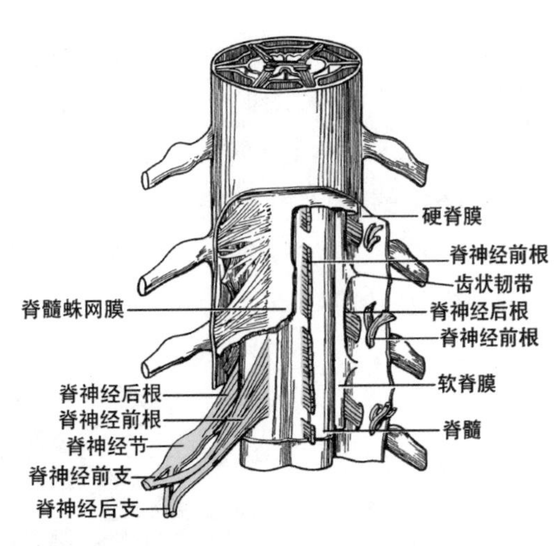

图7-15 软脊膜与齿状韧带(前面观)

2. 脊膜腔

(1)**硬膜外隙**(epidural space) 位于椎管骨膜与硬脊膜之间的窄隙，其内填有脂肪、椎内静脉丛、脊神经脊膜支和淋巴管等，并有脊神经根及其伴行血管通过，正常时呈负压(图7-12、图7-13)。

上端起自枕骨大孔，下端终于骶管裂孔。由于硬脊膜紧密附着于枕骨大孔边缘，故此隙与颅内腔隙并不交通。

硬膜外隙被脊神经根分为前、后两隙。前隙窄小，后隙较大，内有脂肪、静脉丛和脊神经根等结构。在中线上，前隙有疏松结缔组织连于硬脊膜与后纵韧带之间，后隙有纤维隔连于椎弓板与硬脊膜后面。

在骶管内，骶神经(根)位于硬膜外隙内，包以由硬脊膜延伸而成的神经鞘(图7-16)。第1～3骶神经鞘较厚，周围脂肪较多。

(2)**硬膜下隙**(subdural space) 位于硬脊膜与脊髓蛛网膜之间的潜在腔隙，内有少量液体，与脊神经周围的淋巴隙相通。

(3)**蛛网膜下隙**(subarachnoid space) 位于脊髓蛛网膜与软脊膜之间，又称蛛网膜下腔。蛛网膜下隙内充满脑脊液，向上经枕骨大孔与颅内蛛网膜腔相通，向下达第2骶椎高度。脊髓蛛网膜向两侧包裹脊神经根形成含有脑脊液的脊神经周围隙。蛛网膜下隙在第1腰椎至第2

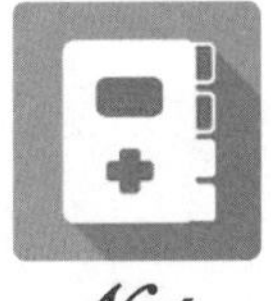

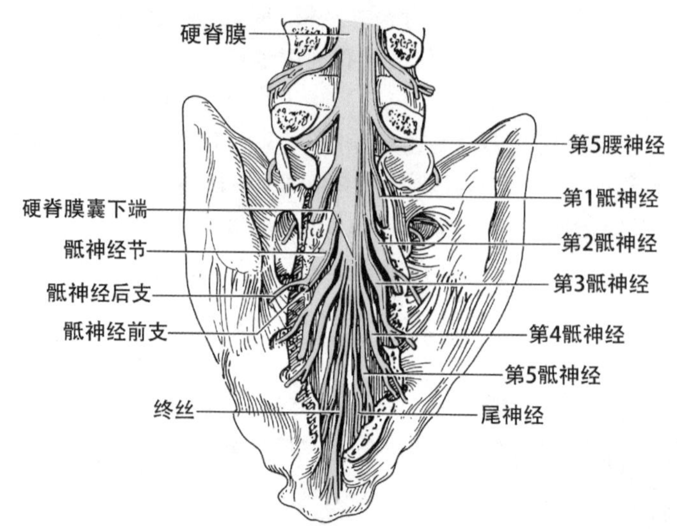

图 7-16　骶管及其内容物

骶椎之间扩大，形成**终池**（terminal cistern），终池内有腰、骶神经根构成的**马尾**（cauda equina）和软脊膜向下延伸形成的**终丝**（filum terminale）。

小脑延髓池（cerebellomedullary cistern）属颅内的蛛网膜下隙。

（二）脊髓的血管和脊神经脊膜支

1. 动脉　有两个来源，即起自椎动脉的脊髓前、后动脉和起自节段性动脉（如肋间后动脉等）的根动脉（图 7-17）。

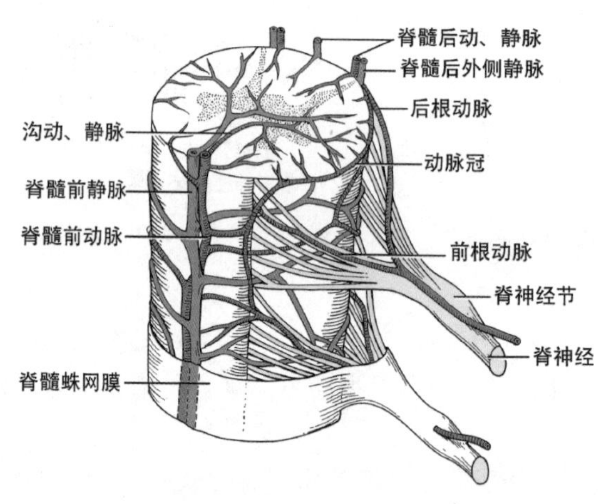

图 7-17　脊髓的血管

（1）**脊髓前动脉**（anterior spinal artery）　起自椎动脉颅内段，向内下行一小段距离即合为一干，沿脊髓前正中裂下行至脊髓下端，沿途发出分支营养脊髓灰质（后角后部除外）和侧、前索的深部。行程中常有狭窄甚至中断，其供应范围主要是第 1～4 颈椎节段，第 5 颈椎节段以下则由节段性动脉加强和营养。脊髓前动脉在脊髓下端变细，于脊髓圆锥高度向侧方发出圆锥吻合动脉，向后与脊髓后动脉吻合。

（2）**脊髓后动脉**（posterior spinal artery）　起自椎动脉颅内段，斜向后内下，沿脊髓后外侧沟下行，有时在下行中两动脉合为一干行走一段，沿途发出分支，分支互相吻合成网，营养脊髓后角的后部和后索。

（3）**脊髓根动脉**（spinal radicular artery）　起自节段性动脉，如锁骨下动脉、肋间动脉、腰动脉、骶外侧动脉等的脊髓支。颈段主要来自椎动脉颈段和颈升动脉等；胸段来自肋间后动脉

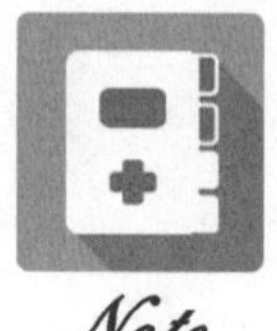
Note

和肋下动脉；腰段来自腰动脉；骶、尾段来自骶外侧动脉。脊髓根动脉随脊神经穿椎间孔入椎管，分为前根动脉、后根动脉和脊膜支。

前根动脉沿脊神经前根至脊髓，发出分支与脊髓前动脉吻合，并分出升、降支与相邻的前根动脉相连。主要供应下颈节以下脊髓的腹侧 2/3 区域。

后根动脉沿脊神经后根至脊髓，与脊髓后动脉吻合，分支营养脊髓侧索的后部。

脊髓表面有连接脊髓前、后动脉，前、后根动脉和两条脊髓后动脉的环状动脉血管，称动脉冠，可发出分支营养脊髓的周边部。营养脊髓的动脉吻合在第 4 胸椎节段和第 1 腰椎节段常较缺乏。

2. 静脉 脊髓表面有 6 条纵行静脉，行于前正中裂、后正中沟和前、后外侧沟内。纵行静脉之间有许多交通支互相吻合，并穿硬脊膜与椎内静脉丛相交通。

3. 脊神经脊膜支（meningeal branch of spinal nerve） 也被称为**窦椎神经**（sinuvertebral nerve）。窦椎神经由脊根和交感根组成，其纤维成分有感觉纤维和交感纤维。经椎间孔返回椎管，向上围绕椎弓根基底，行向椎管前面中线。发出分支至后纵韧带、骨膜、硬膜外隙的血管及硬脊膜，并发出分支至椎间盘（图 7-12、图 7-13）。

（三）椎静脉丛

椎静脉丛包括**椎外静脉丛**（external vertebral venous plexus）和**椎内静脉丛**（internal vertebral venous plexus）（图 7-18）。

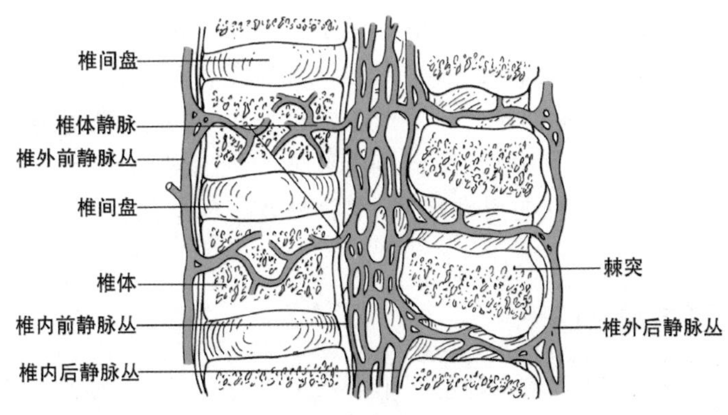

图 7-18 椎静脉丛

1. 椎外静脉丛 位于椎管之外，前组在椎体的前方，后组在椎骨的后方。前组在椎体后方和后纵韧带的两侧，大致为两条纵行的静脉丛，收集来自椎体的静脉；后组位于椎弓和黄韧带的深面。两侧之间有吻合支相连。椎外静脉丛收集椎体和邻近肌的静脉，注入颈深静脉丛、肋间静脉、腰静脉和骶外侧静脉。这些静脉及交通支多无静脉瓣。

2. 椎内静脉丛 位于椎管内，分布于椎骨骨膜与硬脊膜之间。椎内静脉丛收集脊髓、椎骨和韧带的静脉血，向上与颅内的枕窦、乙状窦、基底丛等有吻合，并与椎外静脉丛有广泛的吻合。

第三节 临床应用要点

一、椎间盘突出症

椎间盘突出症是常见的脊柱退行性疾病，可发生于颈椎、腰椎、胸椎的各个脊柱节段，以腰

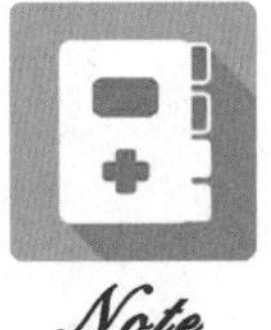

Note

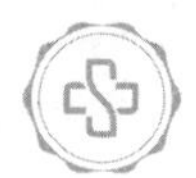

椎常见。主要表现为髓核含水量降低，引起椎节失稳、松动，以及纤维环坚韧程度降低。在外力因素的作用下，纤维环破裂，髓核组织从破裂处向后方或椎管内突出（或脱出），导致相邻脊神经根受刺激或压迫，从而出现颈、肩、腰、腿疼痛或麻木等相应神经症状。大多数患者可以采用保守治疗方案，经非手术治疗可缓解或治愈。椎间盘突出症的治疗并非将退变突出的椎间盘组织回复原位，而是改变椎间盘组织与受压神经根的相对位置或将突出的椎间盘部分回纳，以减轻对神经根的压迫；或者松解神经根的粘连，消除神经根的炎症，从而缓解症状。椎间盘突出症是在退行性变基础上积累伤所致，积累伤又会加重椎间盘的退变，因此预防椎间盘突出症的重点在于加强腰背肌训练，增加脊柱的内在稳定性，减少积累伤。

二、椎体成形术

椎体成形术全称为经皮穿刺椎体成形术（PVP），属于微创手术，是通过向病变椎体内注入骨水泥（聚丙烯酸甲酯）或人工骨达到强化椎体的技术。PVP 始于 20 世纪 80 年代初，20 世纪 90 年代末出现了球囊扩张椎体后凸成形术（PKP），它吸取了 PVP 的经验教训并做了改进。①PVP：通过在患者背部做一约 2 mm 的切口，用特殊的穿刺针在 X 线监护下经皮肤穿刺进入椎体，建立通道，将骨水泥或人工骨注入椎体内以稳定病变椎体，防止病变椎体进一步塌陷，可以明显缓解疼痛。②PKP：经过球囊扩张后再分次注入骨水泥，一方面可压实球囊扩张后留下的空腔周围的松质骨，人为制造了一个阻止骨水泥渗漏的屏障；另一方面使用推杆分次注入骨水泥较传统的压力泵持续注入大大减少了注入骨水泥时遇到的阻力，因此可使骨水泥的渗漏大大减少。PVP 缓解疼痛的机制可能是骨水泥在骨折椎体内的锚定，使病变椎体内的微骨折得到固定，增加了椎体的稳定性，从而减少了对椎体内痛觉神经末梢的刺激；另外还有可能是骨水泥在聚合反应过程中会释放热量并可能产生毒性作用，这些作用可能会破坏椎体内的神经末梢，减少炎性致痛因子的产生，进而降低疼痛敏感性，阻断疼痛介质的生成，从而达到缓解疼痛的效果。PVP 无法恢复脊柱的正常高度，术后患者疼痛虽然缓解，但仍有可能出现驼背畸形。

三、脊柱侧凸（脊柱侧弯）

脊柱侧凸，俗称脊柱侧弯，是指脊柱的一个或数个节段向侧方弯曲或伴有椎体旋转的脊柱畸形。脊柱 X 线平片显示脊柱有大于 10°的侧方弯曲，即可诊断为脊柱侧凸。脊柱侧凸好发于青春期，随年龄增加症状逐渐加剧，严重者影响呼吸、心脏功能，甚至出现脊髓压迫及瘫痪现象。脊柱侧凸的原因多种多样：①由于身体姿势不正，如坐姿不正，长期偏向一方，习惯于长期用一侧肩负重等。②由于一侧腰神经的刺激引起椎旁肌肉痉挛造成脊柱倒向一边，如腰椎间盘突出症，这种侧凸的严格命名为倾斜，椎体并无旋转畸形。③下肢不等长，如小儿麻痹后遗症、骨骺发育不完全造成下肢不等长，引起骨盆倾斜，为维持身体平衡，腰椎发生侧凸，这实质上是一种代偿性侧凸。④髋部肌肉痉挛或髋关节发育不良等，造成骨盆倾斜而引起代偿性侧凸。⑤以侧凸为症状的癔症。这些有明显诱因的脊柱侧凸因脊柱及其支持组织往往无内在固有改变，一旦去除病因即可恢复正常，脊柱侧凸即能消除。但如果诱因长期存在，则可发展成为结构性侧凸，锥体之间的连接和固定结构变形，此时则需要手术矫正。对于脊柱侧凸，早发现、早治疗是关键。尽早就医可以防止症状发展加重。

四、蛛网膜下腔阻滞麻醉

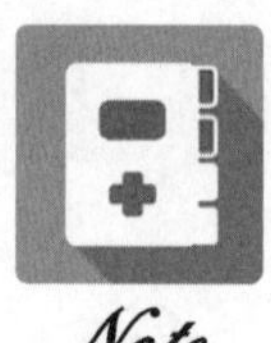

蛛网膜下腔阻滞麻醉习惯上称为脊椎麻醉，简称腰麻，是把麻醉药注入蛛网膜下腔，阻断脊神经根，达到相应部位运动和感觉阻滞的效果，是临床常用的一种局部麻醉方法。蛛网膜下腔阻滞麻醉适合于下肢、盆会阴和下腹部手术，作用快、效果稳定、成功率高。成年人脊髓的下端约平第 1 腰椎的下缘，蛛网膜下腔在此向下形成终池，所以在第 2 腰椎间隙以下穿刺不会损伤脊髓和马尾，较为安全。但是儿童由于脊柱的发育晚于脊髓，脊髓下端比成人约低 1 个椎体的高度，约在第 2 腰椎，所以需要在第 3 腰椎以下的腰椎间隙进针。蛛网膜下腔阻滞麻醉属于局部麻醉，对全身的干扰较小，手术后通常康复较快，但是操作中也需要注意：①蛛网膜下腔是麻醉药注射到的解剖位置，注射前需要回吸脑脊液确认。②需要根据脊神经对皮肤感觉管理的解剖学特点，明确麻醉平面。麻醉平面切忌过高（不能超过第 4 胸椎平面），否则会导致交感神经阻滞、肋间肌麻痹和呼吸抑制。

本章知识点

1. 脊柱区的重要体表标志。
2. 脊柱区的层次概念。
3. 腰上、下三角的界域及临床意义。
4. 椎管的组成及特点。
5. 硬脊膜、脊髓蛛网膜、软脊膜的解剖特点，硬膜外隙、蛛网膜下隙的范围、内容及临床意义。

（马爱荣）

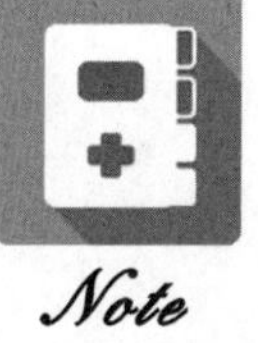
Note

第八章　上　肢

第一节　概　述

上肢(upper limb)连于胸廓外上部。上肢的结构特征:骨骼轻巧、关节囊薄而松弛、无坚韧的侧副韧带、肌肉数目多且细长。

一、境界与分区

(一)境界

上肢通过肩部与颈、胸和背部相接。其中,与颈部的界线是锁骨上缘外 1/3 和肩峰至第 7 颈椎棘突的连线。与胸、背部的分界分别为三角肌前、后缘上端与腋前、腋后襞下缘中点的连线。

(二)分区

上肢分为肩部、臂部、肘部、前臂部、腕部和手六部分。

二、表面解剖

(一)体表标志

1. 肩部

(1)**肩峰**(acromion)　位于肩关节外上方,与锁骨外侧端相接。

(2)**肩胛冈**(spine of scapula)　相当于第 3 胸椎平面,近似横行。

(3)**锁骨**(clavicle)　在颈根部皮下可触及全长。

(4)**喙突**(coracoid process)　在锁骨中、外 1/3 交界处的下方约 2.5 cm 处,向后可触及。

(5)**肱骨大结节**(greater tuberosity of humerus)　位于肩峰的下外方,是肩部最外侧的凸出点。

(6)**肩胛骨下角**(inferior angle of scapula)　上肢下垂时,平对第 7 肋。

(7)**三角肌**(deltoid muscle)　从前、外、后包裹肱骨上端,形成肩部圆隆的外形。

(8)**腋前襞**(anterior axillary fold)、**腋后襞**(posterior axillary fold)　分别为腋窝前、后襞下缘的皮肤皱襞。

2. 臂部

(1)**肱二头肌**(biceps brachii)　在屈肘时前区明显的隆起。

(2)**肱二头肌内侧沟**(medial bicipital groove)、**肱二头肌外侧沟**(lateral bicipital groove)　位于肱二头肌内、外侧缘,向下直至肘窝。

(3)**三角肌粗隆**(deltoid tuberosity)　位于臂中部外侧,为臂部的重要标志。

3. 肘部

(1)**肱骨内上髁**(medial epicondyle of humerus)、**肱骨外上髁**(lateral epicondyle of humerus)

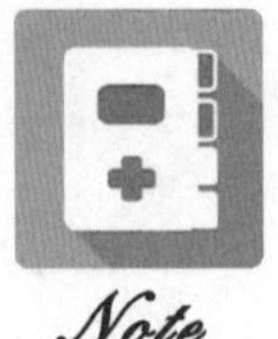

肘部向内、外侧突出的骨性隆起。

(2)**尺骨鹰嘴**(olecranon of ulna) 肘后部最明显的骨性突起。

(3)**肘后窝**(posterior cubital fossa) 在外上髁下方,鹰嘴外侧的凹陷。

(4)**肘后三角**(posterior cubital triangle) 肘关节屈成直角时肱骨内上髁、肱骨外上髁和尺骨鹰嘴之间形成的一尖向远侧的等腰三角形。

(5)**肘后内侧沟**(posteromedial groove) 肱骨内上髁与鹰嘴之间的深沟。

(6)**肱二头肌腱**(tendon of biceps brachii) 在肘关节前方,屈肘时紧张易触到。

4. 腕部

(1)前面 有3条皮肤皱纹,近侧纹与尺骨头在同一水平,中间纹对应桡腕关节线,远侧纹通过腕关节的最高点。

用力握拳时,腕前区的正中线上为掌长肌腱,正中神经在其深面;桡侧为桡侧腕屈肌腱,其与桡骨茎突之间有桡动脉;尺侧为尺侧腕屈肌腱。

(2)背面 背面中点外侧向后突出的是桡骨背侧结节,又称Lister结节,拇长伸肌腱由此绕过,腕桡侧的骨性突起是桡骨茎突,尺侧偏后方的骨性突起为尺骨头,其下方为尺骨茎突。解剖学"**鼻烟壶(窝)**"(anatomic snuff box)是腕背面外侧的浅凹,在拇指充分外展和后伸时明显。其桡侧界为拇长展肌腱和拇短伸肌腱,尺侧界为拇长伸肌腱,近侧界为桡骨茎突。窝底为舟骨和大多角骨。窝内有桡动脉通过。

5. 手部 手掌有3条掌横纹:①鱼际纹斜行于鱼际尺侧,近侧与腕远侧纹中点相交,深面有正中神经通过;②掌中纹略斜行于掌中部,桡侧端与鱼际纹重叠;③掌远纹横行,适对第3~5掌指关节的连线,其桡侧端稍弯向第2指蹼处。

手掌两侧有呈鱼腹状的肌性隆起,内侧称小鱼际,外侧称鱼际,两隆起间的凹陷称掌心。

手掌和指掌侧皮肤有很多细纹,其中位于指腹处的称**指纹**(finger print)。指端背面有扁平而富有弹性的**指甲**(nail),其深面的真皮组织称**甲床**(nail bed)。

(二)体表投影

上肢呈外展90°,肘关节伸直位,掌心向上时,上肢动脉和神经的体表投影见图8-1。

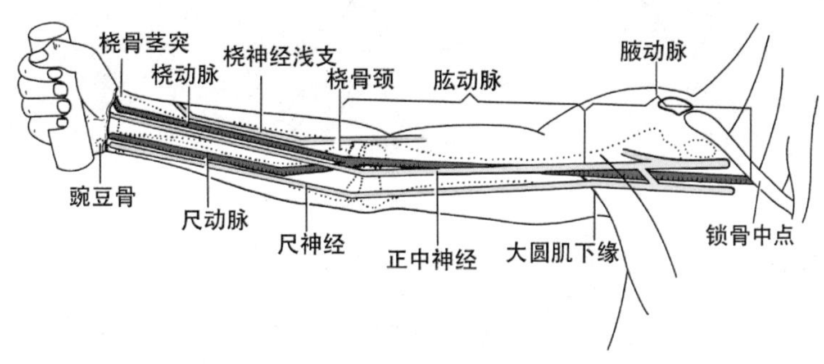

图8-1 上肢动脉和神经的体表投影

1. 动脉的投影

(1)腋动脉和肱动脉 从锁骨中点至肘前横纹中点远侧2 cm处的连线,大圆肌下缘为腋动脉和肱动脉的分界。

(2)桡动脉和尺动脉 肘前横纹中点远侧2 cm处至桡骨茎突的连线为桡动脉的投影,至豌豆骨桡侧的连线为尺动脉的投影。

(3)掌浅弓和掌深弓 掌中纹与掌中线的交点处为掌浅弓的顶点,掌深弓位于掌浅弓近侧1~2 cm处。

2. 神经的投影

(1)正中神经 在臂部与肱动脉一致,在前臂位于肱骨内上髁与肱二头肌腱连线的中点,

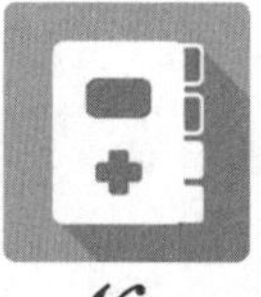
Note

向下至腕远侧纹中点稍外侧的连线。

(2)尺神经　臂部位于从腋窝顶至肘后内侧沟的连线上，在前臂位于肘后内侧沟至豌豆骨桡侧的连线上。

(3)桡神经　位于自腋后襞下缘外侧端至臂外侧中、下1/3交点处，向下至肱骨外上髁的斜行连线上。

三、物理检查

(一)上肢的长度、轴线和提携角

1. 长度　测量上肢的长度时，要摆正身体姿势及上肢的位置，两侧进行对比。上肢全长是由肩峰至中指尖的长度，臂长是从肩峰至肱骨外上髁的长度，前臂长是从肱骨外上髁至桡骨茎突的长度。

2. 轴线　上肢的轴线是从肱骨头中心点，经肱骨小头，至尺骨头中心点的连线，臂轴是指经过肱骨的轴线，前臂轴是经过尺骨的长轴线(图8-2)。

3. 提携角(carrying angle)　正常情况下前臂伸直时，臂轴与前臂轴不在一条直线上。如使两线相交则构成一向外开放的角，该角大小为165°～170°，其补角为10°～15°，称为提携角(图8-2)。

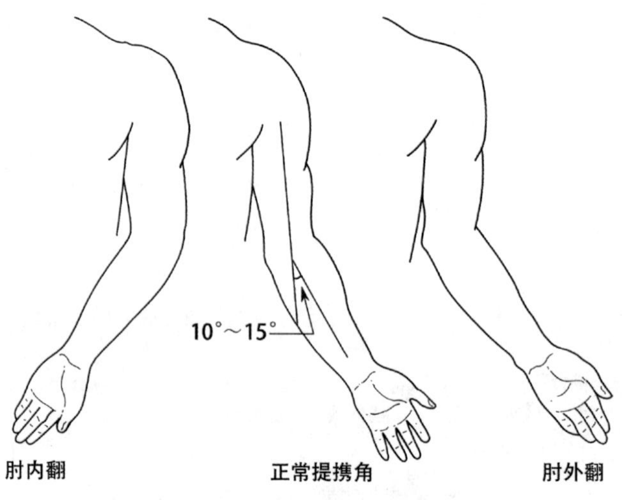

图8-2　上肢的轴线与提携角

(二)对比关系

正常情况下，肩部和肘部的一些体表标志之间，可形成某些固定的比例关系。如果这些关系发生改变，提示存在病理改变。

第二节　肩　　部

一、腋区(axillary region)

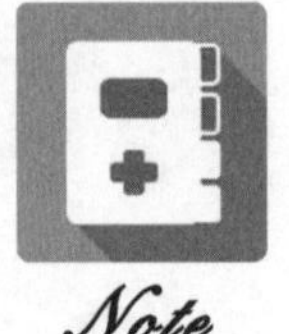

腋区是指位于肩关节下方，臂上部与胸前外侧壁上部之间的区域。上肢外展时，腋区呈现向上的穹隆窝状，称为**腋窝**(axillary fossa)。腋窝的皮肤较薄，含有大量皮脂腺和汗腺。

（一）腋窝的构成

腋窝是一个锥体形的腔，由一顶、一底和四壁构成（图 8-3）。

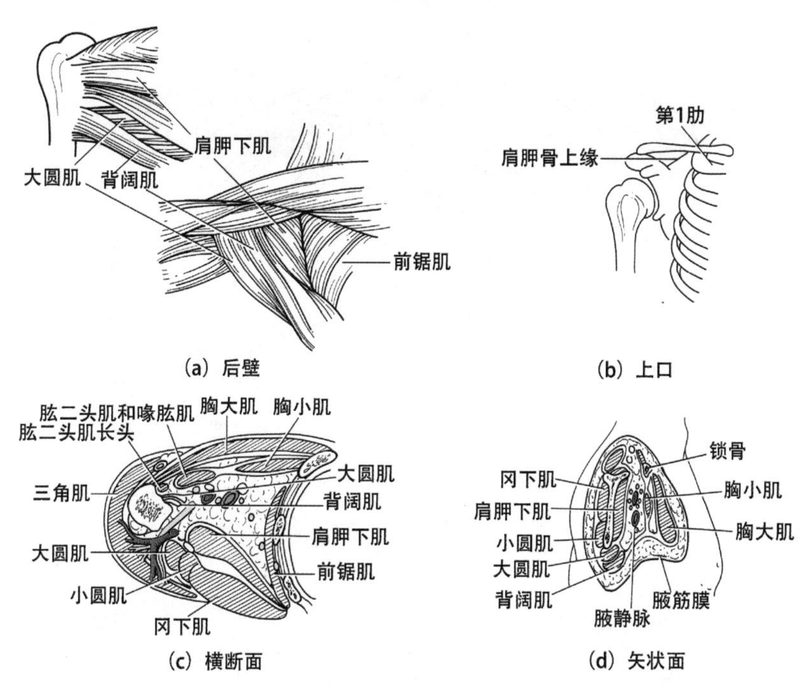

图 8-3 腋窝的构成

1. 顶 由锁骨中 1/3 段、第 1 肋外缘和肩胛骨上缘围成，是腋窝的上口，向上通颈根部，有臂丛通过。

2. 底 朝向外下方，由皮肤、浅筋膜和腋筋膜构成。**腋筋膜**（axillary fascia）为腋窝底的深筋膜，与胸肌筋膜等相延续。腋筋膜的中央较薄，有皮神经、浅血管和浅淋巴管穿过而呈筛状，故又称筛状筋膜。

3. 壁 ①前壁：由胸大肌、胸小肌、锁骨下肌和锁胸筋膜构成。**锁胸筋膜**（clavipectoral fascia）是连于锁骨下肌、胸小肌和喙突之间的深筋膜，有头静脉、胸肩峰血管和胸外侧神经穿过（图 8-4）。②后壁：由背阔肌、大圆肌、肩胛下肌和肩胛骨构成。肱三头肌长头在大圆肌的后方和小圆肌的前方之间穿过，其间形成两个肌间隙（孔）（图 8-5）。**三边孔**（trilateral foramen）：其上界为小圆肌、肩胛下肌、肩胛骨外缘和肩关节囊，下界为大圆肌，外侧界为肱三头肌长头，内有旋肩胛动、静脉通过。**四边孔**（quadrilateral foramen）：其上、下界与三边孔相同，内侧界是肱三头肌长头，外侧界是肱骨外科颈，内有旋肱后动、静脉和腋神经通过。③内侧壁：由前锯肌、上 4 位肋骨及肋间肌构成。④外侧壁：由喙肱肌，肱二头肌长、短头和肱骨结节间沟组成。

（二）腋窝的内容

腋窝内有臂丛锁骨下部及其分支、腋动脉及其分支、腋静脉及其属支、腋淋巴结和疏松结缔组织等（图 8-4）。

1. 腋动脉（axillary artery） 自第 1 肋外侧缘续于锁骨下动脉，至大圆肌腱和背阔肌下缘延续为肱动脉，腋动脉前方被胸小肌覆盖，以胸小肌为标志分为 3 段（图 8-6、图 8-7）。

（1）第 1 段 位于第 1 肋外缘与胸小肌上缘之间。前方有胸大肌及其筋膜、锁骨下肌、锁胸筋膜及穿过该筋膜的血管和神经，后方有臂丛内侧束、胸长神经、前锯肌和第 1 肋间隙等；外侧为臂丛后束和外侧束；内侧有尖淋巴结、腋静脉等。此段发出一个分支，即**胸上动脉**（superior thoracic artery），分布于第 1、2 肋间隙前部。

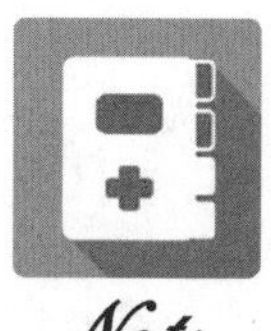

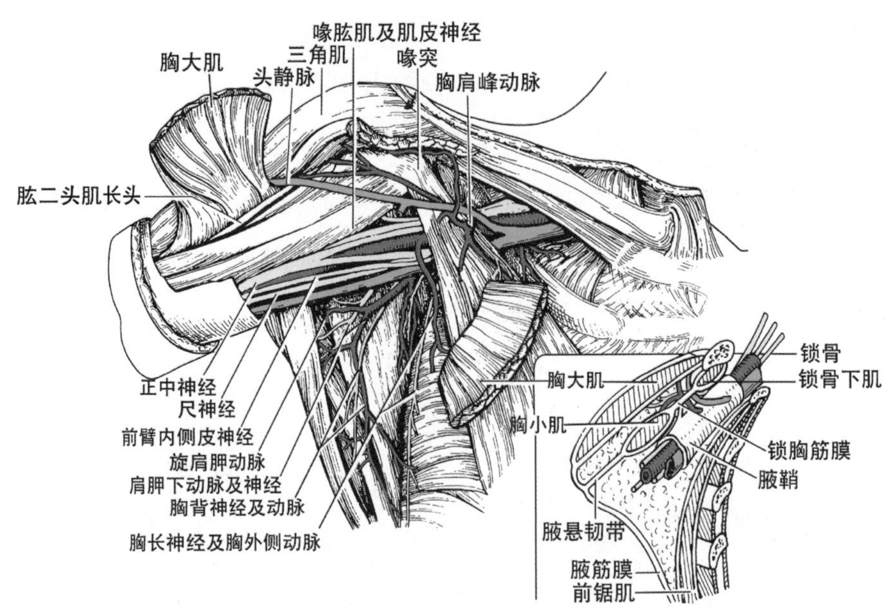

图 8-4　腋窝前壁的层次及内容

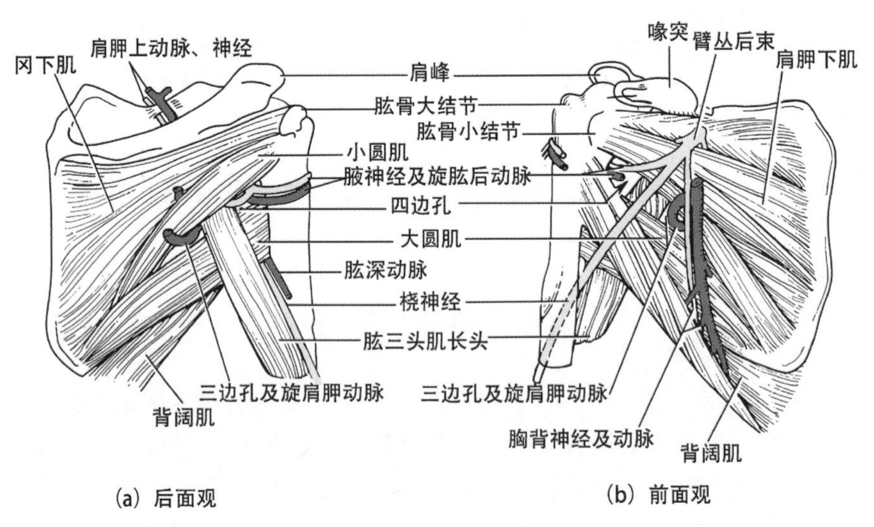

图 8-5　三边孔和四边孔

(2)第 2 段　位于胸小肌后方。前方有胸大肌及其筋膜、胸小肌及其筋膜，后方有臂丛后束和肩胛下肌，外侧为臂丛外侧束，内侧为臂丛内侧束和腋静脉。此段发出 2 个分支：**胸肩峰动脉**(thoracoacromial artery)穿锁胸筋膜后，分支营养胸大肌、胸小肌、三角肌和肩峰等；**胸外侧动脉**(lateral thoracic artery)发出后沿前锯肌表面下行，分布于前锯肌，胸大肌、胸小肌和女性乳房。

(3)第 3 段　位于胸小肌下缘和大圆肌下缘之间。前方有胸大肌和正中神经内侧根，后方为桡神经、腋神经、肩胛下肌、大圆肌肌腱和背阔肌。外侧为正中神经外侧根、正中神经、肌皮神经、肱二头肌短头和喙肱肌。内侧为尺神经、前臂内侧皮神经和腋静脉。第 3 段的主要分支如下。①**肩胛下动脉**(subscapular artery)：为一短粗的干，沿肩胛下肌下缘向后下方走行，分为旋肩胛动脉和胸背动脉。旋肩胛动脉穿三边孔至冈下窝，分布于肩肌并参与组成肩胛动脉网；胸背动脉与胸背神经伴行至背阔肌。②**旋肱后动脉**(posterior humeral circumflex artery)：穿四边孔，经肱骨外科颈后方，与旋肱前动脉吻合。③**旋肱前动脉**(anterior humeral circumflex artery)：较细，绕肱骨外科颈前方，与旋肱后动脉吻合。

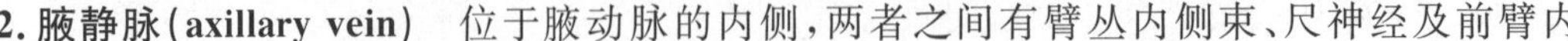
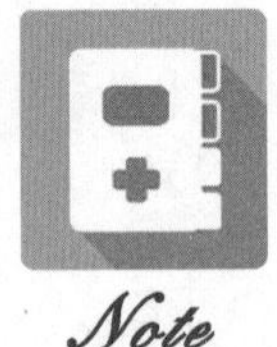
Note

2. 腋静脉(axillary vein)　位于腋动脉的内侧，两者之间有臂丛内侧束、尺神经及前臂内

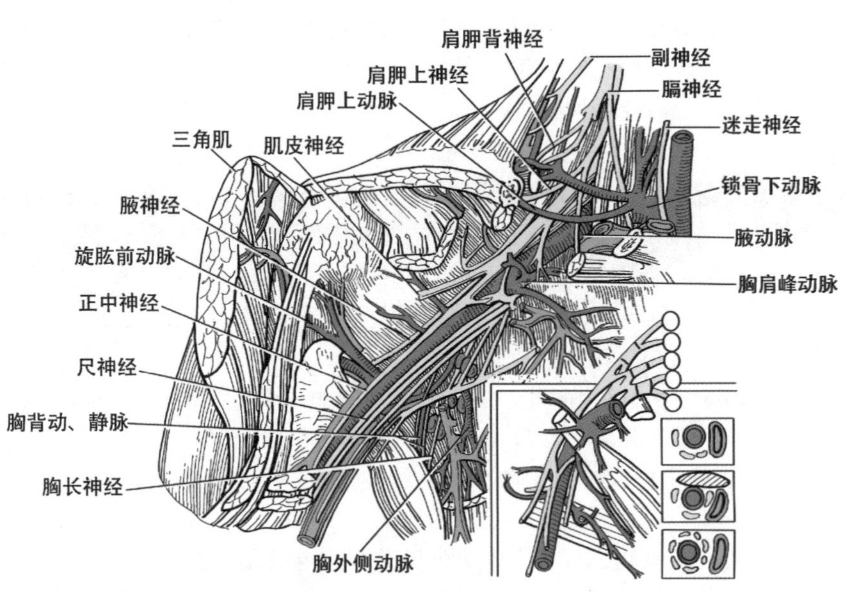

图 8-6 腋窝的血管和神经

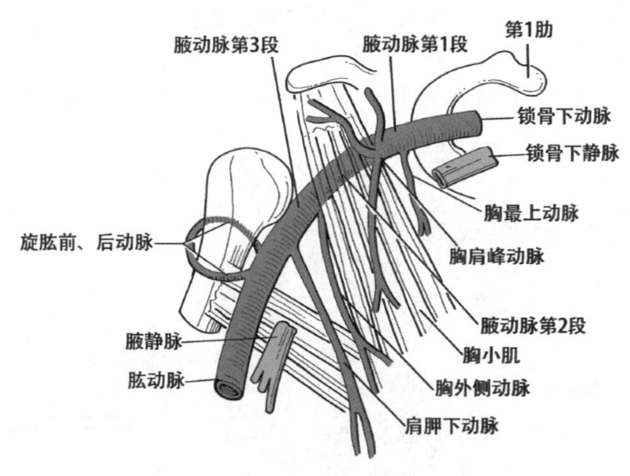

图 8-7 腋动脉的分段和分支

侧皮神经等。其近端有腋淋巴结尖群，远端有腋淋巴结外侧群。腋静脉及其属支与腋动脉的分支同名并伴行。此外，头静脉穿过锁胸筋膜注入腋静脉的近端。腋静脉的壁与腋鞘和锁胸筋膜愈着，使其管腔保持扩张状态。

3. 臂丛(brachial plexus) 位于腋窝内，在此处为臂丛锁骨下部，围绕在腋动脉的周围，由3个束构成：内侧束是下干前股的延续；外侧束由上、中干的前股合成；后束由3个干的后股合成。在腋动脉的第1段，3束均位于腋动脉后外侧；在腋动脉的第2段，3束位于腋动脉内侧、外侧和后方；在腋动脉的第3段，臂丛各束均发出分支(图 8-6)。

(1)外侧束的分支 ①**肌皮神经**(musculocutaneous nerve)：自外侧束发出后向外下方走行穿喙肱肌。②**胸外侧神经**(lateral pectoral nerve)：自外侧束发出，伴胸肩峰动脉于胸小肌上缘穿锁胸筋膜进入胸大肌。③正中神经外侧根：与斜过腋动脉前方的正中神经内侧根在腋动脉外侧合成**正中神经**(median nerve)。

(2)内侧束的分支 ①**胸内侧神经**(medial pectoral nerve)：在腋动、静脉之间穿出，进入胸小肌，分布于此肌，并发出分支至胸大肌。②**臂内侧皮神经**(medial brachial cutaneous nerve)：较小，从内侧束的较高部位发出，行于腋静脉的内侧，至臂内侧皮肤。③**前臂内侧皮神**

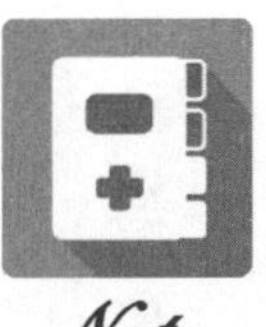

经(medial antebrachial cutaneous nerve):于腋动、静脉之间的前方下行,分布于前臂内侧皮肤。④**尺神经**(ulnar nerve):在腋动、静脉之间前臂内侧皮神经深面下行。⑤正中神经内侧根:与正中神经外侧根合成正中神经。

(3)后束的分支　①**肩胛下神经**(subscapular nerve):有 2～3 支,贴肩胛下肌前面下行,分布于肩胛下肌和大圆肌。②**胸背神经**(thoracodorsal nerve):伴肩胛下血管和胸背血管下行,分布于背阔肌。③**腋神经**(axillary nerve):在腋动脉后方行向外下方,伴旋肱后动脉穿四边孔进入三角肌区。④**桡神经**(radial nerve):在腋动脉后方,在背阔肌和大圆肌前方进入臂部。⑤**胸长神经**(long thoracic nerve):起自臂丛根部,在臂丛各束的后方下行入腋窝,于腋中线后方行于前锯肌表面,支配前锯肌。

4. 腋淋巴结(axillary lymph node)　位于腋血管及其分支(或属支)周围的疏松结缔组织中,分为 5 群(图 8-8)。①**外侧淋巴结**(lateral lymph node):沿腋静脉远侧端排列,收纳上肢的浅、深淋巴。其输出管注入中央淋巴结和尖淋巴结,少数也可注入锁骨上淋巴结。②**胸肌淋巴结**(pectoral lymph node):位于胸小肌下缘,沿胸外侧血管排列,收纳胸前外侧壁、脐以上腹壁、乳房外侧部的淋巴管。其输出管注入中央淋巴结和尖淋巴结。③**肩胛下淋巴结**(subscapular lymph node):位于腋窝后壁,沿肩胛下血管排列,收纳肩胛区、胸后壁和背部的淋巴。其输出管注入尖淋巴结。④**中央淋巴结**(central lymph node):位于腋窝底的脂肪组织中,收纳上述 3 群淋巴结的输出管。其输出管注入尖淋巴结。⑤**尖淋巴结**(apical lymph node):沿腋静脉近侧端排列,位于胸小肌与锁骨之间、锁胸筋膜的深面,收纳中央淋巴结和其他各群淋巴结的输出管及乳房上部的淋巴。其输出管汇合成锁骨下干,左侧注入胸导管。右侧注入右淋巴导管。

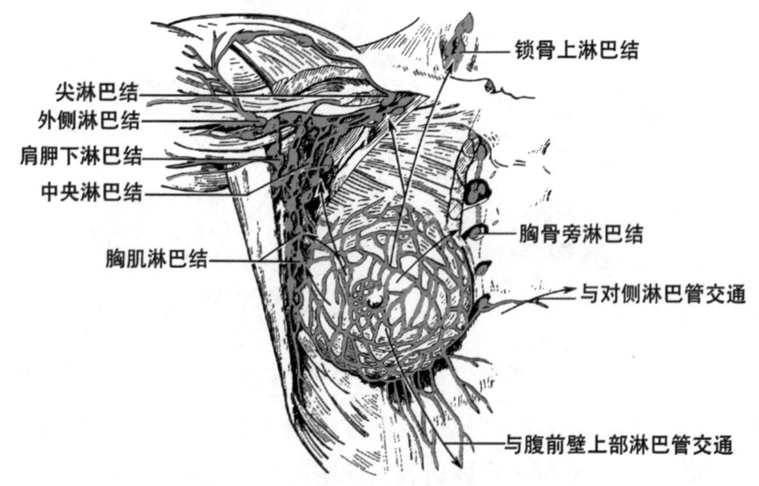

图 8-8　腋淋巴结和乳房的淋巴引流

5. 腋鞘(axillary sheath)　颈部的椎前筋膜向两侧延续至腋窝,包裹腋动、静脉和臂丛锁骨下部所形成的筋膜鞘,亦称颈腋管。

6. 腋窝蜂窝组织　为腋鞘周围的疏松结缔组织,随腋鞘及血管、神经可达邻近各区。故腋窝内的感染向上可至颈根部,向下可到臂前、后区,经三边孔和四边孔可达肩胛区和三角肌区,向前可至胸大、小肌之间的胸肌间隙。

二、三角肌区和肩胛区

(一)三角肌区

三角肌区(deltoid region)即三角肌所在的区域,深面是肩关节。

1. 浅层结构　三角肌区皮肤较厚,浅筋膜较致密脂肪少。腋神经的皮支,即臂外侧上皮神经,从三角肌后缘浅出,分布于三角肌表面的皮肤。

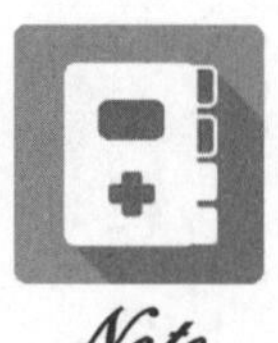
Note

2. 深层结构 三角肌表面的深筋膜不发达。①三角肌：由多羽状肌构成，呈倒三角形，从前、上和后方包绕肩关节，形成圆隆的肩部外形。②腋神经：由臂丛后束发出后，与旋肱后血管一起穿四边孔，在三角肌深面分为前、后两支。前支的肌支支配三角肌的前中部，后支的肌支支配三角肌后部和小圆肌。其皮支分布于三角肌表面的皮肤。③旋肱前、后动脉：经肱骨外科颈前方和后方至其外侧相互吻合，其分支与腋神经一起分布于三角肌、肱骨和肩关节等（图 8-9）。

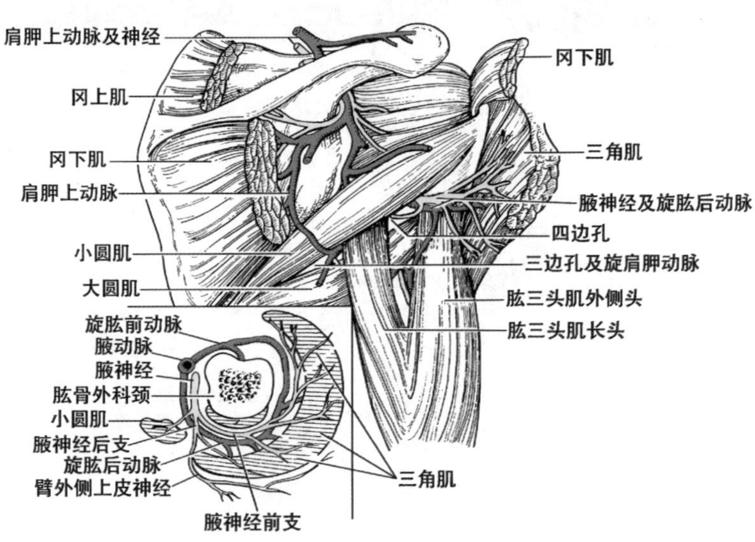

图 8-9 三角肌区和肩胛区

（二）肩胛区

肩胛区（scapular region）是指肩胛骨后面的区域。

1. 浅层结构 皮肤较厚，浅筋膜致密，内有颈丛的锁骨上神经分布。

2. 深层结构 冈下部深筋膜发达，呈腱膜状，被浅层的斜方肌所覆盖。深筋膜的深面有冈上肌、冈下肌、小圆肌和大圆肌。肩胛骨上缘有肩胛切迹，切迹上方被肩胛上横韧带连结形成一孔，孔内有肩胛上神经通过，支配冈下肌；韧带以上有肩胛上血管进入肩胛区，分布于冈上肌和冈下肌（图 8-10）。

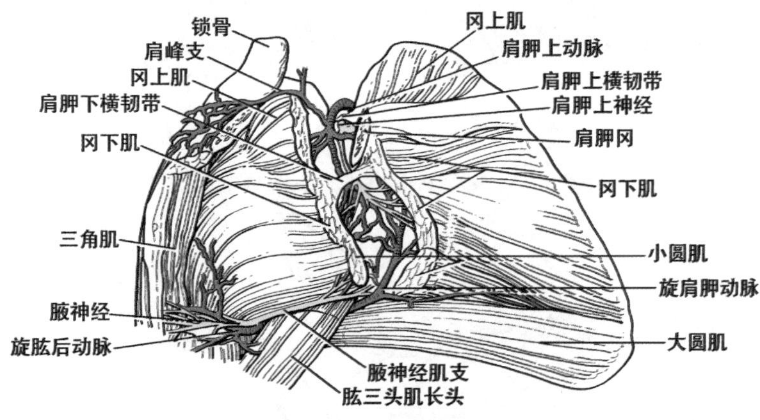

图 8-10 肩胛区的血管和神经（后面观）

（三）肌、肌腱袖与肩关节

1. 肌 包括冈上肌、冈下肌、小圆肌和大圆肌。冈上肌和冈下肌分别位于冈上窝和冈下窝内，小圆肌和大圆肌位于肩胛骨的外侧缘。

2. 肌腱袖（musculo-tendinous cuff） 又称肩袖，是由肩袖肌群，即冈上肌、冈下肌、小圆肌和肩胛下肌的肌腱联合形成的腱膜结构，包绕肩关节的前、上、后方，并与肩关节囊愈着（图 8-11）。

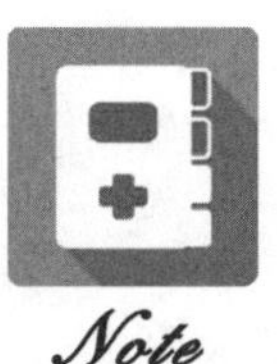

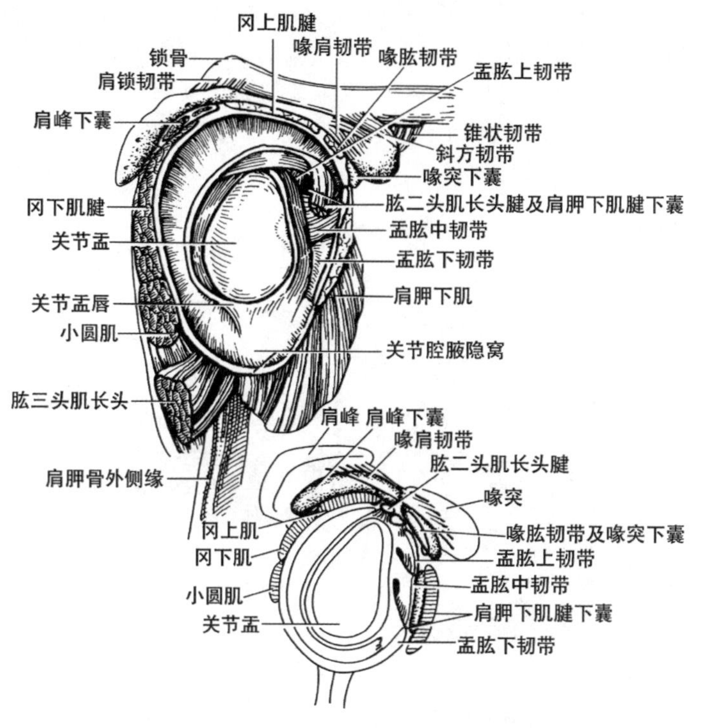

图 8-11　肌腱袖

3. 肩关节　肩关节由肱骨头和肩胛骨的关节盂组成，故也称肱盂关节。关节囊薄而松弛，其前、后壁和上壁有肌腱袖加强，而前下部薄弱。囊内有肱二头肌长头腱通过。

三、肩胛动脉网

肩胛动脉网位于肩胛骨的周围，是由 3 条动脉的分支相互吻合形成的动脉网络（图 8-12）。①肩胛上动脉：发自锁骨下动脉，经肩胛上横韧带的上方进入冈上窝。②旋肩胛动脉：经三边孔至冈下窝。③肩胛背动脉：也发自锁骨下动脉，沿肩胛骨内侧缘下行，分支至冈下窝。

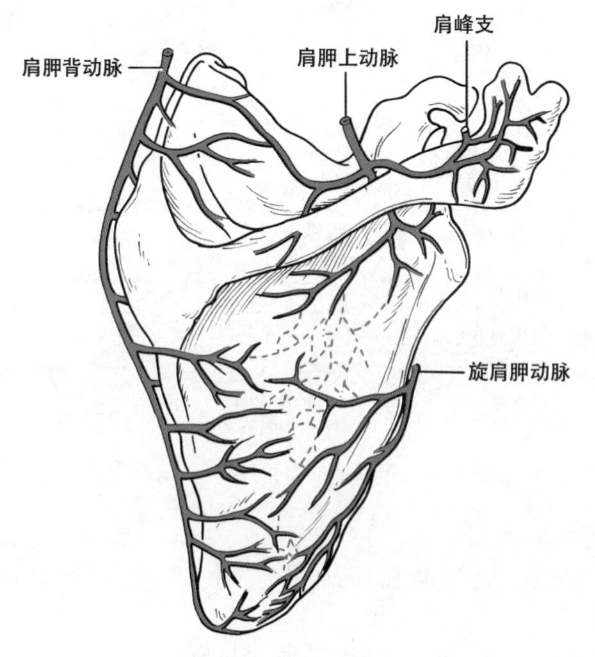

图 8-12　肩胛动脉网

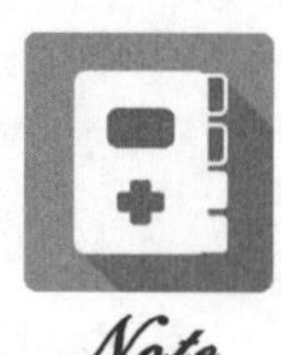

第三节 臂 部

臂部上续肩部，下连肘部，被臂内、外侧肌间隔分为臂前区和臂后区，肱骨居两区之间。

一、臂前区

（一）浅层结构

1. 皮肤与浅筋膜 臂、肘和前臂前区的皮肤均较薄，浅筋膜薄而疏松，其内有较丰富的浅静脉、浅淋巴管和皮神经（图 8-13）。

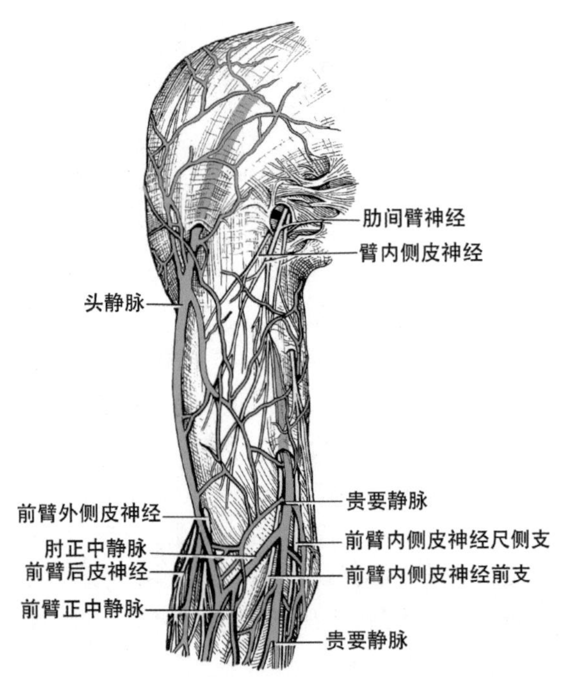

图 8-13 臂前区的浅静脉和皮神经

2. 浅静脉

（1）**头静脉**（cephalic vein） 在臂部于肱二头肌外侧沟内上行，经三角肌胸大肌间沟，穿锁胸筋膜注入腋静脉或锁骨下静脉；在肘部行于肱二头肌腱的外侧，前臂外侧皮神经的前方；在前臂上半部从背面转至前面。

（2）**贵要静脉**（basilic vein） 在臂部行于肱二头肌内侧沟下半段，穿深筋膜注入肱静脉或直接续于腋静脉；在肘部与前臂内侧皮神经伴行，行于肱二头肌腱的内侧；在前臂尺侧由背面转至前面。

3. 皮神经 臂外侧上皮神经和臂外侧下皮神经（桡神经的分支）分别分布于臂外侧上部和下部皮肤。**肋间臂神经**（intercostobrachial nerve）和臂内侧皮神经分布于臂内侧上、下部的皮肤，前臂内侧皮神经在臂下部与贵要静脉伴行至前臂内侧。

（二）深层结构

1. 深筋膜与骨筋膜鞘 臂部深筋膜称臂筋膜。臂前区深筋膜较薄，向上移行为三角肌筋膜、胸肌筋膜和腋筋膜，向下续于肘前区筋膜。臂筋膜发出臂内、外侧肌间隔，伸入臂肌前、后

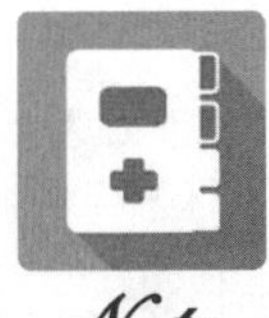
Note

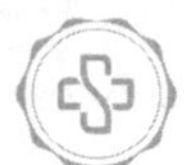

群之间，附着于肱骨（图 8-14）。臂前区深筋膜和臂内、外侧肌间隔及肱骨围成臂前骨筋膜鞘，其内有臂肌前群和行于臂前区的血管、神经等。

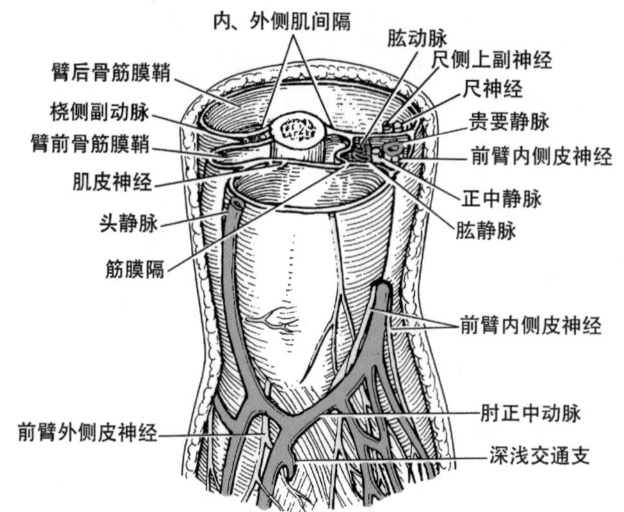

图 8-14 肘前区浅层结构及臂部骨筋膜鞘

2. 臂肌前群 包括肱二头肌、喙肱肌和肱肌，共 3 块。

3. 血管

（1）**肱动脉**（brachial artery） 在大圆肌腱下缘续于腋动脉，沿肱二头肌内侧沟下行至肘窝。肱动脉在臂上部居肱骨内侧，中部居前内方，下部居前方。肱动脉在臂部的分支如下。①**肱深动脉**（deep brachial artery）：在大圆肌腱的下方起自肱动脉，伴行桡神经进入肱骨肌管，分支分布于肱三头肌和肱肌。②**尺侧上副动脉**（superior ulnar collateral artery）：在肱深动脉起点的下方发自肱动脉，伴随尺神经穿过臂内侧肌间隔分支分布于臂内侧中上部。③**尺侧下副动脉**（inferior ulnar collateral artery）：约在肱骨内上髁上方 5 cm 处起自肱动脉，经肱肌前面行向内侧，分为前、后两支。此外，肱动脉还发出肱骨滋养动脉和数支肌支（图 8-15）。

（2）**肱静脉**（brachial vein） 有两条，伴行于肱动脉两侧，在臂中部有贵要静脉注入。

4. 神经

（1）正中神经 由臂丛的内、外侧根汇合而成，伴肱动脉行于肱二头肌内侧沟，先行于肱动脉外侧，后越过肱动脉前方，继而沿肱动脉内侧下行至肘窝。该神经在臂部无分支。

（2）尺神经 发自臂丛内侧束，在臂上部位于肱动脉的内侧，在臂中部，尺神经与尺侧上副动脉伴行，穿臂内侧肌间隔，经肱骨内上髁后方的尺神经沟至臂后区。该神经在臂部无分支。

（3）桡神经 发自臂丛后束，在臂上部位于肱动脉的后方，继而与肱深动脉伴行，进入肱骨肌管至臂后区。分支支配肱三头肌，末梢支为臂外侧下皮神经。

（4）肌皮神经 发自臂丛外侧束，穿过喙肱肌至肱二头肌与肱肌之间，行向外下，发出肌支支配喙肱肌、肱肌和肱二头肌。末梢支在肘窝外上方、肱二头肌与肱肌之间穿出，称为前臂外侧皮神经，分布至前臂的皮肤（图 8-15）。

二、臂后区

（一）浅层结构

1. 皮肤与浅筋膜 臂后区（posterior brachial region）皮肤较臂前区厚，浅筋膜致密。

2. 浅静脉 较小，从臂内侧或外侧转向前，注入贵要静脉或头静脉。

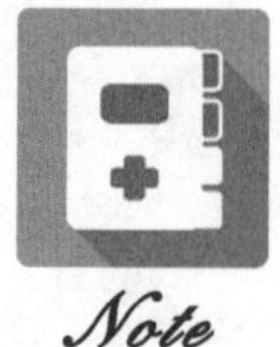
Note

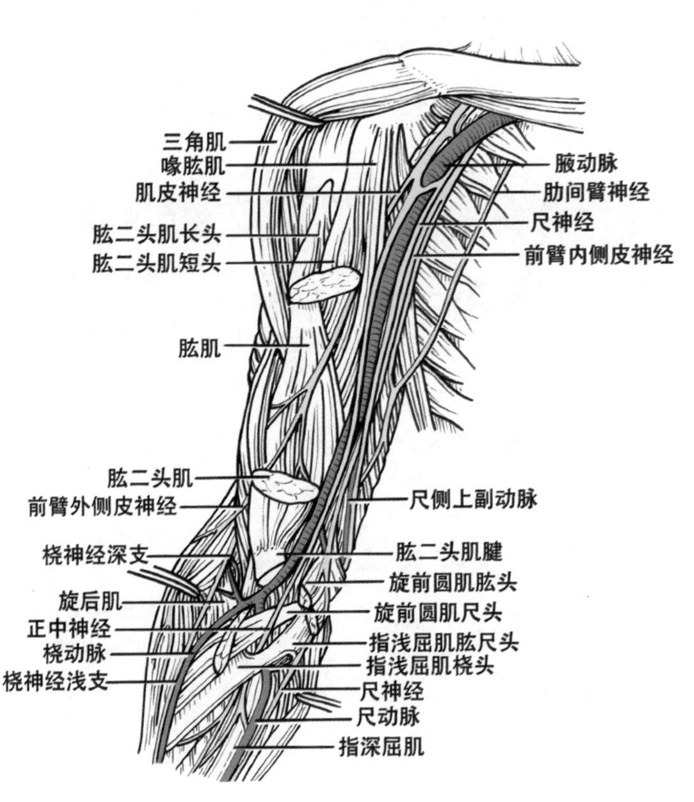

图 8-15 臂前区的深层结构

3. 皮神经 ①臂外侧上皮神经：来自腋神经，分布于三角肌区和臂外上部的皮肤。②臂外侧下皮神经：起自桡神经，分布于臂外下部的皮肤。③臂后皮神经：桡神经的皮支，分布于臂后区中部的皮肤。④肋间臂神经和臂内侧皮神经：分布于臂后区内侧上、下部的皮肤。⑤前臂后皮神经：发自桡神经的皮支，经臂后区外下部穿出，发出小分支分布于臂后区外下部的部分皮肤。各皮神经的分布相互间有重叠。

(二)深层结构

1. 深筋膜与臂后骨筋膜鞘 臂后区深筋膜较厚。深筋膜、内侧肌间隔、外侧肌间隔和肱骨共同围成臂后骨筋膜鞘，鞘内有肱三头肌、桡神经、肱深血管和尺神经。

2. 臂肌后群 仅有肱三头肌。

3. 肱骨肌管(humeromuscular tunnel) 由肱三头肌与肱骨桡神经沟围成，又称桡神经管。肱三头肌的外侧头和内侧头分别起自桡神经沟的外上缘和内下缘，后方由长头的肌腹封闭形成潜在性的斜行肌管，有桡神经和肱深血管通过(图 8-16)。

4. 桡神经血管束 由桡神经和肱深血管组成，行于肱骨肌管内(图 8-16)。

(1)桡神经 自臂丛后束发出，在大圆肌下缘伴肱深血管，斜向下外，进入肱骨肌管，紧贴桡神经沟骨面走行，穿臂外侧肌间隔，至肘窝外侧。桡神经在肱骨肌管内、外均发出肌支支配肱三头肌。

(2)肱深动脉 在肱骨肌管内分为前、后两支，前支称桡侧副动脉，与桡神经伴行穿外侧肌间隔，后支称中副动脉，在臂后区下行。二者发出分支供应臂后区。

(3)肱深静脉 有两条，伴行于肱深动脉的两侧。

5. 尺神经 由臂丛内侧束发出，与尺侧上副动脉伴行，在臂中部以下沿臂内侧肌间隔后方、肱三头肌内侧头前面下行至尺神经沟。

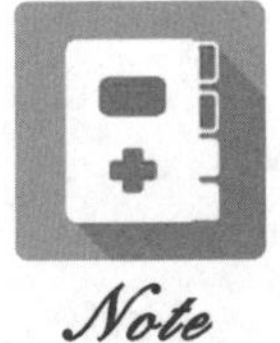

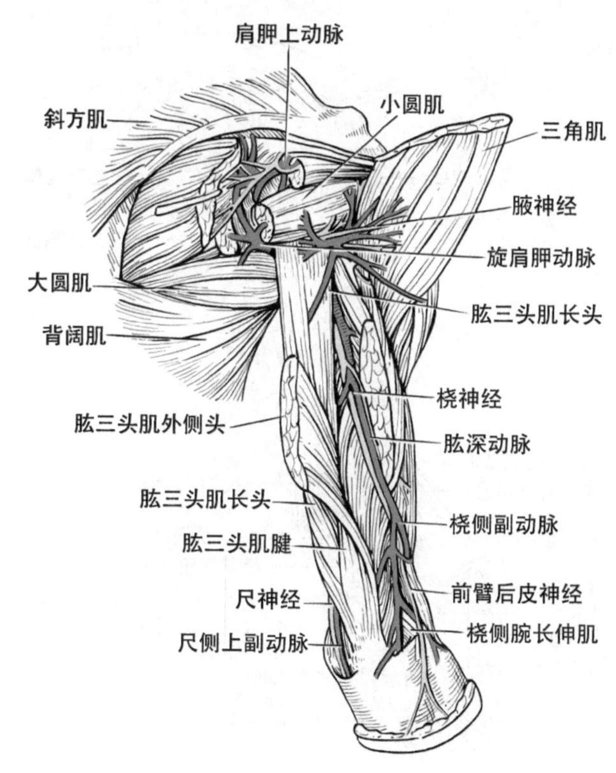

图 8-16　臂后区深层结构

第四节　肘　　部

肘部介于臂和前臂之间，肘关节位于其中。肘部被肱骨内、外上髁之间的冠状面分为肘前区和肘后区。

一、肘前区

(一)浅层结构

1. 皮肤与浅筋膜　**肘前区**(anterior cubital region)皮肤薄而柔软，浅筋膜疏松。

2. 浅静脉　头静脉和贵要静脉分别行于肱二头肌腱的外侧和内侧。头静脉借斜向内上方走行的**肘正中静脉**(median cubital vein)与贵要静脉吻合；有时可见前臂正中静脉，常分为两支，分别注入贵要静脉和头静脉(图 8-17)。

3. 皮神经　前臂内侧皮神经与贵要静脉伴行，前臂外侧皮神经在肱二头肌腱的外侧穿出深筋膜，进入肘前区外侧，在后内侧与头静脉伴行。

4. 肘浅淋巴结　位于肱骨内上髁上方，贵要静脉附近，收纳手和前臂尺侧半的浅淋巴管，其输出管伴行肱静脉，注入腋淋巴结。

(二)深层结构

1. 深筋膜　肘前区深筋膜上接臂筋膜，下连前臂筋膜。肱二头肌腱的部分纤维融入肘前区和前臂内侧的深筋膜，形成**肱二头肌腱膜**(bicipital aponeurosis)。腱膜的深面有肱血管和正中神经通过。

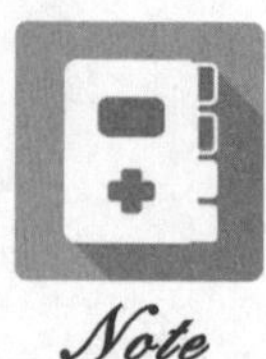
Note

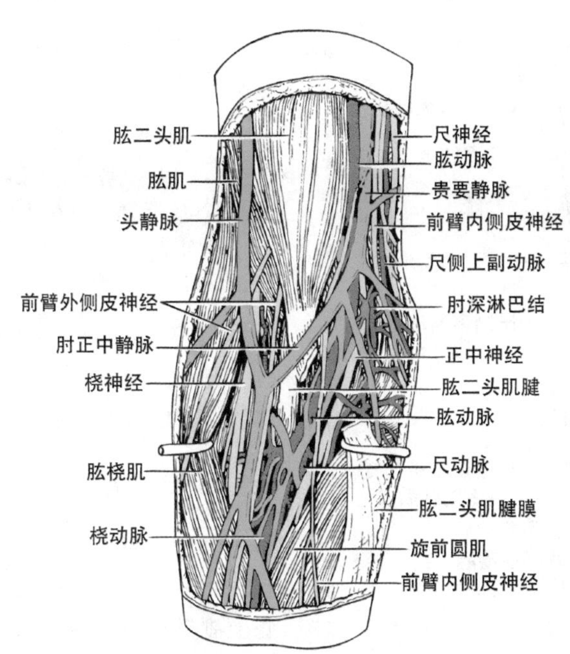

图 8-17 肘前区浅层结构

2. 肘窝(cubital fossa) 为肘前区的三角形凹陷,其尖指向远侧,底边位于近侧(图 8-17)。

(1)境界 上界为肱骨内、外上髁的连线,下外侧界为肱桡肌,下内侧界为旋前圆肌,顶由浅入深依次为皮肤、浅筋膜、深筋膜和肱二头肌腱膜,底是肱肌、旋后肌和肘关节囊。

(2)内容 由内向外依次为正中神经、肱动脉及其两条伴行静脉、肱二头肌腱和桡神经及其分支。**肘深淋巴结**(deep cubital lymph node)位于肱动脉末端附近。

肱动脉在平桡骨颈高度分为桡动脉和尺动脉。桡动脉越过肱二头肌腱的表面斜向外下,沿肱桡肌内侧继续下行;尺动脉经旋前圆肌尺侧头的深面,进入尺侧腕屈肌深面下行。正中神经越过尺血管前方,穿旋前圆肌两头之间,进入前臂指浅屈肌深面。

桡神经位于肘窝外侧缘的肱肌与肱桡肌之间,在肱骨外上髁前方或稍下,分为浅、深两支。浅支经肱桡肌深面至前臂,沿桡动脉的外侧下行;深支穿旋后肌至前臂后区,改称骨间后神经,与骨间后动脉伴行。

肌皮神经于肱二头肌腱外侧穿出深筋膜,经肘窝外侧部改称前臂外侧皮神经。

二、肘后区

肘后区(posterior cubital region)主要包括肱三头肌腱、血管和神经等结构。

(一)浅层结构

皮肤厚,但很松弛,浅筋膜不发达。皮肤与鹰嘴之间有鹰嘴皮下囊。

(二)深层结构

1. 深筋膜 肘后区的深筋膜中间部分覆盖肱三头肌腱,两侧与肱骨下端及尺骨上端的骨膜紧密结合。

2. 肱三头肌腱 由肱三头肌的三个头汇合后形成,下端附着于尺骨鹰嘴。肌腱的外侧是起于外上髁的前臂伸肌群。

3. 肘肌 位于肘关节后面外侧部皮下,呈三角形,起自肱骨外上髁和桡侧副韧带,止于尺骨上端背面和肘关节囊。

4. 尺神经 走行于肱骨内上髁后下方的尺神经沟内,外侧紧邻鹰嘴。

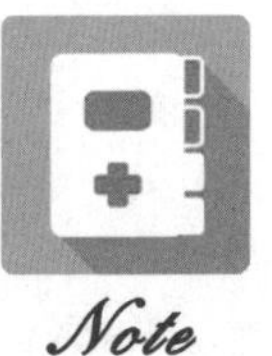

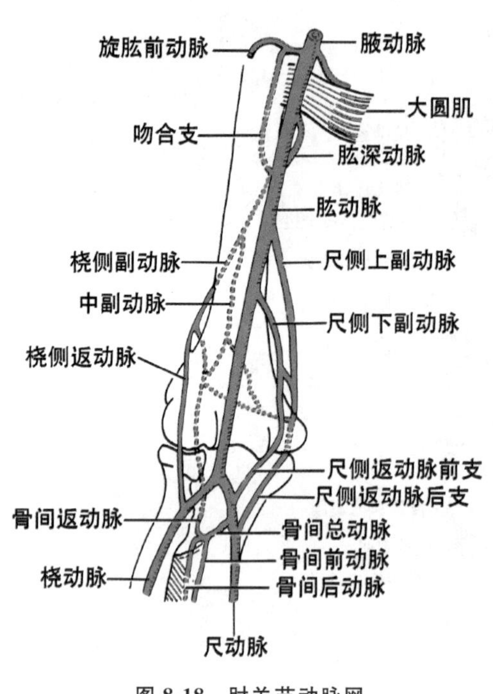

图 8-18　肘关节动脉网

（三）肘后的局部记载

1. 肘后三角（posterior cubital triangle）　屈肘 90°时，肱骨内、外上髁和尺骨鹰嘴 3 点构成的等腰三角形。肘关节伸直时，上述 3 点则成一条直线。

2. 肘外侧三角（lateral cubital triangle）　屈肘 90°时，肱骨外上髁、桡骨头与尺骨鹰嘴尖构成的等腰三角形。

3. 肘后窝（posterior cubital fossa）　肘关节伸直时，在尺骨鹰嘴、桡骨头和肱骨小头之间形成的凹陷。窝的深方恰对肱桡关节，在窝底可触及桡骨头。

三、肘关节动脉网

肘关节动脉网由肱动脉、桡动脉和尺动脉吻合而成（图 8-18）：①桡侧副动脉与桡侧返动脉吻合；②尺侧上副动脉与骨间返动脉吻合；③尺侧上副动脉、尺侧下副动脉后支与尺侧返动脉后支吻合；④尺侧下副动脉前支与尺侧返动脉前支吻合。

第五节　前　臂　部

前臂部介于肘部与手部之间，分为前臂前区和前臂后区。

一、前臂前区

前臂前区（anterior antebrachial region）位于尺、桡骨和前臂骨筋膜以前，主要包括前臂肌前群和血管、神经等。

（一）浅层结构

前臂前区皮肤较薄，移动度大。浅筋膜中浅静脉和皮神经较多（图 8-17）。

1. 头静脉　位于前臂桡侧，在前臂上半部转至前面。

2. 贵要静脉　位于前臂尺侧，在肘窝下方由背面转向前面。

3. 前臂正中静脉　行于前臂前面，其管径和支数不甚恒定。

4. 前臂外侧皮神经　沿前臂外侧下行，分布于前臂外侧皮肤。

5. 前臂内侧皮神经　在前臂分成前、后两支。前支分布于前臂前内侧部皮肤，后支分布于前臂后内侧部皮肤。

（二）深层结构（图 8-19）

1. 深筋膜和前臂前骨筋膜鞘　前臂前区的深筋膜薄。在腕远侧纹的上部，深筋膜明显增厚，形成腕掌侧韧带，韧带的远侧形成厚而坚韧的屈肌支持带。前臂前区的深筋膜在尺、桡骨两侧形成内、外侧肌间隔，将前、后肌群隔开。

（1）**前臂内侧肌间隔**（medial antebrachial intermuscular septum）　由深筋膜从前臂内侧缘伸入前、后肌群之间形成，附于尺骨鹰嘴和尺骨后缘。

（2）**前臂外侧肌间隔**（lateral antebrachial intermuscular septum）　由深筋膜从前臂外侧

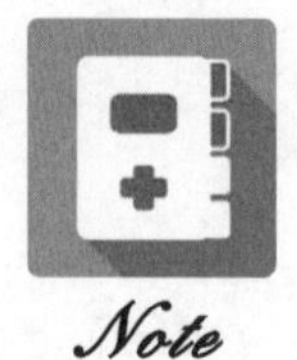

Note

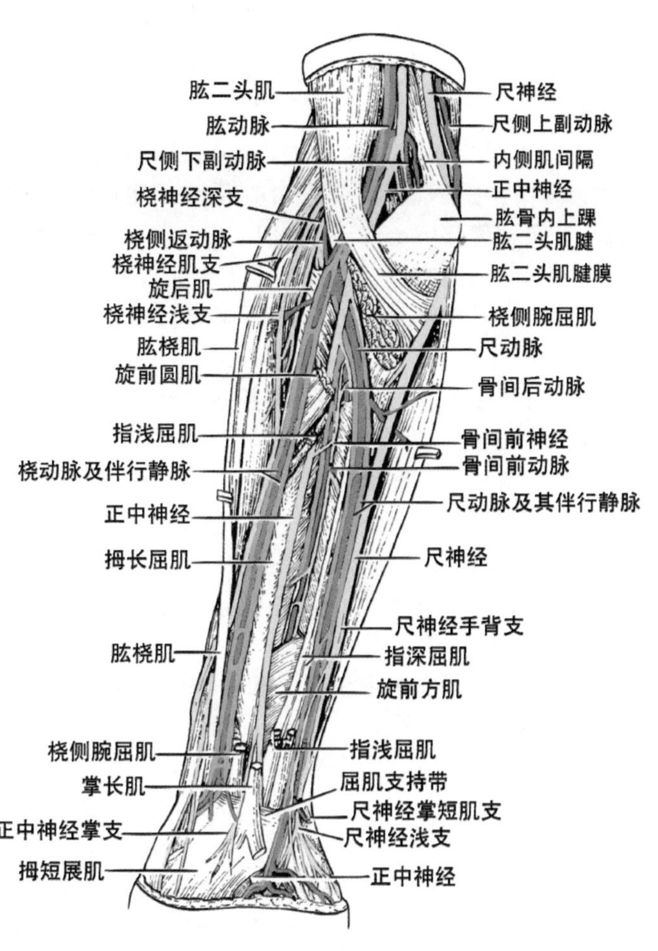

图 8-19　前臂前区深层结构

缘伸入前、后肌群之间形成，附于桡骨外侧。

(3)**前臂前骨筋膜鞘**(anterior osseofascial compartment of forearm)　由前臂前区的深筋膜，内、外侧肌间隔，尺骨和桡骨及前臂骨间膜共同围成。鞘内有前臂前群肌，桡、尺侧血管神经束，骨间前血管神经束和正中神经。

2. 前群肌　共 9 块，分 4 层。①第 1 层：5 块，从桡侧向尺侧，依次为肱桡肌、旋前圆肌、桡侧腕屈肌、掌长肌和尺侧腕屈肌。②第 2 层：1 块，即浅屈肌。③第 3 层：2 块，桡侧为拇长屈肌，尺侧为指深屈肌。④第 4 层：1 块，为旋前方肌。

除肱桡肌和旋前方肌外，大多数肌起自肱骨内上髁和前臂深筋膜，深层的拇长屈肌和指深屈肌起自尺、桡骨及其骨间膜的前面，止点则因其功能的不同而不同。

旋前圆肌有两个头，浅头为肱头，起自肱骨内上髁；深头为尺头，起自尺骨冠突。两头之间有正中神经穿过。尺头深面有尺动脉通过。其肌纤维止于桡骨中段外侧。

3. 血管神经束　前臂前区有 4 个血管神经束。

(1)桡血管神经束　由桡动、静脉和桡神经浅支组成。走行于肱桡肌内侧或深面。①**桡动脉**(radial artery)：有桡静脉伴行，行经肱桡肌内侧。在前臂上部，动脉位于肱桡肌与旋前圆肌之间；在前臂下部，动脉位于肱桡肌腱和桡侧腕屈肌腱之间。桡动脉在近侧端分出桡侧返动脉。在腕前区发出掌浅支，经鱼际表面或穿鱼际至手掌，参与构成掌浅弓。②**桡静脉**(radial vein)：有 2 条，伴行于桡动脉两侧。③**桡神经浅支**(superficial branch of radial nerve)：为桡神经发出的皮支，在肱桡肌深面沿桡动脉外侧下行。在前臂上 1/3 段，该神经与桡动脉相距较远；在中 1/3 段，两者紧密相伴，继而分离，桡神经浅支经肱桡肌腱深面转至前臂后区，下行分支分

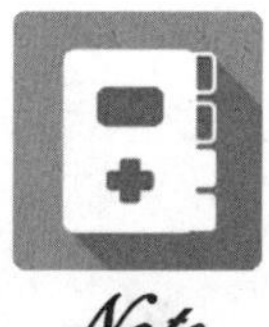

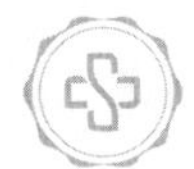

布至手背桡侧半和外侧两个半手指背部的皮肤。

(2)尺侧血管神经束　由尺动、静脉及尺神经组成。①**尺动脉**(ulnar artery):经旋前圆肌深面进入前臂前区。在前臂上 1/3 段,行于指浅屈肌深面,至下 2/3 段则位于尺侧腕屈肌与指浅屈肌之间。尺动脉起始部发出粗而短的**骨间总动脉**(common interosseous artery),随即分为骨间前动脉和骨间后动脉,分别沿前臂骨间膜的前面和后面下行。②**尺静脉**(ulnar vein):有 2 条,与尺动脉伴行。③**尺神经**(ulnar nerve):经尺神经沟向下穿尺侧腕屈肌两头之间进入前臂前区,沿尺动、静脉的内侧下行。在前臂上部,位于指深屈肌与尺侧腕屈肌之间,与尺动、静脉相距较远。在前臂下部,位于尺侧腕屈肌外侧,并靠近尺动、静脉,随后与之紧密伴行。在腕前面,尺神经由腕尺侧管进入手掌。尺神经发出肌支支配尺侧腕屈肌和指深屈肌尺侧半。在桡腕关节上方约 5 cm 处发出手背支,经尺侧腕屈肌腱与尺骨之间转向背侧,下行至手背。

(3)正中血管神经束　由正中神经及其伴行血管组成。①**正中神经**(median nerve):从旋前圆肌的两头之间穿过,进入指浅屈肌深面。神经穿行肌处的肌腱膜形成腱弓。在前臂中 1/3 段,正中神经位于指浅、深屈肌之间;至前臂下 1/3 段,位置表浅,位于桡侧腕屈肌腱和掌长肌腱之间,表面仅覆盖皮肤和浅、深筋膜。在前臂,正中神经发出肌支支配旋前圆肌、桡侧腕屈肌、掌长肌、指浅屈肌。②**正中动脉**(median artery):细小,常缺如,发自骨间前动脉,与同名静脉伴行,随正中神经下降。

(4)骨间前血管神经束　由骨间前血管和神经组成。①**骨间前神经**(anterior interosseous nerve):在前臂上部正中神经穿旋前圆肌处,发自正中神经干的背面。沿前臂骨间膜前方、拇长屈肌和指深屈肌之间下行,至旋前方肌深面进入并支配该肌,还发出分支支配拇长屈肌和指深屈肌桡侧半。②**骨间前动脉**(anterior interosseous artery):自骨间总动脉分出,在拇长屈肌和指深屈肌之间,沿骨间膜前面下行。

4. 前臂屈肌后间隙(posterior space of antebrachial flexor)　位于指深屈肌和拇长屈肌腱的深面,旋前方肌的浅面,内侧界为尺侧腕屈肌和前臂筋膜,外侧界为桡侧腕屈肌和前臂筋膜。向远侧经腕管与掌中间隙相通。

二、前臂后区

(一)浅层结构

前臂后区皮肤较前区稍厚,移动度小。浅静脉可见头静脉和贵要静脉的远侧段和属支。有 3 条皮神经:①前臂后皮神经:分布于前臂后区中间部的皮肤;②前臂内侧皮神经:分布于前臂后区内侧的皮肤;③前臂外侧皮神经:分布于前臂后区外侧的皮肤。

(二)深层结构(图 8-20)

1. 深筋膜　前臂后区深筋膜厚而坚韧,近侧部有肱三头肌腱膜的纤维参与,远侧部在腕背侧增厚,形成腕背侧韧带,又称伸肌支持带,与腕掌侧韧带相续,环绕前臂下端与腕部。前臂后骨筋膜鞘内有前臂肌后群和骨间后血管神经束等。

2. 前臂肌后群　共 11 块,分 2 层,每层各 5 块(不包括肘肌),多起自肱骨外上髁。①浅层:自外向内依次为桡侧腕长伸肌、桡侧腕短伸肌、指伸肌、小指伸肌和尺侧腕伸肌。②深层:旋后肌位于上外部,其余 4 肌从桡侧向尺侧依次为拇长展肌、拇短伸肌、拇长伸肌和示指伸肌。

拇长展肌、拇短伸肌、拇长伸肌从深层浅出,越过桡侧腕长、短伸肌腱的表面至拇指,从而将浅层肌分为两组。①外侧组:包括桡侧腕长伸肌、桡侧腕短伸肌,由桡神经主干末端的分支或桡神经的两个终支(深支和浅支)起始部的分支支配。②内侧组:包括指伸肌、小指伸肌和尺侧腕伸肌,连同深层数肌,由骨间后神经支配。

3. 骨间后血管神经束　由骨间后血管和神经组成,通常较细小。位于前臂后肌群(内侧组)的浅层和深层之间。

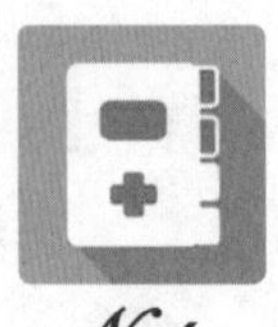

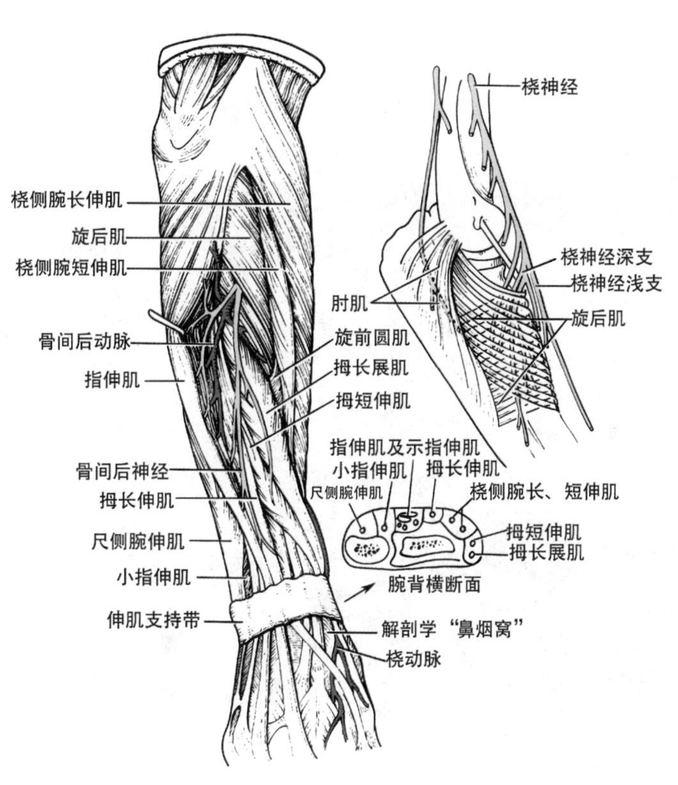

图 8-20 前臂后区深层结构

(1)桡神经深支和骨间后神经 二者为同一条神经。桡神经在穿过臂外侧肌间隔后,先发出肌支支配肱桡肌和桡侧腕长伸肌。随后在肘窝外缘,肱骨外上髁前方分为深支和浅支两个终支。**桡神经深支**(deep branch of radial nerve)先发出肌支至桡侧腕短伸肌和旋后肌,然后穿入旋后肌,并在桡骨头下方穿出,改称**骨间后神经**(posterior interosseous nerve),下行于前臂后群(内侧组)的浅层和深层之间,发出分支支配前臂肌后群除浅层外侧 2 块肌以外的肌。

(2)骨间后动脉 骨间总动脉的分支,与同名静脉伴行,穿前臂骨间膜上缘进入前臂后区。在前臂后区,骨间后动、静脉居旋后肌深面,继而从该肌下缘与拇长展肌起始部上缘间穿出,行于前臂肌后群浅、深层之间,分支营养各肌。

第六节 腕 部

腕部(wrist)是前臂和手之间的移行区,其上界为尺、桡骨茎突近侧 2 横指的环形线,下界为平屈肌支持带下缘的环形线,分腕前区和腕后区。

一、腕前区

(一)浅层结构

腕前区的皮肤薄、松弛,有 3 条腕横纹,即腕近侧纹、腕中纹和腕远侧纹。浅筋膜内脂肪组织少,内有正中神经掌皮支,前臂内、外侧皮神经的分支及浅静脉和浅淋巴管。

(二)深层结构(图 8-21)

1. 腕掌侧韧带(volar carpal ligament) 由前臂的深筋膜增厚形成,覆盖在前臂前群肌腱表面,与腕背侧韧带,即伸肌支持带相续,环绕腕部。

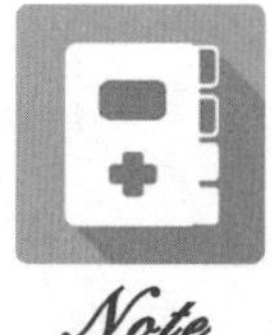

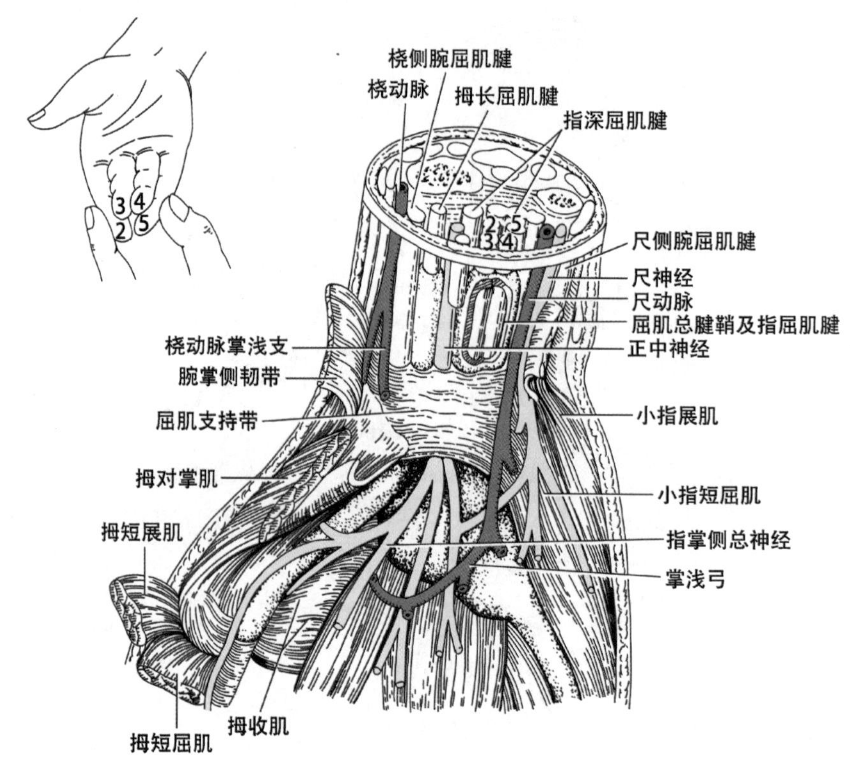

图 8-21 腕前区深层结构

2. 屈肌支持带(flexor retinaculum) 又称**腕横韧带**(transverse carpal ligament),位于腕掌侧韧带的远侧深面,厚而坚韧,其尺侧端附于豌豆骨和钩骨钩,桡侧端附于手舟骨结节和大多角骨结节,将腕骨沟封闭成腕管。

3. 腕尺侧管(ulnar carpal canal) 由屈肌支持带与腕掌侧韧带的远侧部分构成,内有尺神经和尺动、静脉通过。

4. 腕管(carpal canal) 由屈肌支持带与腕骨沟共同围成。管内有**屈肌总腱鞘**(common flexor sheath)包裹的指浅、深屈肌腱,以及拇长屈肌腱及其腱鞘和正中神经。屈肌总腱鞘形成尺侧囊,拇长屈肌腱鞘形成桡侧囊。屈肌总腱鞘常与小指的指滑膜鞘相通,拇长屈肌腱鞘与拇指的指滑膜鞘相连。正中神经在腕管内呈扁平状,紧贴屈肌支持带外侧端的深面。

5. 腕桡侧管(radial carpal canal) 屈肌支持带的桡侧端分两层分别附着于舟骨结节和大多角骨结节,其间的腔隙称为腕桡侧管,内有桡侧腕屈肌腱及其腱鞘通过。

6. 桡动脉及静脉 在腕前区,位于肱桡肌与桡侧腕屈肌腱之间。桡动脉在桡骨茎突水平发出掌浅支,向下经鱼际肌表面或穿过鱼际肌入手掌。桡动脉主干绕过桡骨茎突的下方,经拇长展肌腱和拇短伸肌腱深方到达腕后区的"鼻烟窝",再经第1、2掌骨间隙之间进入手掌,与尺动脉的掌深支吻合形成掌深弓。

7. 掌长肌腱 细而表浅,在腕上部贴正中神经表面下行,至屈肌支持带上缘处,正中神经进入腕管,而掌长肌腱经屈肌支持带浅面进入手掌,形成掌腱膜。

二、腕后区

(一)浅层结构

皮肤较腕前区稍厚,移动性较大,浅筋膜疏松,内有浅静脉、浅淋巴管及皮神经。起始于手背静脉网的头静脉和贵要静脉分别经过腕后区桡侧和尺侧的浅筋膜上行。桡神经浅支与头静

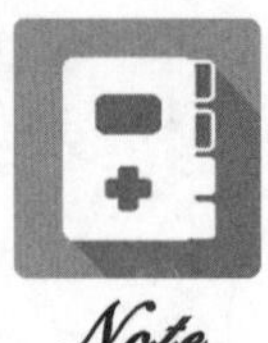
Note

脉伴行，越过腕背侧韧带的浅面下行，分为4～5支指背神经分布至桡侧三个半指指背及其所对应的手背皮肤。**尺神经手背支**(dorsal branch of ulnar nerve)在腕关节尺侧上方由尺神经分出，在腕后区发出数条指背神经，分布至尺侧一个半指指背及其所对应的手背皮肤。腕后区正中部有前臂后皮神经的终末支分布(图8-22)。

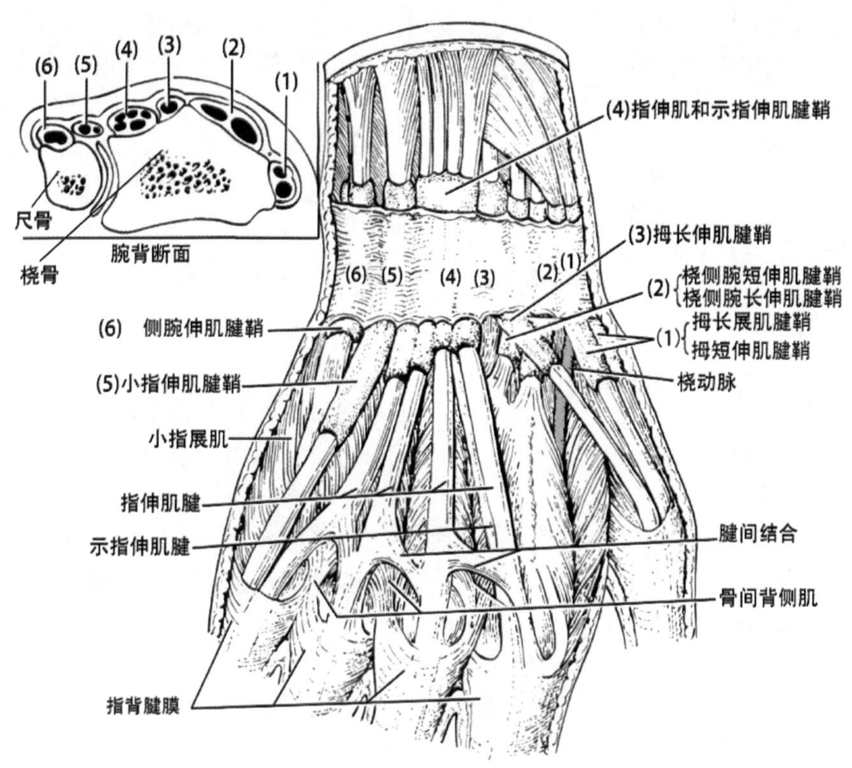

图8-22 腕后区和手背深层结构

(二)深层结构

1. 伸肌支持带(extensor retinaculum) 又称**腕背侧韧带**，由腕背部深筋膜增厚形成，内侧附于尺骨茎突和三角骨，外侧附于桡骨远端外侧缘。向深面发出5个纤维隔，附着于尺、桡骨的背面，形成6个骨纤维性管道，有前臂后群肌的肌腱及腱鞘通过。

2. 腕后区伸肌腱及腱鞘 有9条肌腱在腕后区穿过各骨纤维性管，从桡侧向尺侧如下。①拇长展肌和拇短伸肌腱及腱鞘；②桡侧腕长、短伸肌腱及腱鞘；③拇长伸肌腱及腱鞘；④指伸肌腱与示指伸肌腱及腱鞘；⑤小指伸肌腱及腱鞘；⑥尺侧腕伸肌腱及腱鞘。

第七节 手

一、手掌

手掌(palm of hand)是腕和手指的过渡区，两鱼际之间呈三角形的凹陷称掌心，掌心两侧的隆起分别称**鱼际**(thenar eminence)和**小鱼际**(hypothenar eminence)。

(一)浅层结构

皮肤厚而坚韧，紧张且缺乏弹性，无毛囊及皮脂腺，汗腺丰富。鱼际、小鱼际处的浅筋膜疏

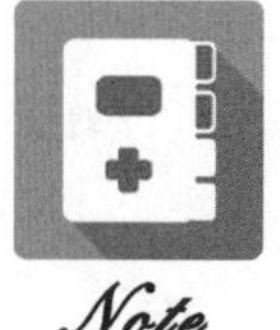

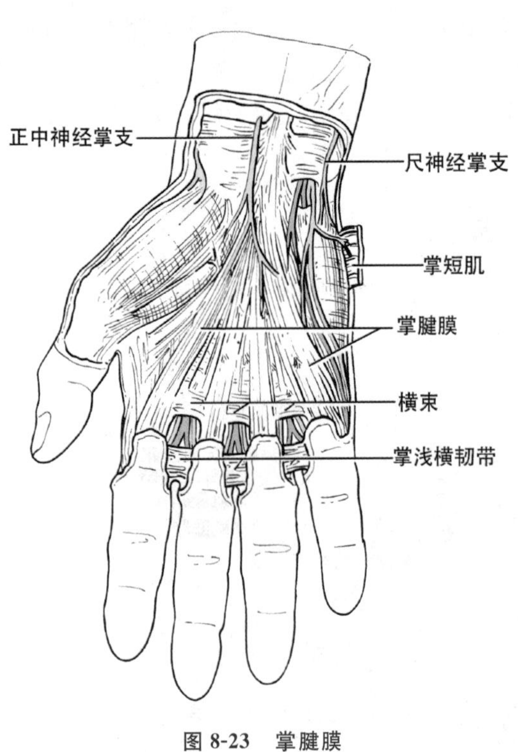

图 8-23 掌腱膜

松，掌心部的浅筋膜致密，有许多纤维隔将皮肤与掌腱膜连接在一起。浅筋膜内有浅血管、浅淋巴管及皮神经走行（图 8-23）。

1. 浅血管及浅淋巴管　浅动脉细小，无静脉伴行。

2. 尺神经掌支　尺神经的细小皮支，经腕掌侧韧带浅面降至手掌，分布于小鱼际皮肤。

3. 正中神经掌支　发自正中神经的细小皮支，在腕掌侧韧带上缘穿出深筋膜，分布于手掌中部及鱼际的皮肤。

4. 掌短肌　多为薄弱的肌束，形成小型片状肌。位于小鱼际近侧部的浅筋膜内。

（二）深层结构

1. 深筋膜　分为浅、深两层。

（1）浅层　覆盖鱼际肌、小鱼际肌和指屈肌腱浅面。分为鱼际筋膜、小鱼际筋膜和掌腱膜 3 部分。①**鱼际筋膜**（thenar fascia）覆于鱼际肌的表面。②**小鱼际筋膜**（hypothenar fascia）覆于小鱼际肌的表面。③**掌腱膜**（palmar aponeurosis）位于手掌中央部，覆盖在掌浅弓及指浅屈肌腱的浅面，呈三角形，尖向近侧与掌长肌腱相连，远侧部分成 4 束纵行纤维，止于第 2～5 指末节指骨底。在掌骨头处，掌腱膜深层的横行纤维与其向远端发出的 4 束纵行纤维之间，围成 3 个纤维间隙，即**指蹼间隙**（fingerweb space），内含丰富脂肪和从手掌到手指的血管、神经。

（2）深层　包括骨间掌侧筋膜和拇收肌筋膜，较浅层薄弱。**骨间掌侧筋膜**（palmar interosseous fascia）覆盖于骨间肌和掌骨的表面，位于指深屈肌腱的深部。**拇收肌筋膜**（fascia of abductor pollicis）覆盖在拇收肌表面。

2. 骨筋膜鞘　掌腱膜的外侧缘发出一纤维隔，经鱼际肌和示指屈肌腱之间向深层伸入，附于第 1 掌骨，称为**掌外侧肌间隔**（lateral intermuscular septum of palm）。同样，从掌腱膜内侧缘发出**掌内侧肌间隔**（medial intermuscular septum of palm），经小鱼际肌和小指屈肌腱之间伸入，附于第 5 掌骨。掌腱膜、内侧和外侧肌间隔形成了 3 个骨筋膜鞘：外侧骨筋膜鞘、中间骨筋膜鞘和内侧骨筋膜鞘（图 8-24）。

（1）**外侧骨筋膜鞘**（手外侧鞘，lateral compartment）　又称鱼际鞘，由鱼际筋膜、掌外侧肌间隔和第 1 掌骨围成。内有拇短展肌、拇短屈肌、拇对掌肌、拇长屈肌腱及腱鞘，以及至拇指的血管、神经等。

（2）**中间骨筋膜鞘**（手中间鞘，intermediate compartment）　由掌腱膜，掌内、外侧肌间隔，骨间掌侧筋膜内侧半及拇收肌筋膜共同围成。内有指浅、深屈肌腱，蚓状肌，屈肌总腱鞘，掌浅弓及其分支，神经及手掌筋膜间隙等。

（3）**内侧骨筋膜鞘**（手内侧鞘，medial compartment）　又称小鱼际鞘，由小鱼际筋膜、掌内侧肌间隔和第 5 掌骨围成。内有小指展肌、小指短屈肌、小指对掌肌和至小指的血管、神经等。

在掌中间鞘的后方外侧半还有**拇收肌鞘**（compartment of abductor pollicis），其由拇收肌筋膜、骨间掌侧筋膜、第 1 掌骨和第 3 掌骨共同围成，该鞘包绕拇收肌。

3. 筋膜间隙　位于手中间鞘深部，由掌中隔将其分为外侧的鱼际间隙和内侧的掌中间隙（图 8-25）。**掌中隔**（palmar intermediate septum）发自掌腱膜的外侧缘，包绕示指屈肌腱和第

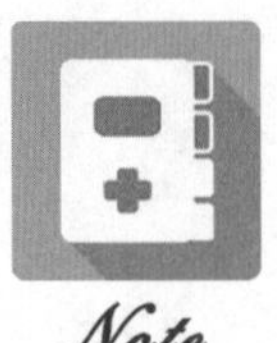

Note

图 8-24 手部骨筋膜鞘及内容

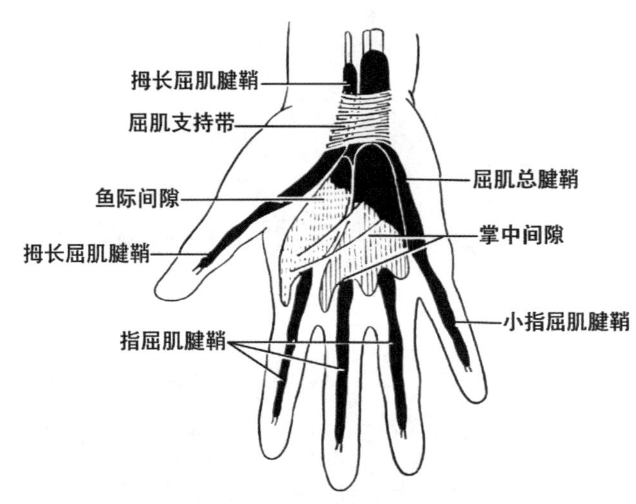

图 8-25 手掌的腱鞘和筋膜间隙

1 蚓状肌，向深面附着于第 3 掌骨。

(1)**掌中间隙**(midpalmar space) 位于中间鞘尺侧半的深部。前界为中指、环指和小指屈肌腱、第 2～4 蚓状肌和手掌的血管、神经，后界为骨间掌侧筋膜，内侧界为掌内侧肌间隔，外侧界为掌中隔。掌中间隙的上部位于屈肌总腱鞘的深面，并向上经腕管与前臂屈肌后间隙相交通。掌中间隙远侧端经第 2～4 蚓状肌鞘及 2～4 指蹼间隙与指背相通。

(2)**鱼际间隙**(thenar space) 位于中间鞘桡侧半深部。前内侧界为掌中隔，示指屈肌腱，第 1 蚓状肌及手掌的血管、神经，后界为拇收肌筋膜，外侧界为掌外侧肌间隔。鱼际间隙向远

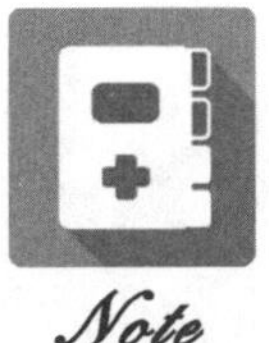

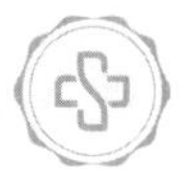

端经第1蚓状肌鞘及第1指蹼间隙与示指指背相通，其近端为盲端。拇收肌与骨间掌侧筋膜之间有潜在的腔隙，称**拇收肌后间隙**(posterior space of abductor pollicis)。

4. 手肌　分3群：外侧群(鱼际肌)包括拇短展肌、拇短屈肌、拇对掌肌和拇收肌；中间群包括蚓状肌、骨间掌侧肌和骨间背侧肌；内侧群(小鱼际肌)包括小指展肌、小指短屈肌和小指对掌肌。

5. 血管　手的血液供应来自尺动脉和桡动脉及其分支，并互相吻合成掌浅弓和掌深弓(图8-26至图8-28)。

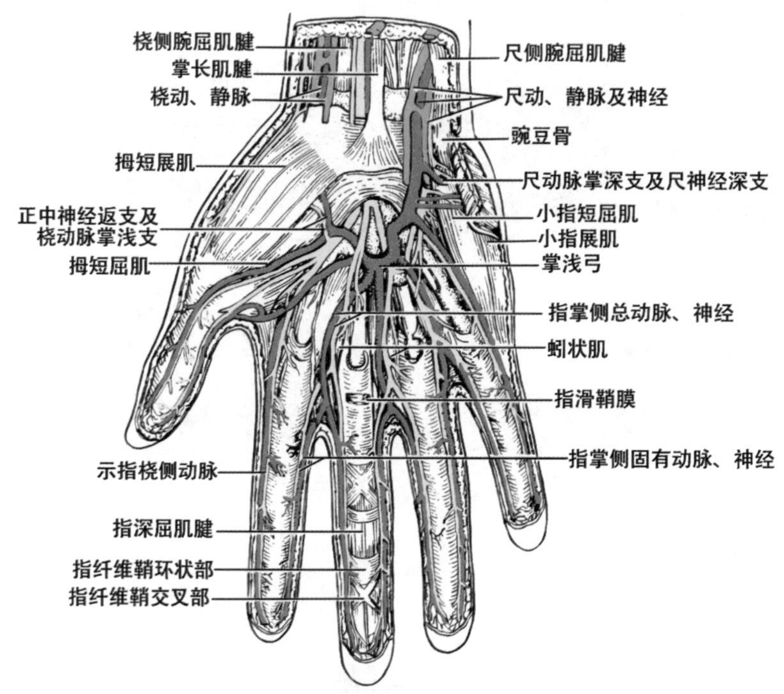

图8-26　掌浅弓和正中神经

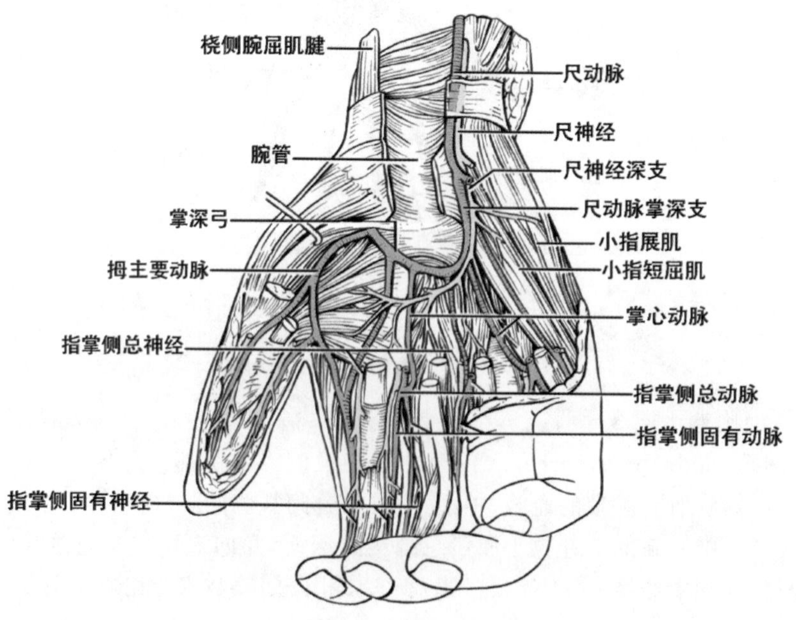

图8-27　掌深弓和尺神经

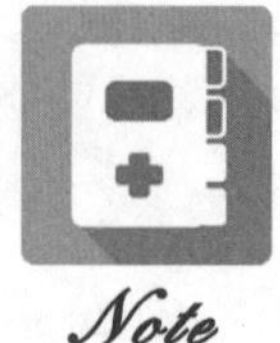

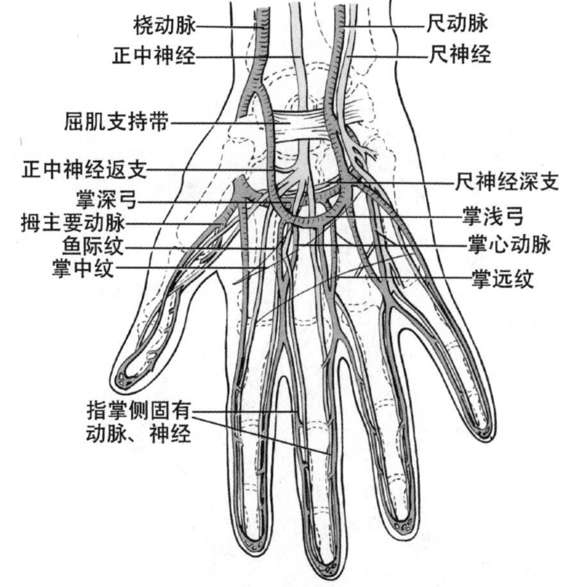

图 8-28　手部的血管和神经投影

(1)**掌浅弓**(superficial palmar arch)　位于掌腱膜和掌短肌的深面,指屈肌腱及总腱鞘、蚓状肌和正中神经及尺神经各分支的浅面,由尺动脉终支和桡动脉的掌浅支吻合而成。掌浅弓凸侧的分支如下。①**指掌侧总动脉**(common palmar digital artery):有 3 条,与同名静脉、神经伴行,经第 2～4 蚓状肌浅面行至指蹼间隙,在此分为两支**指掌侧固有动脉**(proper palmar digital artery),分布于相邻两指的相对缘。指掌侧总动脉在掌指关节附近还接受来自掌深弓的掌心动脉。②**小指尺掌侧动脉**(palmar ulnar artery of little finger):发自掌浅弓凸侧的尺侧缘,沿小鱼际肌表面下降,分布于小指尺侧。

(2)**掌深弓**(deep palmar arch)　由桡动脉终支和尺动脉的掌深支吻合而成,位于骨间掌侧筋膜与骨间掌侧肌之间。掌深弓的位置高于掌浅弓,由凸侧发出 3 支掌心动脉(palmar metacarpal artery)沿骨间掌侧肌下行,至掌指关节处分别与相应的指掌侧总动脉吻合;自凹侧发出返支,向腕部走行;穿支多为 3 支,穿过骨间背侧肌与掌背动脉吻合。

6. 神经　手掌面有尺神经、正中神经及其分支分布(图 8-26 至图 8-28)。

(1)尺神经　主干经腕尺侧管下行,在豌豆骨的外下方分为浅、深两支。①浅支:行于尺动脉尺侧,发出分支支配掌短肌,并在该肌深面又分成一个**指掌侧固有神经**(proper palmar digital nerve)分布于小指掌面尺侧缘;一个**指掌侧总神经**(common palmar digital nerve),在向下行至小指和环指之间的指蹼间隙处,又分为两条指掌侧固有神经,分布于小指、环指相对缘的皮肤。②深支:主要为肌支,与尺动脉掌深支一起入手掌深部,与掌深弓伴行。尺神经深支发出分支至小鱼际诸肌(除掌短肌),骨间肌,第 3、4 蚓状肌,拇收肌和拇短屈肌深头。

(2)正中神经　经腕管进入手掌,在屈肌支持带的深方分为外侧支和内侧支。①外侧支:发出一条短粗的返支和 3 支指掌侧固有神经。**正中神经返支**(recurrent branch)在屈肌支持带下缘处发出,钩绕拇短屈肌内侧缘在桡动脉掌浅支的桡侧向近侧走行,分支支配拇短屈肌、拇短展肌和拇对掌肌。3 支指掌侧固有神经分别分布于拇指两侧和示指桡侧。②内侧支:较大,发出两条指掌侧总神经,伴同名血管走行,至指蹼间隙处,每条又各分为 2 条指掌侧固有神经,分布于示指、中指和环指相对缘的皮肤。③蚓状肌支:共两条,由第 2 掌骨两侧的两条指掌侧总神经发出,支配第 1、2 蚓状肌。

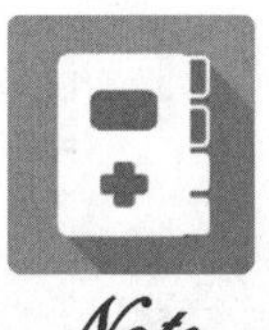

二、手背

手背(dorsum of hand)的皮肤和皮下组织都较薄，可见深面的指伸肌腱。

1. 浅层结构　手背皮肤薄而柔软，富有弹性和伸缩性，有毛和皮脂腺(图 8-29)。

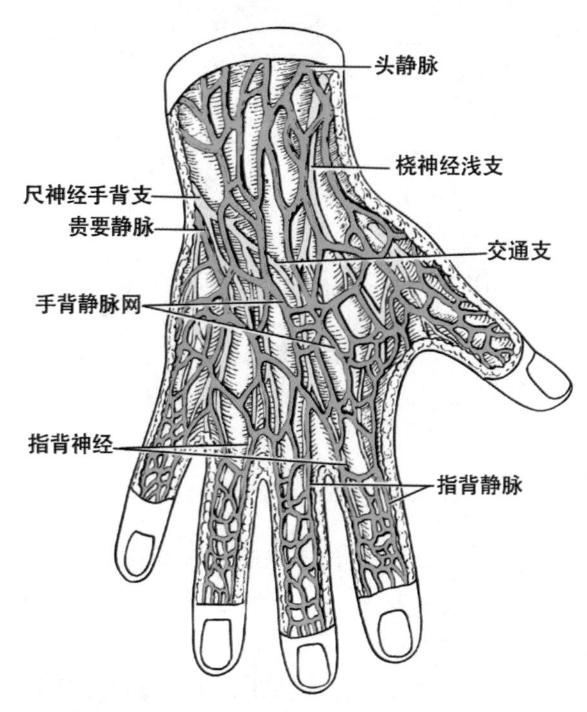

图 8-29　手背浅层结构

(1)**手背静脉网**(dorsal venous rete of hand)　浅筋膜内的浅静脉非常丰富，并互相吻合形成手背静脉网。桡侧半与拇指的静脉汇集形成头静脉，尺侧半与小指的静脉汇合形成贵要静脉。

(2)浅淋巴管　手背的淋巴管形成丰富的淋巴管网。手掌远侧浅部的淋巴经指蹼间隙的浅淋巴管流向手背淋巴管网。

(3)桡神经浅支　分布于手背桡侧半皮肤，并发出 5 条**指背神经**(dorsal digital nerve)分布于拇指、示指和中指近节相对缘的皮肤。

(4)尺神经手背支　自手背发出，分布于手背尺侧半皮肤，然后分出 5 条指背神经分布于小指、环指和中指相对缘的皮肤。

2. 深层结构　手背的深层结构主要为腱膜(浅、深两层)、肌腱和间隙等(图 8-22)。

(1)**手背筋膜**(dorsal fascia of hand)　手背部的深筋膜，有浅、深两层。①浅层：伸肌支持带向下的延续，并与指伸肌腱结合，形成**手背腱膜**(aponeurosis dorsalis manus)，腱膜的两侧分别附于第 2 掌骨和第 5 掌骨。②深层：覆盖在第 2～5 掌骨、第 2～4 骨间背侧肌表面，称为**骨间背侧筋膜**(dorsal interosseous fascia)。两层在掌骨底处借纤维隔相连，在指蹼处则直接相结合。

(2)**筋膜间隙**　手背浅筋膜、手背腱膜和骨间背侧筋膜之间形成 2 个筋膜间隙。①**手背皮下间隙**(dorsal subcutaneous space)：手背浅筋膜与手背腱膜之间的间隙。②**腱膜下间隙**(subaponeurotic space)：手背腱膜与骨间背侧筋膜之间的间隙。两个间隙均比较疏松，常彼此交通。

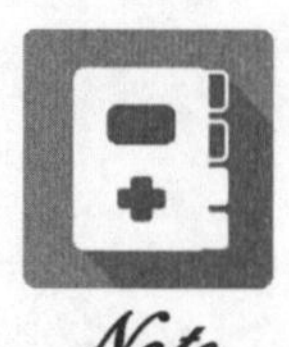
Note

(3)**指伸肌腱**(tendon of extenson digitorum)　4 条，分别走向第 2～5 指，并在近节指骨

底移行为指背腱膜。指伸肌腱扁而薄，近掌骨头处，各腱之间被 3 束斜行的腱纤维束连结，称为**腱间结合**(intertendinous connections)。

三、手指

手指借掌指关节连于手掌，运动灵活。拇指腕掌关节为鞍状关节，能完成拇指的对掌等多种运动。

1. 浅层结构

(1)皮肤　掌侧的皮肤比背侧厚，富有汗腺，无皮脂腺。手指掌侧皮肤形成 3 条横纹，称**指掌侧横纹**(transverse creases of finger)，其中拇指有 2 条。近节横纹适对近节指骨中部，中、远横纹与近侧和远侧指间关节相当。

(2)浅筋膜　手指掌侧面的浅筋膜较厚，有许多纤维隔介于其间，将皮肤连于手指腱鞘和远节指骨掌侧面的骨膜上。

(3)**指髓间隙**(pulp space)　又称**指髓**(pulp of finger)，是位于远节指骨远侧 4/5 段的骨膜与皮肤之间的密闭间隙，由近侧连于指远侧横纹处皮下和指深屈肌腱末端的纤维隔，与其两侧、前面和末端的致密皮肤围成。指髓间隙内有许多纤维束或纤维隔连于皮肤与骨膜之间，将脂肪分成许多小叶，内有血管和神经末梢(图 8-30)。

(4)手指的血管和神经　手指均有 2 条指掌侧固有动脉和 2 条指背动脉，并分别与同名神经伴行。指掌侧固有动脉行于各指的指掌侧面和侧面的交界处，在指端相吻合，分支分布于指骨、指关节、肌腱和皮肤。指背动脉行于各指的背侧面和侧面的交界处，较细小，仅达近侧指间关节。手指的静脉主要位于手指背侧，汇入手背静脉网。浅淋巴管与指腱鞘、指骨骨膜的淋巴管相交通。

指伸肌腱　甲床　指甲　指屈肌腱　指髓间隙及纤维隔　指掌侧固有动脉　切断纤维隔　切开方向

图 8-30　指髓间隙和切开引流术

2. 深层结构

1)**指屈肌腱**　拇指只有 1 条拇长屈肌腱，止于末节指骨底，其余各指均有浅、深 2 条指屈肌腱。指浅屈肌腱在近节指骨处变扁，并包绕指深屈肌腱，继而向远侧分成两股，附于中节指骨的两侧缘，其中间形成腱裂孔，容指深屈肌腱穿过，止于远节指骨底。指浅屈肌主要屈近侧指骨间关节，而指深屈肌主要屈远侧指骨间关节(图 8-31)。

2)**指腱鞘**(tendinous sheath of finger)　包绕指屈肌腱，由腱纤维鞘和腱滑膜鞘构成。

(1)**腱纤维鞘**(fibrous sheath of tendon)　手指掌侧深筋膜增厚并附着于指骨及关节囊的两侧，形成的骨纤维性管道。

(2)**腱滑膜鞘**(synovial sheath of tendon)　包绕指屈肌腱的双层滑膜形成的套管状结构，位于腱纤维鞘内，分脏层、壁层。脏层紧贴肌腱包绕其表面，壁层贴附于腱纤维鞘的内面和骨面。第 2～4 指腱滑膜鞘的两端封闭，拇指与小指的腱滑膜鞘远端封闭，近端分别与屈肌总腱鞘和拇长屈肌腱鞘相连续。从骨面移行到肌腱的双层滑膜称为**腱系膜**(mesotendon)，有神经、血管出入的部分，称为**腱纽**(vincula tendinum)。

3)**指伸肌腱**　越过掌骨头后向两侧扩展，包绕掌骨头和近节指骨背面，形成**指背腱膜**(aponeurosis dorsalis digiti)，又称腱帽。其远侧端分成 3 束，中间束止于中节指骨底，两侧束在中节指骨背面合并后，止于远节指骨底。侧束的近侧部和远侧部分别有骨间肌腱和蚓状肌腱加入，指伸肌腱可伸全部指骨间关节，与骨间肌和蚓状肌协同作用可屈掌指关节，伸指骨间关节。

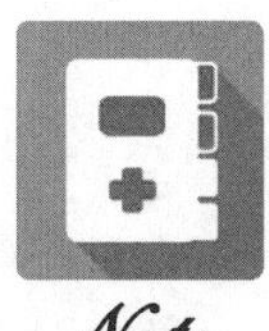

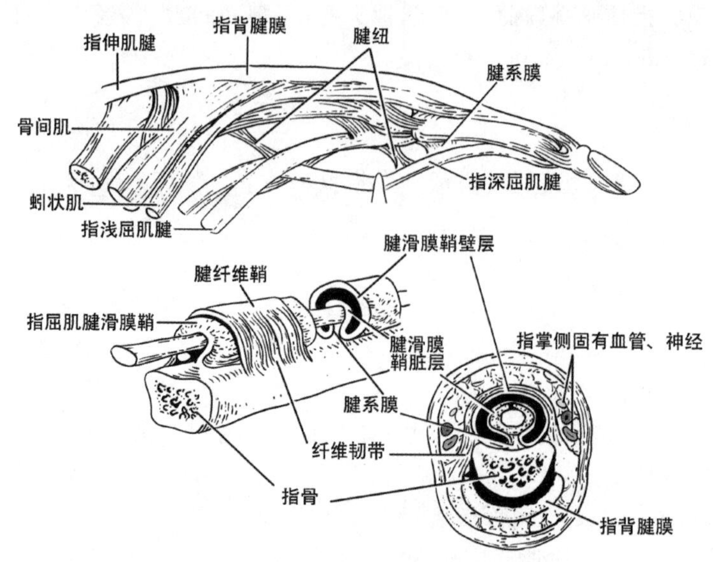

图 8-31 手指屈肌腱和腱鞘

第八节 临床应用要点

一、肩袖损伤

肩袖由肩胛下肌、冈上肌、冈下肌、小圆肌的肌腱组成，形似"袖口"包裹于肩关节前方、上方以及后方。因为这四条肌肉的肌腱围绕着肩关节，形成像"套袖"一样的结构，因此被形象地称为肩袖。这些肌腱软组织受损时，即为肩袖损伤。肩袖损伤是引起肩周疼痛、肩关节功能障碍的常见疾病之一。多由于暴力撞击伤，如摔倒时用手撑地、手臂外侧抵挡撞击时导致肩袖损伤。老年人的肩袖组织发生退行性变，提拉重物、过度活动甚至轻微受力等也有可能导致肩袖损伤。肩袖损伤多发生于从事搬运工作的重体力劳动者及专业运动员。患者典型疼痛特点为夜间痛、背手痛及"疼痛弧"，即肩关节外展 60°～120°时疼痛加重。如果患者有局部肌肉软组织损伤出血，则会出现肩关节局部肿胀。患者最常见的活动障碍为肩关节外展受限，甚至无法进行梳头、手臂举过头顶等动作。可用磁共振成像准确定位，判断肩袖损伤的部位及程度。治疗的目的在于缓解损伤局部的炎症反应、消除疼痛；重建肩袖的力学平衡机制，促进肩关节功能的恢复，以满足生活和运动需要。目前手术治疗很少采取将肩关节皮肤切开后缝合修补的方法，多采用微创治疗，即在肩关节皮肤上做 4～5 个长约 1 cm 小切口，将关节镜伸入关节内，利用肩关节镜进行缝合修补。

二、骨与骨折

骨包括骨质和骨膜，骨质既硬又脆，易发生骨折，骨膜则可以帮助成骨，促进骨折愈合。小儿的骨质有机成分多，柔韧性较好，多发生"青枝骨折"。骨折多见于骨骼的暴力损伤，其重要的三大特征是畸形、异常活动和骨擦感。骨折后，局部由于出血、软组织损伤等，会产生明显的疼痛、肿胀、活动受限，但是这些都不是骨折的专有特征，不能以此来判断是否骨折。而畸形是指外伤后肢体发生形状变化，是骨折错位的特有表现；异常活动是指肢体在原本没有关节活动

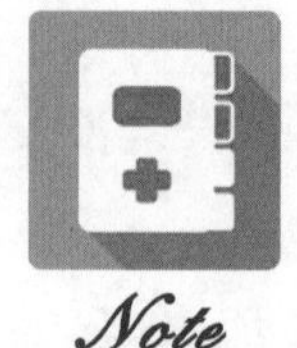

的部位发生了不正常的活动;骨擦感是指查体时发现骨折断端之间有摩擦感。如果外伤后发生以上情况,可基本明确骨折诊断,需要立即前往医院就诊,进行局部X线检查或CT检查,并进行手术复位固定。

三、肱骨骨折

在受到直接或间接暴力的作用下,肱骨的连续性或完整性出现中断,称为肱骨骨折。通常表现为局部疼痛、肿胀,按压局部有明显的骨擦音或骨擦感,甚至会出现畸形。肱骨骨折分为肱骨近端骨折、肱骨干骨折和肱骨髁上骨折三种类型。①肱骨近端骨折:肱骨外科颈下2 cm至肱骨上端的骨折,常伴有肩关节功能障碍。患者肩部外侧疼痛,活动上臂时疼痛加剧;肩部肿胀、压痛,上臂外展受限。肱骨近端包括肱骨大结节、肱骨小结节和肱骨外科颈三个重要的解剖部位。肱骨外科颈为肱骨大结节、肱骨小结节移行为肱骨干的交界部位,该部位是松质骨和密质骨的连接处,易发生骨折。在肱骨外科颈下较近部位,有臂丛神经、腋血管通过,有合并血管神经损伤的可能。②肱骨干骨折:肱骨外科颈下2 cm至肱骨髁上2 cm内的骨折,常伴有桡神经损伤。上臂出现疼痛、肿胀、畸形和上肢活动障碍。在肱骨干中下1/3后外侧有桡神经沟,有桡神经自内后方紧贴骨面斜向外下方进入前臂,此处骨折容易发生桡神经损伤。③肱骨髁上骨折:肱骨干与肱骨髁的交界处发生的骨折,常影响肘关节功能。肘部疼痛、肿胀,肘部向后突出处于半屈曲位。肱骨干轴线与肱骨髁轴线之间有30°～50°的前倾角,这是容易发生肱骨髁上骨折的解剖因素。在肱骨髁内、前方,有肱动脉、正中神经通过。在神经血管束的浅面有坚韧的肱二头肌腱膜,后方为肱骨,一旦发生骨折,神经、血管容易受到损伤。在肱骨髁的内侧有尺神经,外侧有桡神经,均可因肱骨髁上骨折的侧方移位而受到损伤。

四、周围神经卡压综合征

周围神经在其行程中,因解剖特点,需经过一些骨纤维管道,跨越或穿过腱膜、筋膜,但局部空间缺乏弹性,有一定限制。当这些管道、腱膜、筋膜因各种原因产生狭窄或组织增生、肥厚、粘连等时均可导致神经被挤压,长此下去便可产生神经传导功能障碍,严重者可致神经永久性损害,这种现象称为周围神经卡压综合征。临床症状主要有疼痛、感觉障碍、运动障碍以及神经电生理学改变。常见的症状是疼痛和感觉异常,疼痛在夜间会加重,所以也称为休息痛。也会伴有肌肉萎缩、肌无力、运动不协调等症状。根据神经卡压部位及组成神经纤维成分的不同,其功能障碍表现各异,如髂前上棘的股外侧皮神经卡压综合征,仅表现为感觉功能异常;前臂旋后肌卡压综合征表现为运动功能障碍;而腕管综合征、踝管综合征等患者同时有感觉、运动障碍。如果压迫严重且持续,可引起神经纤维脱髓鞘,甚至远端轴突解体,髓鞘变性。在肢体活动期间,狭窄通道中的神经纤维在机械刺激下经历慢性炎症并且加重水肿-缺血的恶性循环。局部制动、注射药物等非手术治疗可减轻压迫病变的炎症反应并缓解症状。手术治疗更常用,通过手术切开骨纤维管道减压,松解神经卡压,效果良好。

五、腕管综合征

腕管综合征是正中神经在腕管内受压而表现出的一组症状和体征,是周围神经卡压综合征中最常见的一种。腕管是一个由腕骨和屈肌支持带组成的骨纤维管道,内有正中神经和屈肌腱通过(拇长屈肌腱,4条指浅屈肌腱,4条指深屈肌腱)。正中神经走行在屈肌支持带下方,紧贴屈肌支持带。尽管腕管两端是开放的入口和出口,其内组织液压力也相对稳定,但是当腕部受到长期压迫时容易引起腕管内正中神经受压,从而导致腕管综合征。屈肌支持带也可因肢端肥大、黏液性水肿等内分泌病变或伤后瘢痕形成而增厚,使腕管管腔变小。桡骨骨折、腕骨骨折等腕部的骨折、脱位畸形愈合也可使腕管后壁或侧壁凸向管腔,造成腕管狭窄。当腕管

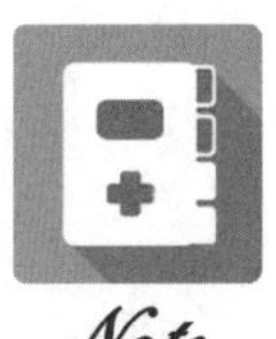

Note

内出现腱鞘囊肿、神经鞘膜瘤、脂肪瘤及伤后血肿，占据管腔内容积时，腕管内组织相互挤压、摩擦，可刺激或压迫正中神经。长期过度使用腕部，腕管内压力反复出现变化，也会引起正中神经慢性损伤。正中神经发出返支，支配拇短展肌、拇短屈肌浅头和拇对掌肌，终支支配拇指、示指、中指和环指桡侧半皮肤。患者主要表现为手、腕部感觉异常，常见于拇指、示指、中指等正中神经分布区域。患者常会感到拇指、示指、中指指端麻木或疼痛，持物无力，症状以中指为甚，夜间或清晨症状比较明显。症状轻者可以选择保守治疗，但是保守治疗无效者，则需要手术治疗，包括传统开放性腕管减压术和内镜下腕管松解减压术。

六、手掌深部间隙感染

手掌深部间隙感染一般是由腱鞘炎蔓延或直接刺伤引起的，致病菌多为金黄色葡萄球菌。掌深间隙是位于手掌屈指肌腱及腱鞘深面的疏松组织间隙，外侧为鱼际，内侧为小鱼际。掌腱膜与第三掌骨相连的纤维将此间隙分为桡侧的鱼际间隙和尺侧的掌中间隙。示指腱鞘炎可蔓延至鱼际间隙引起感染；中指与环指腱鞘感染可蔓延至掌中间隙引起感染。鱼际间隙感染时掌深凹陷存在，而鱼际和拇指指蹼肿胀、压痛，示指半屈，拇指外展，活动受限，不能对掌。掌中间隙感染者可见掌心隆起，正常凹陷消失，皮肤明显紧张、发白、压痛，手背水肿；中指、环指及小指处于半屈曲位，被动伸指引起剧痛。切开减压引流是主要的治疗措施。鱼际间隙感染引流可直接在鱼际最肿胀和波动最明显处做切口。亦可在拇指、示指间指蹼，即在“虎口”处做切口，或在手背第二掌骨桡侧做纵切口。掌中间隙感染需纵行切开中指与无名指间的指蹼，切口不应超过手掌远侧横纹，以免损伤动脉的掌浅弓，用止血钳撑开皮下组织，即可看到掌中间隙。

七、腱鞘与(狭窄性)腱鞘炎

腱鞘就是套在肌腱外面的双层套管样密闭的滑膜管，是保护肌腱的滑液鞘。当关节活动时，肌腱与腱鞘之间会相互摩擦，长期过度摩擦会使腱鞘水肿甚至出现炎症反应，称为腱鞘炎。患者有局部疼痛、压痛、关节活动受限等症状。“弹响指”和“弹响拇”是狭窄性腱鞘炎的特征性表现。手指弯曲时会产生扳机样动作及弹响，严重时手指不能弯曲或者不能伸直。腱鞘炎好发于手部和腕部，多见于长期、过度使用手指和腕关节的人群，如中老年体力劳动者、软件工程师、纺织工人、管弦乐器演奏家等。随着手机及电脑的普及，“键盘侠”“鼠标手”日益增多，腱鞘炎也愈发常见。工作时需要保持正确姿势，避免关节的过度劳损。一般可以用力按压挤破肿胀的腱鞘，或行局部封闭治疗，无效者可选择手术治疗，切开腱鞘减压。

八、脓性指头炎

脓性指头炎是手指末节掌面的皮下化脓性感染，多由刺伤、甲沟炎加重引起，致病菌多为金黄色葡萄球菌。脓性指头炎可形成压力很高的脓腔，不仅可以引起剧烈疼痛，还会压迫指骨的滋养血管，引起指骨缺血、坏死，如脓液直接侵及指骨，可引起骨髓炎。患者的典型表现如下。①胀痛：指尖针刺样疼痛，之后组织肿胀，压力增高，疼痛剧烈。②跳痛：指动脉受压时，疼痛转为搏动性跳痛，患肢下垂时加重，剧痛使患者烦躁不安，彻夜难眠。③感染：多伴有发热等全身症状，后期部分患者因神经末梢受压和营养障碍而发生手指麻痹，指头疼痛反而减轻；局部皮肤由红转白，提示局部可能发生坏死，常导致创口延迟愈合。由于脓性指头炎很难自行痊愈，一旦发病，应当积极就诊治疗。初期患者可以悬吊前臂平置患手，这样可避免下垂，改善疼痛不适的表现。当患指出现手指跳痛或肿胀症状时，应当立即切开减压引流，以避免指骨坏死以及骨髓炎等疾病的出现。感染控制后，立即开始练习自动活动或被动活动，防止指关节强直。

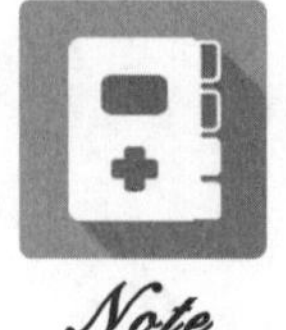
Note

九、断肢(指)再植和显微外科

断肢再植术是指将因外伤导致离断的肢体重新接回原位的手术，如果离断的肢体有一定的完整性，接上肢体的骨骼、神经、皮肤和血管，则可恢复肢体全部或部分感觉和运动功能。1963年世界断肢再植之父陈中伟院士首次完成我国第1例前臂完全离断再植手术，且前臂成活。20世纪70年代，人们将显微外科技术应用于断指再植，使断指再植的成活率由63.7%提高到93.2%，甚至有十指完全离断再植成活的报道，而且再植指体有一定的功能恢复。钟世镇院士发展的临床应用解剖学、数字解剖学为显微外科提供了坚实的解剖学基础。我国的断肢(指)再植术一直处于世界领先水平。显微外科是研究利用光学放大设备和显微外科器材进行精细手术的学科。其中最重要的条件是利用光学放大进行手术。从广义来说，显微外科不是某个专科所独有，而是手术学科各专科都可采用的一门外科技术，甚至可以从该专科分出专门的分支学科，如妇科显微镜外科、泌尿显微镜外科、神经显微镜外科等。随着显微器械的改进和数字化技术的发展，吻合0.3 mm细小血管和单根纤维束成为可能，而且可以实现从二维到三维、从平面到离体的精细手术设计。断指后采用干燥冷藏法保存离断远端，用清洁或无药敷料包裹，置入塑料袋中密封，再放于加盖的容器内，外周放入冰块保护。切忌将断指浸泡于任何液体中。断指再植越早越好，6～8小时为佳，夏天6小时，冬天8小时，可延长至24小时。断指再植技术是评价一个手外科医生能力的标准，如果能够完成断指再植，手外科就及格了。

本章知识点

1. 胸前区肌的层次排列。胸大肌的起止、作用和神经支配。
2. 腋动脉的起止、行程、主要分支分布。
3. 腋窝的位置、构成和内容。
4. 臂丛的组成、位置和主要分支。
5. 腋窝淋巴结的分群、位置和收集范围。前群的层次、功能和神经支配。
6. 腋神经的起源、行程、分布及其与肱骨外科颈的关系。
7. 肩胛区、三角肌区、臂后区、臂部、前臂部肌肉的分层排列、主要功能及神经支配、起止和作用。
8. 三边孔、四边孔的组成及穿经的结构。
9. 肩胛动脉网的组成及临床意义。
10. 肱动脉的起止、行程、主要分支。肌皮神经的起源、行程和分布。
11. 桡神经和肱深动脉的行程及其与肱骨的关系。
12. 尺动脉、桡动脉的行程特点和主要分支分布。
13. 肘窝的境界及内容。
14. 头静脉、贵要静脉和肘正中静脉的行程及临床意义。
15. 桡神经、尺神经和正中神经的起源、行程、主要分支、分布范围以及它们容易损伤的部位和损伤后的主要表现。
16. 骨间后神经的行程和分布。腕管的构成及通过的结构。
17. "鼻咽窝"的构成、内容及临床意义。
18. 手掌肌的分群、排列、神经支配和功能。
19. 手掌的层次，以及掌浅弓、掌深弓的构成、位置。

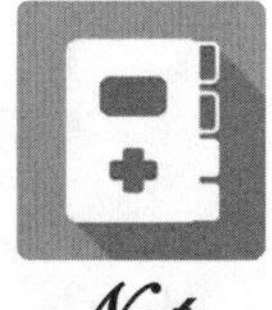

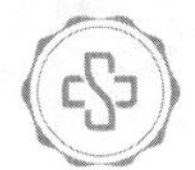
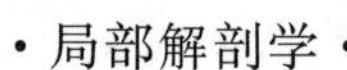

20. 手掌的筋膜间隙位置、境界及临床意义。
21. 手掌屈肌腱鞘的形态特点及临床意义。
22. 指端的结构特点及临床意义。

（戴景兴）

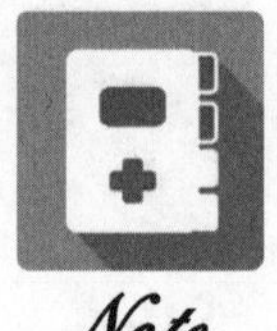

第九章　下　　肢

第一节　概　　述

下肢(lower limb)具有保持身体直立、支撑体重、行走和运动的功能，下肢的稳定性大于灵活性。

一、境界与分区

下肢与躯干相连。前方以腹股沟韧带与腹部分界；后方以髂嵴与腰、骶部分界。上端内侧为会阴部。下肢分为臀部、股部、膝部、小腿部、踝与足部。

二、表面解剖

(一)体表标志

1. 臀部与股部　在髂前上棘后上方约 5 cm 处外侧可扪及髂结节，其下方约 10 cm 处可触及股骨大转子。两侧髂嵴最高点连线经过第 4 腰椎棘突。髋关节屈曲时，在臀下部内侧可触及坐骨结节。在腹股沟内侧端的内上方可扪及耻骨结节，向内延伸为耻骨嵴，两侧耻骨嵴连线中点稍下方为耻骨联合上缘。髂前上棘与耻骨结节之间为腹股沟韧带。

2. 膝部　前方可扪及髌骨和其下方的髌韧带及髌韧带下端突出的胫骨粗隆。髌骨两侧可分别触及其上方的股骨内、外侧髁以及下方的胫骨内、外髁。股骨内、外侧髁的突出部为股骨内、外上髁，股骨内上髁的后上方可触及收肌结节。屈膝时，在膝部后方两侧可触及外侧的股二头肌腱和内侧的半腱肌腱、半膜肌腱。

3. 小腿部　前面为纵行的胫骨前嵴。在胫骨粗隆后外方可触及腓骨头及下方的腓骨颈。

4. 踝与足　踝部两侧可见内踝和外踝，后方可扪及跟腱，其下方为跟骨结节。足内侧缘中部稍后可触及舟骨粗隆，外侧缘中部可触及第 5 跖骨粗隆。

(二)常用的临床标志

常用的临床标志有 Nelaton 线和 Kaplan 点等。

1. Nelaton 线　侧卧位，髋关节屈 90°～120°，自坐骨结节至髂前上棘的连线称 Nelaton 线。正常时该线通过股骨大转子尖(图 9-1)。当髋关节脱位或股骨颈骨折时，大转子尖可向此线上方移位。

2. Kaplan 点　仰卧位，两下肢并拢伸直，两侧髂前上棘处于同一水平面时，自两侧大转子尖经过同侧髂前上棘作延长线，正常时两侧延长线相交于脐或脐以上，相交点称 Kaplan 点(图 9-2)。髋关节脱位或股骨颈骨折时，此点移至脐下并偏向健侧。

3. 颈干角　股骨颈与股骨体长轴之间向内的夹角称**颈干角**，正常成人为 125°～130°(平均为 127°)。大于此范围上限为髋外翻，小于此范围下限为髋内翻(图 9-3)。

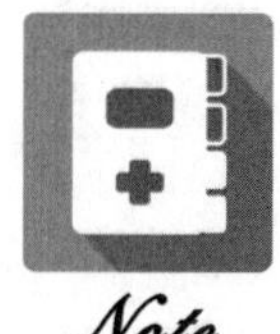

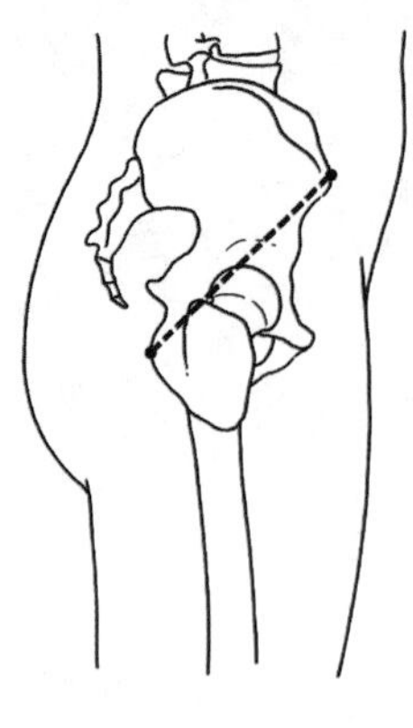

图 9-1　Nelaton 线

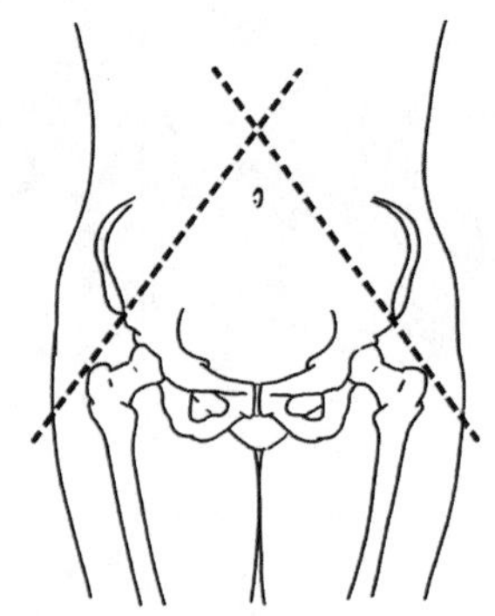

图 9-2　Kaplan 点

4. 膝外翻角　股骨体长轴线与胫骨长轴线在膝关节处相交形成向外的夹角，约为 170°，其补角称**膝外翻角**（图 9-4）。正常约 10°，男性略小于女性。膝外翻角＞10°为膝外翻（“X”形腿），膝外翻角＜10°为膝内翻，呈“O”形腿或“弓”形腿。

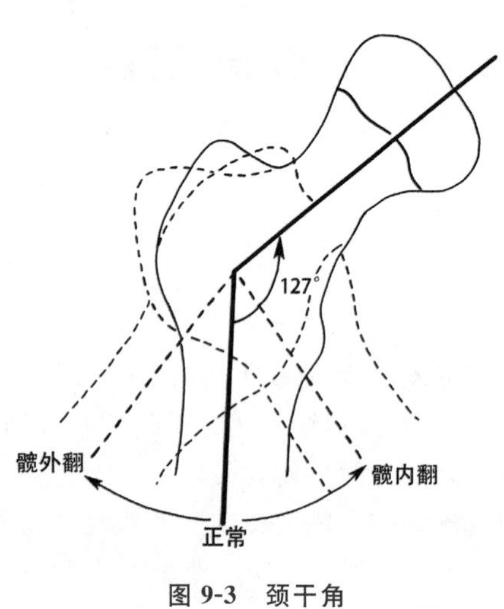

图 9-3　颈干角

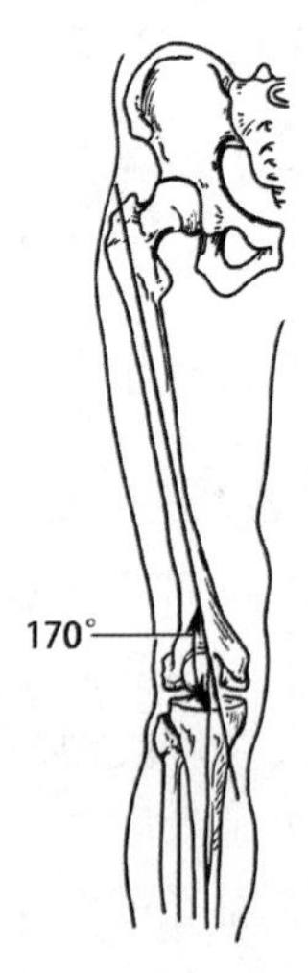

图 9-4　膝外翻角

（三）体表投影

1. 臀上动、静脉与神经　出入梨状肌上孔的投影点位于髂后上棘与股骨大转子尖连线的中、内 1/3 交点。

2. 臀下动、静脉与神经　髂后上棘至坐骨结节连线的中点是血管出入盆腔的投影点。

3. 坐骨神经　股骨大转子与坐骨结节连线的中、内 1/3 交点至股骨内、外侧髁之间中点（或腘窝上角）的连线。

4. 股动脉　大腿微屈并外展、外旋时，由髂前上棘至耻骨联合连线的中点至收肌结节连线的上 2/3。

5. 腘动脉　股后面中、下 1/3 交界线，与股后正中线交点内侧约 2.5 cm 处至腘窝中点连线；自腘窝中点至下角连线为其垂直段的投影。

6. 胫前动脉　腓骨头至胫骨粗隆连线的中点与内、外踝前面连线中点之间的连线。

7. 胫后动脉　自腘窝下角经内踝至跟腱内缘之间中点的连线。

8. 足背动脉　自内、外踝经足背连线的中点至第 1、2 跖骨底之间的连线。

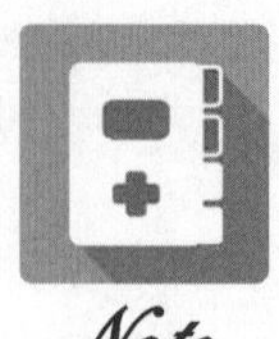

第二节 臀 部

一、境界

上界为髂嵴，下界为臀沟，内侧界为骶、尾骨外侧缘，外侧界为髂前上棘至股骨大转子的连线。

二、浅层结构

臀部皮肤较厚，富含皮脂腺和汗腺。浅筋膜发达，形成致密的脂肪垫，但厚薄不均。臀部皮神经包括臀上、下皮神经和臀内侧皮神经。①**臀上皮神经**(superior clunial nerve)：由第1～3腰神经后支的外侧支组成，一般有3支，以中支最长，有时可达臀沟。②**臀下皮神经**(inferior clunial nerve)：起自股后皮神经，绕臀大肌下缘至臀下部皮肤。③**臀内侧皮神经**(medial clunial nerve)：为第1～3骶神经后支，较细小，分布于骶骨表面和臀内侧皮肤。此外，臀部外上方尚有髂腹下神经的外侧皮支分布(图9-10)。

三、深层结构

(一)深筋膜

深筋膜又称**臀筋膜**(gluteal fascia)。上部与髂嵴骨膜附着，在臀大肌上缘分两层包绕臀大肌，并向臀大肌肌束间发出许多纤维小隔分隔肌束。内侧部附着于骶骨背面骨膜，外侧部移行为阔筋膜，并参与组成髂胫束。

(二)臀肌

臀肌为髋肌的后群，分为三层。浅层为**臀大肌**(gluteus maximus)和**阔筋膜张肌**(tensor fasciae latae)。中层自上而下为**臀中肌**(gluteus medius)、**梨状肌**(piriformis)、上孖肌、闭孔内肌腱、下孖肌和股方肌。深层有**臀小肌**(gluteus minimus)和闭孔外肌。

(三)梨状肌上、下孔及其穿行结构

梨状肌起自第2～4骶前孔的外侧，向外穿过**坐骨大孔**(greater sciatic foramen)出盆腔，与坐骨大孔的上、下缘之间形成上、下两个间隙，分别称为梨状肌上孔和梨状肌下孔。

1. 梨状肌上孔　自外向内依次为**臀上神经**(superior gluteal nerve)、**臀上动脉**(superior gluteal artery)和**臀上静脉**(superior gluteal vein)。臀上神经分上、下两支，支配臀中肌、臀小肌和阔筋膜张肌后部；臀上动脉亦分浅、深两支，浅支主要营养臀大肌，深支营养臀中肌、臀小肌及髋关节。静脉与动脉伴行(图9-5)。

2. 梨状肌下孔　自外侧向内侧依次为**坐骨神经**(sciatic nerve)，**股后皮神经**(posterior femoral cutaneous nerve)，**臀下神经**(inferior gluteal nerve)，**臀下动脉**(inferior gluteal artery)、**臀下静脉**(inferior gluteal vein)，**阴部内动脉**(internal pudendal artery)、**阴部内静脉**(internal pudendal vein)和**阴部神经**(pudendal nerve)(图9-5)。

臀下动脉主要分布于臀大肌，并与臀上动脉吻合，还发出分支至髋关节。阴部内动、静脉和阴部神经自梨状肌下孔穿出后，经坐骨小孔进入坐骨肛门窝，分布于会阴及外生殖器。股后皮神经伴随坐骨神经下行至股后部皮肤，并发出分支至臀下部皮肤。

3. 坐骨神经与梨状肌的关系　坐骨神经出盆腔时与梨状肌的位置关系常有变异，一般有

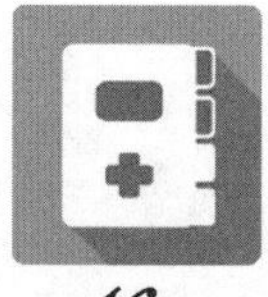
Note

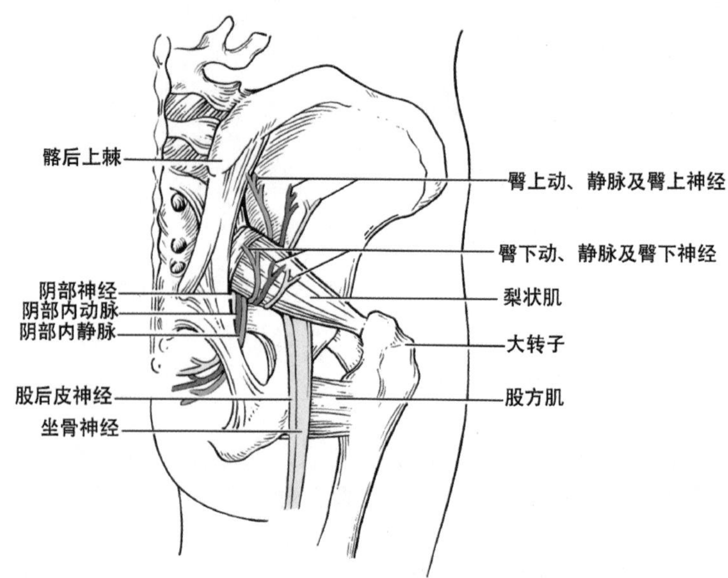

图 9-5　臀部的血管、神经

三种方式：以一总干出梨状肌下孔；在盆内分为两支，胫神经出梨状肌下孔，腓总神经穿梨状肌肌腹；从梨状肌上孔穿出(图 9-6)。

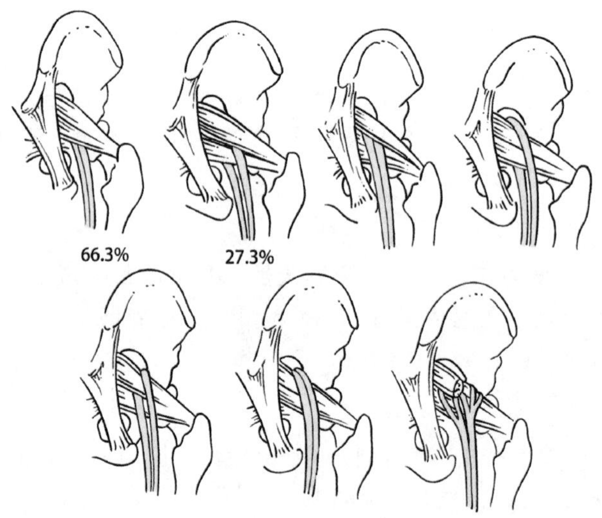

图 9-6　坐骨神经与梨状肌的关系

(四)坐骨小孔及其穿行结构

坐骨小孔(lesser sciatic foramen)由骶棘韧带、坐骨小切迹、骶结节韧带围成，通过的结构由外侧向内侧依次为阴部内动脉、阴部内静脉和阴部神经。分布于会阴和外生殖器。

(五)髋周围动脉网

髂内、外动脉及股动脉等的分支在臀大肌深面、股方肌与大转子附近的髋关节周围组成吻合丰富的动脉网，通常称为“臀部十字吻合”或髋周围动脉网。由两侧的旋股内、外侧动脉，上部的臀上、下动脉，下部为股深动脉发出的第 1 穿动脉等组成。此外，旋髂深动脉、髂腰动脉、骶外侧动脉、骶正中动脉等在髋关节附近的盆腔侧壁也参与髋周围动脉网的构成(图 9-7)。

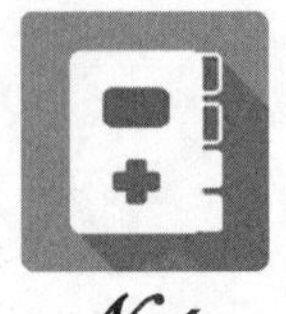

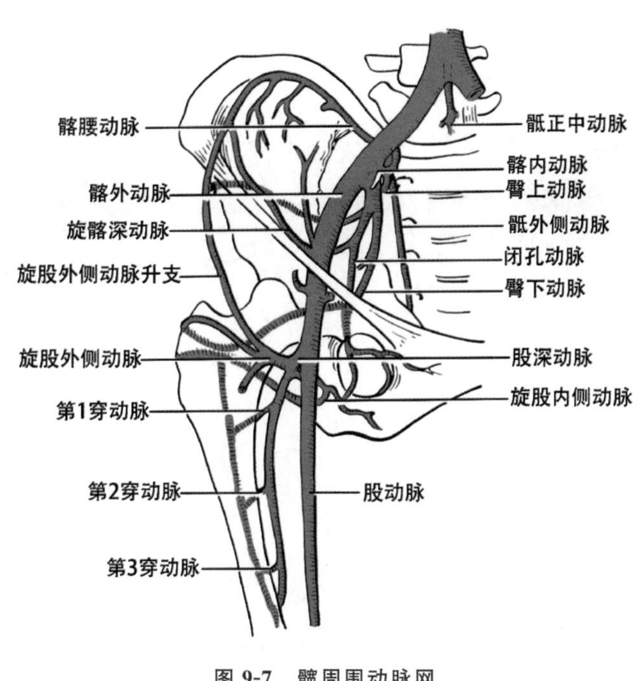

图 9-7 髋周围动脉网

第三节 股 部

股部前上方以腹股沟与腹部分界，后方以臀沟与臀部为界，上端内侧邻会阴，下端以髌骨上方 2 横指处的水平线与膝部分界。股部分成股前内侧区和股后区。

一、股前内侧区

（一）浅层结构

皮肤薄厚不均，内侧薄而柔软，皮脂腺较多，外侧较厚。浅筋膜分别与腹前壁下部的脂肪层（Camper 筋膜）和膜性层（Scarpa 筋膜）相延续。膜性层与股部深筋膜（阔筋膜）相融合。浅筋膜内有浅动脉、浅静脉、浅淋巴结及皮神经分布。

1. 浅动脉 股动脉在进入股三角处发出 3 支细小的浅动脉。**旋髂浅动脉**（superficial iliac circumflex artery）沿腹股沟韧带走向髂前上棘，分布于腹前壁下外侧部。**腹壁浅动脉**（superficial epigastric artery）于腹股沟韧带内侧下方穿出阔筋膜，分支供应腹前壁下部。**阴部外动脉**（external pudendal artery）分布于外生殖器皮肤。

2. 浅静脉 **大隐静脉**（great saphenous vein）为全身最长的浅静脉，起于足背静脉弓内侧端，经内踝前方沿小腿内侧缘伴隐神经上行，经股骨内侧髁后方，进入大腿内侧部，在耻骨结节外下方穿隐静脉裂孔，汇入股静脉。大隐静脉汇入股静脉前收纳五条属支，即**旋髂浅静脉**（superficial iliac circumflex vein）、**腹壁浅静脉**（superficial epigastric vein）、**阴部外静脉**（external pudendal vein）、**股内侧浅静脉**（superficial medial femoral vein）和**股外侧浅静脉**（superficial lateral femoral vein）（图 9-8）。它们相互间吻合丰富。

3. 浅淋巴结 **腹股沟浅淋巴结**（superficial inguinal lymph node）集中排列在股前内侧区上部，可分上、下两群。上群有 2～6 个淋巴结，斜行排列于腹股沟韧带下方，又可分为内、外

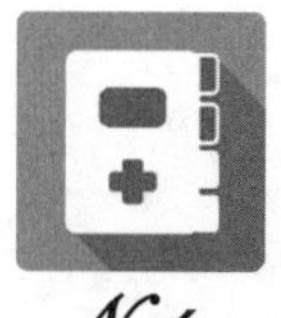
Note

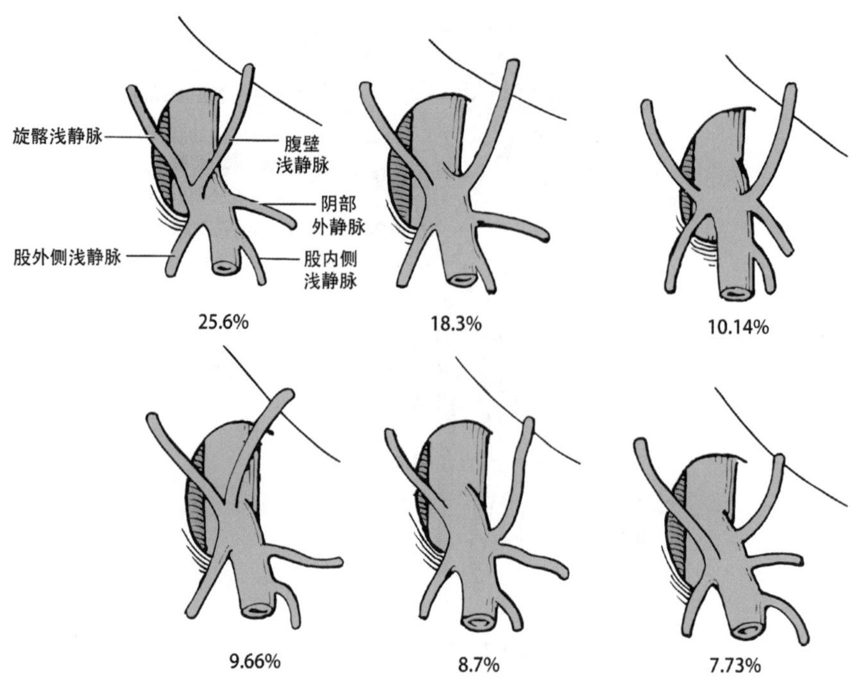

图 9-8　大隐静脉上段属支的类型

侧两组，主要收集腹前外侧壁下部、会阴、外生殖器、臀部及肛管和子宫的淋巴；下群有 2～7 个淋巴结，沿大隐静脉末段纵行排列，以大隐静脉为界，亦分为内、外侧两组，主要收纳下肢的浅淋巴及会阴和外生殖器的部分浅淋巴。其输出管注入腹股沟深淋巴结或髂外淋巴结（图 9-9）。

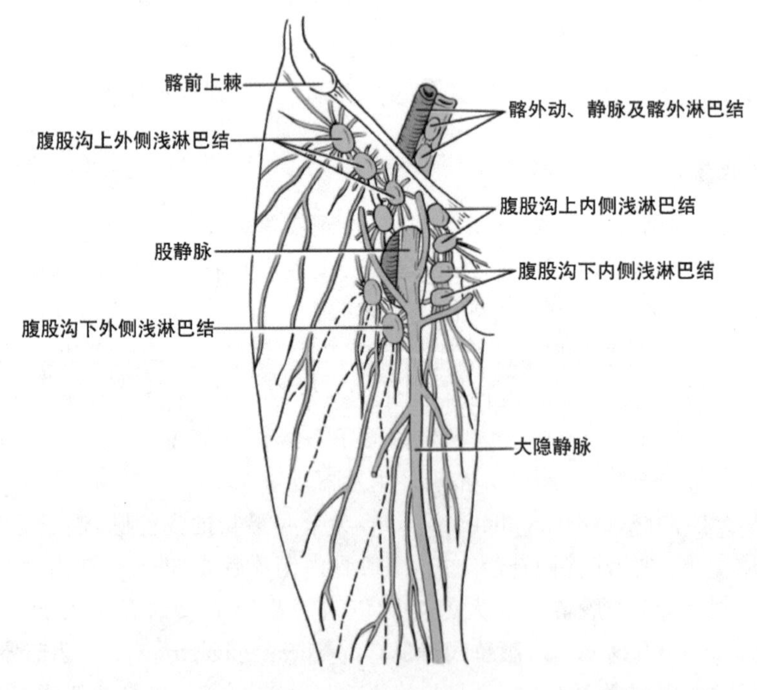

图 9-9　腹股沟浅淋巴结

4. 皮神经　股前内侧区的皮神经有不同的来源及分布（图 9-10）。主要包括以下几种。①**股外侧皮神经**（lateral femoral cutaneous nerve）：发自腰丛，在髂前上棘下方穿出深筋膜，分

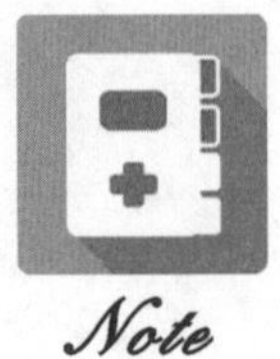

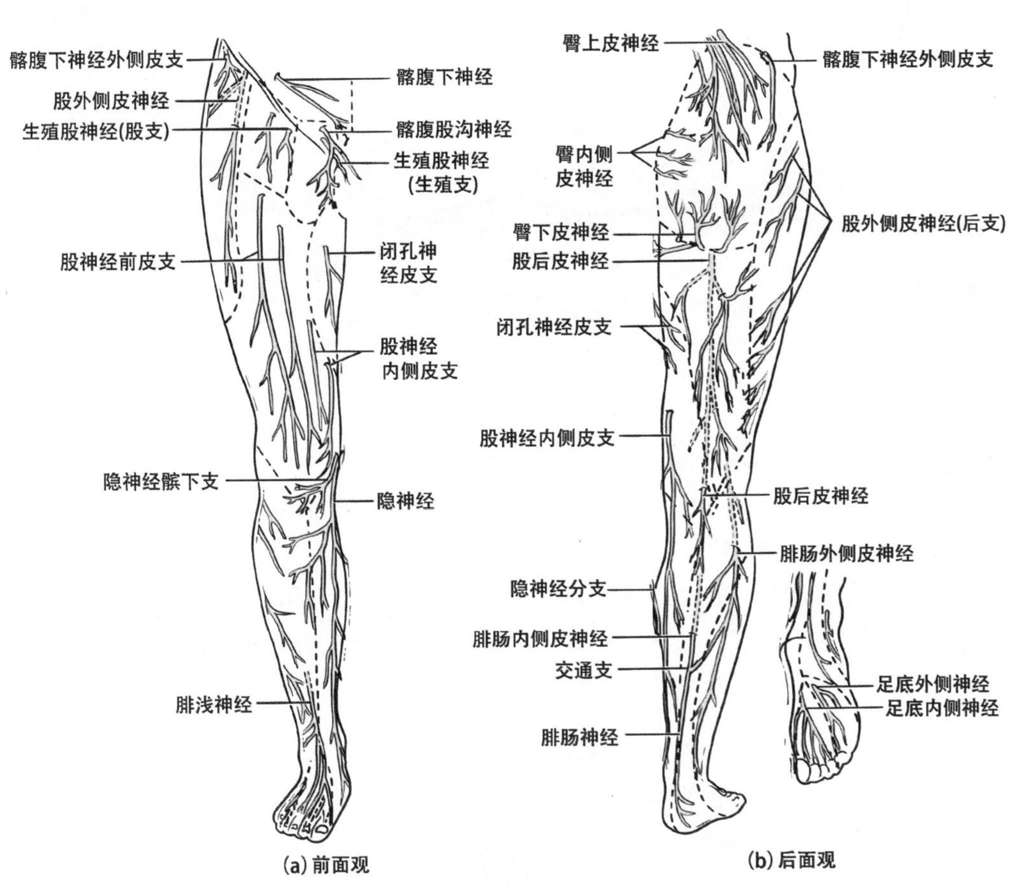

图 9-10 下肢皮神经

前、后两支，分布于大腿外侧面皮肤和臀区外侧皮肤。②**股神经前皮支**(anterior cutaneous branch of femoral nerve)：起自股神经，在大腿前面中部穿过缝匠肌和深筋膜，分布于大腿前面中间部的皮肤。③**股神经内侧皮支**(medial cutaneous branch of femoral nerve)：起自股神经，于大腿下 1/3 穿缝匠肌内侧缘和深筋膜，分布于大腿中、下部内侧份皮肤。④**闭孔神经皮支**(cutaneous branch of obturator nerve)：发自腰丛，多数穿股薄肌或长收肌，分布于股内侧中、上部的皮肤。此外，生殖股神经及髂腹股沟神经的分支分布于股前区上部中、内侧皮肤。

(二)深层结构

1. 深筋膜 股部深筋膜称**阔筋膜**(fascia lata)或大腿固有筋膜。上方附于腹股沟韧带及髂嵴，与臀筋膜和会阴筋膜相续；下方与小腿筋膜和腘筋膜相续。阔筋膜坚韧致密，是全身最厚的深筋膜，在大腿外侧明显增厚形成髂胫束。

(1)**髂胫束**(iliotibial tract) 起自髂嵴前部，上端分为两层，包裹阔筋膜张肌，下端附于胫骨外侧髁、腓骨头和膝关节囊。

(2)**隐静脉裂孔**(saphenous hiatus) 又称卵圆窝，为腹股沟韧带中、内 1/3 交点下方阔筋膜的卵圆形薄弱区。其表面覆盖的一层疏松结缔组织称**筛筋膜**(cribriform fascia)，有大隐静脉及其属支穿入并汇入股静脉。隐静脉裂孔的外缘锐利，其呈镰刀状，因此又称为镰状缘；上端止于耻骨结节并与腹股沟韧带和腔隙韧带相续；下端与耻骨肌筋膜相续。

2. 骨筋膜鞘 阔筋膜向大腿深部发出股内侧、股外侧和股后 3 个肌间隔，伸入各肌群之

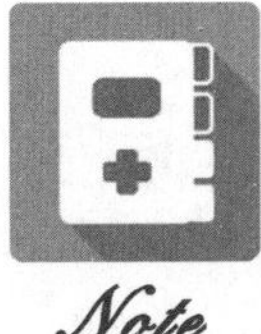
Note

间，并附于股骨粗线，与骨膜及阔筋膜一起构成3个骨筋膜鞘，容纳相应的肌群、血管及神经（图9-11）。

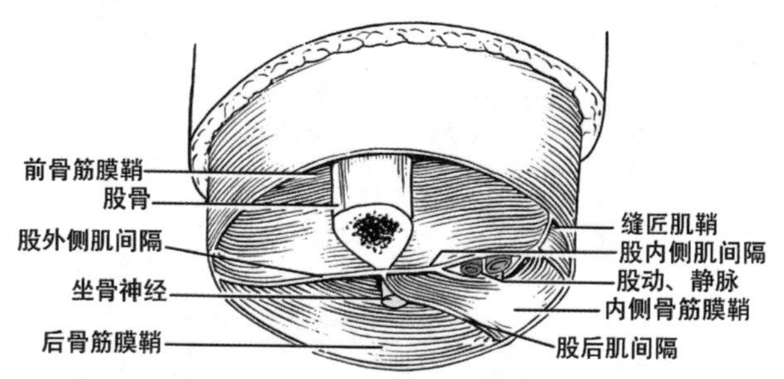

图9-11　股骨中部骨筋膜鞘

（1）前骨筋膜鞘　包绕股前群肌、股动脉、股静脉、股神经及腹股沟深淋巴结。

（2）内侧骨筋膜鞘　包绕股内侧群肌、闭孔动脉、闭孔静脉和闭孔神经。

（3）后骨筋膜鞘　见股后区。

3. 肌腔隙与血管腔隙　**髂耻弓**（iliopectineal arch）连于腹股沟韧带和髋骨的髂耻隆起之间，把腹股沟韧带与髋骨间分隔成内、外侧两部，外侧称肌腔隙，内侧称血管腔隙（图9-12）。

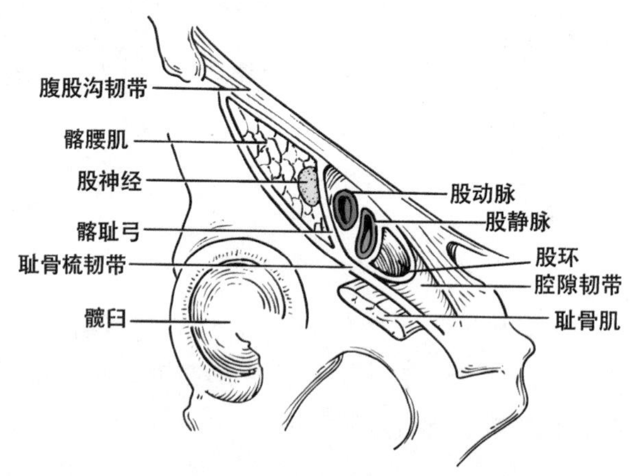

图9-12　肌腔隙与血管腔隙

（1）**肌腔隙**（lacuna musculorum）　前界为腹股沟韧带外侧部，后外侧界为髂骨，内侧界为髂耻弓。内有髂腰肌、股神经和股外侧皮神经通过。

（2）**血管腔隙**（lacuna vasorum）　前界为腹股沟韧带内侧部，后界为耻骨肌筋膜及**耻骨梳韧带**（pectineal ligament），内侧界为**腔隙韧带**（lacunar ligament），又称陷窝韧带，外侧界为髂耻弓。腔隙内有股鞘及其包含的股动脉、股静脉，生殖股神经股支和淋巴结。

4. 股三角（femoral triangle）　位于股前内侧区上1/3部，呈一底向上、尖向下的倒三角形凹陷，向下与收肌管相续。

（1）境界　上界为腹股沟韧带，外下界为缝匠肌内侧缘，内下界为长收肌内侧缘，前壁为阔筋膜，后壁凹陷，自外侧向内侧分别为髂腰肌、耻骨肌和长收肌及其筋膜。

（2）内容　股三角内的结构由外侧向内侧依次为股神经、股鞘及其包含的股动脉、股静脉、股管及股深淋巴结和脂肪等。股动脉居中，于腹股沟韧带中点深面，由髂外动脉延续而成。外侧为股神经，内侧为股静脉（图9-13）。

①**股鞘**（femoral sheath）：为腹横筋膜及髂筋膜向下的延续，包绕股动、静脉上段的筋膜

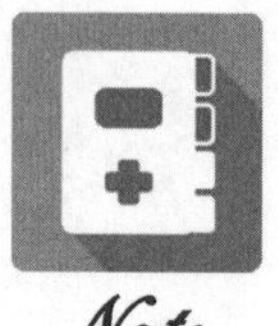
Note

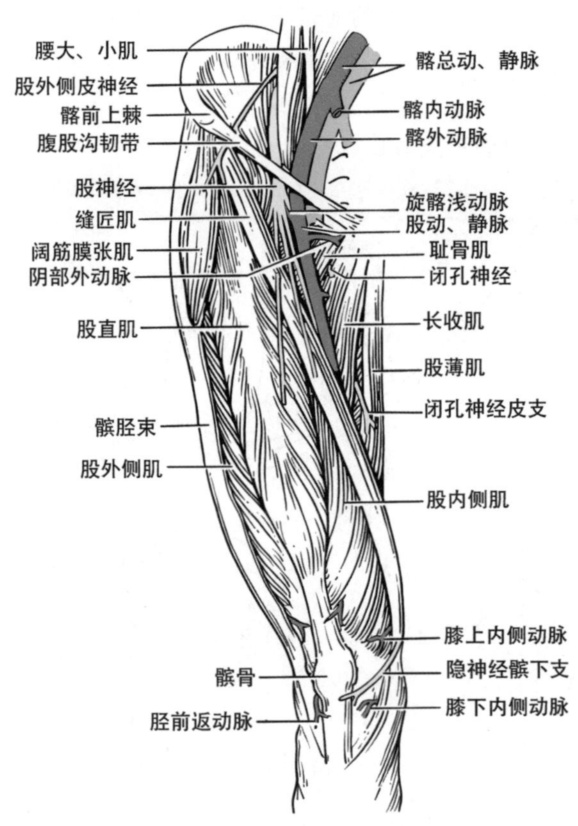

图 9-13 股前内侧区浅层肌及血管、神经

鞘，位于腹股沟韧带内侧和阔筋膜的深面。呈漏斗形，向下与股血管的外膜融合为血管鞘。股鞘内有两条纵行的纤维隔，将其分为 3 个腔，外侧腔容纳股动脉，中间腔容纳股静脉，内侧腔形成股管，内有腹股沟深淋巴结和脂肪(图 9-14)。

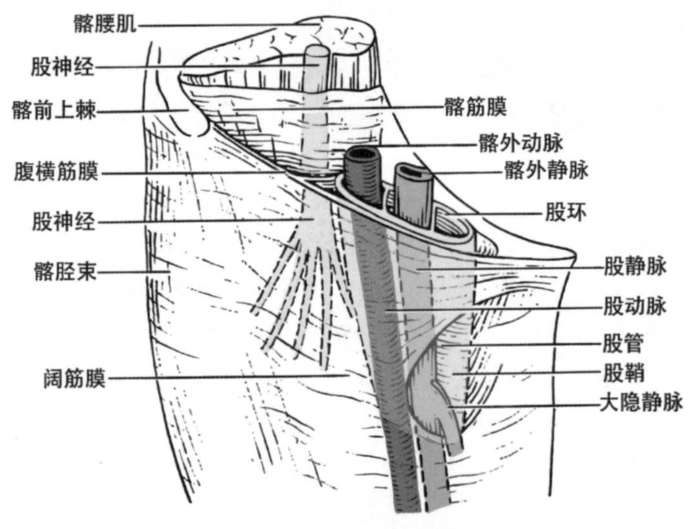

图 9-14 股鞘与股管

②**股管**(femoral canal)：股鞘内侧份漏斗状的筋膜间隙。前壁自上而下为腹股沟韧带、隐静脉裂孔镰状缘的上端和筛筋膜；后壁为髂腰筋膜、耻骨梳韧带、耻骨肌及其筋膜；内侧壁为腔隙韧带及股鞘内侧壁；外侧壁为股静脉内侧的纤维隔。股管下端为盲端；上口称**股环**(femoral ring)，呈卵圆形，其内侧界为腔隙韧带，后界为耻骨梳韧带，前界为腹股沟韧带，外侧界为股静

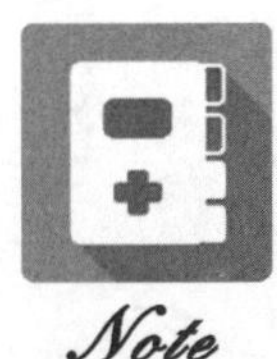

脉内侧的纤维隔。股环是股管上通腹腔的通道，被薄层疏松结缔组织覆盖，称**股环隔**(femoral septum)，上面衬有腹膜。从腹腔面观察，此处壁腹膜呈一小凹，称股凹。股管内有1～2 个腹股沟深淋巴结和脂肪组织。腹压增高时，腹腔脏器(主要为肠管)可被推向股凹，经股环突至股管，最后由隐静脉裂孔处突出而形成股疝(图 9-15)。

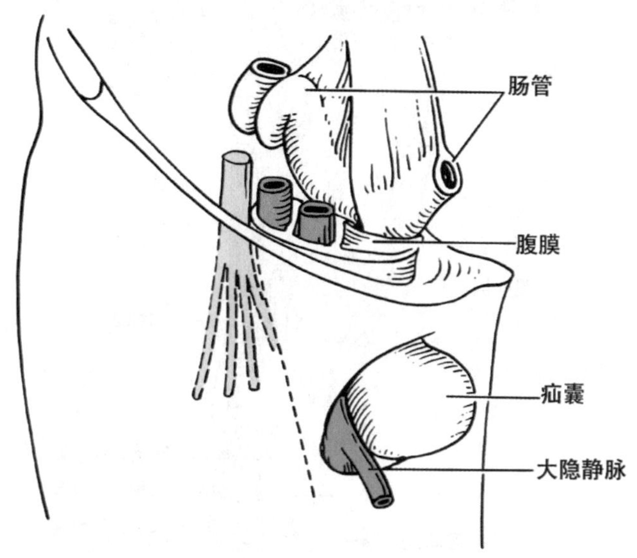

图 9-15　股疝

③**股动脉**(femoral artery)：髂外动脉自腹股沟韧带中点后面向下的延续，在股三角内行向股三角尖，继而经收肌管下行，穿收肌腱裂孔至腘窝，移行为腘动脉。股动脉起始处发出 3 条浅动脉(腹壁浅动脉、旋髂浅动脉、阴部外动脉)，均与同名静脉伴行。股动脉的最大分支为**股深动脉**(deep femoral artery)，其于腹股沟韧带下方起自股动脉的后外侧，向内下，行于长收肌和大收肌之间，沿途发出旋股内侧动脉、旋股外侧动脉、数条穿动脉及肌支，同时参与髋周围及膝关节动脉网的组成(图 9-16)。

④**股静脉**(femoral vein)：腘静脉的延续。起自收肌腱裂孔，向上与股动脉伴行，位于股动脉后方，逐渐转至动脉内侧，继而穿血管腔隙移行为髂外静脉。股静脉除收集大腿深部静脉的血液外，主要收纳大隐静脉的血液。

⑤**腹股沟深淋巴结**(deep inguinal lymph node)：在股静脉上部附近及股管内，有 3～4 个淋巴结。收纳下肢和会阴的深、浅淋巴。其输出管注入髂外淋巴结。

⑥**股神经**(femoral nerve)：起于腰丛，在髂筋膜深面经肌腔隙内侧进入股三角。其主干短粗，随即发出众多肌支、皮支和关节支。肌支分布至股四头肌、缝匠肌和耻骨肌；关节支分布至髋和膝关节；皮支有股神经前皮支和内侧皮支，分布至股前内侧区的皮肤。其中最长的皮神经为**隐神经**(saphenous nerve)，其在股三角内伴股动脉下行入收肌管，在收肌管下端穿大收肌腱板，行于缝匠肌和股薄肌之间，在膝关节内侧穿出深筋膜，伴大隐静脉下行至髌骨下方、小腿内侧和足内侧缘的皮肤。

5. 收肌管(adductor canal)　又称 Hunter 管，位于股中 1/3 段前内侧，缝匠肌的深面，大收肌和股内侧肌之间，是一管状间隙。前壁为股内侧肌与大收肌间的收肌腱板，浅面覆以缝匠肌；外侧壁为股内侧肌；后壁为长收肌和大收肌。上口与股三角尖相通，下口为**收肌腱裂孔**(adductor tendinous opening)，通腘窝上角，所以收肌管又称股腘管。收肌管内通过的结构，前方为股神经的股内侧肌肌支和隐神经，中间为股动脉；后方为股静脉以及淋巴管和疏松结缔

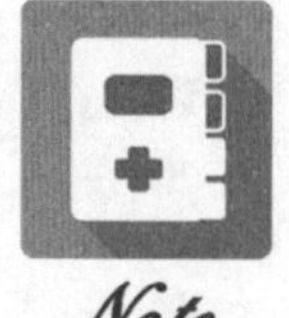

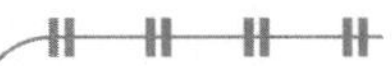

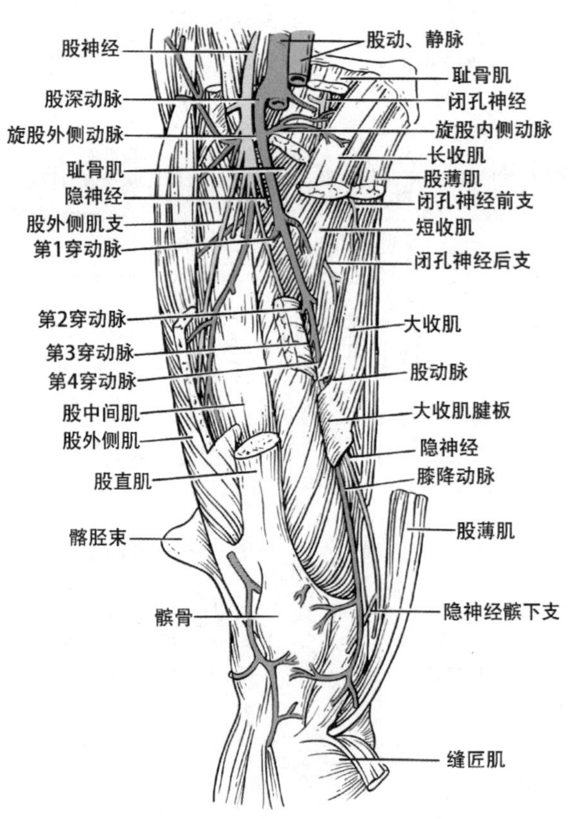

图 9-16 股前区深层肌及血管、神经

组织。股动脉在管下段发出**膝降动脉**(descending genicular artery),又称膝最上动脉。

6.股内侧区的血管和神经 有闭孔动、静脉和闭孔神经。**闭孔动脉**(obturator artery)起自髂内动脉,穿闭膜管出骨盆至股内侧,分为前、后两支,分别位于短收肌的前、后方,营养内收肌群、髋关节和股方肌,并与旋股内侧动脉吻合。闭孔静脉与同名动脉伴行,回流至髂内静脉。**闭孔神经**(obturator nerve)起于腰丛,伴闭孔血管出闭膜管后,亦分为前、后两支,前支支配内收肌群大部及膝关节,后支支配闭孔外肌和大收肌。

二、股后区

(一)浅层结构

皮肤较薄,浅筋膜较厚。股后皮神经位于阔筋膜深面,股二头肌之上,沿途分支分布于股后区、腘窝及小腿后区上部的皮肤。

(二)深层结构

1.后骨筋膜鞘 包绕股后群肌、坐骨神经及深淋巴结和淋巴管。

2.坐骨神经(sciatic nerve) 为全身最粗最长的神经,发自骶丛,常以单干形式从梨状肌下孔出盆腔。它在臀大肌深面,坐骨结节与大转子之间下行进入股后区,在大收肌和股二头肌长头之间,下降至腘窝上角,分为胫神经和腓总神经两终末支(图 9-17)。

在股后部,坐骨神经主要从内侧发出肌支,支配股二头肌长头、半腱肌、半膜肌和大收肌。支配股二头肌短头的神经由腓总神经发出。坐骨神经偶有一较粗的异常伴行动脉,称坐骨动脉。

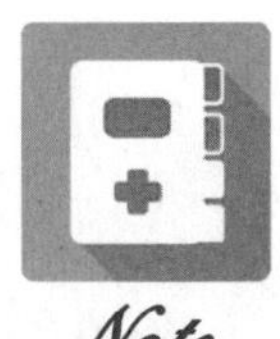

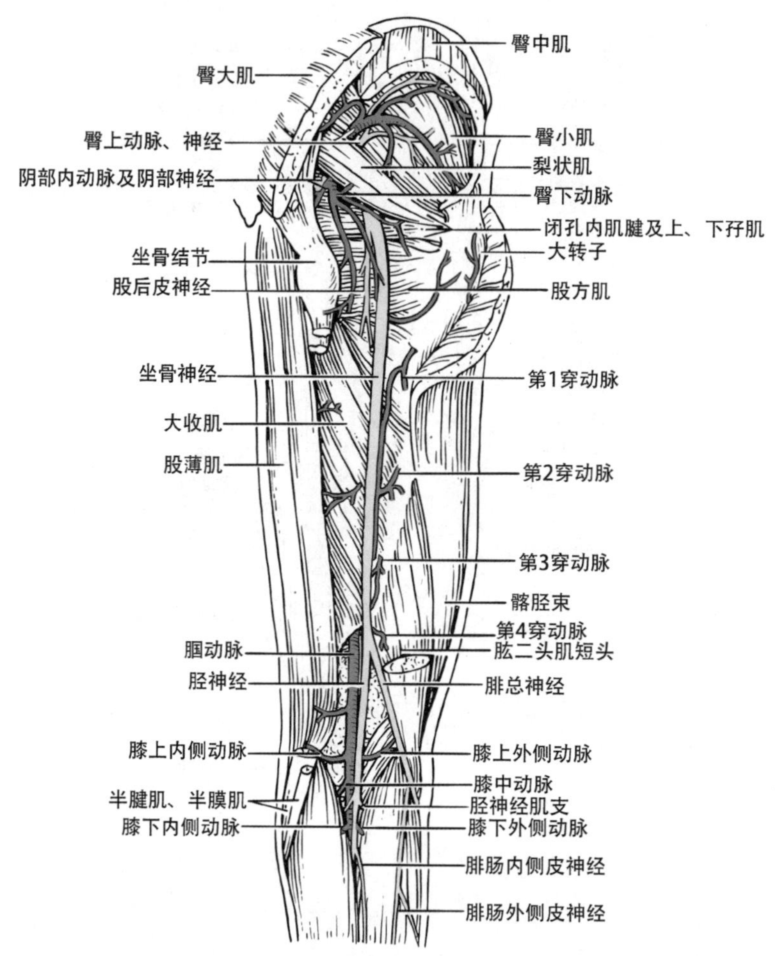

图 9-17　臀部与股后区的血管、神经

第四节　膝　　部

膝部是从髌骨上缘上方 2 横指到胫骨粗隆高度的范围，分为膝前区和膝后区。

一、膝前区

膝前区结构主要包括皮肤、筋膜、滑液囊和肌腱等。

(一)浅层结构

皮肤薄而松弛，皮下脂肪少，移动性大。皮肤与髌韧带之间，有**髌前皮下囊**(subcutaneous prepatellar bursa)(图 9-18)。膝内侧有隐神经自深筋膜穿出并发出髌下支；膝外上和内上方有股外侧皮神经、股神经前皮支和内侧皮支的终末支分布；膝外下方有腓肠外侧皮神经分布。

(二)深层结构

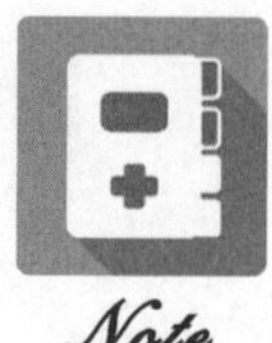

膝前区的深筋膜是阔筋膜的延续，并与其深面的肌腱融合。其外侧有髂胫束，内侧有缝匠肌腱、股薄肌腱和半腱肌腱。中间为股四头肌腱，附着于髌骨底及两侧缘，继而延续为**髌韧带**(patellar ligament)，止于胫骨粗隆。在髌骨两侧，股四头肌与阔筋膜一起，形成**髌支持带**

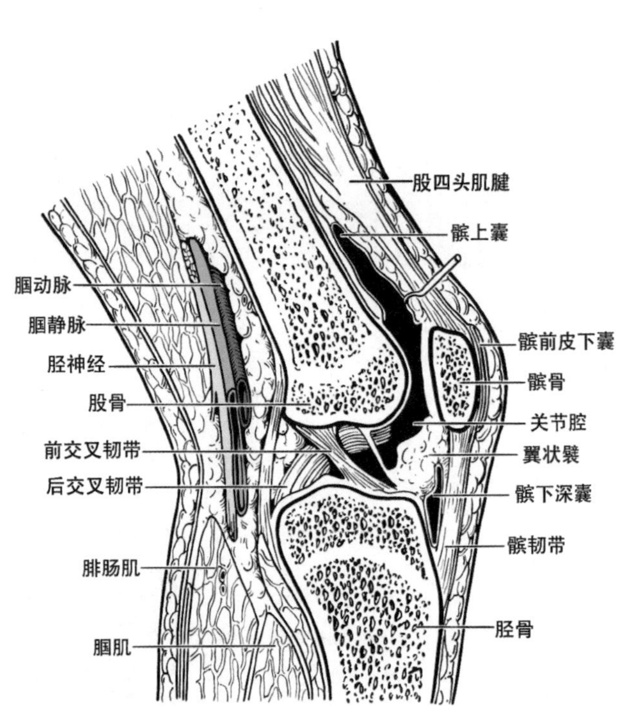

图 9-18　膝关节矢状面

(patellar retinaculum)，附着于髌骨、髌韧带及胫骨内、外侧髁。在股四头肌腱与股骨之间，有一大的**髌上囊**(suprapatellar bursa)(图 9-18、图 9-19)。

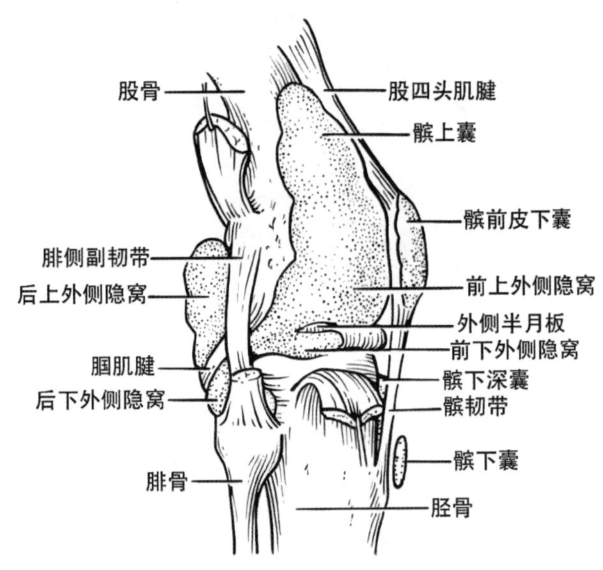

图 9-19　膝关节滑液囊

二、膝后区

膝后区主要为**腘窝**(popliteal fossa)。

(一)浅层结构

皮肤薄而松弛，移动性较大。浅筋膜中有小隐静脉穿入深筋膜，其周围有腘浅淋巴结、股后皮神经终末支、隐神经及腓肠外侧皮神经的分支。

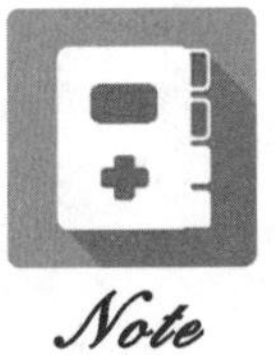

(二)深层结构

1. 境界 腘窝为膝后区的菱形凹陷。外上界为股二头肌腱,内上界主要为半腱肌和半膜肌,下内和下外界分别为腓肠肌内、外侧头。腘窝顶为阔筋膜延续的腘筋膜,向下移行为小腿深筋膜。腘筋膜由纵横交织的纤维构成,致密而坚韧。腘窝底自上而下为股骨腘面、膝关节囊后部及腘斜韧带、腘肌及其筋膜。

2. 内容 腘窝内含有重要的血管和神经,由浅至深依次为胫神经、腘静脉和腘动脉。其外上界还有腓总神经,血管周围还有腘深淋巴结(图 9-20)。

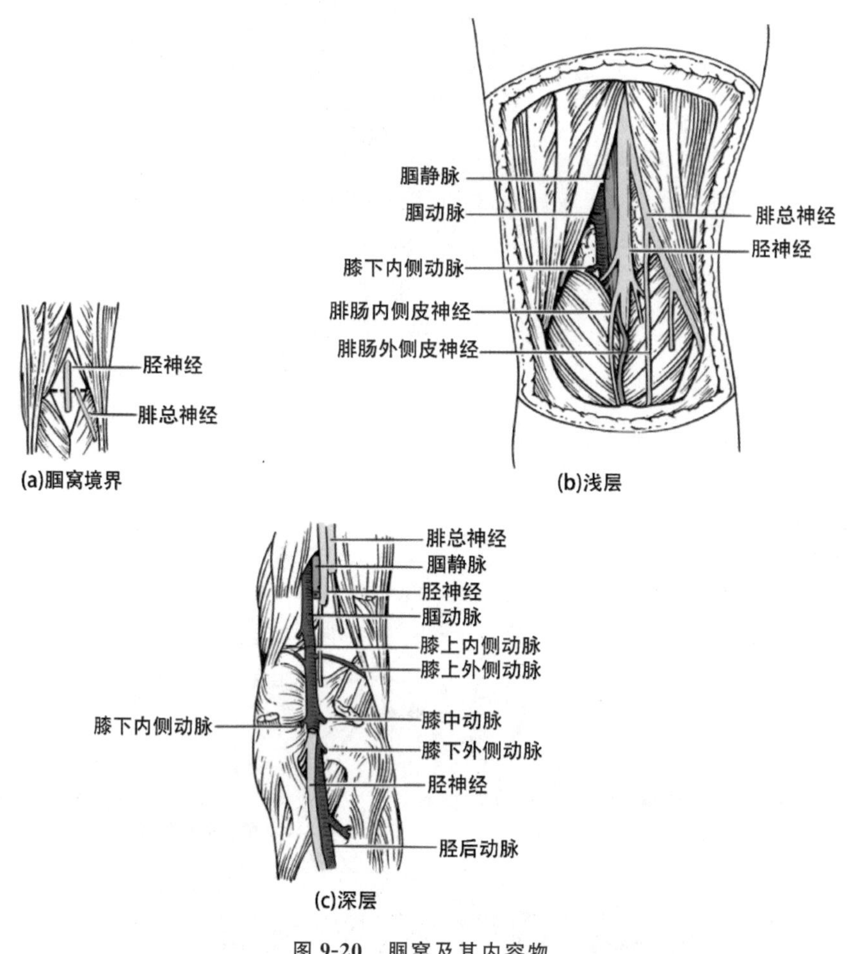

图 9-20 腘窝及其内容物

(1)胫神经与腓总神经 **胫神经**(tibial nerve)位于腘窝的最浅面,于腘窝上角由坐骨神经分出,沿腘窝中线下行,至腘肌下缘穿比目鱼肌腱弓进入小腿后区。在腘窝内,发出肌支、关节支至附近的肌和膝关节。还发出**腓肠内侧皮神经**(medial sural cutaneous nerve)伴小隐静脉下行至小腿后面,加入**腓肠神经**(sural nerve)。**腓总神经**(common peroneal nerve)起自腘窝上角,沿股二头肌腱内侧缘行向外下,越过腓肠肌外侧头表面至腓骨头下方,绕腓骨颈进入腓骨长肌的深面,分成**腓浅神经**(superficial peroneal nerve)和**腓深神经**(deep peroneal nerve)。腓总神经在腘窝发出关节支**腓神经交通支**(communicating branch of peroneal nerve)和皮支**腓肠外侧皮神经**(lateral sural cutaneous nerve)。

(2)**腘动脉**(popliteal artery) 股动脉的延续,位置最深。腘动脉上段位于胫神经内侧,中段居神经前方,下段转至神经外侧。腘动脉在腘窝的分支有**膝上内侧动脉**(medial superior genicular artery)、**膝上外侧动脉**(lateral superior genicular artery)、**膝中动脉**(middle genicular artery)、**膝下内侧动脉**(medial inferior genicular artery)和**膝下外侧动脉**(lateral inferior genicular

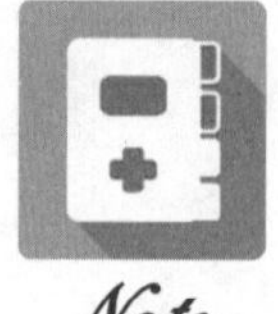
Note

artery)参与组成膝关节动脉网。在腘窝下角，腘动脉分支为**胫前动脉**(anterior tibial artery)和**胫后动脉**(posterior tibial artery)。

(3)**腘静脉**(popliteal vein) 由**胫前静脉**(anterior tibial vein)和**胫后静脉**(posterior tibial vein)在腘窝下角处汇合而成，有**小隐静脉**(small saphenous vein)注入。

(4)**腘深淋巴结**(deep popliteal lymph node) 位于腘血管周围，4～5个。收纳小腿以下的深淋巴和小腿后、外侧和足外侧部的浅淋巴。其输出管注入腹股沟深淋巴结。

三、膝关节动脉网

膝关节动脉网主由有旋股外侧动脉降支、膝降动脉、膝上内侧动脉、膝上外侧动脉、膝中动脉、膝下内侧动脉、膝下外侧动脉、股深动脉的第3穿动脉和胫前返动脉组成(图9-21)。

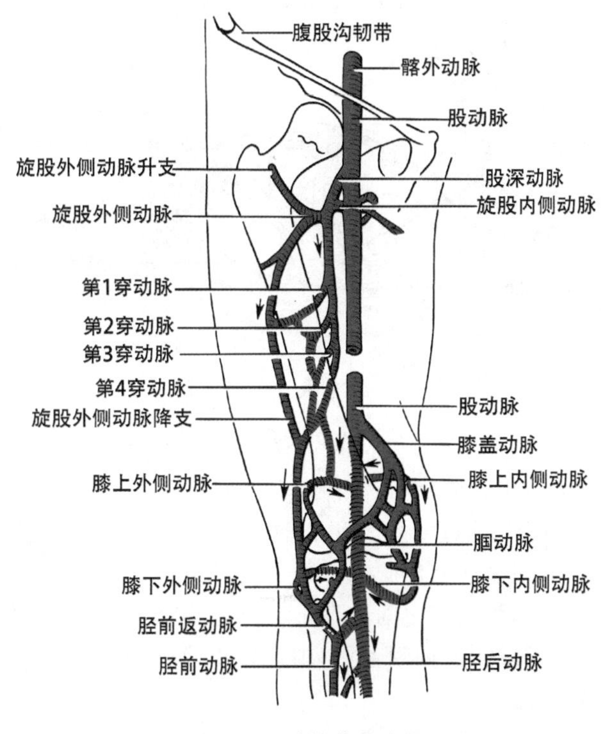

图 9-21 膝关节动脉网

第五节 小 腿 部

上界为平胫骨粗隆的环形线，下界为内、外踝基部的环形连线。分为小腿前外侧区和小腿后区。

一、小腿前外侧区

(一)浅层结构

皮肤紧且较厚，移动性小，多毛发。浅筋膜疏松，含少量脂肪。

1. 浅静脉 为大隐静脉及其属支。大隐静脉起于足背静脉弓的内侧，经内踝前方，上行达小腿前内侧。大隐静脉及其属支与小隐静脉、深静脉有广泛的交通。

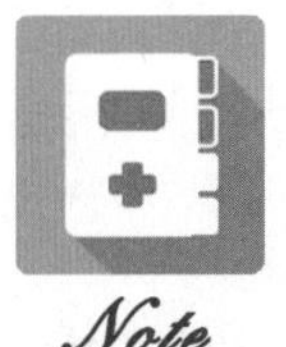

2. 皮神经　主要有**隐神经**(saphenous nerve)和**腓浅神经**(superficial peroneal nerve)。隐神经伴大隐静脉行至足内侧缘，在小腿上部居静脉后方，在小腿下部绕至静脉前方；腓浅神经由腓总神经分出，于小腿外侧中、下1/3交点处穿出深筋膜至皮下，分布于小腿外侧及足背皮肤(图9-10)。

(二)深层结构

小腿前外侧区深筋膜致密，与胫骨体内侧面的骨膜紧密融合；在腓侧发出前、后肌间隔，止于腓骨骨膜。深筋膜、前肌间隔、后肌间隔、胫骨骨膜、腓骨骨膜及骨间膜，共同围成前骨筋膜鞘和外侧骨筋膜鞘，容纳相应肌群、血管和神经(图9-22)。

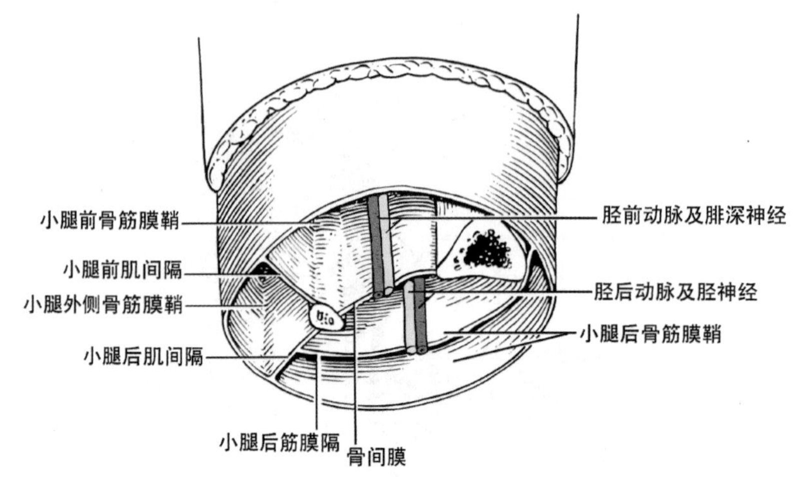

图9-22　小腿中部骨筋膜鞘

1. 前骨筋膜鞘　容纳小腿前群肌、腓深神经和胫前血管。

(1)**胫前动脉**(anterior tibial artery)　于腘肌下缘由腘动脉分出后，即向前穿骨间膜进入小腿前骨筋膜鞘，并紧贴骨间膜前面伴腓深神经下行。上1/3段位于胫骨前肌和趾长伸肌之间，下2/3段位于胫骨前肌和长伸肌之间。主干下行至伸肌上支持带下缘处，移行为足背动脉(图9-23)。胫前动脉起始部发出胫前返动脉；中部发出肌支营养小腿前群肌及胫、腓骨；下部在踝关节附近发出内、外踝前动脉。

(2)**胫前静脉**(anterior tibial vein)　有2条，与同名动脉伴行。

(3)**腓深神经**(deep peroneal nerve)　于腓骨颈高度起自腓总神经，穿腓骨长肌起始部及前肌间隔，进入前骨筋膜鞘与胫前血管伴行(图9-23)。发出肌支支配小腿前群肌和足背肌。皮支仅分布于第1、2趾相对缘的背侧皮肤。

2. 外侧骨筋膜鞘　容纳小腿外侧群肌和腓浅神经。

腓浅神经(superficial peroneal nerve)于腓骨颈高度由腓总神经分出，下行于腓骨长、短肌之间，并发出分支支配此两肌，进而于小腿外侧中、下1/3交点处穿出深筋膜至皮下，分布于小腿外侧及足背皮肤(第1趾蹼及第1、2趾相对缘的皮肤除外)(图9-23)。

三、小腿后区

(一)浅层结构

皮肤柔软，弹性好，血供丰富。浅筋膜较薄，内有小隐静脉及其属支、腓肠内侧皮神经、腓肠外侧皮神经和腓肠神经等。

1. 小隐静脉(small saphenous vein)　起于足背静脉弓的外侧端，伴腓肠神经绕外踝后方，上行至腘窝下角处穿腘筋膜入腘窝，上升一段后汇入腘静脉。小隐静脉有7～8个静脉瓣。

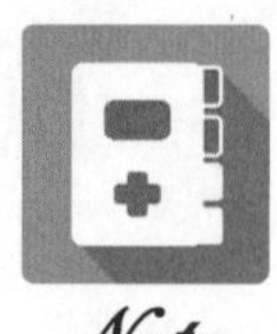

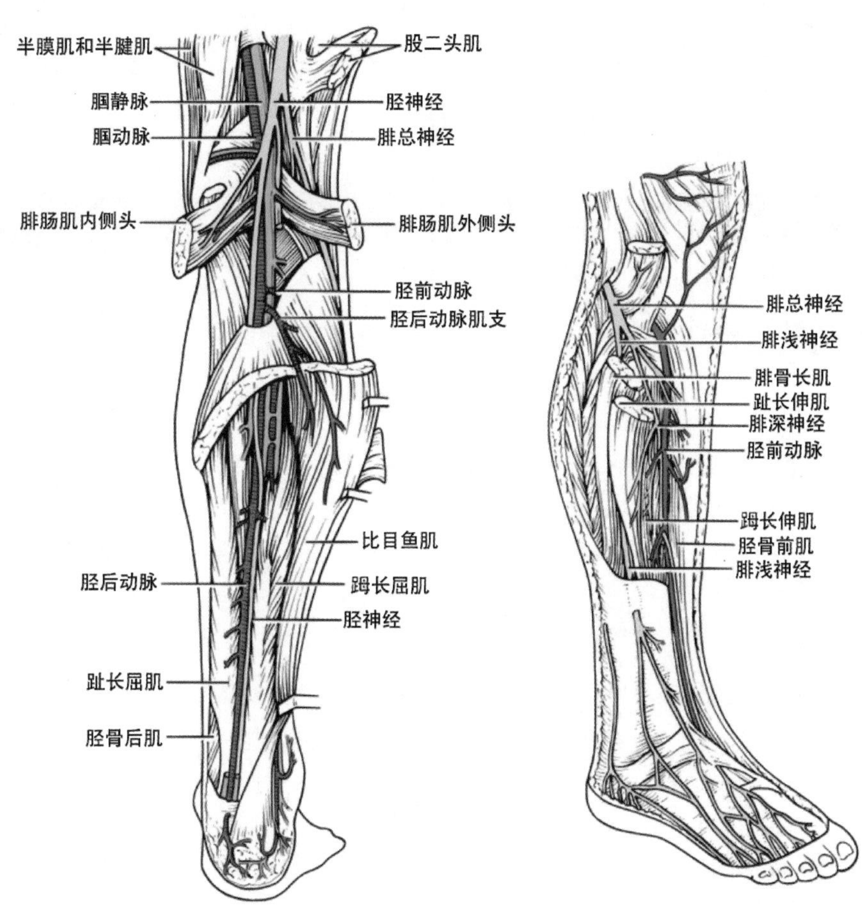

图 9-23 小腿的血管、神经

2. 腓肠神经(sural nerve) 由来自胫神经的腓肠内侧皮神经和来自腓总神经的腓肠外侧皮神经于小腿后区下部吻合而成,穿出深筋膜后经外踝后方达足背外侧,分布于小腿后区下部及足背外侧的皮肤(图 9-10)。

(二)深层结构

深筋膜较致密,与胫骨和腓骨的骨膜、骨间膜及后肌间隔共同围成后骨筋膜鞘,容纳小腿后群肌及血管神经束(图 9-23)。

1. 后骨筋膜鞘 后骨筋膜鞘分为浅、深两鞘。浅鞘容纳小腿三头肌,向下逐渐缩窄,仅包绕跟腱及周围脂肪;深鞘容纳小腿后群深层肌及腘肌,在小腿上部,由外侧向内侧依次为踇长屈肌、胫骨后肌和趾长屈肌。在内踝后上方,趾长屈肌腱越过胫骨后肌腱浅面,行向外侧,至足底与踇长屈肌腱形成“腱交叉”。

2. 血管神经束

(1)**胫后动脉**(posterior tibial artery) 腘动脉的直接延续,在小腿后区浅、深层肌之间下行,沿途发出分支营养邻近肌。主干经内踝后方进入足底。胫后动脉起始处发出**腓动脉**(peroneal artery),沿胫骨后肌表面斜向外下,在长屈肌与腓骨之间下降于外踝后方,终于外踝支。腓动脉主要营养邻近肌和胫、腓骨。

(2)**胫后静脉**(posterior tibial vein) 有 2 条,与同名动脉伴行。

(3)**胫神经**(tibial nerve) 从腘窝伴胫后血管下行至小腿后群浅、深层肌之间,经内踝后方进入足底。该神经主要发出肌支支配小腿后群肌;皮支为腓肠内侧皮神经,伴小隐静脉分布于小腿后面的皮肤。

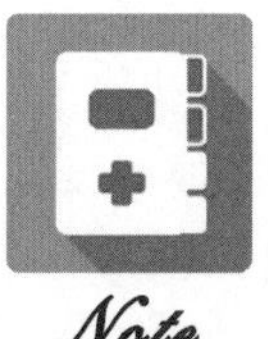

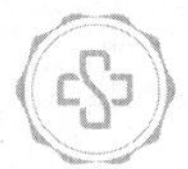

第六节 踝与足

踝部上界平内、外踝基底的环线，下界为过内、外踝尖的环线，其远侧为足。踝部以内、外踝为界，分为踝前区和踝后区。足分为足背和足底。

一、踝前区与足背

(一)浅层结构

皮肤薄，浅筋膜疏松，缺少脂肪。浅静脉有足背静脉弓及其属支。其内、外侧端逐渐分别汇合为大、小隐静脉。皮神经为足背内侧的隐神经和外侧的腓肠神经终支(足背外侧皮神经)，足背中央有腓浅神经终支(足背内侧皮神经和足背中间神经)，在第1、2趾相对面背侧有腓深神经。

(二)深层结构

踝前区深筋膜为小腿深筋膜的延续，在此增厚形成两个支持带。

1. 伸肌上支持带(superior extensor retinaculum) 又称小腿横韧带，呈宽带状位于踝关节上方，连于胫、腓骨下端之间。深面有两个间隙：内侧间隙通过胫骨前肌腱、胫前血管和腓深神经；外侧间隙通过踇长伸肌腱、趾长伸肌腱和第3腓骨肌。

2. 伸肌下支持带(inferior extensor retinaculum) 又称小腿十字韧带，位于踝关节前方的足背区，多呈横形，外侧端附于跟骨外侧面，内侧端分叉附于内踝及足内缘。伸肌下支持带向深面发出纤维隔，形成3个骨纤维管：内侧骨纤维管通过胫骨前肌腱，中间骨纤维管通过踇长伸肌腱、足背动脉和腓深神经，外侧骨纤维管通过趾长伸肌腱和第3腓骨肌腱。各肌腱表面均有腱鞘包绕(图9-24)。

3. 足背动脉(dorsal artery of foot) 于伸肌上支持带下缘续于胫前动脉。在踝关节前方行于踇长伸肌腱和趾长伸肌腱之间，位置表浅，其搏动易于触及。主干继续沿着踇短伸肌内缘和深面前行，至第1跖骨间隙的近侧，延续为**足底深支**(deep plantar artery)和第1跖背动脉两个终末支。沿途发出**跗外侧动脉**(lateral tarsal artery)行向足背外侧，**跗内侧动脉**(medial tarsal artery)行向足背内侧肌和足底；**弓状动脉**(arcuate artery)向足背外侧弓状弯行，与跗外侧动脉吻合，并发出3支跖背动脉；足底深支穿第1跖骨间隙至足底与足底动脉吻合；第1跖背动脉分布于趾和第2趾背面的内侧(图9-25)。

4. 腓深神经 多行于足背动脉的内侧，分成内、外侧两终支，分布于足背肌、足关节及第1、2趾相对面背侧的皮肤。

5. 足背筋膜间隙及内容 足背深筋膜分两层：浅层为伸肌下支持带的延续，附着于足内、外缘；深层紧贴骨间背侧肌及跖骨骨膜。两层间为足背筋膜间隙，容纳趾长伸肌腱及腱鞘、趾短伸肌及肌腱、足背动脉及其分支和伴行静脉以及腓深神经(图9-24)。

二、踝后区

上界为内、外踝基部后面的连线，下界为足跟下缘。中线深面有跟腱附着于跟结节。跟腱内侧有小腿屈肌腱及小腿后区的血管、神经穿入足底；外侧有小隐静脉、腓肠神经及腓骨长、短肌腱通过。

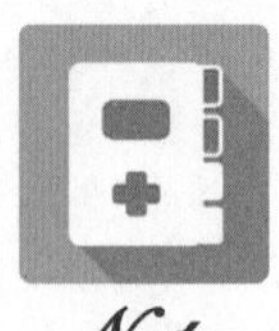

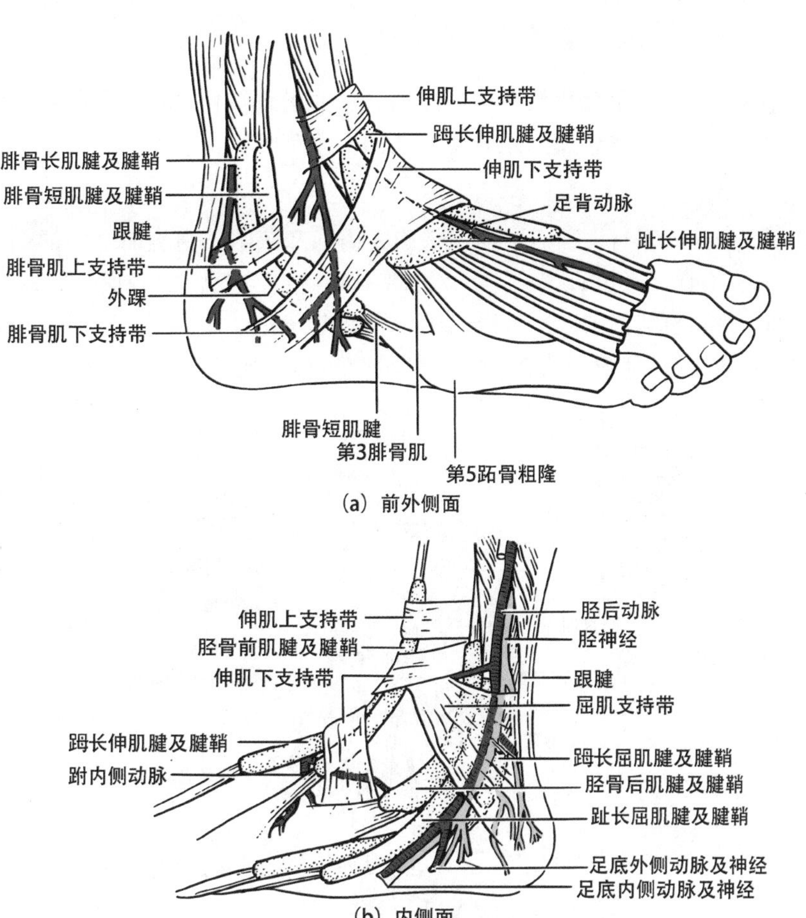

图 9-24 下肢肌支持带及腱鞘

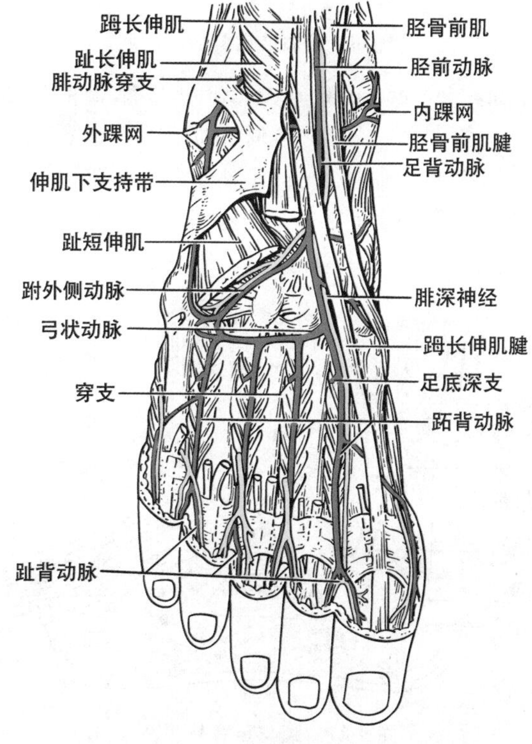

图 9-25 踝前区及足背

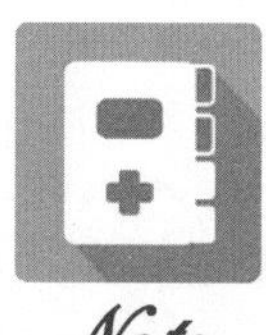

（一）浅层结构

皮肤上部移动性大，足跟部皮肤角化层较厚。浅筋膜较疏松，跟腱两侧有较多脂肪。跟腱与皮肤之间有跟皮下囊，跟腱止端与跟骨骨面之间有跟腱囊。

（二）深层结构

1. 踝管（malleolar canal） 踝后区的深筋膜在内踝和跟结节内侧面之间的部分增厚，形成**屈肌支持带**（flexor retinaculum），又称分裂韧带。此韧带与跟骨内侧面、内踝之间围成踝管（图 9-26）。屈肌支持带向深面发出 3 个纤维隔，将踝管分成 4 个通道，通过的结构由前向后依次为胫骨后肌腱，趾长屈肌腱，胫后动、静脉和胫神经，踇长屈肌腱。

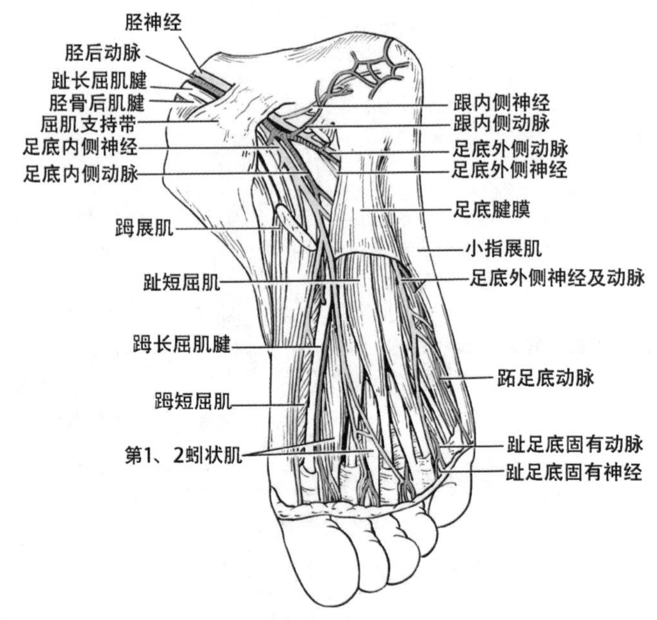

图 9-26　踝后区内侧面与足底

2. 腓骨肌上支持带（superior peroneal retinaculum）、腓骨肌下支持带（inferior peroneal retinaculum） 外踝后下方的深筋膜增厚，形成腓骨肌上、下支持带。腓骨肌上支持带连于外踝后缘与跟骨外侧面上部之间，可限制腓骨长、短肌腱于外踝后下方；腓骨肌下支持带前端续于伸肌下支持带，后端止于跟骨外侧面前部，有固定腓骨长、短肌腱于跟骨外侧面的作用。两肌腱在穿经支持带深面时，共同包于一个总腱鞘内（图 9-27）。

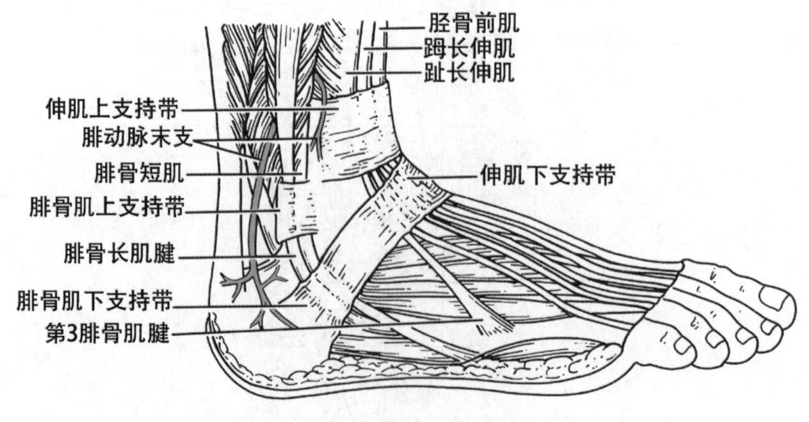

图 9-27　踝与足背外侧面

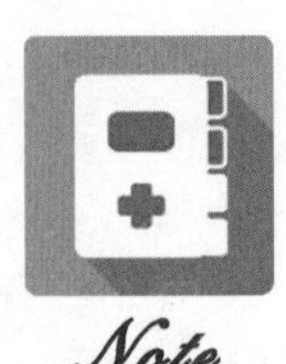
Note

3. 踝关节的韧带 踝关节内、外侧各有一些韧带加强，主要有**内侧韧带**(medial ligament)和**外侧韧带**(lateral ligament)。内侧韧带起于内踝下缘，止于舟骨、距骨和跟骨前内侧面，呈三角形。外侧韧带分为3部分(图9-28、图9-29)：①**距腓前韧带**(anterior talofibular ligament)，位于外踝前缘和距骨前外侧面之间；②**距腓后韧带**(posterior talofibular ligament)，位于外踝后缘和距骨后突之间；③**跟腓韧带**(calcaneofibular ligament)，位于外踝尖和跟骨外侧面中部之间。

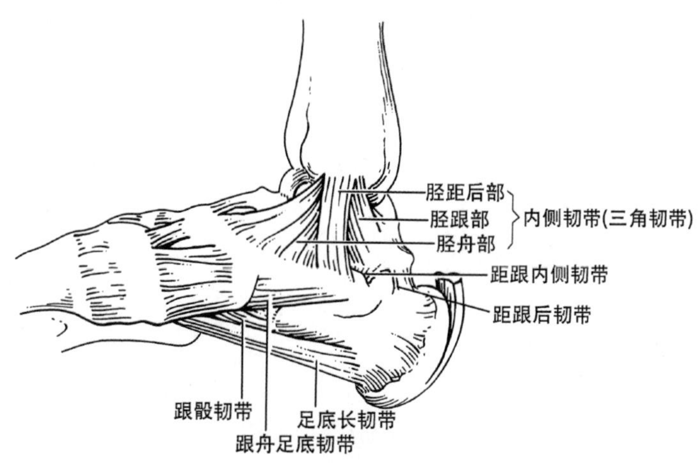

图 9-28 足的韧带(内侧面观)

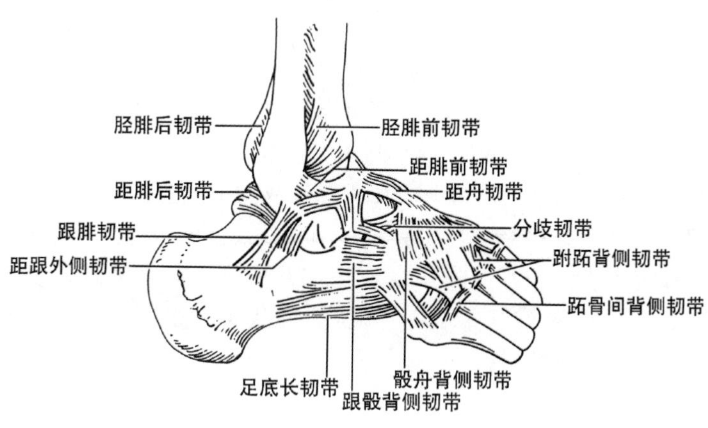

图 9-29 足的韧带(外侧面观)

三、足底

(一)浅层结构

足底皮肤厚、致密而坚韧，移动性差。浅筋膜内致密的纤维束将皮肤与足底深筋膜紧密相连。

(二)深层结构

足底深筋膜分两层：浅层覆于足底肌表面，两侧较薄，中间部增厚称跖腱膜(又称足底腱膜)，相当于手掌的掌腱膜；深层覆于骨间肌的跖侧，又称骨间跖侧筋膜。

1. 足底腱膜(plantar aponeurosis) 呈三角形，含有较多的纵行纤维。后端稍窄，附于跟结节前缘内侧部。其两侧缘向深部发出肌间隔，止于第1、5跖骨，在足底形成三个骨筋膜鞘：①内侧骨筋膜鞘：容纳踇展肌、踇短屈肌、踇长屈肌腱以及血管和神经。②中间骨筋膜鞘：容纳趾短屈肌、足底方肌、踇收肌、趾长屈肌腱、蚓状肌、足底动脉弓及其分支、足底外侧神经及

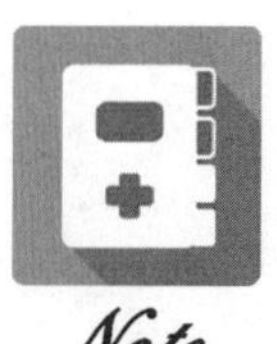

其分支等。③外侧骨筋膜鞘：容纳小趾展肌、小趾短屈肌及血管和神经。

2. 足底的血管和神经　胫后动脉及胫神经穿踝管至足底，即分为足底内、外侧动脉和足底内、外侧神经（图 9-26）。**足底内侧动脉**（medial plantar artery）较细小，伴同名静脉和神经沿足底内侧缘走行，分布于邻近组织，末端与第 1～3 跖底动脉相吻合。**足底外侧动脉**（lateral plantar artery）较粗，伴同名静脉和神经斜向前外，穿趾短屈肌深面至足底外侧缘，发出分支分布于邻近组织，终支向内弯行至第 1 趾骨间隙处，与足背动脉的足底深支吻合成足底弓。由足底弓发出 4 支跖底动脉，分布于各足趾。**足底内侧神经**（medial plantar nerve）支配足底内侧部的肌和关节、足底内侧半及内侧 3 个半趾底面的皮肤。**足底外侧神经**（lateral plantar nerve）支配足底外侧部肌和关节、足底外侧半及外侧 1 个半趾底面的皮肤。

第七节　临床应用要点

一、骨筋膜室综合征

由骨、骨间膜、肌间隔和深筋膜形成的骨筋膜室内容纳肌肉和神经，因急性缺血、缺氧压迫骨筋膜室而产生的一系列症状和体征，称骨筋膜室综合征、急性筋膜间室综合征或骨筋膜间隔区综合征，多见于前臂掌侧和小腿。常由创伤后骨折引起的血肿和组织水肿使骨筋膜室内容物体积增加，或外包扎过紧、局部压迫，使骨筋膜室容积减小而导致骨筋膜室内压力增高导致。当压力达到一定程度时，供应肌肉的小动脉关闭，形成缺血—水肿—缺血的恶性循环。骨筋膜室综合征的早期临床表现以局部症状为主。若不及时处理，缺血将继续加重，发展为缺血性肌挛缩和坏疽，症状和体征也将随之改变。缺血性肌挛缩的 5 个主要临床表现（5P 征）：①由疼痛（pain）转为无痛；②苍白（pallor）或发绀、大理石花纹等；③感觉异常（paresthesia）；④麻痹（paralysis）；⑤无脉（pulselessness）。骨筋膜室综合征一经确诊，应立即切开筋膜减压。早期彻底切开筋膜减压是防止肌肉和神经发生缺血性坏死的唯一有效方法。切不可等到出现 5P 征后才行切开减压术，否则会导致大量肌肉坏疽，需要截肢。如果大量毒素进入血液循环，则会引起休克、心律失常和急性肾衰竭。

二、股静脉穿刺术

股静脉穿刺术是一项临床上常用的基本技术，目的是通过股静脉抽取血液或输入液体。股静脉穿刺术主要用于周围静脉太细而且塌陷，不能穿刺抽取血液标本的婴幼儿或病情危重的患者，也用于急救时加压输液输血，采集血标本，或用于肿瘤患者化疗给药，晚期不能进食患者给予胃肠外营养支持；同时可以作为经静脉微创操作的入路。股静脉穿刺术虽然操作相对比较简单，但操作不当可能会引起出血和血肿、感染、下肢深静脉血栓形成和肺栓塞、穿透大隐静脉根部、假性静脉瘤等并发症。术者必须熟悉股动脉和股静脉的解剖位置关系，穿刺时首先将患者摆放成平卧位，然后触摸股动脉的搏动位置，在动脉搏动点内侧进针，观察回抽血液的颜色和压力，确认不要刺入股动脉。可在超声引导下进行穿刺，成功率高，且更为安全和准确，可以有效避免误入股动脉、刺穿股静脉的现象。

三、原发性下肢静脉曲张

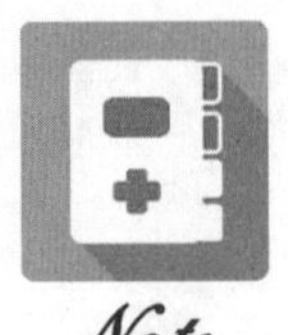

下肢静脉曲张是指下肢表浅静脉的瓣膜功能障碍，使静脉内血液反流，随着静脉内血液淤滞及静脉内压力的升高，久而久之，受累的静脉壁出现扩张、膨出和迂曲。静脉迂曲常呈现为

条索状、团块状静脉，即俗语中所描述的腿部"青筋凸起"。通常人们所说的下肢静脉曲张，是指单纯性下肢静脉曲张，而不是由于其他疾病引起的静脉曲张(如下肢深静脉血栓形成后综合征也可表现出表浅静脉曲张)。一般分为大隐静脉曲张和小隐静脉曲张两种类型。一般来说，大隐静脉曲张分布在下肢前内侧，其范围较广泛，分布于整个下肢；小隐静脉曲张位于小腿的后外侧，分布局限于小腿。静脉壁结构异常及静脉高压是下肢静脉曲张的主要原因，如先天性浅静脉壁薄弱、静脉瓣膜结构与功能不良。长久参与重体力劳动、长时间站立不动下肢活动少的人易于发生静脉曲张。因为下肢浅静脉曲张具有明显的形态特征，所以诊断相对容易，即使是非专业人员也容易对该病做出初步诊断。穿弹力袜或用弹力绷带外部加压的治疗方法适用于大多数患者，且疗效确切，但不能使曲张的静脉消失。手术治疗的效果较好，可以去除曲张静脉，消除症状，并可防止复发，如大隐静脉/小隐静脉高位结扎术、曲张静脉剥脱术等。近年来开展的腔内激光、射频和电凝等静脉闭合术，也有良好疗效，因其具有微创、术后恢复快等优势，目前应用有明显增多的趋势。

四、股骨颈骨折

股骨头、颈与髋臼共同构成髋关节，是躯干与下肢的重要连接装置及承重结构。股骨颈骨折较为常见，占成人骨折的3.6%，多发生于中老年人，与骨质疏松导致的骨质密度下降有关，遭受轻微扭转暴力则可发生骨折。多数情况下是在走路跌倒时，身体发生扭转倒地，受到间接暴力导致股骨颈发生骨折。青少年股骨颈骨折较少见，常由较大暴力引起。股骨颈骨折患者多有以下典型症状：患者摔倒后可感到患侧髋部剧烈疼痛，且局部压痛明显；患者摔倒后，一侧下肢活动受到限制，难以自主活动，一般无法自行站立行走；也可能受伤后并不立即出现活动障碍，仍能站立行走，但数天后髋部疼痛加重，活动后疼痛更重，甚至完全不能行走。股骨颈骨折患者常伴有典型的下肢缩短、外展、外旋畸形，这是由于骨折远端失去了关节囊及髂股韧带的稳定作用，附着于大转子的臀中肌、臀小肌及臀大肌的牵拉和附着于小转子的髂腰肌及内收肌群的牵拉使下肢发生外旋畸形。肢体测量可发现患肢缩短。股骨颈骨折多由外伤造成，因此患者可伴有其他部位骨折，如骨盆骨折、转子间骨折、股骨干骨折。大转子向上移位，常位于Nelaton线之上。治疗可以采取闭合复位内固定，复位固定失败者需要采取切开复位内固定的方法，亦可采取人工关节置换术。

五、膝关节半月板损伤

在股骨与胫骨关节间隙内有两个半月板：内侧半月板与外侧半月板。膝关节旋转时，两个半月板一个向前，一个向后，最容易使半月板发生破裂。研磨力量是半月板发生破裂的主要原因。膝关节伸直时，两侧副韧带呈紧张状态，关节稳定，无旋转动作。当膝关节半屈曲，如足球运动员射门时，股骨髁与半月板的接触面缩小，由于重力的影响，半月板的下面与胫骨平台的接触比较固定，这时膝关节猛烈的旋转所产生的研磨力量会使半月板发生破裂。半蹲或蹲位工作，如矿井下煤矿工人因长期蹲位铲煤和抛煤也容易发生半月板损伤。因此发生半月板损伤必须有四个因素：膝关节半屈曲、内收或外展、重力挤压和旋转力量。X线检查不能显示半月板形态，主要依靠MRI检查。急性半月板损伤时可用长腿石膏托固定4周。有积血者可在局部麻醉下抽出血液后加压包扎。急性期过后疼痛减轻，则可开始进行股四头肌锻炼，以免发生肌萎缩。症状不能消除者可考虑手术治疗。以往膝关节半月板撕裂诊断明确者，往往行半月板切除术。但是切除半月板后胫骨平台受力不均匀很容易引起骨关节炎。因此，目前不主张将半月板完全切除，而是主张在关节镜下缝合半月板。

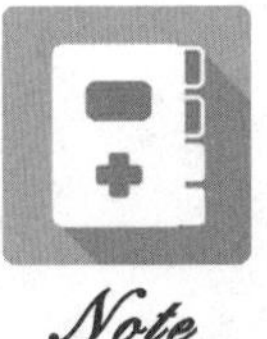
Note

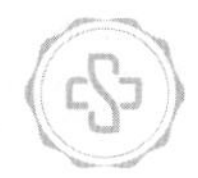

六、化脓性关节炎

化脓性关节炎是指关节内的化脓性感染，由细菌感染引起，多见于儿童，是小儿外科较危重的感染性疾病，好发于髋关节和膝关节。由于婴幼儿症状隐匿，父母难以察觉，容易延误诊治，如果未能及时治疗或疾病迁延不愈，可导致不可逆的关节损害甚至畸形、残疾，因此若发现婴幼儿有肢体活动减少、关节肿胀或发热不好转时需及时就医。常见的致病菌为金黄色葡萄球菌。细菌进入关节内的途径有很多种，如关节附近化脓性病灶直接蔓延、开放性关节损伤发生感染，但是最主要的途径是血源性传播。本病症状轻重不一，有时甚至没有症状，容易被漏诊或误诊。典型症状为患病关节局部温度升高、肿胀、疼痛，关节活动受限，患者常伴有寒战、高热等全身症状。根据全身与局部症状和体征，一般不难诊断。X线表现出现较晚，不能作为诊断依据。关节穿刺和关节液检查对早期诊断很有价值。早期应在应用抗生素的基础上，通过手术对关节腔进行彻底的清创和持续的引流，后期治疗重点为关节功能的恢复与关节畸形的手术矫正。

七、膝关节置换术

人工关节置换术指根据人体关节结构和功能，将人工材料制成关节假体，通过手术植入体内，代替患病关节，达到缓解关节疼痛、纠正关节畸形、恢复关节功能，让患者恢复正常的工作、生活和社交活动的目的。适用于严重的骨关节炎，以及其他原因导致的关节面骨和软骨破坏、中度到重度持续性疼痛、活动功能障碍，保守治疗后关节功能和疼痛无法改善的患者。目前，膝关节置换术和髋关节置换术已经十分成熟，肩关节、肘关节、踝关节等置换术也取得了良好的效果。腕关节、指间关节、跖趾关节等小关节置换术因手术操作较简单，手部关节活动的改善明显，临床上也逐渐得到广泛的开展。

八、梨状肌综合征

梨状肌综合征是坐骨神经在臀部受到卡压的一种综合征，在下肢神经慢性损伤中最为多见。梨状肌位于髋关节外旋肌群中最上方。坐骨神经约85%经梨状肌下缘出骨盆，向下行于上孖肌、闭孔内肌、下孖肌、股方肌和臀大肌之间，然后移行于大腿后方支配大腿后侧及膝以下的运动和感觉。臀部外伤出血、粘连、瘢痕形成，或注射药物使梨状肌变性、纤维挛缩，或髋臼后上部骨折移位、骨痂过大均可使坐骨神经在梨状肌处受压。此外，少数患者因坐骨神经出骨盆时行径变异，穿行于梨状肌内，当髋外旋时肌肉强力收缩可使坐骨神经受到过大压力，导致坐骨神经慢性损伤。梨状肌综合征患者主要表现为坐骨神经痛，疼痛从臀部经大腿后方向小腿和足部放射。疼痛较剧烈、行走困难。检查时患者有疼痛性跛行，轻度小腿肌萎缩，小腿以下皮肤感觉异常。早期梨状肌综合征可保守治疗，如病因不能解除，已形成较重瘢痕粘连或有骨痂压迫、神经行径变异，则需手术干预治疗。

九、胫骨平台骨折

胫骨上端与股骨下端形成膝关节。与股骨下端接触的关节面为胫骨平台，并有内侧或外侧半月板增强凹面，与股骨髁的相对面吻合，增加膝关节的稳定性。胫骨平台是膝的重要载荷结构，一旦发生骨折，会使内、外平台受力不均。因为胫骨平台内、外侧分别有内、外侧副韧带附着，胫骨平台骨折时，往往合并半月板和交叉韧带损伤。胫骨平台骨折由间接暴力或直接暴力引起。从高处坠落时，一般足先着地，然后向侧方歪倒。对足的冲击力沿胫骨由下向上传导，坠落时体重的冲击力向下传导，共同作用于膝部，加上倒地时产生的旋转，极易导致胫骨内侧或外侧平台塌陷骨折。当暴力直接打击膝内侧或外侧时，会使膝关节发生外翻或内翻，导致

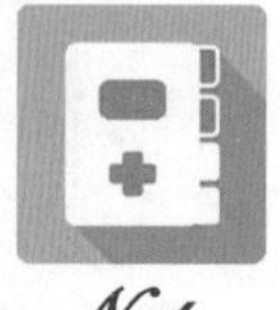

Note

外侧或内侧平台骨折或韧带损伤。胫骨平台骨折时，患者出现膝部疼痛、肿胀和下肢不能负重等症状，膝关节主动、被动活动受限，胫骨近端和膝关节局部触痛。检查时应注意骨折部位软组织覆盖情况和神经、血管情况，特别是尽早发现腘动脉的合并损伤极为重要。CT 可以了解骨折块移位和关节面塌陷的形态。MRI 可清楚地显示损伤的半月板、韧带、关节软骨及关节周围软组织等改变，还能显示骨挫伤，并能判断病变的严重程度。胫骨平台骨折的治疗以恢复胫骨关节面的平整、胫骨平台宽度、韧带的完整性及膝关节活动范围为目的。

十、踝管综合征(胫后神经卡压综合征)

踝管综合征是由胫神经或其终末支(足底内侧或外侧神经)在小腿或踝关节处受卡压引起，又称胫后神经卡压综合征。屈肌支持带位于胫神经走行区的浅层，构成踝管的顶部。它起自内踝后方，止于跟骨。踝管为一骨纤维管道，起于小腿后内侧，行经内踝后方。踝管外侧壁为屈肌支持带，内侧壁为距骨及跟骨后部，其内有胫神经、胫后动脉和胫后静脉、胫后肌腱、拇长屈肌腱、趾长屈肌腱及其周围的腱鞘走行。通常足后部骨折、屈肌腱创伤性腱鞘炎、腱鞘囊肿、脂肪瘤、神经鞘瘤、外翻足以及足部的过度运动损伤，会导致踝管空间减小、胫神经受到卡压。由于胫神经在踝管内的血供来源较为丰富，一般无神经缺血表现。踝管综合征患者的症状通常不恒定，不会局限于踝周某一具体的肌腱。一些患者可能主诉踝部后内侧感觉异常，或整个足部感觉异常。症状于活动、锻炼时加剧，休息后好转。一些患者会存在明显的夜间症状，多由于睡觉时某一姿势或踝管区的直接压迫引起。长期的神经卡压会导致胫神经的慢性损伤，胫神经所支配的肌肉萎缩和运动障碍形成高弓足和(或)爪状趾。如果是由屈肌支持带、占位病变和周围软组织的卡压引起，则手术减压可以有效解除卡压症状。对于无典型病变的患者，应在手术治疗前先尝试行保守治疗。

十一、皮瓣

皮瓣由具有血液供应的皮肤及其附着的皮下脂肪组织所组成。常用于修复创伤、感染及肿物切除等所致皮肤软组织缺损，还常用于尿道、阴道和肛门成形，阴茎再造，阴道再造，眼窝再造和舌再造等手术，广泛应用于显微、整形美容外科。因为皮瓣利用的是患者自身的皮肤组织，在移植后不会出现排斥反应，同时可以快速建立新的血液循环系统，帮助创面和组织快速恢复，移植后还能保持皮肤原来的颜色。皮瓣植入受区后能否存活是关键，对皮瓣血管蒂进行研究不仅可拓宽皮瓣的供区，也大大提升了皮瓣的临床应用范围和效果。我国南方医科大学钟世镇院士领导的团队对皮瓣的研究和应用做了很多开创性的工作。无论是哪个区域的皮瓣，加深对供区血管穿支特点的了解并对其加以保留都是较为关键的环节。常用的供区皮瓣有股前外侧皮瓣、背阔肌皮瓣、胸脐皮瓣、腹股沟皮瓣、腓肠神经营养血管皮瓣、前臂骨间背侧皮瓣等。其中股前外侧皮瓣是以旋股外侧动脉降支为血管蒂的大腿前外侧部皮瓣。徐达传教授对股前外侧皮瓣的血管解剖学进行了详细的研究。该皮瓣因为应用最为广泛而被称为“万能皮瓣”。

本章知识点

1. 下肢的体表标志和动脉、神经的体表投影。
2. 大隐静脉、小隐静脉的起始、行程、属支、穿通支、交通支瓣膜及其临床意义。
3. 通过梨状肌上、下孔及坐骨小孔的血管和神经。
4. 髋关节的结构特点及其临床意义。
5. 阴部外动脉、腹壁浅动脉、旋髂浅动脉的行程及分布。

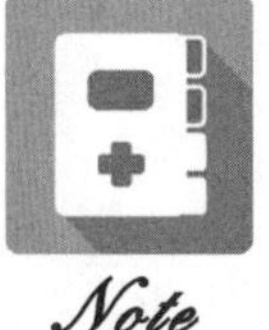
Note

6.腹股沟浅淋巴结的分群、位置、收集范围及淋巴回流。
7.肌腔隙、血管腔隙、股鞘和股三角的组成及内容。
8.股管的组成及其临床意义。
9.内收肌管的组成及内容。
10.股内侧区闭孔动脉和闭孔神经的行程、分支及分布。
11.坐骨神经在股后区的行程、分支及支配。
12.腘窝的内容及血管、神经的位置关系，膝关节的结构特征及其临床意义。
13.小腿后区胫后动脉、腓动脉及胫神经的行程及其临床意义。
14.小腿前区胫前动脉和腓深神经的行程。
15.小腿外侧区的肌群作用及腓浅神经的行程和支配。
16.踝管的形成及通过的内容及其临床意义。
17.足背动脉的行程、分支，足底的血管和神经。

（欧阳钧）

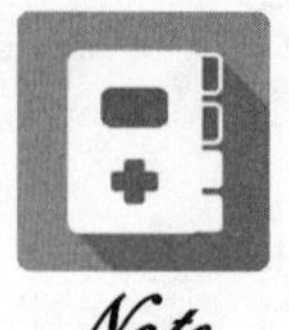

·第二篇·

临床病例分析

第十章　头　　部

一、病例一

患者，被工地飞来的小石块击中左侧头部后倒地昏迷，长达 3 分钟，后自行苏醒，检查发现，头皮未破损，但颞窝肿胀。患者主诉：头部剧烈疼痛，不辨方向，视物模糊。救护车送往医院期间，患者意识逐渐变差，并出现昏迷，左侧瞳孔中度散大，对光反射迟钝。

临床解剖学问题：

(1)哪个症状提示颅骨骨折以及形成硬脑膜外血肿？

(2)哪条动脉最有可能破裂出血？该动脉的位置在哪里？

(3)最可能是哪块颅骨骨折？血肿可能聚集在何处？如果你在现场，且注意到以上症状，该如何处理？

(4)你认为神经外科医生会怎么处理？

解析：头部侧面被小石块击中，导致患者昏迷 3 分钟，且伤后有明显的"中间清醒期"，提示颅骨骨折可能，并且由于颞骨鳞部相对较薄，硬脑膜外血肿发生的可能性较大，瞳孔逐渐散大、神志逐渐不清，也提示存在逐渐增大的硬脑膜外血肿。本例极可能是脑膜中动脉前支破裂出血，该分支位于翼点深面，翼点处的颅骨骨折时常撕裂该分支。本例中骨折的部位可能为颞骨。一般颅骨受到外力钝性打击或撞击时，往往会发生形变和断裂引起骨折，同时由于脑膜中动脉位于颅骨和硬脑膜之间，所以血肿可能聚集于此处。如果在现场，观察到了这些症状，应该马上呼叫救护车。神经外科医生可能会立即实施开颅减压术，清除血肿，并对硬脑膜中动脉出血点进行电凝止血。

二、病例二

一名年轻的外卖骑手，未戴头盔，骑电动车时不慎倒地后头部着地，出现短暂头晕，视物模糊约 20 秒。休息后，除迟发性头痛外没有别的主诉。

临床解剖学问题：

(1)你认为该骑手是否存在颅骨骨折？请解释。

(2)迟发性头痛意味着什么？

(3)如果该骑手的鼻腔流出清亮液体，可能的原因是什么？

解析：这名年轻的骑手可能没有颅骨骨折，因为他没有出现昏迷，而是仅出现轻微的神经损伤症状，如视物模糊。迟发性头痛可能是大脑损伤后(如大脑皮质挫裂伤)颅内压升高，出现脑震荡的表现。如果鼻腔内有清亮液体流出，可能是颅前窝底骨折，如筛骨筛板骨折撕裂硬脑膜，而导致脑脊液鼻漏的发生。

三、病例三

一名 17 岁的年轻人，因痤疮到皮肤科就诊，医生发现他的鼻尖上有一个脓肿(疖肿)，顶部已经出现黄色的脓头，医生给予抗生素治疗，并警告患者不要挑破或者挤压疖肿，否则可能导

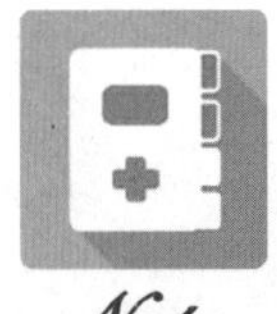

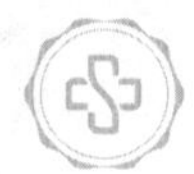

致感染向颅内蔓延，导致脑膜炎和脑炎。

临床解剖学问题：

(1)请描述面部的危险三角区。

(2)从解剖结构上解释鼻部感染向颅内蔓延的途径。

(3)请讨论颅内感染的可能结果。

解析：面部危险三角区为两侧口角至鼻根部的三角区域。面静脉内缺乏静脉瓣，细菌除了经过颈内静脉进入体循环外，还可以沿眼上、下静脉进入海绵窦，导致脑膜炎、大脑静脉的血栓性静脉炎以及颅内感染。颅内感染可能会造成两方面的后果，一方面是严重脑水肿，使颅内压升高，压迫脑干，导致呼吸循环衰竭。另一方面是脑脊液细菌增多，蛋白含量高，黏稠，而造成脑脊液循环障碍，从而出现脑积水等，最终造成颅内压升高，进而危及生命。

四、病例四

一名年轻男性，滑冰时向后摔倒在冰面上，后枕部着地。神志清，只有轻度意识模糊和一过性眼花。瞳孔正常，触诊发现脑后部有拳头大小的硬性包块。接诊医生判断可能存在皮下血肿，需留置观察数小时。

临床解剖学问题：

(1)头皮下血肿可能位于头部软组织的哪一层？

(2)是什么结构限制了皮下血肿向周围扩散？

(3)首先应给予该患者何种治疗？

解析：颅的软组织包括皮肤、皮下组织(浅筋膜)、帽状腱膜及颅顶肌、腱膜下疏松结缔组织和颅骨外膜(骨膜)共五层，其中皮肤、皮下组织(浅筋膜)、帽状腱膜及颅顶肌合称为头皮。理论上广义的头皮下血肿可能位于上述所有层次之间。不同层次之间的血肿表现形式不同，位于皮下组织下的血肿，由于皮下组织纤维束限制了血肿的扩散，所以血肿往往较为局限，且质地较硬。而位于帽状腱膜下的血肿，由于该层次较为疏松，没有较多阻挡，所以血肿往往范围较大，且质地软，有波动感。而骨膜下血肿，由于骨缝处骨膜连接紧密，可起到限制作用，从而使血肿局限在骨的范围内。治疗方法是冰敷控制出血、渗出，缓解肿胀。对于帽状腱膜下和骨膜下血肿，需要抽吸血肿后加压包扎。

五、病例五

一名年轻妇女，在一次正面相撞的车祸中，头部撞到汽车仪表盘上，额部皮肤破损，出血甚多，用生理盐水清洁伤口并用消毒纱布包扎后被送往医院。医生发现该患者出现“熊猫眼征”，进一步检查未发现患者眼部的任何损伤。

临床解剖学问题：

(1)怎样控制头部出血？

(2)这一过程的解剖学基础是什么？

(3)眼部没有损伤，血液是怎样进入双眼的？

解析：消毒纱布直接加压包扎可以有效地止住头皮深层出血，送医后需进一步治疗，比如缝合帽状腱膜。控制出血的解剖学基础是头部软组织的动脉来自深部，因此加压包扎可以止血。头部的皮肤和前额相续，因此疏松结缔组织的出血可以扩散到面部，尤其是眼眶周围。因为疏松结缔组织是头部软组织的第 4 层，质地疏松，血液进入其中，由于重力作用，常向下聚集于眼睑、眼结膜等眼周围结构，表现出“熊猫眼征”。

六、病例六

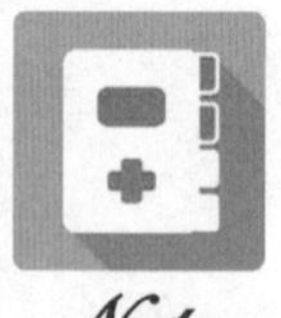

Note

一名老年男性，诉耳后有豌豆样肿块，体格检查发现颞区皮脂腺囊肿感染。

临床解剖学问题：

(1)颞区感染为什么会导致耳后出现肿块？

(2)还有什么部位的感染会引起耳后肿块？

解析：颞区的皮脂腺囊肿感染可以通过淋巴管扩散至耳后的乳突淋巴结，导致耳后出现肿块。另外中耳炎治疗不及时，可以通过乳突小房扩散到乳突窦(急性乳突炎)，也可导致耳后肿胀及淋巴结肿大，出现耳后肿块。

七、病例七

一名63岁男性，横穿马路时被摩托车撞倒，头部流血。送急诊科后，发现头部有较深的伤口，急诊医生及时做了紧急处理。

临床解剖学问题：

(1)头皮裂伤为何容易发生大量出血？

(2)为什么头皮深部伤需要缝合？

(3)为什么头皮深部伤很危险？

解析：分布于头皮的动脉走行于皮肤和帽状腱膜纤维束形成的间隙内，当血管断裂时，动脉断端不能收缩，故血流不会减慢而凝固，且头皮血供异常丰富，故而头皮裂伤时容易出现大量出血。头皮深部(包括帽状腱膜)的伤口，由于枕额肌前部和后部的牵拉，伤口张力和开裂较大，因此必须缝合帽状腱膜才能关闭伤口。颅骨板障静脉与硬脑膜静脉窦相通，严重的头皮感染可以通过板障静脉波及脑膜和脑，引起颅骨和颅内感染如骨髓炎、硬脑膜窦血栓，进而引起脑水肿和脑炎，因此头皮深部伤很危险，需重视。

八、病例八

患者的妻子诉晚上被患者的鼾声惊醒，发现患者睁着左眼睡觉。清晨，她发现患者左脸下坠，检查牙时观察到左侧唇部麻痹，由于空气从左侧漏掉所以不能吹口哨或鼓气；患者左侧眼睑闭合不全，不能皱眉，食物从口腔左侧漏出，不能正常进早餐。患者担心自己发生了轻度卒中，故来医院就诊。

体格检查：休息时，患者左侧面部平整，无表情，左前额无眉纹；左下面部松弛，左侧眼睑无法闭合，角膜干燥，左侧口角有唾液流出，患者左侧舌前2/3的味觉消失，不能随意控制左侧表情肌及颈阔肌。微笑时，右侧口角上提，左侧口角无变化。患者诉发病前一天晚上深夜驾车返家时，由于睡意不止，曾将车窗降下一半吹风提神。几天前曾患重感冒和耳部感染。

诊断：面瘫(贝尔麻痹)。

临床解剖学问题：

(1)哪条神经麻痹可以造成患者的上述体征？

(2)为什么患者睡着了，眼睛还睁着？

(3)神经损伤可能的部位有哪些？

(4)面瘫是不可恢复的吗？

解析：本例主要是左侧面神经麻痹造成上述体征。贝尔麻痹常发生于受凉、吹风后(如驾驶敞篷车或坐在车窗打开的车里)，可出现于任何年龄，以30～50岁多见。面神经麻痹会导致特征性的面部表现。本例患者支配左侧颊部、前额和眼睑肌肉的神经损害最严重。左侧表情肌瘫痪使患者患侧面无表情、不能吹口哨、颊肌松弛和左侧眼睑不能闭合。流涎和咀嚼困难由口轮匝肌和颊肌瘫痪导致。左侧舌前2/3味觉丧失是由于面神经鼓索分支的味觉纤维分布于该区。这一症状也说明病变位于面神经管内鼓索分支起始部近端。

眼轮匝肌瘫痪，使整个下眼睑和泪点不再接触角膜，泪液外溢，经左下眼睑流至面颊。睡

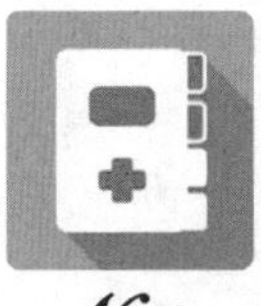

Note

眠时由于麻痹侧眼睑张开，引起角膜干燥。白天由于不能眨眼亦可引起角膜干燥，可致角膜溃疡，需要用眼膏保护角膜。眼轮匝肌（面神经支配）和提上睑肌（动眼神经支配）共同控制上睑的闭合和开放，由于面神经瘫痪致使眼轮匝肌不起作用，而提上睑肌相对亢进，致使眼睑上抬，睡觉时左眼也是睁开的。

神经损伤部位最可能在颞骨岩部面神经管内。茎乳孔以上的面神经炎造成面瘫，病因多为病毒感染，引起面神经水肿，以及面神经管内的面神经受压。若完全受损，病变侧面肌完全受累，随意运动、表情肌和联合运动均发生障碍。大多数病例是非持久性损伤，为不完全性神经变性，因此恢复较慢，但预后较好。部分患者可能存在持久的面部不对称，如轻微的口角下垂。

九、病例九

一名 62 岁男性，就诊于牙科，诉左面部间断性疼痛，已有 2 个月，刷牙、洗脸可诱发，且不断加重。检查后，牙科医生告诉患者疼痛不是由牙齿疾病引起的，可能是神经系统疾病导致的，遂患者就诊于神经内科。

患者诉疼痛为刺痛，每次持续 20～30 秒，每日发作数次，疼痛十分剧烈，甚至产生了自杀的想法。疼痛发作可由咀嚼或冷风吹上唇触发，疼痛区域为左上唇和面部，并且可放射到下眼睑、鼻翼以及口腔内。医生用持续的压力触诊患者眶下区，未发现提示上颌窦感染的软性包块。进一步的检查中，医生发现患者左上唇和整个上颌区对急性机械性刺激痛觉过敏，但前额和下颌区感觉正常。

诊断：三叉神经痛。

临床解剖学问题：

(1)该患者间歇性刺痛发作区域是由哪条神经的哪条分支支配的？

(2)该神经的分支包括哪些？怎样分布？

解析：三叉神经第 2 支（上颌支），即上颌神经分布的区域与患者表现出间歇性刺痛的区域相吻合。上颌神经经圆孔出颅，移行为眶下神经分支分布于鼻翼、下睑、颊部以及上唇的皮肤和黏膜。上颌神经的分支还分布于上颌牙齿，以及鼻腔、腰、口腔和舌的黏膜。

患者描述的症状有三叉神经痛的明显特征。三叉神经感觉支病变好发于中老年人，疼痛剧烈，疼痛发作时患者会出现痛性抽搐。部分病例疼痛剧烈可导致患者心理改变，患者可出现抑郁症，甚至企图自杀。三叉神经上颌支分布区域发生疼痛者最多见，其次是下颌支，眼支少见。

该病可能存在特殊的敏感区——“触发区”（该患者在左上唇），触摸面部、刷牙、饮水或咀嚼时常诱发突然发作的针刺样痛。三叉神经痛的病因尚不明确，有学者认为大部分先天性三叉神经痛可能是存在异常血管压迫三叉神经所致，另一些人认为是由三叉神经节神经元的病变所致，还有一部分人认为三叉神经脊束核的神经元也参与该过程。

十、病例十

患者 55 岁，农民，约 6 个月前出现下唇溃疡，本以为是良性溃疡，随后发现溃疡和良性溃疡不同，且不断增大。

检查中，医生观察到该患者溃疡位于下唇中央，已变硬，表面颜色灰暗，触诊全身淋巴结发现颏下淋巴结肿大、变硬，下颌下淋巴结以及颈深淋巴结未见肿大，取唇部病变组织活检。

诊断：鳞状细胞癌。

临床解剖学问题：

(1)下颌下淋巴回流到哪个淋巴结？

(2)该淋巴结位于哪个肌肉的肌腹间？

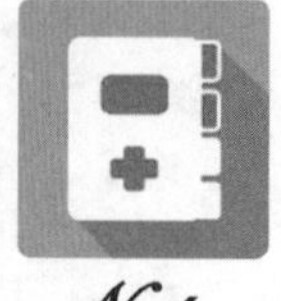
Note

(3)该淋巴结除接受唇部中央淋巴回流外，还接受哪些结构的淋巴回流？

(4)唇外侧部的淋巴回流到何处？

(5)如果癌细胞是从颈下淋巴结转移而来，你认为它还可能向何处转移？

解析：唇癌常累及下唇，病史的共同点是常年暴露在阳光下，如户外工作者、农民。吸烟也是原因之一，可能和长期接触烟草焦油有关。

下颌下淋巴结位于下颌下三角，颈深筋膜下二腹肌两个肌膜的外侧深面。唇外侧部的淋巴主要回流至下颌下淋巴结。触诊下颌下淋巴结前，应当降下颏以放松颈筋膜。

颏下淋巴结位于覆盖下颌舌骨肌的筋膜上，该肌位于左、右二腹肌前腹之间。唇中央、口腔底以及舌尖淋巴引流至该淋巴结。癌细胞首先会转移至颏下淋巴结。若癌细胞进一步扩散，将转移至下颌下淋巴结，之后转移至颈外侧淋巴结。

头、颈各部分的淋巴最后都引流至颈深淋巴结，因此都有可能发生转移。由于颈内静脉-肩胛舌骨肌淋巴结位于肩胛舌骨肌与颈内静脉交叉处，接受颈下及下颌下淋巴回流，唇癌癌细胞扩散时也可被累及。

十一、病例十一

一名 22 岁的医学生，左颞部被石块击中后倒地，不省人事，1 分钟后苏醒。该患者左颞骨上约 3 cm 处有一从耳轮顶点直到眉弓的伤口，且持续出血。该患者诉自觉很虚弱，感觉不平稳，推断其可能有颅骨骨折。急诊医生进一步检查发现该患者上下肢腱反射存在，瞳孔等大，对光反射灵敏。半小时后，患者说很困，想躺着，检查发现该患者左侧瞳孔中度散大，对光反射减弱，右侧瞳孔正在散大，但对光反射正常。随后患者又进入昏迷状态。

进行 X 线及 CT 检查，邀神经外科医生会诊。

诊断：翼点后颞骨鳞部压缩性骨折，硬脑膜外血肿。

临床解剖学问题：

(1)请说出颞区具体的位置和范围。

(2)请描述翼点。

(3)翼点位于颞窝的哪个位置？

(4)为什么翼点在临床上很重要？

(5)该患者哪条动脉可能撕裂出血？

(6)还可能撕裂其他什么血管？

(7)血液聚集的位置在哪里？

(8)如何区分硬脑膜外血肿和硬脑膜下血肿？

(9)硬脑膜外血肿对大脑的可能影响是什么？

解析：颞区位于上颞线和颧弓之间，该区颅骨骨质薄，被颞肌及筋膜覆盖。翼点呈不规则的“H”形，位于颞肌深面，是额骨、顶骨、颞骨及蝶骨 4 块颅骨的交界处。翼点中心在颧弓上方约 4 cm，额颧缝后约 3.5 cm，位于颞窝前部。翼点是一个重要的骨性标志，是脑膜中动脉额部分支的体表投影处。

颞骨鳞部内侧有脑膜中动脉及其分支走行的沟，故颞骨鳞部骨折可撕裂硬脑膜外面的动脉及其分支（主要是脑膜中动脉的前支）。

脑膜中动脉是上颌动脉起始段的分支，经棘孔入颅，在颅内走行 4～5 cm 后发出分支。额（前）支经翼点行向上，大致和颅骨的冠状缝平行，顶支行向后上方分支的确切位置随着起始处位置的变化而变化。本例主要是脑膜中动脉的额支撕裂，脑膜中动脉常有静脉伴行，因此静脉也可被撕裂。

对于硬脑膜下血肿和硬脑膜外血肿，首先可以通过临床表现来鉴别，硬脑膜外血肿通常有

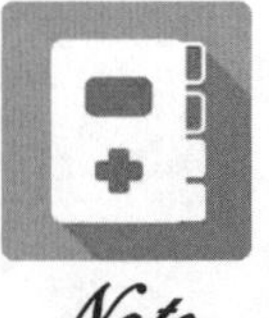

"中间清醒期"，主要是由于硬脑膜外血肿形成较慢，因此由脑震荡所致的短暂的意识丧失后神志可清醒。此外，部分血液及脑脊液可通过静脉排出颅腔，因此，短时间内患者可以耐受这种颅内占位病变。但由于颅骨不能扩张，颅内压升高较快，故会引起嗜睡，然后昏迷。而硬脑膜下血肿往往由脑挫伤引起，通常脑组织受伤严重，直接造成意识障碍。此外影像学检查也有助于进行分辨，硬脑膜外血肿在CT上往往呈现凸透镜形态，而硬脑膜下血肿往往为新月形。

硬脑膜外血肿会造成颅内压升高，而幕上局部颅内压升高会使小脑幕以上部分脑组织(通常是钩回)突入小脑幕切迹，挤压脑干和小脑幕游离缘之间的动眼神经，使之麻痹，导致患侧瞳孔散大，对光反射消失。本例的硬脑膜外出血，主要压迫了翼点下的颞叶，需立即施行外科手术，以降低颅内压，防止进一步压迫脑干，损害延髓的心血管及呼吸中枢，避免死亡。

十二、病例十二

一名23岁男性，到牙科就诊，需要拔除下颌第三磨牙(智齿)。牙医告知拔牙需进行局部麻醉。患者同意，并表示其对疼痛很敏感，要求加大麻醉药物剂量。牙医经口内黏膜插入针管至下颌小舌附近，几分钟后患者自诉牙龈、唇、下颌和同侧舌麻木(麻醉)，遂开始拔牙。拔牙过程中患者感觉疼痛，追加麻醉药物剂量后，拔牙顺利进行。

拔牙结束后，患者发现自己注射麻醉药物侧不能闭眼、合唇，口角歪向同侧(尤其是露牙时)，同侧耳麻木，他告诉牙医这些异常现象，牙医解释这是注射过量麻醉药物，导致支配上述部位的神经也被阻滞了，3～4小时后这些症状将会消失。

临床解剖学问题：

(1)请指出支配下颌磨牙和前磨牙的神经。

(2)为什么患者的下颌、下唇和同侧舌麻木?

(3)麻醉该神经时，可能会影响到其他的什么神经?

(4)是什么原因导致患者面瘫以及耳麻木?

解析：下牙槽神经分布于下颌磨牙和前磨牙、尖牙和切牙，终末支颏神经分布于同侧颊部和下唇皮肤，因此，麻醉下牙槽神经同时也麻醉了颏部和下唇。同时舌神经在下颌孔附近下降至下牙槽神经的前面，故亦被麻痹。这对于拔牙来说是有利的，因为舌神经发出感觉纤维至下颌的牙龈和舌，麻醉该神经镇痛效果更好。

由于麻醉药物剂量过大，因此波及腮腺，麻醉了腮腺表面的面神经分支，导致面部表情肌瘫痪(面瘫)。与对牙齿和牙龈的麻醉作用相似，对面部表情肌和咀嚼肌的麻醉也会在数小时内消失。

患者耳麻木是因为耳大神经中间支被麻醉。该神经前支分布于面部后下部皮肤，中间支分布于耳郭前、后面的下部。

(陆云涛)

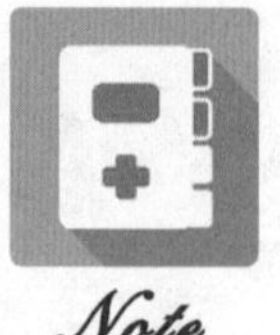
Note

第十一章 颈　　部

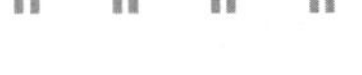

一、病例一

患儿，女性，4 岁。患儿母亲发现女儿的头向一侧歪斜，遂来就诊。查体见患儿的头向右侧倾斜，枕骨转向右肩，颈下部转向左侧，并上提。患儿右胸锁乳突肌下部可触摸到一个包块，该肌的其余部分明显突出于颈部表面。诊断为先天肌肉性斜颈。

临床解剖学问题：

(1)患儿的这种异常表现通常称为什么？

(2)造成胸锁乳突肌异常的常见原因是什么？

(3)一般什么原因会导致这种情况？

(4)为什么斜颈需经过很长时间才能形成？

(5)这种损伤能否在幼年诊断出来，并在斜颈形成前进行处理？

(6)如果肌肉性斜颈没有进行处理(如进行胸锁乳突肌的牵引或手术延长)，会造成什么后果？

解析：患儿的这种表现一般称为斜颈。先天的肌肉性斜颈常发生在出生时。子宫内胎儿的头和颈如果处于不良姿势，会造成胸锁乳突肌损伤，包括肌纤维的撕裂和纤维化(由肌纤维损伤而增生的纤维组织形成)；难产时，对胎儿颈部的牵拉也可能造成胸锁乳突肌肌纤维撕裂或肌内出血，形成的血肿聚集在胸锁乳突肌的筋膜鞘内，造成对肌纤维的压迫，从而造成胸锁乳突肌损伤，导致一定区域的缺血，损伤的肌纤维逐渐发生纤维化。

斜颈(颈部歪斜)随着胸锁乳突肌发生纤维化和缩短缓慢出现，通常在 6 岁前可能会被忽视，因此有必要进行全面的儿科检查。检查可能会发现在胸锁乳突肌下 1/3 处有一个血肿，如果对肿块进行按摩，或每天进行被动性的颈部牵拉锻炼，血肿可能消失，可能就不会发生胸锁乳突肌的纤维化和缩短。如果不对肌肉性斜颈进行处理，则可导致面部骨骼发育不对称，还可出现颈椎的楔形畸形。

二、病例二

患者，女性，58 岁。主诉颈部甲状软骨下方轻微肿大。

体格检查和超声检查发现，甲状腺右侧叶有一些结节。用穿刺吸取法获得的细胞进行检测，证实为恶性。医生决定实施甲状腺半切除手术。术前经口插入气管套管，术后患者出现喉部疼痛和声音嘶哑约 2 天。

临床解剖学问题：

(1)什么是甲状腺半切除？

(2)引起喉部疼痛的原因是什么？

(3)引起声音嘶哑的可能原因是什么？

(4)在进行甲状腺手术时容易损伤哪些神经？

(5)这些神经受损后，哪些结构可受到影响？

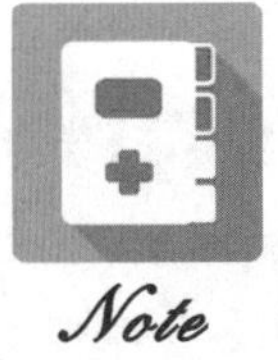

解析:甲状腺半切除是指切除甲状腺一个叶的大部分,而不是全部叶。通常保留该叶的后部,以避免切除甲状旁腺。由于在甲状腺切除时需插入气管套管,因此在术后1～3天患者常感觉喉咙疼痛。这一操作会刺激咽喉部的黏膜,引起炎症。甲状腺手术中如损伤右侧喉返神经,则会导致声音嘶哑,术后产生的水肿和感染也可能会对该神经造成压迫。

喉返神经在甲状腺手术中容易受损的原因是它非常靠近甲状腺和气管。左侧的喉返神经较右侧更容易为外伤或疾病所损伤,这是因为它在主动脉弓周围有较长的行程。喉返神经支配声襞以下喉的感觉,以及除环甲肌以外的所有喉肌的运动。因此喉返神经的损伤会引起声襞瘫痪,导致声音嘶哑、低钝或失声。

三、病例三

患者,男性,52岁。在手术切除其右侧颈部后上方的恶性肿瘤后,医生决定对该区域进行颈部淋巴结清扫术,以去除肿大的淋巴结。其中一个肿大的淋巴结位于下颌下三角胸锁乳突肌上端的深面。术后,患者告知医生自己右肩上提困难,而且将头转向左侧时很费力。

临床解剖学问题:

(1)在去除肿大的淋巴结的手术中可能损伤了什么神经?

(2)这条神经与胸锁乳突肌上端有怎样的位置关系?

(3)你认为医生去除的是什么淋巴结?

(4)这些淋巴结接受什么区域的淋巴?

(5)如果甲状腺结节中的癌细胞已经转移,它们会转移到什么淋巴结?

解析:很可能损伤了副神经的脊髓根。此神经穿入胸锁乳突肌上部的深面并支配该肌,然后经过枕三角,支配斜方肌。胸锁乳突肌可使头向外侧倾斜并旋转颈部,这可以解释为什么患者会转头困难。斜方肌可上提和旋转肩胛骨,这就可以解释患者为什么提肩困难。在手术中去除的肿大淋巴结是下颌下淋巴结,其位于颈深筋膜的浅层(封套层)深面。下颌下淋巴结接受来自颏下淋巴结、颊淋巴结和舌淋巴结群等区域的淋巴。下颌下淋巴结的输出管汇入颈深上、下淋巴结,因此来自肿瘤原发灶的癌细胞可沿上述淋巴通路转移,导致这些淋巴结肿大。

四、病例四

患者,女性,42岁。主诉在颈前部有一肿块,并且这个肿块对呼吸有影响。检查发现患者甲状腺左侧叶内有一个固定的包块,随吞咽上下移动。超声扫描到甲状腺左侧叶内有一个实质性包块。活组织穿刺检查证实活检细胞为恶性。

临床解剖学问题:

(1)为什么这个肿块随吞咽上下移动?

(2)为什么患者的呼吸受到影响?

(3)根据你对甲状腺淋巴组织的了解,你认为这些癌细胞会转移到哪些淋巴结?

解析:甲状腺及其结节样肿块被气管前筋膜包绕,该筋膜将甲状腺被囊连接到环状软骨和气管环上,因此,与舌骨和气管上部分别在舌骨上肌和舌骨下肌作用下上提和下降一样,患者吞咽时,甲状腺和甲状腺内的结节会上下移动。呼吸受到影响是因为甲状腺的每个叶都很靠近气管,甲状腺肿瘤引起甲状腺增大,压迫气管,使气管腔变窄,导致呼吸困难。由于癌细胞位于甲状腺结节内,可能会转移到喉前淋巴结、气管前淋巴结和气管旁淋巴结,最终会到达颈深下淋巴结。

五、病例五

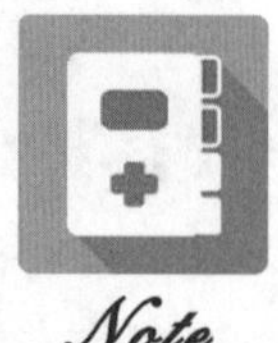

患者,男性,62岁。主诉吞咽和呼吸困难。他的妻子注意到他的颈部肿大,怀疑是甲状腺

肿。体格检查和超声检查,以及穿刺活检的结果证实该男性患有甲状腺癌。拟进行甲状腺切除术和颈部肿大淋巴结清扫术。

临床解剖学问题:

(1)什么是甲状腺肿?

(2)为什么患者会出现吞咽和呼吸困难?

(3)为什么通常不进行甲状腺全切除术?

(4)在切除甲状腺时,如何才能避免损伤喉返神经?

解析:甲状腺肿是指甲状腺肿大,常在颈前部形成一个肿大的包块。由于肿大的甲状腺压迫气管和食管造成管腔部分狭窄,患者出现呼吸和吞咽困难。对于该病,一般不采取甲状腺全切除术,因为这样可能会损伤喉返神经和误摘除所有的甲状旁腺。通常情况下,甲状旁腺在甲状腺的后部,甲状腺的纤维囊和筋膜鞘之间,也就是囊鞘间隙内。为避免在甲状腺手术中损伤喉返神经,医生通常不把切口深入甲状腺纤维囊的后面,特别是靠近内侧处,因为喉返神经紧邻甲状腺筋膜鞘的后部,走行在气管食管沟内。

六、病例六

患者,女性,65 岁。主诉肌无力、食欲减退、恶心、便秘和多尿等症状。在详细询问病史和进行全面的体格检查后,行血液和尿液的实验室检查。报告显示血清钙浓度、血中甲状旁腺激素和尿钙浓度均升高,诊断为甲状旁腺腺瘤。决定实施切除手术。在术中,医生很容易地找到了上甲状旁腺,发现它们的大小正常。还找到了唯一的一个下甲状旁腺。该甲状旁腺肿大,而且病理切片显示为甲状旁腺组织增生和甲状旁腺腺瘤,故实施切除术。医生还系统地在患者颈前部寻找第 4 个甲状旁腺,但未能找到,后经进一步检查终于找到该腺。

临床解剖学问题:

(1)正常人有多少个甲状旁腺?

(2)在哪里有可能找到异位的甲状旁腺?

(3)如果在颈部没有找到异位的甲状旁腺,你认为医生还可能会在哪些部位探查?

(4)哪个甲状旁腺最容易发生异位?

(5)甲状旁腺异位的原因是什么?

解析:正常人通常有 4 个甲状旁腺,但约有 5%的人的甲状旁腺多于 4 个。异位甲状旁腺常见于胸腺上或被包埋于甲状腺的下方。如果在颈部没有发现甲状旁腺,医生可能会在上纵隔进行探查。上甲状旁腺起源于第 4 对咽囊,而下甲状旁腺与胸腺一同起源于第 3 对咽囊。随着胚胎的发育,胸腺下降并与下甲状旁腺分离。这种分离通常发生在胸腺位于甲状腺下叶后方时。由于这种迁移的方式很多,故异位甲状旁腺出现的概率很高。

七、病例七

患者,青年男性,右侧颈后三角中部被刀砍伤,刀伤深至胸锁乳突肌前缘。医生对他进行了止血并缝合了伤口。不久,该患者出现右侧上肢上举困难,头不能向右侧倾斜。

临床解剖学问题:

(1)患者哪根血管可能受到了损伤?

(2)可能损伤了哪根大神经?请描述其走行。

(3)为什么患者侧上肢上举困难和头部向外侧倾斜困难?

解析:患者可能是颈外静脉受到了损伤。这条大的静脉向下外方走行,跨过胸锁乳突肌,在锁骨上方穿入颈部深筋膜。可能损伤了颈横神经,因为该神经在胸锁乳突肌后缘的中部转向,在颈阔肌的深面跨过胸锁乳突肌,然后发出分支支配颈外侧和颈前部的皮肤。在胸锁乳突

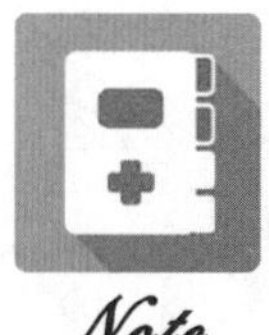

肌后缘中部的上方，副神经斜行经过颈外侧三角，该神经支配胸锁乳突肌和斜方肌。患者右侧上肢上举困难是副神经被切断，斜方肌瘫痪所致。在前锯肌的协助下，斜方肌旋转肩胛骨，使关节窝朝向外上方，从而向上向后上举上肢，患者不能将头向右侧倾斜，是由胸锁乳突肌瘫痪所致，该肌也由副神经支配。

八、病例八

患者，男性，82 岁。在一起交通事故中，因车突然停止而被安全带损伤颈部。主诉呼吸困难和喉结疼痛。医生检查后决定对该患者实施紧急环甲膜切开术。

临床解剖学问题：

(1)在交通事故中，颈前区的哪些结构容易被安全带损伤？

(2)为什么会导致呼吸困难？

(3)老年人的喉软骨很容易发生骨折，为什么？

(4)在进行环甲膜切开术时，须切开哪些结构才能到达气管？

(5)在过了较长的时间后，应采用哪些外科处理手段建立呼吸通道？

(6)根据你对气管毗邻关系的了解，在进行上述外科处理时可能会损伤哪些结构？

解析：在交通事故中，颈前区的喉软骨尤其是突出的甲状软骨可能被安全带损伤，导致骨折。异位的甲状软骨板会阻塞气道，另外，喉的黏膜下水肿也可能限制空气通过，导致呼吸困难。由于老年人的喉软骨特别是甲状软骨的骨化，所以，很容易发生骨折。

为增强呼吸，需要将环甲膜切开，并向气管内插入一个小的气管套管。如果需要建立一个较长时间的气道支持，通常会进行气管切开。手术可选择在甲状腺峡部的上方或下方进行。分离甲状腺峡部，暴露气管上端(如第 1 和第 2 气管环之间)。有的医生喜欢在第 2～4 气管环做一垂直切口。如果气管切口向后过深，特别是在儿童手术时，则可能会损伤气管后壁和食管。有时，在做气管切开时也可能损伤甲状腺最下动脉、喉返神经等。

九、病例九

患者，男性，20 岁。有低热、咽痛，一侧面部的耳前区有一包块。该患者还注意到在其颊部下方也有一个肿块。在体格检查时，医生观察到患者右侧的腮腺和下颌下腺肿大。触压腮腺时疼痛。口腔检查发现上述腺体在口内的开口发红。当让患者吸吮柠檬汁时，肿大腮腺的疼痛增加。诊断为腮腺炎。

临床解剖学问题：

(1)下颌下腺位于颈部的哪个三角？

(2)腮腺和下颌下腺的开口在哪里？

(3)为什么腮腺肿大会引起疼痛，特别是在咀嚼时？

(4)为什么吸吮柠檬汁会引起腮腺疼痛？

解析：下颌下腺位于下颌下三角的后部，该三角是颈前三角的一部分。腮腺开口于正对上颌第二磨牙的颊黏膜处。腮腺管的炎症会引起开口周围的乳头红肿。下颌下腺开口于舌系带旁边的舌下阜上，有 1～3 个开口。腮腺炎症(腮腺炎)引起的疼痛，是由于腮腺被与颈深筋膜相延续的坚韧的囊所包绕，限制腮腺的肿大所致。疼痛通常在咀嚼时加重，这是腮腺包绕在下颌支的后缘，张口时腮腺被压向乳突所致。吸吮柠檬汁时会引起感染的腮腺疼痛，是因为酸性成分刺激唾液分泌，进而导致受感染的腮腺管疼痛。

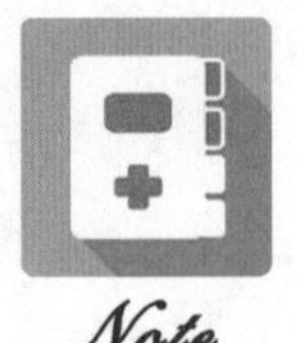

十、病例十

3 岁男孩，在玩硬币时，不小心将一枚 1 元的硬币吞入口中并咽下，出现咳嗽、流口水和呼吸困难，男孩被立即送往医院。进行颈部侧位 X 线检查，显示硬币滞留在食管中。

临床解剖学问题：

(1)硬币可能滞留在食管颈段的哪个部位？

(2)如果硬币通过了食管滑向胸段，可能停留在哪个部位？

(3)是什么原因导致男孩呼吸困难？

(4)怎样才能取出硬币？

解析：硬币最有可能停留在咽与食管上端的结合部，该结合部位于环状软骨下缘水平。如果硬币向下进入食管胸段，可能会停留在主动脉弓处食管的第 2 个狭窄。局部膨大的食管压迫喉或气管，会导致呼吸困难，甚至窒息。通常采用食管内窥镜在直视下取出硬币。有时候，会用带有气囊的 Foley 管插入食管，然后充气，拉出导管，硬币就会顺势被导管和气囊取出。缺乏医疗条件时常用海姆立克急救法。如果是儿童患者，可用手托住儿童腹部，使其头放低，用手拍打儿童背部，使硬币咳出。如果患者是成人，救护者站在患者身后，从背后抱住其腹部，一手握拳，拳心向内按压于患者上腹部，另一手置于拳头上并握紧，双手急速、冲击性地向内上方压迫患者腹部，反复有节奏、有力地进行，使硬币咳出。如果没有他人在场，自己可以借助椅背自救，弓下身体，头部放低，腹部顶在椅背上，向胃部方向一下一下地压迫，并同时咳嗽，争取把硬币咳出。如果吞下硬币后没有任何不适，可以进行观察，大多数都能随粪便一起排出体外。观察期间一旦出现腹痛、呕吐、排黑便、发热，应立即去医院治疗。

十一、病例十一

患者，男性，30 岁，在吃鱼时突然感到呼吸困难。他告诉妻子可能有个鱼刺卡在喉咙，妻子带他到医院的急救中心。医生用喉镜对该男子的喉部进行了观察，但未看到鱼刺。又用喉内窥镜对喉咽进行检查，确定了鱼刺的位置并将其取出。

临床解剖学问题：

(1)你认为鱼刺滞留在哪个部位？

(2)如果鱼刺刺破黏膜可能会损伤什么结构？

(3)损伤这一结构会导致什么后果？

解析：鱼刺可能滞留在杓会厌襞和喉咽外侧壁之间的梨状隐窝。吞咽的食物经过喉咽时，会被推向梨状隐窝，所以，诸如鱼刺或鸡骨等异物常常进入梨状隐窝。滞留在梨状隐窝内的尖锐异物可能刺破梨状隐窝底。迷走神经的喉内神经(喉内支)由于紧贴梨状隐窝黏膜层的深面，故很容易被损伤。该神经发出感觉支分布到声襞上方的喉黏膜。喉上部的黏膜很敏感，异物触及时，会产生剧烈咳嗽来排出异物。如果支配该区域的神经受损，则会导致黏膜的感觉丧失，食物可进入喉，引起窒息。

十二、病例十二

患者，女性，30 岁，颈部前方有一包块。该患者告诉医生，她的家人抱怨她容易急躁、激动和哭泣。

体格检查：颈部两侧喉的下方，各触及一个肿块。甲状腺肿大，而且随吞咽上下移动。还检查到了下列体征：眼球突出、脉搏加快、手指震颤、手掌潮湿和体重下降。诊断为甲状腺功能亢进(Graves 病)。因药物治疗无效，医生对患者进行了部分甲状腺切除。但在手术后，患者出现了声音嘶哑。

临床解剖学问题：

(1)肿大的甲状腺随吞咽上下移动的解剖学基础是什么？

(2)患者的甲状腺肿大，可能使哪些神经受到压迫？

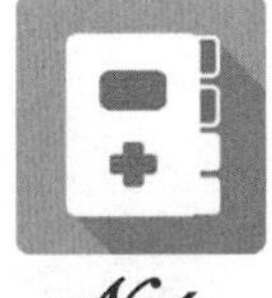

Note

(3)如果进行甲状腺全切除术,哪些内分泌腺可能会被误摘?

(4)这种失误的后果是什么?

(5)患者出现声音嘶哑的原因可能是什么?

解析:由于甲状腺借气管前筋膜附着在喉上,所以颈部甲状腺肿大形成的包块可以随吞咽而上下移动。伴有眼球突出的甲状腺功能亢进最早是由一位爱尔兰医生 Graves 博士发现的,因此被命名为 Graves 病。

甲状腺功能亢进的外科治疗是切除甲状腺每一个叶的一部分(不完全的甲状腺切除术),保留少量的甲状腺组织以分泌激素。由于甲状旁腺主要位于甲状腺的后面,所以常保留甲状腺的后部以避免误摘甲状旁腺,以保证至少有一个甲状旁腺能分泌甲状旁腺激素,该激素能维持血液和体液中钙的正常水平。如果摘除甲状旁腺,患者会产生惊厥、手足抽搐,具体表现为精神紧张、痉挛以及面部和四肢肌肉的抽搐。

甲状腺切除术可能会损伤喉返神经。在甲状腺下极附近,喉返神经与甲状腺下动脉有非常密切的位置关系。当喉返神经在气管食管沟附近时,它在甲状腺下动脉的前方或后方,或从甲状腺下动脉分支之间经过。由于喉返神经和甲状腺下动脉关系密切,故外科手术时容易损伤该神经。喉返神经支配除环甲肌以外的所有喉肌。损伤喉返神经的其中一支就会严重地影响声音(如本病例中的声音嘶哑,或音调改变,如金属音),一些患者还会出现清除喉部分泌物困难。术后水肿也可导致暂时性的喉返神经损伤。术后引起暂时性声音嘶哑的常见原因是气管插管时损伤了喉黏膜。如果双侧喉返神经损伤(不常见),声襞保持在部分外展的状态,这是喉内肌完全瘫痪的表现,声门裂不能完全打开,从而严重地影响呼吸和声音。如果是炎症或渗出液对喉返神经造成压迫,呼吸或声音障碍将会在伤口愈合后得到恢复。

十三、病例十三

一名 10 岁的男孩因喉痛和耳痛被送到医院。伴有高热(体温 40.5 ℃),脉搏快,呼吸频率快。

体格检查:对患者喉咙的检查发现咽喉部有广泛的红肿,特别是腭扁桃体红肿明显。左侧鼓膜突出。询问病史发现该男孩曾经有鼻黏膜(包括咽扁桃体)慢性炎症的症状,因此他经常用口呼吸。还曾经患过扁桃体周围脓肿。

考虑为扁桃体炎,特别是腭扁桃体的炎症。

治疗:给予抗生素治疗后,炎症消失。考虑到患者的病史,医生决定在 3 个月后,对该男孩实行扁桃体切除和腺样体切除。

临床解剖学问题:

(1)扁桃体的定义是什么?

(2)解释男孩耳痛的解剖学基础。

(3)在该病例中,哪个淋巴结可能肿大?

(4)在扁桃体切除过程中,导致出血的可能原因是什么?

(5)压迫哪个血管可以控制扁桃体床的动脉出血?

解析:咽壁上聚集着大量的淋巴组织,最主要的是扁桃体,如果没有特别的说明,通常是指腭扁桃体,其他的还包括舌扁桃体、咽扁桃体和咽鼓管扁桃体,所有扁桃体在咽峡部(口腔和口咽的交界处)形成一个扁桃体环(咽淋巴环)。尽管扁桃体环通常被认为是感染的屏障,但其功能并不完全清楚。可以肯定的是这些淋巴组织在感染的免疫反应中有重要的作用。在本例中,感染沿耳道进入中耳,引起中耳炎,导致鼓膜膨出,因此鼓膜膨出可能是患者耳痛的主要原因。扁桃体由舌咽神经的分支支配,由于舌咽神经的鼓室支支配鼓室黏膜的感觉,故扁桃体炎引起的疼痛可能会牵涉到耳。另外中耳压力的改变也会引起耳痛。

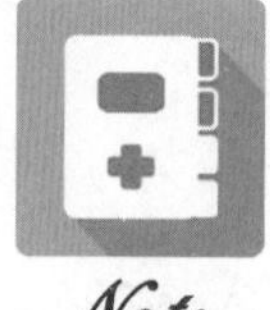

Note

扁桃体的淋巴管穿过咽壁，主要终止于颈深淋巴结的颈内静脉二腹肌淋巴结。扁桃体炎常会引起该淋巴结肿大。腭外静脉是扁桃体切除手术中最常见的出血来源。这条重要的静脉从软腭下行，在穿入咽上缩肌之前，紧邻扁桃体的外侧面。在严重出血及出血不能控制时（如来自面动脉的扁桃体支出血），可通过压迫或钳夹颈外动脉的起始部来控制出血。

（李　强）

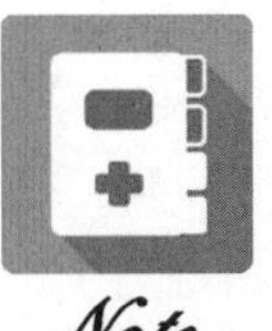

第十二章　胸　　部

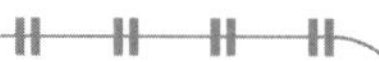

一、病例一

一位46岁女性，自诉其左乳有一硬而无痛的肿块，检查发现其左乳外上象限有一包块，而且该部位皮肤增厚，且表面有浅凹形成。左乳头明显较右乳头高，腋窝触诊发现大而硬的淋巴结。诊断为乳腺癌。

临床解剖学问题：

(1)左侧乳腺外上象限通过淋巴回流最有可能将癌细胞转移至何部位？

(2)癌细胞通过淋巴扩散还会转移到其他哪些淋巴结？

(3)皮肤增厚且表面形成浅凹及乳头增高的原因是什么？

解析：来自乳房左上象限的癌细胞可能通过淋巴道转移至腋窝淋巴结，主要累及胸肌淋巴结群，其次是锁骨上和锁骨下淋巴结群。癌细胞侵入乳腺的淋巴管是产生水肿的原因，水肿导致皮肤变厚出现类似于"橘皮"或"猪皮"样改变。当癌细胞侵犯到乳房悬韧带、腺组织或乳腺管时，就会出现局部皮肤凹陷(较大的窝，指尖大小或更大)、乳头回缩，即"酒窝征"。当癌细胞侵入乳房后结构、胸部深筋膜和胸内的淋巴结时，整个乳房的肿大将导致同侧乳头较对侧高。

二、病例二

一位42岁长期吸烟患者，自诉声音有改变、体重严重下降、持续咳嗽和咳血痰。行支气管镜检发现气管隆嵴倾斜，胸部X线检查及活检发现该患者左肺上叶支气管癌变。

临床解剖学问题：

(1)结合症状和体征，请判断癌细胞从何处转移而来。

(2)什么部位的浅表淋巴结可能肿大，并可触摸到？

(3)为什么会发生声音改变？

(4)请分析支气管隆嵴倾斜的原因。

解析：本病例的支气管原位癌(癌源于支气管黏膜层)已经发生了左侧支气管纵隔淋巴结转移。当支气管原位癌发生时，锁骨上淋巴结也明显肿大并可触及，因而锁骨上淋巴结又被称为哨兵淋巴结。肿大的支气管纵隔淋巴结会压迫左侧喉返神经。在本病例中，喉返神经受压导致左侧声带瘫痪，从而导致声音嘶哑。支气管镜检所发现的气管隆嵴倾斜是由位于气管杈的气管支气管淋巴结肿大压迫造成的。

三、病例三

一位62岁患者，自诉呼吸困难，在颈静脉切迹处触诊到气管，在心脏收缩期，发现患者气管异常移位，X线检查后诊断为主动脉弓动脉瘤。

临床解剖学问题：

(1)什么是主动脉弓动脉瘤？

(2)为什么这种病多见于老年人？

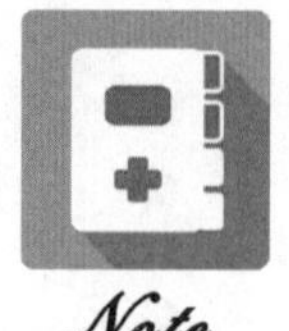

Note

(3)患者哪些结构可能受压?

(4)在心脏收缩期气管为什么会移位?

解析:主动脉弓动脉壁发生永久性的局限性异常扩张意味着形成了动脉瘤。主动脉弓动脉瘤多见于有动脉病理改变的老年人和先天性动脉异常患者,尤其是动脉粥样硬化的患者。

主动脉瘤多发生在中老年阶段。老年人随着年龄的增长,主动脉壁的弹性和张力逐渐减弱,加之长期高血压、动脉硬化、高血脂、糖尿病等慢性病的影响,主动脉壁的结构和功能发生破坏,故主动脉瘤的风险增加。

主动脉弓位于胸骨柄后方,向后上方走行,然后左转至气管前方,接着向下转至气管左侧。因而主动脉弓动脉瘤会压迫气管造成呼吸困难,压迫食管导致吞咽困难。心室收缩时,血液射入升主动脉和主动脉弓,导致主动脉瘤增大,从而对气管和食管的压迫也增大。心脏收缩时在颈静脉切迹处,能触诊到气管的异常运动。

四、病例四

一位 44 岁男性患者,醉酒后在和人激烈争吵中被 9 cm 长水果刀刺伤入院,经检查,水果刀刺入胸骨左缘第 4 肋间隙。当送到医院急诊时,该患者已处于半昏迷状态,出现休克、喘息样呼吸。几分钟后,该患者失去意识并死亡。法医进行了尸检。尸检报告:刺伤造成过度失血和心包填塞致死。

临床解剖学问题:

(1)运用所学胸部的解剖学知识,判断会刺伤哪些器官。

(2)血液可能蓄积在什么地方?

(3)分析心包填塞的原因以及心包填塞后是如何造成患者死亡的。

解析:于胸骨左侧第 4 肋间隙插入的水果刀并没有伤及左肺,因为这个部位是心切迹所在部位,水果刀可能划伤壁胸膜后刺入了位于动脉口下方右心室的肺动脉圆锥和位于左心室的主动脉前庭,血液流入了心包腔。由于血液在心包腔内快速蓄积,心脏严重受压,舒张受限,血液回流受阻(心包填塞)。当心包内压力超过大静脉内的压力时,静脉停止回流,血液开始流入肺。这就是患者休克、喘息样呼吸以及死亡的原因。

五、病例五

一位 16 岁男孩,在家庭聚餐结束后的第 2 天早上,打扫卫生时出现窒息,当时其母亲以为有东西卡在男孩喉咙里,就让男孩伏在自己手臂上并在其背上捶打了几下。事后男孩看起来有所好转,但不久后男孩又开始咳嗽,当发现男孩有呼吸困难时,男孩的母亲马上将其送往医院。医生询问男孩在窒息前吃过什么东西时,男孩的母亲回答:“今天什么也没吃,但他昨晚可能吃过花生米。”

体格检查发现患者出现了咳嗽和呼吸困难等呼吸抑制症状。随后的检查中,医生发现患者右胸活动较少。前后胸听诊发现右肺呼吸音弱。叩诊发现患者右肺叩诊音较实。遂对患者进行吸气和呼气状态下 X 线检查。

X 线检查报告:右肺中叶和下叶过度充气,心脏和其他的纵隔结构左移,呼吸运动减弱。异物可能滞留在靠近右侧上叶支气管起源部下方的中叶支气管内。

支气管镜检:常规麻醉下行支气管镜检,在 X 线报告位置,即右侧中叶支气管内发现异物,在支气管镜下取出异物。异物是一粒花生米。

诊断:异物导致支气管阻塞。

临床解剖学问题:

(1)异物进入右主支气管并影响右肺中叶和下叶的胚胎学和解剖学基础是什么?

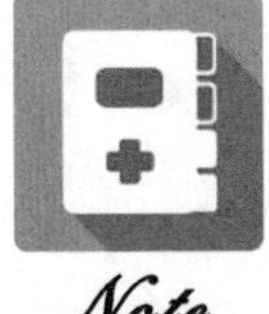
Note

(2)如异物不能移除，右肺中叶和下叶将萎缩。请解释肺为什么会萎缩。

(3)X 线检查时肺叶萎缩的表现是什么?

(4)肺萎缩对心脏、纵隔结构及膈有何影响?

解析:由于右主支气管比左主支气管管径宽、短而直，故异物更易掉入右主支气管。常见的异物有坚果、小零件、针、蜡笔和牙科用料(如补牙的填料)等。由于右下叶支气管和右主支气管基本上在一条直线上，而且异物较易停留在下叶支气管近端，即中叶支气管起始部上方部位，因此异物落入支气管后，常影响右肺中叶和下叶。

当一侧主支气管完全受阻后，该侧肺就会完全萎缩，变成一个未进空气或膨胀不全的肺，肺内无空气就会导致肺不张。当叶支气管受阻后，受影响的肺叶内的空气被吸收入血，这部分肺就会发生萎缩，具体是肺、肺叶还是支气管肺段萎缩取决于异物阻塞的部位。由于萎缩肺的密度和软组织密度相同，萎缩的肺、肺叶或肺段在 X 线检查时和软组织有相同的阴影，不过和正常肺组织较透亮的 X 线像相比，萎缩肺显得较暗。当肺的一部分发生萎缩时，肺叶不能充满胸膜腔，受到对侧的压力，心脏和纵隔会移位至萎缩肺一侧，并在呼气和吸气时停留不动。正常侧的膈肌运动正常，患侧的膈肌则很少运动。

六、病例六

一位 10 岁女孩，被毯子包裹送到门诊。护士将其送到检查室并叫来医生。在准备做体格检查时，发现患者全身发抖并紧抱住右侧胸部，呼吸急促(呼吸困难)且呼吸较浅，伴随有干咳，且痰中带血。测体温 41.5 ℃，脉搏 115 次/分。胸部叩诊发现，胸后下侧为实音。听诊发现，右侧呼吸音较弱且能听到胸膜摩擦音。患者自述右侧胸部尖锐刺痛，当咳嗽、深呼吸或打喷嚏时疼痛加剧，第 1 次疼痛部位在脐部及右肩。X 线检查报告右肺基底后部紧邻肌处能见到密度增高(实肺)影，心脏和纵隔结构轻微向右侧移位。实验室检查示白细胞计数增高，痰培养发现大量肺炎球菌。

诊断:肺炎球菌性胸膜炎。

临床解剖学问题:

(1)胸膜的功能是什么?

(2)简述胸膜炎和胸膜腔渗液。

(3)如何排出胸膜腔中的脓液?

(4)结合所学有关胸膜的神经支配等解剖学知识，解释右胸疼痛为什么会放射至脐部及右肩。

(5)运用所学解剖学知识解释胸膜炎时心脏和纵隔结构为什么会移位。

解析:在肺根部周围及其下方，壁胸膜和脏胸膜相延续。正常情况下，壁胸膜和脏胸膜之间潜在的腔隙(胸膜腔)含有少量的浆液，呼吸时，脏胸膜在壁胸膜上滑动从而减小阻力。胸膜炎时，胸膜表面变得粗糙，呼吸运动时就会感觉疼痛，而且在听诊时能听到胸膜摩擦音。

由于胸膜腔是一个潜在的腔隙，X 线检查时观察不到，但当壁胸膜和脏胸膜间有空气、液体(脓液或血液)蓄积时，胸膜腔在 X 线下就很明显了。在本例中因未及时处理炎症，胸膜的血管渗出液进入胸膜腔，故 X 线检查时可检测到积液，积液阴影可导致肺轮廓不清。若胸膜发炎感染，脓液将蓄积在胸膜腔中造成脓胸，如果只有少量脓液，可用穿刺针从腋前线和腋中线之间的第 8 肋骨上缘(第 7 肋间隙)刺入胸膜腔抽取脓液。从肋骨上缘穿刺是为了避免损伤肋间神经和血管，有些病例中，可从腋中线的第 8 或第 9 肋间隙进针。

壁胸膜，尤其是肋胸膜对疼痛敏感，而脏胸膜对疼痛不敏感。肋胸膜和膈胸膜的痛觉纤维来自分布在胸壁的肋间神经分支。炎症时胸膜间的摩擦，尤其是在吸气过程中，将会刺激神经末梢，从而产生刺痛。胸膜牵涉痛的部位为肋间神经分布的胸壁和腹壁，脐周区疼痛是由分布

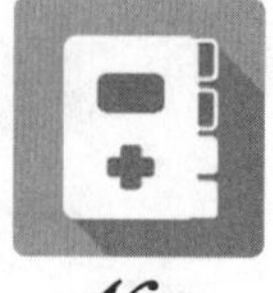

于脐水平(包括脐区)胸壁皮肤的第 10 肋间神经受到刺激所致。

膈神经(第 3～5 颈神经)发出分支分布于纵隔胸膜和膈胸膜的中央部,锁骨上神经(第 3、4 颈神经)分布于颈根部皮肤,该神经发自膈神经发出的脊髓节段中的两个节段,两个神经的起源有重叠。在本例中,这些部位的胸膜受到刺激并影响到膈神经末梢,从而导致疼痛并牵涉到颈根和肩部。肺炎导致肺萎缩后,肺内空气减少,胸腔容积相对增大,心脏和其他纵隔结构向患侧移位。如果是脓胸或胸膜腔渗液,则由于胸膜腔积血或积脓,心脏和纵隔结构会被推向对侧。

(宋作庆)

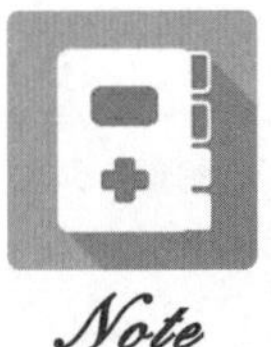
Note

第十三章　腹　　部

一、病例一

一名医学生，见习腹部探查术。患者是一位肠梗阻患者。当手术医生与该学生完成手部消毒后，手术医生问："什么样的腹部切口最合适？"该学生想了一会后，提议选择腹直肌旁切口，手术医生对此提议不甚满意。

临床解剖学问题：

(1)从解剖学角度讲，为什么腹直肌旁切口不合适？

(2)根据你对腹前外侧壁的了解，你认为哪种切口更合适？

(3)你认为这种切口为什么合适？

解析：腹直肌旁切口可能会切断支配腹直肌的神经，所以一般不提倡做此切口。部分神经自近腹直肌侧缘进入该肌的深面，如果切断了这些神经，则会导致腹直肌瘫痪，并伴有腹前壁力量的减弱。另外，为腹直肌供血的腹壁下动脉也容易受到损伤。由于向两侧牵拉腹直肌可防止对神经、血管的损伤，故旁正中切口是较好的选择，这种切口在牵拉解除后可经腹直肌鞘缝合未损伤的肌肉。

二、病例二

一位阑尾炎患者，拟行阑尾切除术。

临床解剖学问题：

(1)进行阑尾切除术时，如果在腹前外侧壁做横切口，要分离鉴别并保护哪些神经？

(2)在何处可以找到此神经？

(3)如果切断此神经会出现什么问题？

解析：必须鉴别出髂腹下神经并对其进行保护，因为在阑尾切除术中在腹前外侧壁做横切口时，可能会切断该神经。该神经穿过腹横肌后部，在腹横肌和腹内斜肌之间分为外侧皮支、前皮支和肌支，肌支支配这两块肌肉。如果切断髂腹下神经，则会引起腹横肌和腹内斜肌的肌力减弱，从而导致腹股沟直疝的发生。

三、病例三

一位肥胖患者，主诉经腹腔镜行腹股沟疝修补术后，有麻刺感、烧灼感(感觉异常)，及大腿外侧部疼痛。

临床解剖学问题：

(1)股前外侧区皮肤由哪条神经支配？

(2)该神经的哪个分支可以解释本例患者这些感觉异常的症状？

(3)疼痛可能是由什么手术失误而引起？

解析：发自第2、3腰神经的股外侧皮神经分布于大腿前外侧和外侧面的皮肤。股外侧皮神经穿经腹股沟韧带后方或穿过腹股沟韧带，行经髂前上棘内侧1 cm处。前支穿过阔筋膜，

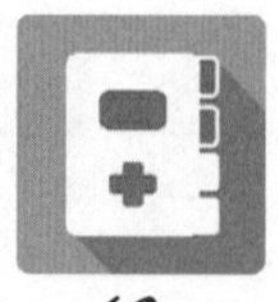

传递来自大腿外侧面皮肤的感觉。当神经穿经腹股沟韧带时，在手术中，经髂前上棘所做的持续而过紧的包扎会对股外侧皮神经施加压力并使其受损，导致感觉性神经炎，会引起大腿外侧疼痛、麻木、感觉异常，称为“大腿痛”。手术缝合时或手术剪插入时太靠近髂前上棘也会损伤股外侧皮神经。

四、病例四

假如你是一名医学生，跟随带教医生对患者进行腹部检查时，带教医生问你腹部最明显的标志是什么，你的回答是第 1 腰椎。

临床解剖学问题：

(1)为什么第 1 腰椎在解剖学和外科学上都有重要意义？

(2)怎样定位第 1 腰椎平面？

解析：第 1 腰椎是腹部的典型标志，即经幽门平面。该平面是腹部的重要平面，与诸多腹部结构有关。经幽门平面将颈静脉切迹与耻骨联合之间的连线一分为二。该平面经第 1 腰椎、第 9 肋软骨末端、胆囊底、胰颈、脾静脉、肠系膜上动脉的起始端、十二指肠空肠连接处、横结肠系膜根及肾门。虽然它命名为经幽门平面，但由于体位的变化，在活体，胃的幽门一般不位于该平面。

五、病例五

医生建议一位男性患者行输精管结扎术。

临床解剖学问题：

(1)精索内有哪些结构？

(2)精索内的什么结构易于触及？

(3)在何处可以触及该结构？

(4)在任何情况下都可以触到该结构吗？

解析：精索由输精管、精索内动脉、蔓状静脉丛、淋巴组织、神经和包绕精索的精索被膜等组成。在阴囊上部用拇指和示指很容易触摸到输精管，输精管呈坚硬的索状(直径 2～4 mm)，像一坚硬的塑料管。有些人因为该管发育不全或未发育而不能触及，这种情况与同侧肾发育不全密切相关。

六、病例六

一名 49 岁妇女，主诉脂肪餐后右上腹疼痛反复发作。在最近一次的发作中，疼痛持续了 6 小时，并放射至右肩部和右侧肩胛骨。

临床解剖学问题：

(1)如何解释右上腹疼痛？

(2)右肩部及右侧肩胛骨牵涉痛的解剖学基础是什么？

解析：右上腹疼痛的反复发作大多是由胆结石引起的，间歇性发作是结石阻塞胆囊管最典型的症状。右肩部和右侧肩胛骨的牵涉痛来自急性胆囊炎(突然发作的胆囊炎)。发炎的胆囊底接触到第 9 肋软骨下端附近的腹前壁，并刺激了膈下面的腹膜，因而导致肩部及锁骨区的疼痛。肩部皮肤的感觉管理来自锁骨上神经(第 3、4 颈神经)。胆囊炎波及的腹膜和膈的感觉经膈神经(第 3～5 颈神经)传入，传入的脊髓节段有重叠。

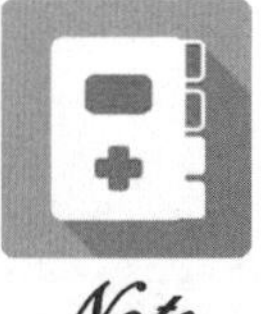
Note

七、病例七

一位年轻人，骑摩托车时从车上摔下，主诉身体左侧剧烈疼痛，手置于胸廓下部。X 线检查显示第10和第11肋骨骨折。

临床解剖学问题：

(1)腹部哪个器官最易受伤？

(2)如何控制该器官的大出血？

(3)为什么该器官容易受伤？

(4)腹部其他部位的钝性伤能否伤及该器官？

解析：脾是腹部最易受伤的器官，其次是肝。它们都富含血窦，质地脆，受到外力打击时容易破裂出血。

严重的脾出血可以通过脾切除术来控制，根据脾破裂的程度，也可以进行脾修补或者脾段切除。脾表面覆有一层薄被膜，质地柔软易碎，富含血管，因此脾容易受到损伤（如被折断的肋骨刺穿）。

腹部其他部位受到钝性打击，也可导致腹压突然而急剧升高，最终导致脾破裂（如交通事故时被车轮碾压）。

八、病例八

一位43岁妇女出现体重减轻，定位模糊的腹部不适，梗阻性黄疸及背部放射性痛。诊断为胰腺腺癌。

临床解剖学问题：

(1)根据你对胰腺解剖学知识的了解，你认为肿瘤位于胰腺的哪一部分？

(2)患者为什么表现出梗阻性黄疸？

(3)你认为可从该患者的何部位发现肿瘤转移细胞？

(4)如果实施手术，你有什么方案？

解析：胰腺癌最常发生于胰头。由于胰头的毗邻关系，发生在胰头的肿瘤会压迫位于胰腺右侧沟内或埋于其中的胆总管，而引起梗阻性黄疸。如果肿瘤进一步增大压迫十二指肠，则可出现上消化道梗阻。转移的肿瘤细胞可出现于胰淋巴结、脾淋巴结和幽门淋巴结，也可出现于汇集来自胰头淋巴的腹腔淋巴结、肠系膜上淋巴结及腰淋巴结。

胰十二指肠切除术（Whipple手术）是治疗本病的外科手段，经典Whipple手术切除范围包括胰头（含钩突）、远端胃、十二指肠、上段空肠、胆囊和胆总管。切除后再将胰腺、肝管和胃与空肠进行吻合，重建消化道。

九、病例九

男性，23岁，因腹部剧烈疼痛、轻度体温升高而就诊。主诉开始时感到整个腹部疼痛，之后疼痛转移至胃部（上腹部），尤其是脐周疼痛较剧烈。进一步检查发现右下腹有压痛及反跳痛。

临床解剖学问题：

(1)你认为最有可能是什么器官的炎症？

(2)根据解剖学知识，你认为发生炎症的原因是什么？

(3)试解释疼痛的特点。

(4)请分析疼痛发生的原因。

解析：病史及体格检查的结果证实患者所患的是急性阑尾炎。阑尾的急性炎症是常见的急腹症。按压麦氏点可引起较大程度的腹部触痛。阑尾炎通常是由阑尾梗阻引起的，其梗阻物一般是消化道内的食物残渣。当残渣无法排出时，阑尾便会肿胀，并刺激脏腹膜。急性阑尾炎患者开始时常出现脐周区定位不明确的疼痛，其痛觉经传入纤维进入脊髓第10胸椎节段。

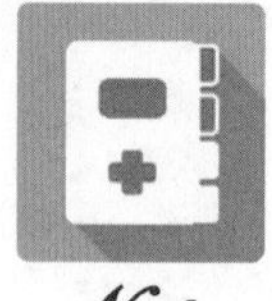

Note

随着病情的发展，疼痛逐渐转移至右下腹，此时的疼痛是由腹后壁的壁腹膜受到刺激所引起的。疼痛从脐周逐渐向右下腹转移，即转移性疼痛，是阑尾炎疼痛的特征。伸大腿可诱发髋关节处疼痛。

十、病例十

患者，女性，32 岁，主诉胃区烧灼痛约 2 周。经仔细询问了解到，疼痛开始于饭后约 2 小时，再次进食或饮用牛奶后疼痛消失。轻触右上腹及剑突外侧无异常发现，怀疑消化性溃疡。行幽门螺杆菌检测、腹部 X 线检查，以及胃和十二指肠上段的检查。结果显示十二指肠球部有消化性溃疡，十二指肠黏膜活检发现幽门螺杆菌。诊断为十二指肠溃疡。

给予患者抗酸药物治疗，开始时患者对药物治疗的反应较好，嘱患者少量多次进非刺激性食物，戒烟酒，并行抗生素治疗。但患者在遵医嘱治疗 2 个月之后，又开始长时间工作，大量吸烟、喝咖啡和饮酒。病情复发，并在疼痛严重时伴有呕吐。某天晚上突发急性上腹部疼痛、呕吐并晕厥，被立即送往医院。

体格检查：剧烈腹痛，板状腹，有反跳痛。经询问病史得知患者溃疡发作次数增加，排泄物中带血。

外科治疗：施行紧急手术，发现穿孔的十二指肠溃疡并将其切除。术中发现由于胆汁和消化道内容物进入腹腔，导致化脓性全腹膜炎。

临床解剖学问题：

(1)与十二指肠上部毗邻的哪些结构可能会由于十二指肠溃疡穿孔而被侵蚀？

(2)说出可能发展成为消化性溃疡的回肠结构的名称。

(3)解释发生于右上腹和右下腹疼痛的解剖学基础。

(4)在减少胃壁细胞胃酸分泌的手术中主要切断什么神经？

解析：消化性溃疡是胃或十二指肠黏膜的溃疡性疾病，溃疡一般位于距幽门 3 cm 以内的范围。胃或十二指肠溃疡都易发生出血。有时与十二指肠相邻的器官及血管，尤其是胰腺容易发生粘连并被侵蚀，如后壁的穿孔性溃疡可侵蚀胃十二指肠动脉或其分支中的一支，引起突然大量的出血，这种出血可能会危及生命。消化性溃疡也可发生于回肠憩室（Meckel 憩室），Meckel 憩室是末端回肠壁上的指状突出物，是卵黄囊连于回肠的遗迹。胃分泌的胃酸可诱发溃疡形成，而回肠憩室壁可能有泌酸组织存在。

胃溃疡患者的疼痛可放射至上腹部和左季肋区，这是由于胃部的痛觉传入纤维经内脏大神经到达脊髓的第 7～8 胸椎节段。十二指肠溃疡患者的疼痛可放射至上腹部的腹前外侧壁，因为十二指肠和上腹部皮肤的神经纤维均来自第 9～10 胸神经。十二指肠溃疡穿孔可导致全腹疼痛，有时位于升结肠外侧的右结肠旁沟内溢出的炎性物质可以直接流入右髂窝。这就可以解释为什么十二指肠溃疡的前壁穿孔会导致右上腹和右下腹疼痛。

由于迷走神经主要控制胃壁细胞的胃酸分泌，故将腹部迷走神经切断（迷走神经切断术）可以减少胃酸的分泌。通常仅切除其胃支（选择性迷走神经切断术），以避免对其他器官产生副作用（如胆囊扩张）。迷走神经切断术可与切除溃疡部及胃泌酸部同时进行。在许多病例中，引起溃疡的幽门螺杆菌可用抗生素治疗，而不必采用手术治疗。

十一、病例十一

患者 42 岁，从事办公室工作，在下班回家的路上突然感到身体左侧剧烈疼痛，以致无法站立并呻吟，同事立即将其送往医院。医生让他描述疼痛发作的情况。患者回答开始时感到肋骨和髋骨之间有轻微的疼痛，之后疼痛渐剧烈而无法忍受，该疼痛持续了约半个小时，然后突然缓解。患者说疼痛似在游走，现在转移到了腹股沟区。

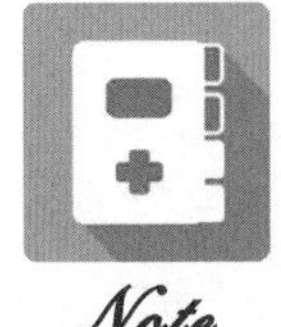
Note

体格检查:患者左下腹有触痛和肌肉痉挛,但无肌强直。当深触后,医生突然将手移开,患者的症状似乎缓解了(无反跳痛)。但患者说仍感到左侧腹股沟区和阴囊部疼痛,并沿着大腿内侧部放射。医生注意到左侧睾丸有触痛并退缩。要求患者取尿液样本时,患者诉排尿困难并伴有疼痛(尿痛)。护士报告患者尿中带血(血尿)。医生怀疑患者有尿路结石,要求患者做肾、输尿管和膀胱X线检查。

X线检查报告:可见左侧输尿管右上部及膀胱内有小的结石。

诊断:左侧输尿管结石,膀胱结石。

临床解剖学问题:

(1)患者突发性剧烈疼痛的原因可能是什么?

(2)根据输尿管的解剖学知识,你认为结石会嵌顿于输尿管的哪些部位?

(3)解释疼痛间歇性加剧原因及疼痛的过程。

(4)请简要说明输尿管的牵涉痛。

解析:患者突发的剧烈疼痛是由于肾结石从肾盂排入左侧输尿管上端而引起的。此种结石由无机酸盐或有机酸盐或其他物质构成。直径大于输尿管管腔(约3 mm)的结石在通过输尿管时会引起剧烈疼痛。当结石沿输尿管下行时,疼痛会转移至腹股沟内下方。这是由于输尿管在骨盆上口处弯向内下,结石通过该处时会暂时受阻而使患者感到疼痛,随后当结石嵌顿在输尿管经膀胱壁段时也会引起疼痛。输尿管下端管腔狭窄,是结石嵌顿的好发部位。当结石进入膀胱后疼痛便会消失,但沿着输尿管的触痛仍可持续一段时间。

输尿管处疼痛由结石通过输尿管而引起。输尿管是一条肌性管道,其节律性收缩可以将尿液从肾脏排至膀胱。由于结石嵌顿于输尿管,会引起疼痛并导致尿潴留。正常情况下输尿管平滑肌的收缩是自上而下进行的,当节律性收缩波到达梗阻处时,强直性收缩会使收缩波与结石之间的输尿管过度扩张,从而导致剧烈疼痛,疼痛程度随输尿管的扩张而加剧。

支配输尿管的痛觉传入纤维位于内脏小神经内,痛觉冲动传至脊髓第1、2腰椎节段,并可在肋下神经(第11、12胸神经)、髂腹下神经和髂腹股沟神经(第1腰神经)以及生殖股神经(第1、2腰神经)分布的皮区感觉到疼痛。这些区域与分布于输尿管的脊髓节段(第11胸神经～第2腰神经)相同。所以疼痛开始于外侧区,并向腹股沟区和阴囊放射。睾提肌的收缩可使睾丸退缩及股前内侧部疼痛,说明生殖股神经(第1、2腰神经)的生殖支和股支也参与了痛觉的传导。

输尿管绞痛由输尿管的扩张引起。输尿管扩张可以刺激输尿管壁上的痛觉感受器。由于输尿管无腹膜包绕,因此不存在腹部僵硬或反跳痛。当发生腹膜炎时,将手用力按压腹壁后再迅速移开时,腹部会出现疼痛,这种反跳痛是由于腹部肌肉退回原位,牵拉感染的腹膜而产生的。因此,腹壁反跳痛检查常用于鉴别输尿管绞痛、肠绞痛及阑尾炎。

十二、病例十二

一名14岁男孩,在试图举重物时感到右侧腹股沟区疼痛,与此同时,他注意到在疼痛部位有突出物,躺下后突出物立即消失。后来在用力擤鼻涕时又感到疼痛,右侧腹股沟区又出现突出物,其父亲担心可能是"疝",故带他去看医生。

体格检查:医生将示指插入患者右侧睾丸上部的阴囊,并沿精索到达腹股沟管浅环。嘱患者咳嗽,在咳嗽时指尖可以触到似李子大小的物体,并有波动感;当患者处于俯卧位时,突出物消失。但当直立后突出物又出现于右侧腹股沟韧带上方的腹股沟区。

诊断:腹股沟斜疝。

临床解剖学问题:

(1)什么是腹股沟斜疝?

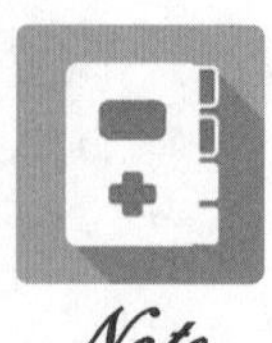

(2)解释腹股沟斜疝的胚胎学基础。

(3)精索的哪一层覆盖着疝囊?

(4)在进行疝修补术时需要避免损伤什么结构?

(5)此种疝会发生于女性吗?

解析:腹股沟斜疝的疝囊经腹股沟管深环、腹股沟管及腹股沟管浅环而突出。其胚胎学基础是睾丸下降过程中形成的鞘突。鞘突是腹膜在胚胎发育过程中形成的囊性突起,它在睾丸引带的牵引下通过腹股沟管。鞘突使腹前壁的所有各层一起向下突出,从而留下腹股沟管,形成腹壁的一个薄弱区。

疝囊可以很短,不超出腹股沟管浅环,也可以很长,一直延伸至阴囊或大阴唇。当腹压升高如站立位举重物时,腹部内容物(如肠袢)可进入该囊中。一旦腹股沟管深环被伸入的肠管扩大,在咳嗽时就可导致疝的频繁发生。可以根据此现象进行检查,即检查者将手指经腹股沟管浅环插入并嘱患者咳嗽。

由于生殖股神经的生殖支在男性、女性皆横穿腹股沟管并经腹股沟管浅环浅出,手术修复腹股沟斜疝时,生殖股神经的生殖支容易受到损伤。髂腹股沟神经也容易在手术时受损。该神经内含有来自大腿上内侧皮肤、阴茎根部皮肤、阴囊或大阴唇的感觉纤维。如果该神经受损,会出现这些区域的感觉缺失。若缝合时将该神经结扎,则可导致术后阴囊部神经炎性痛。由于输精管紧贴疝囊后部,故在分离、结扎、切除疝囊时也容易将其损伤。由于疝囊位于精索内,因此蔓状静脉丛和睾丸动脉也会受损,从而造成睾丸的血液循环障碍。精索血管损伤会造成同侧的睾丸萎缩。女性的鞘突若残留,也会发生腹股沟斜疝,表现为在大阴唇内有一突出物,但并不常见。

十三、病例十三

25岁已婚女性,清晨起床时感到不适、厌食伴腹部绞痛。由于此时正好与月经来潮的时间相符,所以她认为绞痛可能是由痛经所引起。由于忘记了上次的月经周期,她考虑也可能是异位妊娠破裂所引起。患者感到低热、头晕,故决定卧床休息。但不久疼痛集中于脐周部,至晚上又移至右下腹部。患者怀疑为急性阑尾炎。由于疼痛剧烈,其丈夫将她送至医院。

体格检查:医生发现患者体温轻度升高,脉搏较快。让患者指出疼痛开始发作的部位时,患者指向脐周部,问及现在的疼痛部位时,患者将手指放于麦氏点。轻触腹部,局部僵直(肌痉挛),并且右下腹有触痛和反跳痛。

实验室检查示白细胞异常升高。

诊断:急性阑尾炎。

临床解剖学问题:

(1)手术时应选用何种切口以暴露阑尾?

(2)选择切口的解剖学基础是什么?

(3)怎样定位作为皮肤切口线的麦氏点?阑尾的哪一部分位于该点深面?

(4)根据你的解剖学知识,你认为该如何暴露患者的阑尾?

(5)该患者的阑尾最可能位于何处?

(6)什么位置的阑尾发炎可以引起盆部或直肠疼痛?

(7)描述阑尾炎所引起的牵涉痛。

(8)还有何种结构的炎症会引起右下腹阑尾炎样疼痛?

(9)可通过腹腔镜切除阑尾吗?如果可以,你认为如何来进行操作?

解析:阑尾切除术时皮肤切口的选择可因患者的不同、诊断明确与否以及手术者的喜好而不同。切口可以是正中切口、右下腹的腹直肌横切口或麦氏点切口。麦氏点切口,即髂前上棘

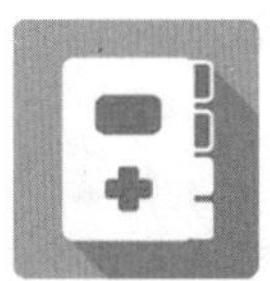

Note

与脐之间连线的中、外 1/3 交界处。对于大多数人而言，此点恰好位于阑尾根部上方。切开皮肤及皮下组织后，沿腹外斜肌纤维的方向切开腱膜，然后沿着腹前壁的另外两块阔肌（腹内斜肌和腹横肌）的纤维方向进行分离，以免损伤其内的神经。腹外斜肌纤维行向前下方，腹内斜肌纤维呈扇形行向内上、内侧及内下方，而腹横肌的肌纤维也呈扇形向内下方行经肋骨、髂嵴、腹股沟韧带，最后终止于腱膜。采用麦氏点切口时，由于每层肌肉都可以被拉开，并沿肌纤维方向分离，而无须切断纤维，故该切口是较好的选择。每层肌肉的走向不同，所以当肌肉回至原来位置时就可以很好地愈合。

另外，切开腹横筋膜和壁腹膜以暴露盲肠时，可根据 3 条结肠带的汇合点来确定阑尾根部的位置。顺其中一条寻找即可以找到阑尾根部。

疼痛及触痛最强烈的部位因人而异。阑尾长度和位置的变异使阑尾炎具有不同的症状和体征。例如盲肠后位阑尾，其触痛最强烈的点位于髂前上棘的内上方，甚至可达脐平面的上方。若阑尾较长（10～15 cm），可伸至小骨盆，引起盆腔疼痛。因阑尾跨过腰大肌，故患者常屈曲右侧大腿以减轻疼痛。因此，大腿过伸（腰大肌试验）会因为牵拉了肌肉及感染的筋膜而引起疼痛。直肠检查时的右侧触痛可证明发炎的阑尾位于盆腔。

急性阑尾炎开始发作时典型的疼痛是在腹部脐周区，随后转移至右下腹。阑尾的感觉传入神经纤维随内脏小神经进入脊髓第 10 胸椎节段。由于来自脐周区皮肤的传入神经纤维也进入该脊髓节段，而来自皮肤的冲动又更多地被大脑所接收，所以来自阑尾的疼痛常被误认为是躯体性的而非内脏性的。

疼痛转移至右下腹是由壁腹膜（通常是腹后壁的壁腹膜）受到刺激所引起的。该区腹膜及皮肤的传入纤维位于下位肋间神经及肋下神经。触诊时刺激皮肤和腹膜的痛觉感受器会引起疼痛，而右侧触痛增加则是由于直肠子宫陷凹（在男性为直肠膀胱陷凹）壁腹膜受到刺激而引起。按压腹壁然后使其反弹，随着肌肉的回弹牵拉发炎的腹膜可使患者因疼痛而退缩。

已经做过阑尾切除术的女性，Meckel 憩室的炎症也会引起与阑尾炎相同的症状与体征。Meckel 憩室是卵黄囊近端的遗迹，是回肠系膜对侧缘伸出的指状突起。

一些患者可以用腹腔镜来切除阑尾。若不能确诊，也可以用腹腔镜来检查其他腹部脏器。如果是阑尾炎，可以经腹前外侧壁插入套管，经一个小的套管针穿上结扎线，将阑尾切除并对阑尾根部及其血管进行缝扎或者电凝。

十四、病例十四

40 岁女性，体胖。由于右上腹绞痛而急诊入院。询问病史得知，疼痛开始出现于上腹部，现转移至右侧肋骨（下肋区）和右侧背部。患者自述肩胛骨下部（肩胛下缘）疼痛。脂肪餐后感腹部正中剧烈疼痛伴恶心、呕吐。且疼痛逐渐加重。

体格检查：腹部触诊，右上腹僵硬，有触痛，吸气时尤为明显。行 X 线检查和超声检查。

X 线检查报告：胆囊颈近端有小结石（胆结石），胆囊明显增大。

诊断：胆结石引起的胆绞痛。

临床解剖学问题：

（1）什么是胆结石？

（2）胆结石是由什么物质形成的？

（3）解释患者以下几种疼痛的解剖学基础：上腹部痛；右上腹痛；肩胛区痛。

（4）肝与胆囊之间有腹膜分隔吗？

（5）胆囊切除术时易伤及哪些结构？

（6）怎样进行腹腔镜胆囊切除术？

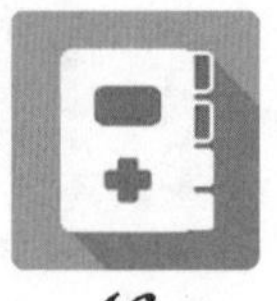

解析：育有多个子女的中年妇女若体胖，则容易患胆囊疾病。胆结石在 20 岁以上的女性

中较常见，但50岁以后男、女之间无太大差异。约有50%的患者，胆结石是“静止的”（无症状）。胆结石主要在胆囊、胆囊管或胆总管内形成，其主要成分为胆固醇结晶。当胆结石嵌顿于胆囊管或胆总管时，会引起剧烈的疼痛。上腹部突发的剧烈疼痛是由结石嵌顿于胆囊管或胆总管引起的。

牵涉至右上腹和肩胛区的疼痛是由胆囊感染及胆囊管扩张引起的。神经冲动主要经右侧内脏大神经传至第7和第8胸神经背根，继而进入脊髓。由于进入该段脊髓的神经冲动常被误认为来自皮肤，因此患者会出现右上腹及右侧肩胛下区疼痛。感染的胆囊常会刺激覆盖在膈周围的腹膜，导致右季肋区腹壁的牵涉痛，该部分腹膜由下位肋间神经支配，有时覆于膈的腹膜受刺激后，疼痛会放射到右肩部，这是由于膈神经的感觉纤维分布至腹膜的中心区。分布于肩部皮肤的锁骨上神经（第3、4颈神经）和分布于中央部的痛觉传入纤维均传入同一个脊髓节段。

当食物进入十二指肠时，胆囊收缩素可引起胆囊收缩。在本病例中，该患者可能是由于脂肪餐后胆囊收缩过于强烈，结石被挤压进入胆囊管。在很多急性胆囊炎病例中，患者常伴有结石嵌顿于胆囊管。嵌顿的结石可造成胆囊突然扩张，从而阻碍了动脉血的供应和静脉、淋巴的回流。

通常胆囊与肝之间无腹膜分隔。胆囊位于肝右叶脏面的胆囊窝内。该面的腹膜覆盖于胆囊的下面。该患者体格检查时腹部僵硬是由腹前外侧壁肌肉（尤其是腹直肌）不自主收缩引起的。肌肉痉挛是肌肉对腹膜内神经末梢受到刺激后的一种反射性反应。

胆囊、胆囊管及为它们供血的动脉的解剖学变异很常见，所以术者必须判定其解剖学变异，并在分离胆囊管及胆囊动脉之前找出胆囊管、胆总管、肝管，以及胆囊动脉和肝动脉。由于可能存在来自肝动脉的副胆囊支，因此在切除胆囊时，可能发生难以预料的出血。此时可以用示指和拇指压迫肝动脉来止血，压迫点位于网膜孔的前壁。

腹腔镜胆囊切除术目前应用很广泛，因为术后愈合快，在1周之内即可恢复。首先将CO_2充入腹膜腔，人为地造成气腹，扩大腹内间隙，以便于操作。在腹前外侧壁的不同位置插入4个套管，以容许手术器械进入。术者通过监视器观察术野，定位胆囊管及动脉，钳夹、分离，然后将胆囊自胆囊窝内移出并切除。小心不要损伤胆总管及其血管。

十五、病例十五

患者，54岁，机械工。因上腹部剧烈疼痛和吐血（呕血）而入院，明显饮酒过度。

体格检查：呕出鲜红色血液。经询问病史，医生得知患者以往曾有上消化道出血（食管静脉破裂），但出血量不大。患者血压低，脉搏快。皮肤和结膜微黄（黄疸），眼球深陷。患者面颊部、颈部、肩部和上肢均有蜘蛛痣。腹部因充满腹水而膨隆并下垂。腹部触诊显示肝脾增大（肝大、脾大）。脐部可见向周围放射的淡蓝色扩张的静脉（“海蛇头”）。经直肠镜检查发现有内出血。患者自述有时可见大便带血，呈黑色、发亮。

诊断：酒精性肝硬化。

临床解剖学问题：

（1）解释患者呕血、食管静脉曲张、便血和“海蛇头”的解剖学基础。

（2）腹水与脾大的原因是什么？

（3）从解剖学角度考虑，你认为应如何降低门静脉系统内的压力？

解析：肝硬化是以进行性肝细胞坏死为特征的疾病。肝细胞被坚硬的纤维组织所替代。在病变发展过程中，纤维组织环绕肝内血管及胆管，门静脉分支的血液循环及流经胆管的胆汁循环受阻。随着门静脉内压力升高（门静脉高压），肝逐渐依靠肝动脉供血，血压的升高使正常门静脉系统吻合支内的血液逆流导致门静脉血进入体循环。逆流的血液导致静脉扩张（静脉

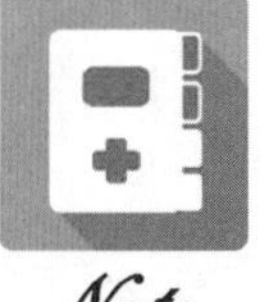

曲张),在食管下端形成食管静脉曲张,在直肠和肛管的下端形成痔,在脐周形成“海蛇头”。

由于吞咽和排便时腹压增大,曲张的食管静脉和痔会发生破裂,导致呕血及便血。内痔是直肠上静脉属支曲张而形成的。

肝硬化时,门静脉分支由于纤维组织的收缩而受到压迫。脾静脉及肠系膜上、下静脉压力升高,液体从毛细血管床渗入腹膜腔。腹膜腔内液体的积聚称为腹水。肝硬化时由于脾静脉压力增高,脾常增大(脾大)。由于门静脉内无静脉瓣,故脾静脉内的压力等于门静脉内的压力。

降低门静脉压力的常用方法是用手术吻合血管(门-腔静脉吻合术),将门静脉内的血液分流至下腔静脉,同样脾静脉也可以与左肾静脉相吻合(脾肾静脉吻合术)。

十六、病例十六

患者 54 岁,初诊。主诉左侧腹股沟区有卵圆形肿块,无疼痛。咳嗽时增大,平卧后消失。

体格检查:患者站立位做检查时,将手指伸入左侧腹股沟管浅环,可以感到手指不是沿腹股沟管进入腹部而是直接进入腹部。患者咳嗽时可以感到指尖受到物体撞击,该物体紧靠腹股沟管后壁。患者躺下时,团块自动减小。医生将手指置于患者腹股沟三角,并嘱患者擤鼻涕,此时手指可感到自此三角下部有团块突出。

诊断:腹股沟直疝。

临床解剖学问题:

(1)解释什么是腹股沟直疝。

(2)腹股沟直疝怎样与腹股沟斜疝区别?

(3)腹股沟直疝有胚胎学基础吗?

(4)腹股沟直疝好发于什么年龄?

(5)腹股沟直疝与腹壁上动脉有何关系?

(6)此关系与腹股沟斜疝和腹壁上动脉的关系相同吗?

(7)手术疏忽而损伤哪些神经易发展成腹股沟直疝?

解析:腹股沟直疝经腹股沟管后壁突入管内,而腹股沟斜疝则经腹股沟管深环突入管内。腹股沟斜疝比腹股沟直疝更常见,两者的发生率均为男性高于女性。腹股沟直疝常为后天性,好发于 40 岁以上的男性。

腹股沟直疝的疝囊由衬于腹前外侧壁的腹膜构成。疝囊经腹股沟三角膨出。该三角的内侧界为腹直肌外缘,下界为腹股沟韧带,外侧界为腹壁下动脉。疝囊可自联合腱外侧穿经腹股沟管后壁向腹壁膨出。该病例中疝囊被腹横筋膜、睾提肌、睾提肌筋膜及精索外筋膜所覆盖。有时疝囊穿过联合腱的纤维后进入腹股沟管浅环。此时疝囊被腹横筋膜、联合腱和精索外筋膜所覆盖。

腹股沟直疝常经腹股沟三角下部向前膨出,入腹股沟管浅环,但有可能穿经该环并进入阴囊或大阴唇。腹股沟直疝为后天性的,其发生原因为腹前壁薄弱(如腹横筋膜薄弱、联合腱萎缩)。

腹股沟疝的类型(腹股沟直疝或斜疝)根据疝与腹壁下动脉的关系而确定。检查者的指尖可在腹股沟管内感受到该动脉的搏动。腹股沟直疝的疝囊颈位于腹股沟三角内、腹壁下动脉内侧,而腹股沟斜疝的疝囊颈位于腹股沟管深环内、腹壁下动脉的外侧。

下位肋间神经、髂腹下神经和髂腹股沟神经支配腹部肌肉,故手术或外伤时,其中任何一根神经的损伤都会导致腹股沟区的肌力减弱,使患者发生腹股沟直疝。髂腹股沟神经也发出运动支至腹内斜肌纤维,并从腱划的外侧缘进入,损伤该神经会使这些肌纤维麻痹、腱划松弛,从而导致腹股沟直疝。

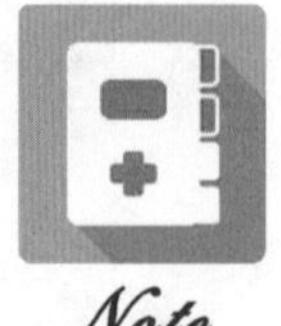

(任冰玉　张文斌)

第十四章　盆部与会阴

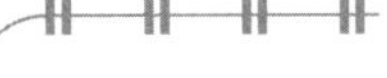

一、病例一

一名48岁男性，主诉常排便时带血，用力排便时能感到肛门有突出物，医生检查后诊断为内痔。

临床解剖学问题：

(1)何为内痔？

(2)分析患者患内痔的解剖学基础。

解析：内痔发病率约为35%，是直肠内静脉丛曲张静脉的黏膜突起。内痔在早期阶段仅在肛管内，排便时内痔会脱出肛门，排便结束后又缩回。病情严重时，内痔会一直脱出肛门。内痔常是无痛性的，因为分布于曲张静脉及其表面黏膜的神经为内脏神经，所以内痔对触摸不敏感，但对牵拉敏感。内痔的产生往往是由于久坐造成肛管静脉回流不畅，以及局部黏膜肌层断裂或先天性薄弱而引起的。

二、病例二

一名62岁男性，主诉大便带血，且经常不能完全排空，常感到大腿后部疼痛及大腿后部肌无力。肛管和直肠指诊发现直肠后壁有一个肿物。

临床解剖学问题：

(1)直肠肿瘤压迫什么神经丛会产生大腿后部疼痛？

(2)哪些神经最可能受到影响？

解析：直肠肿瘤(如直肠癌)可压迫直肠后的骶丛，坐骨神经是进入下肢的粗大神经，发自骶丛，沿大腿后部下行。因此压迫骶丛会导致大腿后部疼痛。"坐骨神经痛"一词常表示坐骨神经受刺激或压迫引起的疼痛。

三、病例三

一名男性，车祸后行盆腔放射影像学检查，显示骨盆骨折和尿外渗，结扎一侧的髂内动脉后可控制盆腔大出血。

临床解剖学问题：

(1)骨盆骨折常导致盆腔内的什么脏器破裂？

(2)结扎髂内动脉会严重影响患者盆腔脏器的血供吗？

解析：骨盆骨折常导致膀胱破裂，尿液流入腹膜腔。结扎髂内动脉可有效控制盆腔出血，但仍可维持盆腔脏器的血供，这是因为有3个重要的动脉吻合：腰动脉到髂腰动脉，骶正中动脉到骶外侧动脉，直肠上动脉到直肠下动脉。

四、病例四

一名25岁男性，大量饮酒后，下腹部受到击打，感到剧痛且腹胀，到医院行直肠检查，发现

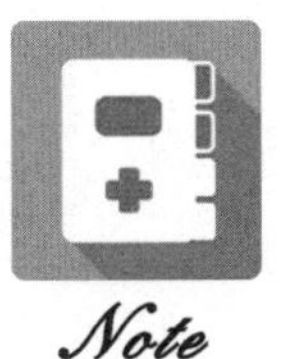

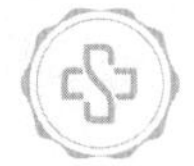

一个向后突向直肠的囊。

临床解剖学问题：

(1)该患者哪个结构膨隆，位于何处？

(2)什么原因使腹部膨隆？

(3)什么结构损伤后最可能产生这种膨隆？

解析：当膀胱充满尿液时，膀胱的体部可上升至耻骨联合以上平面，强烈打击腹部可使膀胱破裂，尿液进入腹膜腔。当患者站立时，尿液积聚于直肠和膀胱之间的直肠膀胱陷凹，使腹部膨隆。直肠检查能触及直肠膀胱陷凹内的膨隆。

五、病例五

一名有过2次难产的妇女，主诉在进行咳嗽、增加腹压、提重物等动作的时候会出现漏尿。诊断：压迫性尿失禁。医生建议她进行锻炼以改善症状。

临床解剖学问题：

(1)锻炼是为了恢复哪些肌肉的功能？

(2)经产妇患压迫性尿失禁的原因是什么？

解析：构成盆膈的筋膜和肌肉(如肛提肌)损伤常导致压迫性尿失禁。该病常见于经产妇，由难产时过度牵拉支持膀胱颈的肌肉，或者会阴侧切损伤了盆膈的肌肉所致。交替收缩和松弛会阴肌(Kegel运动)能加强盆膈和尿道外括约肌功能，增强尿道的括约功能以对抗膀胱内压，使尿道膀胱角(指膀胱纵轴与尿道纵轴之间的夹角)恢复正常。

六、病例六

一名68岁男性，有前列腺增生病史，主诉已7小时未排尿，感到下腹部非常胀痛。几次尿道插管都未成功，泌尿科医生决定行耻骨上穿刺插管，以缓解膀胱压力。

临床解剖学问题：

(1)什么原因使该患者发生尿潴留？

(2)耻骨上穿刺插管会通过哪些结构？

(3)导管会进入腹膜腔吗？

(4)如果在插管前膀胱已破裂，尿液将流向何处？

解析：肥大的前列腺阻断尿道，阻碍了膀胱内尿液的排出，发生尿潴留。耻骨上穿刺插管是从耻骨上方经腹前壁进入腹腔，但并不会通过壁腹膜进入腹膜腔，因为膀胱在充满尿液时体部会上升至耻骨联合以上平面，把腹前壁的腹膜壁层向上推挤。多数情况下，膀胱在腹膜腔内破裂时，尿液和血液会流入腹膜腔，直立位时会积聚于直肠膀胱陷凹，卧位时会流向整个腹膜腔，积聚于肝肾隐窝。

七、病例七

一名49岁男性，诉肛门右侧发热且疼痛，排便和坐下时疼痛加重。其有痔疮病史，便怀疑痔疮复发。检查发现患者用力排便时，可见脱出的内痔。直肠指诊发现患者右侧坐骨肛门窝有一突起物。当挤压突起物时，可产生剧烈疼痛。诊断为内痔脱出并发坐骨肛门窝脓肿。坐骨肛门窝脓肿是较严重的问题，因此治疗需在肛门和坐骨结节之间切开引流。

临床解剖学问题：

(1)内痔与外痔的不同点有哪些？

(2)何为坐骨肛门窝脓肿？

(3)在外科治疗坐骨肛门窝脓肿时，哪条神经易受损伤？

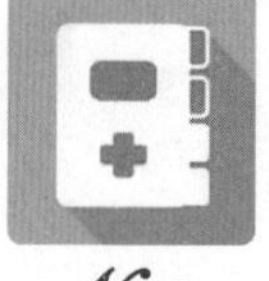

Note

(4)如果该神经被切断,哪些结构会部分失去神经支配?

解析:内痔是直肠内静脉丛曲张静脉的黏膜突起,由于黏膜肌层的断裂而形成。直肠内静脉收集肛管的血液,这些静脉通常是直肠上静脉的属支。内痔表面是黏膜层。内痔位于肛管内,但排便时会变大突入肛管或肛门外。内痔出血较常见。

外痔常由直肠下静脉分支血栓(血凝块)引起。直肠下静脉起自直肠外静脉丛,收集肛管下部的血液。外痔表面是皮肤,疼痛明显,但破裂后数小时可缓解。局部麻醉或热水坐浴可缓解疼痛。

肛周脓肿常由坚硬的粪便损伤肛门黏膜引起,也可由于肛窦炎症引起。感染可经肛门黏膜上的小裂缝或损伤处穿过肛管壁进入坐骨肛门窝,形成坐骨肛门窝脓肿。坐骨肛门窝是位于肛门和肛提肌两侧的楔形空间,内容物主要是脂肪。神经和血管的分支(阴部神经、阴部内血管和支配闭孔内肌的神经)通过坐骨小孔进入坐骨肛门窝。

阴部神经和阴部内血管位于坐骨肛门窝侧壁的阴部管,阴部神经发出会阴神经和肛神经(直肠下神经)。肛神经支配肛门外括约肌。在坐骨肛门窝手术时肛神经易受损伤,导致肛门括约功能障碍。

八、病例八

一名40岁妇女,车祸后多处受伤,昏迷被送入医院。首先对其行气管插管以保持呼吸道通畅,随后控制出血治疗休克。基本情况稳定后,对受伤部位行影像学检查。由于患者一直无尿,遂行导尿,可见尿中带血(血尿),表明可能存在膀胱破裂。因而经导管向膀胱注入稀释的无菌对比剂,行盆腔和腹部影像学检查。影像学检查报告两侧耻骨支骨折。膀胱X线片显示无菌对比剂从膀胱上面外渗。诊断:骨盆骨折和膀胱破裂。

临床解剖学问题:

(1)膀胱漏出的尿液会流向何处?

(2)膀胱上表面覆盖有何结构?

(3)从解剖学方面考虑,外科医生应从何路径修补膀胱?

解析:从破裂膀胱上面漏出的尿液会进入腹膜腔。骨盆骨折可导致各种类型的膀胱破裂,影像学检查显示膀胱破裂不是由锋利的骨刺导致,很可能是骨折骨盆的耻骨联合处挤压膀胱使其破裂,充盈的膀胱易在上面发生非穿孔性破裂。

膀胱上面几乎全由腹膜覆盖。女性腹膜在子宫体和子宫颈的连接处反折,形成膀胱子宫陷凹。腹膜内膀胱破裂的患者常有腹膜刺激征。如果尿液中含有病原体,则还可引发化脓性腹膜炎。当尿液积聚于腹膜腔时,叩诊可发现结肠周围存在一个浊音区。当患者由左侧向右侧翻身时,该浊音区消失,反之亦然。这种现象表明腹膜腔内有破裂内脏漏出的液体。

外科修补膀胱上面破裂的合适路径是耻骨上入路。含有脂肪组织的薄层疏松结缔组织将膀胱和耻骨分隔开,当膀胱充盈时,它的前下面与腹前壁直接接触,中间无腹膜隔开,因此手术不用打开腹膜腔。

九、病例九

一名28岁的女性,初孕,妊娠晚期,感到子宫收缩痛,夜间出现,早晨消退(假阵痛)。几天后自阴道排出一些黏液和血液。当子宫收缩痛每隔10分钟出现一次后收入院。

入院后,医生触摸产妇的宫颈,发现子宫外口张开大约一指宽,提示产妇处于分娩的第一阶段(子宫颈口扩张期)。随后自阴道排出大量的液体(胎膜破裂)。进入分娩第二阶段(娩出期,以子宫颈口完全扩张为开始,以胎儿娩出结束)后,产妇感到剧痛,无法忍受,医生遂给予麻醉药物。当子宫收缩间隔2分钟出现一次,每次持续40～60秒时,产妇被转入产房安置于产

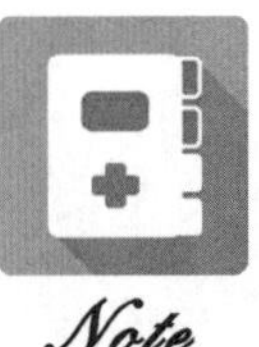
Note

床上。由于胎儿的头部扩张子宫颈时产妇感到剧痛，产科医生决定行会阴切开术以避免发生会阴撕裂。于产妇会阴部皮下注射麻醉药物后，虽然切开时无痛苦，但不能缓解剧烈的分娩痛，产科医生决定实施两侧阴部神经阻滞。随后，产妇完成了第二阶段，进入分娩的第三阶段（以胎儿的娩出为开始，以胎盘和胎膜的排出为结束）。

临床解剖学问题：

(1)会阴切开时常切断哪些结构？

(2)在会阴切开时切开的主要结构是什么？

(3)为什么会阴切开是有益的？

(4)阴部神经支配结构的名称是什么？

(5)基于对该神经的解剖学知识，你认为产科医生会将麻醉药物注射在什么位置来完成阴部神经阻滞？

(6)若需要会阴部完全麻醉，还需要阻滞什么神经的分支？

解析：会阴切开术是妇产科最常见的手术，在第二产程时进行。当胎儿的头快从阴道口露出时，在会阴附近施予局部麻醉，然后用剪刀剪开会阴，使产道口变宽，以便胎儿的产出，这就是所谓的会阴切开术。会阴切开术分为侧切和正中切开。侧切以左侧切开常用，由阴道后联合中点向左侧斜下约 45°，切开皮肤、阴道黏膜、黏膜下组织、球海绵体肌、耻尾肌束等，切口长 4～5 cm。正中切开在会阴后联合中部向下剪开，切口长 3～4 cm。正中切开时，从小阴唇系带开始，依次切开皮肤、阴道黏膜、会阴体和会阴浅肌。会阴体是会阴切开术切开的主要结构。适时的会阴切开有助于保护盆底软组织，避免其过度伸展及胎头长时间压迫造成的组织损伤，防止会阴撕裂，保护盆底肌肉，可减少对胎儿的损伤，而且伤口整齐，容易修补，愈合情况较好。

阴部神经起自骶丛(第 2～4 骶神经)，是阴部的主要神经。它包含运动和感觉纤维，同时也含有交感节后纤维。女性阴部神经分为会阴浅、深神经和阴蒂背神经。会阴浅神经分为两支唇后神经，而会阴深神经分为感觉支和小的终末肌支。肌支进入会阴浅隙和深隙，支配会阴的肌肉和前庭球。阴蒂背神经是感觉神经，支配阴蒂包皮、阴蒂头及相连的皮肤。

通过会阴途径阻滞阴部神经时，主要的骨性标志是坐骨棘。在患者处于截石位时，常可触及坐骨棘。阴部神经在发出支配会阴部的神经分支前，正是从这个位置进入阴部管。操作时既可通过阴道进针，也可通过皮肤进针。因为以上操作是在阴道分娩前进行，此时胎儿的头部已位于小骨盆内，手指伸入阴道后，可作为针尖与胎儿头皮之间的隔离物。当需要会阴完全麻醉时，还需麻醉生殖股神经和髂腹股沟神经的生殖支，以及股后皮神经的会阴支，进针部位在大阴唇的侧缘。

（张亚东）

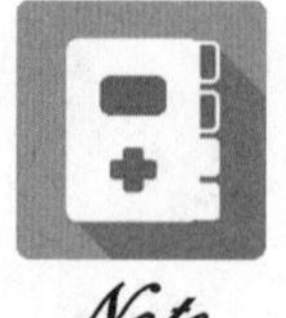
Note

第十五章 脊 柱 区

一、病例一

一名举重运动员逐渐增加举起的重量，以做比赛热身时，脊柱过度仰伸，突然感到腰部剧烈疼痛，体格检查确诊为急性腰痛。

临床解剖学问题：

(1)该患者急性腰痛的可能原因是什么？

(2)通常损伤哪些背部肌肉？

(3)这类患者会出现哪些症状和体征？

(4)如何预防这种腰背部损伤的发生？

解析：该患者急性腰痛可能是发生了严重的背部肌痉挛。受损的肌肉常常是背部深层肌(比如部分或全部竖脊肌)。背部肌痉挛常见的症状是腰部持续性的钝痛，最明显的症状是脊柱运动范围的限制和大面积的压痛。大部分的急性腰痛是由于姿势不正确和举重器械不适合导致的，应向患者建议采用合适的坐姿和举重技术，比如在举重时应靠下肢而不是背部来承重。

二、病例二

一名中年男性，在举一重物时，突然感到腰部和臀部剧烈疼痛，疼痛沿大腿背面向下放射至小腿和脚背。MRI 检查示第 5 腰椎～第 1 骶椎椎间盘突出。

临床解剖学问题：

(1)椎间盘通常向哪个方向突出？

(2)为什么髓核通常向该方向突出？

(3)为什么会引起下肢疼痛？

(4)肢体怎样运动会使疼痛加重？

(5)疼痛加重的解剖学基础是什么？

解析：椎间盘髓核常常向后外侧突出，疼痛经腰部和大腿向大腿后部、小腿和足背放射。椎体前后通过前、后纵韧带加固，椎间盘在前外侧和正后方都受到支持，但是后纵韧带相对比较薄弱而狭窄，所以后外侧相对薄弱。此外，髓核并不位于椎间盘正中，而是靠近椎间盘后部，故髓核通常向该方向突出。大部分髓核突出发生在后外侧方向，经过后纵韧带的任意一侧(可损伤后纵韧带)突入椎间孔并压迫脊神经根。椎间盘突出后，受髓核中释放物质的化学性刺激，神经根可能发生炎症。脊神经根受压可以导致臀部疼痛，并向下肢放射。受压神经支配的皮肤也会发生感觉异常(针刺感)。当患者伸直下肢并被动屈曲髋关节时，疼痛往往会加剧(某些患者疼痛也可能减轻)，因为在这种体位下脊神经根会被牵拉。

三、病例三

一名患者怀疑有颅内出血，医生拟进行腰椎穿刺以确诊。

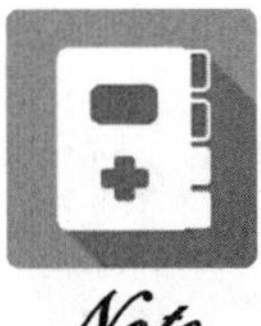

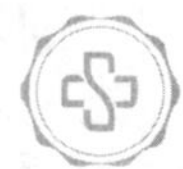

临床解剖学问题：

(1)腰椎穿刺在何处进针？

(2)为何选取这些位置？

(3)这些位置对婴儿安全吗？

(4)为什么在进行腰椎穿刺时，患者的背部要尽量前屈？

解析：腰椎穿刺常常在第3～4腰椎或第4～5腰椎椎骨水平进针。对于婴儿、儿童以及成人来说，在这个平面进行穿刺都很安全，因为婴儿的脊髓到达第3腰椎水平就已经终止，而大部分成人在第1腰椎水平终止。因此，第3～4腰椎或第4～5腰椎椎骨水平以下的椎管内并无脊髓，仅剩马尾。在进行腰椎穿刺时，患者的背部前屈，腰椎棘突和椎弓板尽量分离，使得穿刺针能够顺利穿过软组织进入含有脑脊液的腰池。

四、病例四

患者，男性，51岁。在驾驶车辆等待绿灯时，车被“追尾”，患者身体前冲，随后头部猛烈后甩，脑部受到震荡，当时感觉摇晃。在随后与肇事司机和交警交谈时，自觉尚可。但第二天早晨，患者颈部僵直而疼痛，左侧颈部及左臂疼痛，头部运动时，颈部疼痛加剧，遂来就诊。

体格检查：患者头部僵直并偏向右侧，下颌偏向左侧，而颈部略屈曲。颈后触诊检查发现下部颈椎棘突触痛，左侧肱二头肌反射减弱，拟行颈部脊柱X线检查。

X线检查报告：第5～6颈椎之间，以及第6～7颈椎之间的椎间盘变薄，在第5、第6和第7颈椎椎体间的相对缘有小的唇样骨性赘生物。

诊断：颈部过伸性损伤。

临床解剖学问题：

(1)患者脑震荡、颈部肌肉僵直、颈部和臂部疼痛的解剖学基础是什么？

(2)可能压迫哪条脊神经根？

(3)可能影响哪些肌肉？

(4)患者椎间盘变薄的原因是什么？

(5)颈椎体相对缘的小的唇样骨性赘生物的成因是什么？

解析：颈椎过伸性损伤大多见于高速行驶的车辆急刹车及撞车时，由于惯性的作用，面、颌、额部等遭受来自正前方的撞击(多为挡风玻璃或前方座椅的靠背)，而使头颈向后过度仰伸所致。此外，来自前方的其他暴力，以及颈部被向上后方暴力牵拉等也可产生同样后果。颈部的过伸损伤常常被称为“甩鞭样损伤”。

本例中患者颈部的肌肉和前纵韧带被过度拉长，部分纤维发生撕裂，产生少量的出血，继发性肌肉痉挛的产生是患者颈部疼痛和肌肉僵直的主要原因。脑震荡的发生则可能是由于额骨、蝶骨、脑的额叶和颞叶发生猛烈的撞击所致。此外，患者左肩疼痛和肱二头肌反射的减弱可能是由于第5、6颈椎的椎间盘突出，导致第6颈神经根受压所致。

肌皮神经(第5、6颈神经)支配肱二头肌，肱二头肌腱反射也通过第5、6颈神经传导，故该神经受损可影响肱二头肌。

颈段椎间盘变薄可能是由于椎间盘髓核的脱水所致。椎间盘常常随年龄的增长而发生变性并可能导致椎间盘纤维环的膨大。年龄较大的人在椎骨边缘的骨膜下常有骨质增生，如本例中的唇样骨性赘生物，这些赘生的骨缘也可能压迫脊神经根。

五、病例五

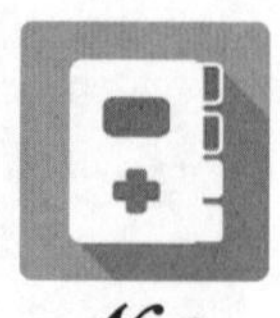

患者，男性，45岁。在搬运重物时，突然感到腰痛，不久感到左大腿后外侧钝痛，疼痛经小腿放射至足部。腰部脊柱侧向偏移，大腿不能伸直，走路跛行。

体格检查：患者背部肌肉痉挛，疼痛最剧烈处在腰部，左侧踝反射消失。患肢伸直上抬时，疼痛加剧。拟进行 X 线和 MRI 检查。

影像学检查报告：X 线片显示第 5 腰椎～第 1 骶椎之间的间隙轻度变窄。MRI 显示第 5 腰椎～第 1 骶椎椎间盘髓核脱出。

诊断：椎间盘突出症（第 5 腰椎～第 1 骶椎之间椎间盘的髓核向后外侧脱出）。

临床解剖学问题：

（1）椎间盘突出以及由此引发的低位背部疼痛的解剖学基础是什么？

（2）是什么原因导致了腰部的倾斜？

（3）为什么患者感到大腿、小腿及足的后外侧疼痛？

（4）为什么抬起伸展的患肢时会使疼痛加剧？

解析：患者低位背部的疼痛及肌肉痉挛有时被称为“下腰痛”，这种症状可能是由于第 5 腰椎～第 1 骶椎间椎间盘的纤维环后外侧破裂，导致髓核突出而引起。该位置上椎间盘的纤维环比较薄弱，并且缺乏前、后纵韧带的支持，故易发病。

患者腰段脊柱侧屈是由于背部固有肌的痉挛所致。肌肉痉挛其实起到一种保护性作用，如同夹板一样固定住脊柱。当患者举起重物时，椎间盘及相关韧带受到很大的张力作用，以至于椎间盘的纤维环发生撕裂，导致髓核突出。由于脊神经的前、后根均经过此区，突出的髓核会影响到 1 个或者 1 个以上的神经根。在纤维环破裂的位置，有时会并发出血、肌肉痉挛和水肿，这将导致患者出现原发性背痛。就本例患者而言，坐骨神经的第 1 骶神经根可能受压，此神经根在第 5 腰椎和第 1 骶椎之间的椎间盘后方经过，并向下方走行，因此该患者的大腿、小腿及足的后外侧部也出现疼痛。

当医生给患者做直腿抬高试验时，坐骨神经受到牵拉，由于第 1 骶神经根受到突出的椎间盘的压迫，因此进一步受到牵拉时患者的下肢疼痛加剧。

坐骨神经痛特指坐骨神经（第 4 腰神经～第 3 骶神经）支配区的疼痛。可能发生在以下 1 个或 1 个以上的区域：一侧臀部，尤其是坐骨大切迹的区域；大腿后方；小腿后部和外侧区；足及踝的外侧部。疼痛的定位有所变化是因为单个腰椎间盘向后外侧突出时可能仅压迫坐骨神经的某一神经根，而坐骨神经的一个分支往往由若干个腰骶神经根组成。

六、病例六

患者，男性，21 岁，在车祸中撞伤头部。当从汽车中将患者拖出时，患者主诉下肢感觉和随意运动丧失，上肢运动功能也受损，手部尤其严重。在救护车抵达之前，患者被采取了保暖措施且没有再移动。在采取了正确的运输措施下（头部和颈部被木板加以固定），患者被送往急救中心。常规检查后，行脊柱影像学检查。

影像学检查报告：X 线片显示第 6 和第 7 颈椎发生了严重的脱位，并且在第 7 颈椎椎体前上角发现了骨折的碎片。

诊断：第 6、第 7 颈椎脱位。

手术治疗：实施脊椎切开复位术，把第 6 和第 7 颈椎的棘突固定在一起，使之恢复正常的解剖学关系。手术后通过佩戴颈托固定颈部保持疗效，患者约在手术后 1 天开始活动上肢和坐立。

临床解剖学问题：

（1）颈椎的哪些关节发生了脱位？

（2）损伤了哪些固定椎骨的韧带？

（3）患者截瘫最可能的原因是什么？

（4）还可能出现哪些生理功能障碍？

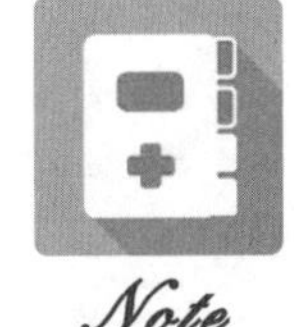

解析：患者可能发生了截瘫。第 6 和第 7 颈椎之间的椎间盘，以及椎体关节突关节和椎弓发生了脱离。后纵韧带、椎间韧带、纤维环、黄韧带和关节突关节的关节囊可能都受到了严重的损伤，甚至有些发生了撕裂。

颈段作为脊柱活动度最大的部分，也是脱位和骨折等损伤好发的部位。损伤多发生在患者头部突然猛烈向前移动或者受到重物撞击时（如本病例）。在颈部过屈损伤的情况下，前纵韧带往往不会受损，用颈托将患者的颈部固定于伸位时，该韧带紧张并协助将各椎骨固定在一起。后纵韧带较前纵韧带窄而薄弱，然而，如同前纵韧带一样，后纵韧带也与椎间盘和椎体的边缘相连。它在椎管内延伸并能防止脊柱过屈。由于在本病例中颈椎发生了脱位，对应的后纵韧带和黄韧带受到了严重的牵拉并有可能发生撕裂。

手术将第 6 和第 7 颈椎的棘突固定在一起，以便在康复早期稳固脊柱，并促进撕裂韧带的愈合。正常情况下，前、后纵韧带和椎间盘纤维环对椎体连结起到约束作用。

因为椎间盘的纤维环附着于锥体的骨性边缘，它的后部可能也在第 6 和第 7 颈椎水平受到牵拉并发生了撕裂。因为年轻人髓核呈半液体状，故椎间盘的髓核可能也膨出了。由于颈段椎管的面积往往比颈髓要大，椎骨的错位有时可不损伤脊髓。考虑到患者发生了截瘫，说明脊髓可能受到了严重的牵拉或撕裂。在冲撞的瞬间第 6 颈椎相对于第 7 颈椎的脱位程度肯定较 X 线片上显示的严重。在本病例中，最初脊髓休克的时间可能持续几天到几个星期，在这段时间内所有躯体和内脏的活动都有可能出现障碍。在反射活动恢复的过程中，损伤平面以下可能发生肌痉挛并且腿反射增强，膀胱和直肠的功能不再受意识支配。

（江　伟）

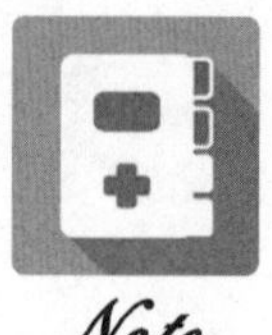
Note

第十六章　上　肢

一、病例一

一位52岁的女性，在一条碎石小径骑自行车时突然失去平衡摔倒，摔倒时右肩部着地，听到明显的咔嚓声。主诉：骑自行车摔倒致右锁骨处痛，右肩活动时疼痛加重。患者的丈夫观察到她的锁骨中段出现明显肿胀和畸形，意识到她摔断了锁骨，还注意到她肩部的外侧向内下陷落，骨折的锁骨内侧部分升高，于是用T恤衫吊起了患者的上臂，进行了初步的处理。

临床解剖学问题：

(1)锁骨通常在何处易骨折？

(2)成人的锁骨骨折比儿童更常见吗？

(3)为什么患者的肩部向内下垂落？

(4)为什么患者的锁骨骨折不伴有肩锁关节脱位？

(5)为什么骨折的是锁骨而不是腕骨？

解析：大部分锁骨骨折发生在锁骨中段。成人的锁骨相对较坚固，儿童的锁骨骨折更常见。这位女性患者发生锁骨骨折后，因为肩部缺少了锁骨的支撑，在上肢的重力和周围肌肉牵拉的共同作用下，肩部向内下移位。

锁骨中段的骨折大多不伴有肩关节脱位，但是锁骨外侧段的骨折需要与肩关节脱位鉴别。连结锁骨、肩峰和喙突的韧带强韧，因此肩部直接受力(例如摔倒时肩部着地)易于损伤肩锁关节(例如肩锁关节扭伤或脱位)和发生锁骨骨折。

中年女性跌倒时常因肩部直接暴力或上肢传导暴力作用于锁骨，导致锁骨骨折。老年女性的骨骼可能因骨质疏松症明显变脆。当从自行车上跌落时，如果用手撑地，可能会损伤桡骨远端，出现科利斯骨折(Colles骨折)。患者是肩部着地，所以一般不会发生手腕部骨折。

二、病例二

一位50岁的搬运工，感到肩部疼痛和无力，近期疼痛逐渐加重，肩部外展、内旋时加剧，不得不停止工作。检查发现，他的冈上肌在肱骨大结节附近有压痛。MRI检查发现肩袖撕裂。

临床解剖学问题：

(1)什么是肩袖？

(2)肩袖损伤的常见原因有哪些？

(3)肩袖的哪一部分常被撕裂？

(4)这些损伤只出现在搬运工吗？

(5)肩袖损伤时哪种肩部运动会减弱并引起疼痛？

解析：肩袖由起于肩胛骨，止于肱骨上端的冈上肌、冈下肌、小圆肌和肩胛下肌的肌腱构成，上述4块肌的肌腱经过肩关节的上、后方和前方时与肩关节囊紧贴，并互相连接形成一近似环形的腱板围绕肩关节，对肩关节的稳定起重要作用。由于肩关节囊很松弛，肩关节周围这些小肌的收缩，可保持肱骨头与肩胛骨的关节面相接触，使肩关节稳定。外展上臂受到间接外

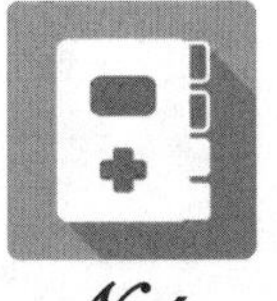

Note

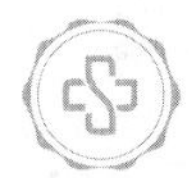

力(如搬运重物、滑雪时摔倒)时和肩关节经常性地做投掷运动(如投掷)均可损伤肩袖。在肱骨大结节附近血管相对少的肩袖上部肌腱是撕裂的好发部位。任何人在上臂受到暴力牵拉、投掷物品,或上臂外展跌倒时都有可能发生肩袖损伤。肩袖损伤在45岁以上人群中常见,特别是重体力劳动者。做投掷运动、高速运动滑倒时也可发生肩袖损伤。肩袖损伤的机制是外力间接作用于外展的上臂,或者肩关节的重复性损伤。肩袖损伤严重影响肩关节外展功能。肩袖损伤时,患者肩仍能外展,但外展60°～120°时疼痛加重,称为“疼痛弧”。

三、病例三

一位44岁的乳腺癌患者,接受了右侧乳腺切除和腋窝淋巴结清扫术。回家几周后,患者的丈夫发现患者在上肢运动训练中,当患者推墙时,右侧肩胛骨异常突出。梳头时,右臂难以举过头顶。在复诊时,外科医生说这是因为在手术操作中,一根神经意外受到损伤,从而导致了患者的肩胛骨异常和胳膊不能自然上举。

临床解剖学问题:

(1)损伤的可能是哪根神经?

(2)为何会发生肩胛骨异常突起和手臂难以上举?

(3)如果肩胛骨异常突起发生在交通事故受伤者,什么样的骨折可能导致该神经受损?

(4)在清扫腋窝淋巴结时,还有哪些神经易于受损?

(5)可能出现哪些手臂运动异常?

(6)是否会发生一定区域的皮肤感觉缺失?

解析:支配前锯肌的胸长神经受到了损伤。在清扫腋窝淋巴结时,通常需游离出胸长神经并在术中注意保护。胸长神经损伤会导致前锯肌麻痹,使肩胛骨失去贴附胸壁的作用力。当上臂运动使肩胛骨旋转时,肩胛骨脊柱缘失去牵拉而翘起,形成似蟋蟀翅膀的畸形,临床据此特征而命名为“翼状肩胛”。因为肩胛外旋60°的功能丧失,肩只能使臂上举120°左右,不能上举过头,故患者难以梳头。

胸长神经的损伤和前锯肌的麻痹经常由武器(刀和枪)伤引起,但在重大交通事故中如患者肩部被机动车辆碾压,也可能发生。肩胛骨骨折可损伤胸长神经,常伴有肋骨骨折。在腋窝下部手术操作时,有损伤胸背神经(到达背阔肌的神经)的危险。胸背神经沿着腋窝的后壁下行,在第2、3肋骨水平进入背阔肌。背阔肌麻痹的患者难以内收和内旋上臂。

在腋窝手术时,还必须小心避免伤及支配胸大肌的胸内、外侧神经。胸大肌麻痹将严重影响上臂内收功能,并减弱其内旋功能。肋间臂神经为第2肋间神经的外侧皮支,在腋窝底部手术中,有时难以避免会伤及该神经。因为该神经行向上臂时,接近腋窝淋巴结。该神经的损伤可引起腋窝和上臂后内侧皮肤感觉障碍。

乳腺癌手术后,如果损伤腋窝的神经,不仅会出现运动障碍,还会出现明显的感觉障碍,甚至麻木。因为可能受损的神经均是混合性神经。

四、病例四

一位32岁的女性开始学习网球,她每天都训练,大约坚持了2周时间。她向教练诉说她的肘部外侧疼痛,并沿着前臂放射。教练已熟悉初学者的这种抱怨,教练让她拿着网球拍,腕关节背伸,直到感觉疼痛。当教练让她指出最疼痛的区域时,她指向肱骨外上髁。当教练压迫肱骨外上髁时,她因剧烈的疼痛抽回肘部。教练压迫伸肌腱时,她也感到剧烈疼痛。

临床解剖学问题:

(1)你认为她是哪种肘部损伤?

(2)这种损伤的机制是什么?

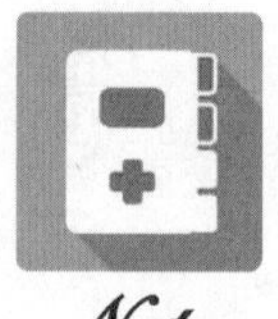

Note

(3)这种损伤只发生在网球运动员吗?

(4)在这种损伤中,局部压痛的具体位点在哪儿?

(5)为什么这位女性有沿着前臂后外侧的放射痛?

解析:她的病史和症状提示为肱骨外上髁炎(网球肘),肱骨外上髁炎是肘部外侧疼痛最常见的原因。前臂伸肌腱在抓握东西(如网球拍)时收缩、紧张,过多使用这些肌肉会造成这些肌肉在肱骨外髁起点的肌腱,尤其是桡侧腕短伸肌腱的变性、退化和撕裂,引起无菌性炎症反应,导致肘外侧疼痛。在40~50岁人群中,肱骨外上髁炎患者大约占所有运动损伤患者的70%。肱骨外上髁炎还可出现在其他经常使用前臂伸肌的运动中,如打棒球、游泳、体操、击剑和打高尔夫球。肱骨外上髁炎还可由外上髁的直接损伤(如对抗性运动中未戴肘部护垫)引起。

肱骨外上髁炎局部压痛点一般位于肱骨外上髁的远侧,但是伸肌腱止点无菌性炎症较重时,疼痛点可沿伸肌腱放射,严重者做伸指、伸腕或执筷动作即可引起疼痛。有少数患者在阴雨天时自觉疼痛加重。

五、病例五

一位52岁的木匠,因右手拇指及外侧2个半指掌面感觉麻木、酸胀不适而就诊。他告诉医生,感觉麻木、酸胀不适日渐加重,经常深夜因感觉麻木、酸胀不适而醒来,通过改变上肢的姿势或甩手而得到一定程度的缓解后才能再次入睡。并说他难以用手握持工具,也难以扣好衬衫的扣子。在体格检查中,医生检查发现患者桡侧3个半指感觉减退,拇指外展乏力、鱼际肌有萎缩。考虑为神经卡压综合征。

临床解剖学问题:

(1)根据你对腕部解剖学知识的了解,你认为患者哪条神经受到了压迫?

(2)患者描述的卡压综合征的名称是什么?

(3)什么原因可导致该疾病?

(4)如果这种疾病未得到治疗,你认为几个月后还会出现什么体征?

解析:正中神经在腕部的腕管内受到卡压,临床上称为腕管综合征。腕管是一个由腕骨和屈肌支持带组成的骨纤维管道。前者构成腕管的桡、尺侧壁及背侧壁,后者构成掌侧壁。腕管顶部是横跨于尺侧的钩骨、三角骨和桡侧的舟骨、大多数角骨之间的屈肌支持带。正中神经和屈肌腱由腕管内通过(拇长屈肌腱,4条指浅屈肌腱,4条指深屈肌腱),且正中神经最表浅。腕管内压力增高可导致正中神经受卡压、变性。急性和慢性创伤性水肿、腕管内的滑膜囊肿、骨赘(腕骨的骨赘)、脂肪瘤、腱鞘炎(肌腱及其滑膜鞘的炎症)和运动过度等可引起腕管综合征。腕管综合征出现夜间麻醒史未及时治疗时,患者可有外侧3个半手指麻木、少汗、鱼际肌进行性萎缩,尤其是拇短展肌萎缩明显,拇指外展受限、不能与小指对捏。

六、病例六

一位25岁的女性,在滑雪时失去控制,右侧胫骨上段严重骨折。诊断为粉碎性骨折,手术时将一块钢板置入骨折处加以固定。医生告诉她需用拐杖帮助行走约3个月。频繁地使用拐杖约6周后,她感觉到右前臂背侧和右手背侧疼痛并有感觉异常。她向医生诉说这些症状,医生说这些症状是因为她长时间不正确使用拐杖而引起。

临床解剖学问题:

(1)可能是压迫哪条神经导致患者右前臂和手的疼痛及感觉异常?

(2)为什么医生说患者的症状是因为长时间不正确使用拐杖而引起?

(3)你认为怎么才能避免压迫神经?

(4)如果神经压迫原因未消除,你认为结果将会怎样?

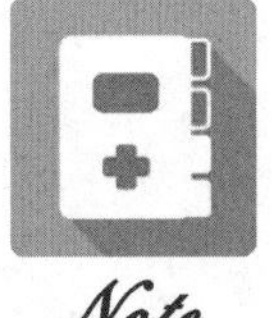

Note

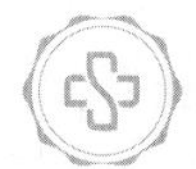

解析：患者前臂和手的疼痛及麻痹可能是桡神经受压迫引起的，除指端以外的手背侧（拇指、示指、中指）及前臂背侧感觉是由桡神经支配的，其所有的症状都与桡神经支配区相关。长期不正确地使用腋窝型拐杖导致大部分体重由腋窝承担，这就造成对桡神经形成间歇性的压迫。应当指导患者正确使用腋窝型拐杖，用手而不是用腋窝来承担身体的重量，或用手臂式拐杖更好。如果桡神经压迫（拐杖麻痹）未能消除，可能出现伸腕伸指肌肉麻痹，从而出现手腕下垂和不能主动伸腕、伸指。如果压迫原因及时解除，此种损伤一般能完全恢复。

七、病例七

一位 57 岁的男性，在修理通往他家的阳台时，不小心从阳台上跌落，摔断了 3 根肋骨和双腕。左腕部可见一线性骨折，而右腕部可见一典型的科利斯骨折伴脱位。尺骨茎突也发生了未移位骨折。将桡骨骨折复位后，患者的肘部以下打石膏固定腕部 4 周。第 6 周患者的骨折愈合良好。

临床解剖学问题：

(1)典型的科利斯骨折，腕部呈现何种畸形？解释这种畸形发生的原因。

(2)为什么科利斯骨折在老年人中更容易发生？

(3)桡骨骨折段的畸形愈合将会导致哪个关节经常半脱位？

(4)其他哪个关节的运动将受到影响？

解析：人摔倒时本能反应是用手掌撑地，很小的力量即可造成骨质疏松的桡骨出现骨折。科利斯骨折（Colles 骨折）是指距腕关节面 3 cm 以内，远端骨折块向背侧、桡侧移位，伴背侧骨皮质嵌插或粉碎的关节外骨折。可伴有尺骨茎突骨折，是一种常见的骨折类型。因远侧断端向背侧、桡侧移位，腕部侧面呈餐叉样外观，故称餐叉样畸形，而正面则呈枪刺状外观，故称枪刺状畸形。骨折会造成患者的手腕出现畸形，骨折处出现肿胀、疼痛等症状。

在 50 岁以上的人群中科利斯骨折更为普遍，尤其是女性，因为她们的骨质常在绝经后变得疏松且脆。当科利斯骨折未能很好复位、远端骨块存在向背侧和桡侧移位时，桡尺远侧关节可能会半脱位；骨折复位不良后愈合，常常引起桡骨短缩和掌倾角的丧失，可能引起腕关节活动受限和前臂旋转功能受限。

八、病例八

一产妇在分娩过程中，由于是巨大儿，且是臀位，医生用力侧屈胎儿的躯干和颈部以娩出头部。出生后，患儿的右侧上肢完全麻痹，并有完全感觉缺失。此外患儿的右眼睑下垂。与产科医生讨论，解释为因医生操作不当而引起的损伤。

临床解剖学问题：

(1)患儿的上肢损伤可能由何种产伤引起？

(2)什么是因医生治疗而引起的损伤？

(3)你认为这种损伤适合行外科手术（如神经缝合术）吗？

(4)患儿右眼睑下垂的原因是什么？

(5)这种眼睑下垂是什么综合征的表现？

解析：婴儿出生时躯干和颈部侧屈会造成对臂丛的牵拉或压迫从而引起臂丛损伤，常被称为产瘫，本病例中臂丛可能有一束或多束已被撕裂。因医生操作不慎以及医疗相关操作的副作用而造成患者生理或心理上的损伤，称“医源性损伤”。

由于新生儿神经再生能力强，大部分产瘫患儿往往可以自发恢复，不需要手术治疗。但对于新生儿臂丛损伤，经过 3 个月康复治疗后，临床检查和肌电图检查无明显恢复者可考虑手术治疗，如臂丛探查、松解、电刺激、神经移植和后期功能重建等。到目前还不能很好地解决神经

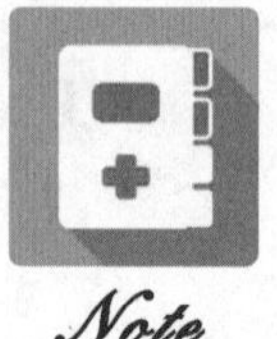

Note

再生的问题，整个臂丛的撕脱伤还无法通过手术进行修复。

上睑下垂（下垂症）由第 1 胸神经内的交感纤维损伤引起，这是霍纳（Horner）综合征的表现之一，患者可能还有其他症状如瞳孔缩小、眼球内陷、患侧面部少汗或无汗。

九、病例九

12 岁男孩玩滑板时从滑板上跌落，倒地时右肘撞击在人行道上。随后男孩感到右肘部剧烈疼痛，右手麻木，男孩的母亲带他看儿科医生。男孩告诉儿科医生："我肘部着地，然后小指有刺痛感。"

体格检查：儿科医生注意到患儿对针刺右小指和右手掌内侧缘无反应。他的手指无法夹住一张纸。怀疑右肘部骨折及外周神经损伤，行肘部 X 线检查。

X 线诊断报告：肱骨内上髁骨移位显著，周围软组织肿胀严重。

临床解剖学问题：

（1）可能损伤了哪条神经？

（2）解释为何患儿第 5 指麻木，且手指夹纸力量减弱？

（3）根据你所了解的神经变性及再生的知识，试着预测患儿的运动和感觉功能能恢复至何种程度。

解析：男性 16 岁时（女性到 14 岁），肱骨内上髁才与骨干侧面完全融合。该患者损伤为肱骨内上髁骨骺分离。如果此意外发生在 16 岁以上的人，可能会发生肱骨内上髁骨折或屈肌止点撕脱。

因为尺神经在肱骨内上髁的后面经过肱骨内上髁与鹰嘴之间走行，所以尺神经易于在肘部受到损伤。此种肱骨内上髁骨骺分离可引起尺神经支配肌肉的麻痹以及尺神经所管理皮区的感觉缺失。

尺神经来自臂丛内侧束，沿肱动脉内侧下行，在上臂中段逐渐转向背侧，经肱骨内上髁后侧的尺神经沟，穿尺侧腕屈肌尺骨头与肱骨头之间，发出分支至尺侧腕屈肌，然后于尺侧腕屈肌与指深屈肌间进入前臂掌侧，发出分支至指深屈肌尺侧半，再与尺动脉伴行，于尺侧腕屈肌桡深面至腕部，于腕上约 5 cm 发出手背支至手背尺侧皮肤。主干通过豌豆骨与钩骨之间的腕尺管后分为深、浅支，深支穿小鱼际肌进入手掌深部，支配小鱼际肌、全部骨间肌和第 3、第 4 蚓状肌，拇收肌和拇短屈肌内侧头。浅支至手掌尺侧及尺侧 1 个半指皮肤。

尺神经损伤会造成内侧 1 个半指的触觉丧失，小指和手掌内侧缘对针刺无反应。而骨间肌无力时，手指夹纸力量减弱（医生将一张纸放在患儿完全张开的环指、小指之间，在向外抽纸时，让患儿尽力夹紧纸）。手指内收无力是手骨间肌麻痹和尺神经损伤的典型症状。其他肌肉运动能力的缺失也可能发生：①手指不能外展（骨间背侧肌麻痹）；②拇指不能内收（拇收肌麻痹）；③环指、小指在掌指关节处屈曲无力（内侧两条状肌麻痹）；④腕部屈曲、内收受损（尺侧腕屈肌麻痹）；⑤环指、小指的远侧指骨间关节不能屈曲（蚓状肌、骨间肌和部分指深屈肌麻痹）。

因为尺神经受到挤压并不严重，不需缝合，新的轴突会在原来的神经内膜鞘和神经鞘内长入神经损伤位点的远侧部恢复对麻痹肌肉的支配。这样的神经挤压伤在骨折复位固定后和适当的物理疗法下，一般数周或数月后可恢复功能。

十、病例十

患者为青年男性，左臂中部被跌落的钢管砸中。患者体征：左上肢压痛、肿胀、畸形和运动异常。体格检查：左腕不能主动背伸（腕下垂）、左手指亦不能背伸；手背拇指、示指近侧小块皮区感觉丧失。指间关节伸力减弱。测量左上肢略变短。左臂部 X 线检查报告肱骨在中段稍远处骨折。骨折近侧段外展，远侧段向近侧移位。

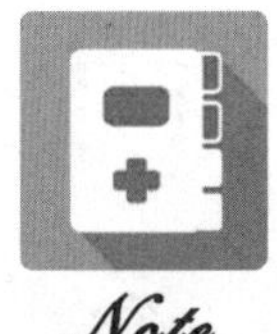

临床解剖学问题：

(1)该患者哪条外周神经受损，什么动脉可能撕裂？

(2)患者肘部屈曲会减弱吗？

(3)解释观察到的外周神经损伤表现。

(4)断骨为何会以上述方式移位？

解析：腕部不能主动背伸，提示有桡神经损伤。因为骨折发生在肱骨中下段，很可能是桡神经行经肱骨后部的桡神经沟处受损。桡神经在桡神经沟处紧贴肱骨，故骨折移位可导致桡神经断裂、挫伤或卡压。肱深动脉在桡神经沟中与桡神经伴行，骨折时可能被骨折断端切断，但肱深动脉供给的肌肉和组织（例如肱肌）不易发生缺血，因为桡侧返动脉与肱深动脉相吻合，交通支足以向原本由损伤动脉供血的结构提供充足的血液。

肘部屈曲会引起疼痛，当前臂处于旋前和旋后的中间位时，肘部屈曲无力，因为桡神经在此位置时支配的是肘部的强力屈肌。

肱骨中下 1/3 桡神经受损时，桡神经所支配的肱桡肌，桡侧腕长、短伸肌，旋后肌，伸指总肌，尺侧腕伸肌及示指、小指固有伸肌均会麻痹，出现腕下垂，各手指下垂，不能伸直指关节，前臂有旋前畸形，不能旋后，拇指内收畸形；前臂后部、手背桡侧半、桡侧 2 个半指感觉可能有障碍，最具有代表意义的是手背虎口区感觉障碍。桡神经损伤使手和前臂的伸肌群麻痹、腕不能主动背伸（腕下垂）、左手指亦不能背伸、临床上称为垂腕垂指畸形。桡神经虽不支配手部肌肉，但在支配的肌肉中，有的肌腱进入手部，这样患者不能背伸掌指关节。因为蚓状肌（由正中神经和尺神经支配）和骨间肌（由尺神经支配）未受影响，患者能屈曲掌指关节和伸指间关节，但患者伸指功能会受损。

该患者为肱骨中下段骨折，骨折线位于三角肌止点以下，近侧骨折断端因受三角肌和喙肱肌的牵拉作用而向外向前移位，远侧骨折断端受到肱二头肌和肱三头肌的牵拉作用，而发生向上重叠移位，引起远侧骨折断端内旋移位。

十一、病例十一

患抑郁症的 15 岁女孩，用刀片割伤自己的双腕后，被送到一家医院的急诊室。患者左腕部缓慢流血，在轻微压迫后很快止血。但右腕部血液喷射，很难止住。体格检查：患者左手运动正常，无感觉丧失。检查右手和右腕时发现，两条表浅肌腱和一条大神经被切断，患者右手拇指能内收，但不能外展和对掌，右侧示指、中指精细运动缺失，手掌和手指外侧麻痹。

临床解剖学问题：

(1)可能损伤的是哪条肌腱？

(2)被切断的神经是哪条？

(3)看起来是哪条浅动脉被切断？

(4)患者的腕部屈曲会受到影响吗？

解析：根据表现，患者并未深切其左腕部，轻度出血可能是因为表浅静脉被切断。而右侧两条离断的表浅肌腱最有可能是腕部桡侧最浅层两条屈肌腱：掌长肌腱和桡侧腕屈肌腱。

从临床资料可确诊患者的正中神经被切断。腕部正中神经肌支支配：①拇短展肌，其功能是使拇指掌部外展；②拇对掌肌，其功能是拇指对掌；③拇短屈肌浅头，其功能是使拇指近端指节屈曲；④第 1、2 蚓状肌，其功能是屈曲示指、中指掌指关节，伸直指间关节；感觉支分布于手掌桡侧半皮肤，拇指、示指、中指和环指桡侧半掌面皮肤，并覆盖在相应手指的掌指关节掌面皮肤及示指、中指和环指桡侧中、末节指骨背面的皮肤。故患者出现正中神经支配区的感觉和运动功能丧失。

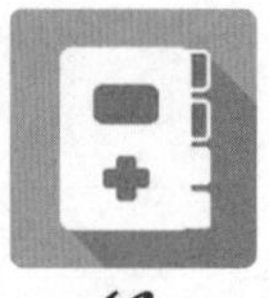

Note

右腕部的出血很难止住，提示她可能切断了桡动脉。腕部桡动脉位于桡侧腕屈肌外侧，位置表浅，切割伤致桡侧腕屈肌离断时，常常也会切断桡动脉和桡静脉，一旦动脉部分或全部离断，就会出现喷血。

切断掌长肌腱和桡侧腕屈肌腱使患者腕部屈曲力减弱，如果患者试图屈腕，因指浅、深屈肌腱和尺侧腕屈肌作用会使腕关节屈曲并偏向尺侧。

十二、病例十二

一位老年女性，在冰上滑倒，摔倒时手张开撑地，前臂旋前，随后即觉腕部痛，并逐渐肿胀、腕部活动时疼痛加重。她被送到当地医院的急诊室。体格检查见患者腕部肿胀明显、腕部向背侧弯曲，并且手向外侧偏斜。医生申请了腕部和手的X线检查。

X线检查报告：前臂远端粉碎性骨折。

临床解剖学问题：

(1)前臂哪块骨可能发生了骨折？

(2)哪块腕骨可能发生了骨折？

(3)这种骨折称作什么？

(4)解释患者腕部呈餐叉样畸形的原因。

(5)什么关节可能发生半脱位？

解析：50岁以上人群，尤其是女性，腕部最常见的骨折是桡骨远端骨折(科利斯骨折)。桡骨远端骨折是指距桡骨下端关节面3 cm以内的骨折，这个部位是松质骨与密质骨的交界处，属于解剖薄弱处，一旦遭受外力，很容易造成骨折。桡骨远端通过桡骨下端的关节面和关节盘，与手舟骨、月骨和三角骨形成腕关节，其中手舟骨位于外侧，腕部的骨折最常累及的是手舟骨。腕关节属于全部关节中活动较频繁与重要的关节，功能恢复要求相对较高。桡骨远端骨折后常因远侧骨折断端向背侧、桡侧移位，桡骨短缩，腕部侧面呈餐叉样外观，故称餐叉样畸形；而正面呈枪刺状外观，故称枪刺状畸形；掌倾角与尺偏角减小或成负角，常引起下尺桡关节半脱位。

(胡　军)

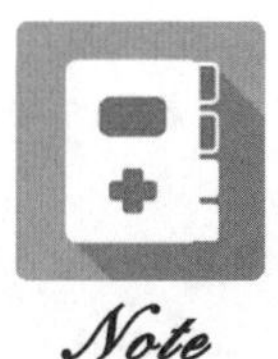

第十七章　下　　肢

一、病例一

一患者出于病情需要行腰椎穿刺。

临床解剖学问题：

(1)腰椎穿刺时，髂骨的哪些体表标志可以帮助你定位穿刺位置？

(2)成人脊髓通常在何处终止？

(3)穿刺应在何处进行？

解析：从后面触及髂嵴的最高点，是腰椎穿刺中重要的体表标志。两侧髂嵴最高点的连线正对第4～5腰椎椎间隙，穿刺针进入蛛网膜下隙抽取脑脊液即以此为标志。成人脊髓通常终止于第1和第2腰椎之间的椎间盘处，也可终止于第12胸椎～第1腰椎或第2～3腰椎之间的椎间盘处。穿刺针通常从第3～4腰椎或第4～5腰椎的椎间隙刺入。

二、病例二

足球比赛中，一名运动员膝部的外侧面被重重踢到。医生触诊该运动员的腓骨头。

临床解剖学问题：

(1)如何触诊腓骨头？

(2)什么骨性标志可被用来触诊确定腓骨头？

(3)为什么能够触诊到腓骨头是重要的？

解析：腓骨头位于膝部后外侧皮下，与胫骨粗隆位于同一水平。患者取仰卧位，医生使用手指触摸关节外侧突出处，即为腓骨头。能够触诊到腓骨头非常重要，因为当有严重外力作用于膝部外侧面时，腓骨颈(腓骨头下方缩窄的部分)常发生骨折。而且腓总神经绕腓骨颈走行，腓骨颈骨折常致腓总神经损伤或离断，引起足、踝运动障碍。

三、病例三

52岁，女性，大腿上部出现一梨形肿块，位于腹股沟韧带下方。体格检查发现肿块位于股三角区，通过隐静脉裂孔膨出。

临床解剖学问题：

(1)隐静脉裂孔与耻骨结节的位置关系如何？

(2)为何此位置关系对于鉴别诊断股疝有重要意义？

(3)股疝在女性中的发病率是否高于男性？

解析：隐静脉裂孔位于耻骨结节外下方约4 cm处。股疝内容物在由股管向下通过隐静脉裂孔进入大腿皮下组织中时，可在耻骨结节外下方形成肿块，而腹股沟斜疝穿腹股沟管浅环进入阴囊，因而所形成的肿块位于耻骨结节上方。因此，股三角处的肿块不可能是由腹股沟斜疝形成的。女性由于股环较大，股动、静脉较细小，并且在妊娠时周围的支持组织常发生改变，因而较男性更易发生股疝。

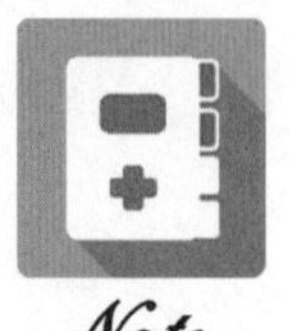
Note

四、病例四

某足球运动员发现，当他的膝部呈适当角度屈曲时，会向前牵拉胫骨，做前抽屉试验发现，该运动员的膝关节前抽屉试验为阳性。

临床解剖学问题：

(1)什么是前抽屉试验？

(2)当膝部呈适当角度屈曲并且胫骨受严重外力作用而向前移动时，可导致何种膝关节损伤？

(3)在什么运动中常发生此类损伤？

(4)此类损伤常合并其他什么膝关节损伤？

解析：前抽屉试验主要是判断膝关节前交叉韧带损伤与否的一个临床检查。患者平卧屈膝 90°，足底踩于床面，检查者坐在床上使患者足部固定，双手拇指置于膝关节前方，其余 4 指位于膝关节后侧小腿胫骨近端部位，然后做前方提拉的动作。若患者小腿向前的活动度超过 0.5 cm，则为前抽屉试验阳性，说明膝关节不稳，前交叉韧带有损伤。如果剧烈的外力使胫骨相对于股骨向前方移动，常可致前交叉韧带撕裂，这是在足球运动、滑雪运动等运动中最常见的损伤。在一些更复杂的膝关节损伤中，常合并腓侧副韧带和半月板损伤。

五、病例五

20 岁的青年男性，在斗殴中小腿前外侧被严重踢伤。数小时后，小腿疼痛逐渐加剧，并发生肿胀。患者不能伸伤侧足趾，足亦不能背屈，在行走时出现足下垂。胫、腓骨未发生骨折。

临床解剖学问题：

(1)上述症状和体征的名称是什么？

(2)解释患者出现上述症状和体征的解剖学基础。

(3)在检查中，可能还会发现哪些其他的体征？

(4)应怎样缓解患者小腿的严重疼痛？

解析：这些症状和体征提示发生了急性小腿前骨筋膜室综合征，这是由胫前动脉出血造成的。由于前骨筋膜室由包裹肌肉的深筋膜和骨间膜围成，缺乏弹性，动脉出血易于造成筋膜室内液体聚集以及压力急剧升高。前骨筋膜室内压力升高可使其内的腓深神经受压，这可解释为什么该患者不能伸足趾和使足背屈了。胫前动脉和腓深神经受到严重压迫可导致足下垂和跨阈步态。由于足背动脉是胫前动脉的终支，胫前动脉受压和出血也可导致足背动脉搏动的消失。产生的严重疼痛可通过骨筋膜室切开术来缓解(切开小腿前肌间隔减轻筋膜室内的压力)。

六、病例六

一老年妇女遭抢劫并被踢倒，因疼痛和股骨近端骨折而不能站立，大腿由于血管破裂出血而发生肿胀。

临床解剖学问题：

(1)为何此类骨折伴随大腿的肿胀？

(2)为何股骨颈骨折时大腿不会发生肿胀？

(3)患者下肢可能处于什么体位？

(4)通过保守治疗，股骨此区的骨折能够良好愈合吗？

(5)如果通过保守治疗可良好愈合，你认为原因是什么？

解析：此妇女最可能发生股骨大转子和小转子之间的骨折，或骨折线经过大转子和小转子

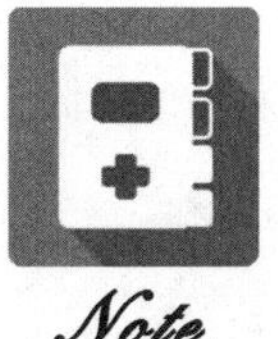

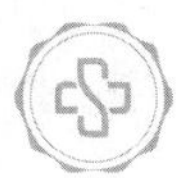

的骨折。骨质疏松而变松脆时，此类骨折尤易发生，且常为粉碎性骨折。由于转子间有丰富的血液供应，且此类骨折位于关节囊外（囊外骨折），因此，血管损伤后血液常可流至腹股沟区或大腿，引起大腿肿胀。而股骨颈骨折均位于关节囊内（囊内骨折），所以血液不会流入腹股沟区或大腿，而是积聚在髓关节腔内，故不会出现大腿肿胀。与股骨颈骨折一样，囊外转子部位发生骨折的患者，下肢常呈外旋畸形。股骨近端血供较为丰富，持续牵引等保守治疗可使转子骨折得到良好愈合。

七、病例七

一身体虚弱的 40 岁男子开始进行投篮练习后，最初感到跟腱处疼痛，然后突然出现小腿肚的疼痛。疼痛消失后又开始进行练习，其后患者再次感到小腿肚疼痛，在一次弹跳投篮练习时突然听到一声弹响，随后患者不能做踮起脚后跟、上台阶的运动，但踝关节的背屈运动较为容易。

临床解剖学问题：

（1）你认为引起弹响和小腿肚疼痛的原因是什么？

（2）你认为在检查时可能观察到哪些体征？

（3）患者不能踮起脚后跟和上台阶的原因是什么？

解析：根据患者的疼痛部位和踝关节不能跖屈的表现，可以判断患者发生了跟腱断裂。最初小腿肚的疼痛往往是由长期过度的运动导致跟腱炎而引起的，而在剧烈运动时，由于粗大的跟腱撕裂或者断裂，常会听到弹响或者一声闷响。跟腱断裂后，由于小腿三头肌缩短，小腿肚变得鼓胀。跟腱断裂的主要体征包括足跟部剧烈疼痛、局部肿胀以及足部活动受限。由于比目鱼肌通过跟腱附着于跟骨，主要负责踝关节的跖屈，跟腱断裂后影响足的跖屈，因此，患者无法踮起脚后跟和上台阶。

八、病例八

一老年女性在光滑的地面上向后滑倒，仰卧在地面上，并感到髋部剧烈疼痛。患者自诉在摔倒时听到一声较大的弹响，其右下肢处于外旋位，并且较左下肢短。患者无法站起，不能从地面抬高患肢，当试图这样做时感到剧烈疼痛。患者被立即送往医院急诊室。

体格检查：患者右下肢较左下肢显著短缩，并呈外旋位。触诊时患者髋部有压痛，但肿胀不明显。大腿被动运动时疼痛剧烈。

对患者髋部进行 X 线检查，提示股骨颈囊内骨折，股骨远端外旋并向近侧移位。

诊断：股骨颈骨折。

临床解剖学问题：

（1）老年人股骨最易发生骨折的部位在哪里？

（2）为何骨折的部位在老年人中如此脆弱？

（3）患者伤肢较对侧短缩的解剖学基础是什么？

（4）此类骨折常发生的并发症（骨不连和缺血性坏死）的解剖学基础是什么？

解析：股骨颈骨折在老年女性中较为常见。股骨颈骨折常被误诊为髋骨骨折。当该患者将要跌倒时，为了支撑身体她可能会本能地对一侧髋部施加扭转力，从而使股骨最脆弱的部分——股骨颈发生骨折。骨折发生后，患者跌倒在地。因此，骨折并不是跌倒后的结果，而是跌倒的原因。

人体的骨质会随着年龄的增加而逐渐减少，引起骨质疏松。骨质疏松并不是由于新骨不能充分钙化，而是由于骨吸收的速度超过了新骨质产生的速度。绝经期后的女性或老年男性，骨的吸收较骨的形成更为明显。由于骨质疏松，股骨颈就变得更加脆弱。股骨近端的骨折可由轻微的外伤引起，甚至自发产生。

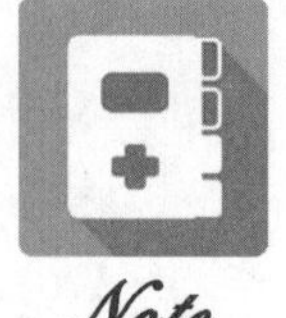

Note

伤肢的外旋和短缩畸形是股骨颈骨折的特征性临床表现。伤肢外旋是由于骨折时股骨头与股骨体分离,使下肢的承重轴发生改变而引起的。伤肢短缩是由附着于股骨和髋骨之间的肌肉向上方牵拉而引起的,此牵拉作用是由肌肉痉挛(肌肉无意识地突然收缩)产生的。

股骨近侧端的血管大部分来自旋股内、外侧动脉。这些动脉的分支在关节囊及其韧带中走行。闭孔动脉的分支即股骨头韧带动脉,可营养一部分股骨头。在股骨颈骨折时此动脉可发生破裂。在老年人中常由于动脉硬化而使此动脉的血供不充分。有时股骨颈骨折可伴有营养股骨头的其他动脉损伤。一般来说,骨折处越靠近近侧端,营养股骨头的血供发生中断的可能性就越大。由于股骨头血供的特点,股骨颈骨折可导致骨不连和股骨头的缺血性坏死(血供缺乏引起近端骨折碎片的坏死和崩解)。发生囊内骨折(股骨颈上端骨折)时,近端骨折碎片的血供常遭到破坏,因而更易发生骨不连和股骨头的缺血性坏死。股骨颈骨折会引起剧烈疼痛,应对这类骨折患者进行严格和精心的护理,从而更好地保持股骨近侧端的血供。

九、病例九

55 岁男子,右小腿外侧面正对膝部下方处被锐器割伤。处理了表皮的撕裂伤后,患者伤处疼痛,小腿和足无力,小腿外侧面和足背有麻木和针刺感,活动下肢时发现右足和足趾不能背屈。

体格检查:当患者步入诊疗室时,医生注意到患者存在异常步态——抬右脚时较正常为高,落下时较沉重而发出“扑扑”声。检查时医生发现,患者腓骨头和腓骨颈部位压痛,并且小腿远端外侧面及足背感觉丧失。对患者膝部进行 X 线检查,提示腓骨颈骨折。

诊断:腓骨颈骨折合并外周神经损伤。

临床解剖学问题:

(1)患者足部感觉缺失和功能丧失的解剖学基础是什么?

(2)可能是何神经发生了损伤?

(3)此神经与腓骨颈的关系是怎样的?

(4)患者在行走时所显示的是什么步态?

解析:由于腓总神经与腓骨颈关系密切,腓骨颈骨折常可致腓总神经损伤。腓总神经绕腓骨颈的外侧面走行,即使是表浅伤口也会损伤腓总神经。此患者的症状和体征明显地表明腓总神经受到损伤。硬物的持续压迫(如在睡眠时锐利的床边所造成的压迫),或过紧的管形石膏所造成的压迫可引起相似的临床症状。腓总神经损伤可影响到小腿外侧群肌(由腓浅神经支配的腓骨长肌和腓骨短肌)以及由腓深神经所支配的小腿前肌群,因而足不能外翻和背屈,足趾不能伸直,表现为典型的足下垂(足屈和轻微内翻)和跨阈步态。同时,患者在行走时,足趾拖后而足部拍击地面,为避免此体征的出现,患者在行走时必须尽量抬高足部。如患者腓总神经的皮支发生损伤,则可导致小腿和足部的感觉迟钝(感觉功能受到损害),锐器割伤、粉碎性骨折碎片的压迫或挫伤均可导致此类损伤。尽管腓骨并不承重,但在发生腓骨近端骨折后,由于附着于其上的肌肉的牵拉可引起骨折端移位,因而行走时可出现疼痛。

十、病例十

26 岁的搬运工正在工作时,一沉重的板条箱砸在其膝部上。患者感到剧烈疼痛,不能起立。急救人员立即将患者用担架送到医院。体格检查后,对患者膝部进行了 X 线检查。X 线检查报告提示胫骨近侧端粉碎性骨折,合并腓骨颈骨折。

诊断:胫骨近侧端和腓骨颈骨折,合并外周神经损伤。

临床解剖学问题:

(1)胫骨骨折后什么动脉可能发生损伤?

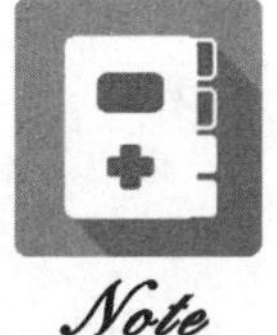

(2)运用解剖学知识说明,应在何处检查动脉搏动,以判断这些动脉是否发生了损伤?

(3)腓骨骨折可能合并什么神经的损伤?

解析:由于腘动脉位于腘窝深面紧靠膝关节纤维囊,在发生胫骨和腓骨近端粉碎性骨折时,骨折碎片常可损伤腘动脉。腘动脉在腘窝下端分为胫前动脉和胫后动脉两个终支,因此,骨折时上述分支常受到损伤,同时由腘动脉发出的一支或数支关节动脉也会受损,这些关节动脉供应膝关节囊及其韧带。

在内踝和足跟的中点处可触及胫后动脉的搏动。足背动脉(胫前动脉的延续)的搏动可在其跨过足舟骨和楔骨上方处触及。这些部位由于位置表浅且紧贴骨面而较易触诊到动脉搏动。动脉搏动的消失则提示腘动脉或胫动脉发生了损伤。

由于在腘窝内胫神经较腘动脉和腘静脉位置表浅,因而腓骨骨折患者中胫神经也可发生损伤。胫神经的离断可致腘肌和小腿后群肌(腓肠肌、比目鱼肌、长屈肌和胫骨后肌)以及足底的肌肉发生瘫痪。同时,部分至膝关节的关节支也可能发生离断。由于腓总神经与腓骨颈的关系密切,故此处发生骨折时还易损伤腓总神经。对于腓总神经离断后所产生的症状和体征可参看本章病例九的讨论。

十一、病例十一

62 岁男子,诉左臀部持续性疼痛,并可沿大腿后面放射。

体格检查:患者疼痛最剧烈的区域位于坐骨大切迹处。以患者股骨大转子尖和坐骨结节之间的中点与到膝部约 1/2 处的大腿中线作一连线,沿此线进行压迫也可引起疼痛。在坐位时,患者左小腿由于剧烈疼痛而不能完全伸直。患者取仰卧位,检查者以一手抓住其左踝关节,另一手置于其左膝关节前面使患者小腿伸直,当检查者缓慢升高患者左下肢,当与水平面达到近 75°角时,可引起患者疼痛。此时如使患者足背屈,则可加重疼痛。对患者腰下部行 MRI 检查,可见第 5 腰椎～第 1 骶椎椎间盘突出。

诊断:第 5 腰椎～第 1 骶椎椎间盘突出,合并第 1 骶神经根受压。

临床解剖学问题:

(1)此例中患者的症状是由什么神经损伤引起的?

(2)此神经源自脊髓的哪些节段?

(3)为什么患者的直腿抬高试验可引起疼痛?

(4)为什么当足背屈时疼痛可加剧?

解析:根据患者疼痛的部位及从大腿后部向下放射的特征,可推断是骶丛最大的分支——坐骨神经根受到了压迫。坐骨神经起自脊髓第 4 腰椎～第 3 骶椎节段,由骶丛分出后经坐骨大孔下部离开骨盆,从梨状肌下缘延伸至大腿远端 1/3,此路径与该患者疼痛发生的部位相一致。在直腿抬高试验中,当下肢被抬高时,由于坐骨神经受到牵拉,患者出现疼痛。足背屈可增加对坐骨神经及坐骨神经根的牵拉而使疼痛加剧。

椎间盘向后外侧突出是坐骨神经痛的常见原因,最常受到累及的是第 1 骶神经根。第 5 腰椎～第 1 骶椎椎间盘突出可压迫前根和后根而产生坐骨神经痛,并可合并腰下部疼痛。坐骨神经痛也可由坐骨神经或其在盆部、臂部及股部的分支受到压迫(如肿瘤压迫)而引起。在神经发生炎症(神经炎)或其髓鞘发生炎症而影响到神经时也可引起疼痛。

十二、病例十二

55 岁男性,因右侧腹股沟处出现球形肿块而来就诊。患者自诉在躺倒时肿块可变小,但不会完全消失。偶尔肿块会变大,并突出于右侧大腿前面皮下,此时大腿深部下面可感到疼痛。

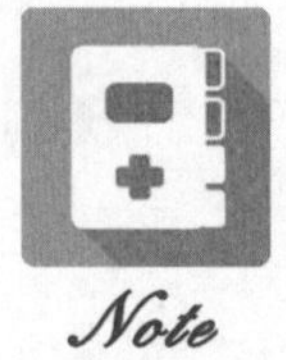

体格检查：医生注意到患者肿块位于耻骨结节外侧，腹股沟韧带内 1/3 的下方。将手指伸入患者的腹股沟管浅环中，嘱患者咳嗽，未发现有肿块或肠管突出，但肿块有所增大。患者诉股环处为肿块首先出现的部位，随后肿块向隐静脉裂孔处发展。当患者大腿屈和内旋时，检查者轻压肿块并不能使其缩小。

诊断：不可复位的完全性股疝。

临床解剖学问题：

(1)名词解释：股疝、股管和股环。

(2)股管的正常内容物是什么？

(3)请运用解剖学知识解释为何股疝会向上突出。

(4)你认为股疝的发病在女性中多于男性的解剖学原因是什么？

(5)从解剖学上解释为何股疝易发生绞窄？

(6)股管中什么结构的肿大可被误认为是股疝？

解析：股疝是脂肪、腹膜、网膜或一部分肠管通过股环进入股管而形成的突出物。如疝囊中有肠管存在，可通过听诊器闻及肠鸣音。

股管是位于股鞘内侧部一短的潜在性盲管，是腹内筋膜（前为腹横筋膜，后为髂腰筋膜）向大腿部的延伸。正常情况下，股管内至少含有一个为结缔组织所包绕的淋巴结。股环则为股管的上口，又称股管上口，其内侧界为腔隙韧带，后界为耻骨梳韧带，前界为腹股沟韧带，外侧界为股静脉内侧的纤维隔。

股管是腹壁较为薄弱的部位，因此，当腹压急剧增高（如慢性便秘患者正试图排便）时，可迫使腹腔内容物由股环进入股管。肠管在降入股管并通过隐静脉裂孔时，其外部形成一疝囊。疝囊在股管内下降的过程中，受到大腿阔筋膜的阻挡，而向前、上方突出，在腹股沟韧带的下方形成肿块。

当疝囊尚位于股管内（不完全性股疝）时，疝囊体积通常较小，而当疝囊向前通过隐静脉裂孔进入股部松散的结缔组织后，疝囊体积可急剧变大（完全性股疝）。

由于部分类型的股疝所形成的肿块位于腹股沟韧带之上，因此腹股沟斜疝和完全性股疝之间的鉴别有时会非常困难。股疝所形成的肿块位于腹股沟斜疝所形成肿块的外下方。耻骨结节是区别股疝与腹股沟斜疝的一个重要骨性标志。腹股沟斜疝的疝囊颈在腹股沟管浅环处，位于耻骨结节的内上方，而股疝的疝囊颈位于耻骨结节的外下方。与此例一样，如果在腹股沟管中未发现疝囊，则可排除腹股沟斜疝的可能。

将手置于疝囊上向下轻压，如果是股疝，可观察到腹股沟韧带形成的反折位于疝囊的上方，如果是腹股沟斜疝，此时手向上轻压疝囊，可见腹股沟韧带形成的反折位于疝囊之下。

股疝在女性中较在男性中常见（女性与男性之比约为 3∶1），这是因为女性的股环较男性的大以及女性在妊娠期间股环周围组织会发生变化。女性的股环之所以大是因为女性盆骨的宽度较大，股动、静脉较细小。

完全性股疝绞窄常见。这是由于股环的边缘（如前方的腹股沟韧带和内侧的陷窝韧带）较为锐利，而且缺乏弹性，故发生完全性股疝时易造成绞窄。另外，隐静脉裂孔锐利的边缘也可引起绞窄。

由于股环和隐静脉裂孔相对较小，且周围结构较为坚韧，突入股疝疝囊内的肠管静脉回流可被阻断。此时动脉血继续进入肠管内而引起充血，继之整个血液循环中断。如欲阻止绞窄的肠管发生坏死，必须早期进行外科手术。

有时股管内柔软而肿大的淋巴结（即使有时较为坚硬）可能会被误认为股疝。淋巴结的肿大可因其引流区的肿瘤或感染所引起。

（王来建　侯辉歌）

Note

·第三篇·

模拟手术教程

第十八章　腮腺切除术

腮腺是人体最大的一对唾液腺，分深、浅两叶。涎腺肿瘤约 80%发生于腮腺，其中 80%以上的腮腺肿瘤位于浅叶。腮腺切除术是涎腺外科中最常用的手术，其中包括腮腺浅叶切除术、全腮腺切除术及腮腺区域性切除术三种基本术式。对良性肿瘤或低度恶性肿瘤，应行腮腺浅叶切除术或全腮腺切除术，而对高度恶性肿瘤，应行根治术。行腮腺浅叶切除术时，要求仔细识别、保留面神经及其分支。腮腺手术的常见并发症有 3 个：①面神经及其分支损伤，术者应熟悉面神经解剖，通过小心操作来避免。②味觉性出汗症（Frey 综合征），因在腮腺手术时损伤神经纤维后神经异常再生而引发。③耳大神经损伤致面部麻木。

一、患者的安置体位

（一）技术要点

患者取仰卧位，肩部垫高，头稍后仰并偏向健侧。首选全身麻醉，必要时术中评价神经功能。

手术台置于头高脚低位，以利于暴露术野，减少术中出血。将患者头转向对侧，尽量伸展颈部，增加耳前区的暴露。在外耳处塞入棉球，避免血液积聚在外耳道、中耳。铺巾，术野包括外耳、乳突、颈部、口角、眼外眦联合。这样可以观察术中面神经分支受刺激后口角和眼睑的运动，从而安全地进行切除。

沿耳前皮褶画切口线，绕过耳垂下，在乳突尖前方，经下颌升支后缘后方沿下颌下缘向前延伸。切开耳前皮肤，使切口在皮褶内。这样的切口不明显且可充分暴露术野，必要时可适当延长切口。需要扩大术野时，可向后反“T”形延伸切口。切开皮肤、皮下组织及颈阔肌，用电刀止血（图 18-1）。

（二）解剖要点

腮腺区前界为下颌支，后界为颞骨的鼓室部和乳突，上界是外耳道、颧弓、颞下颌关节。深部结构包括茎突及附着的肌肉、血管和神经。腺体覆盖部分咀嚼肌、胸锁乳突肌、二腹肌后腹。

腮腺被源于颈深筋膜浅层的鞘膜包裹。耳大神经（颈丛最大的感觉分支，神经纤维源于第 2、3 颈神经）、部分颈阔肌、数目不定的腮腺浅淋巴结（引流耳郭、外耳道、眼睑和头皮额颞叶区）位于腺体表面。

二、切开皮瓣暴露腮腺

（一）技术要点

水平拉开腮腺表面致密的浅筋膜。使用皮肤拉钩或者尖头耙式牵引器向上牵引皮瓣，锐性分离皮下组织和腮腺浅筋膜。识别、保留耳大神经分支。断开进入腮腺实质内的耳大神经分支。切断面后静脉，保留下颌后静脉，避免静脉性充血。

继续向前切开，暴露面神经分支（支配面部肌肉的运动），操作时应仔细寻找，小心保留，水平分离面神经分支的表面，至腮腺前下边缘后停止分离，避免损伤面神经分支（图 18-2）。

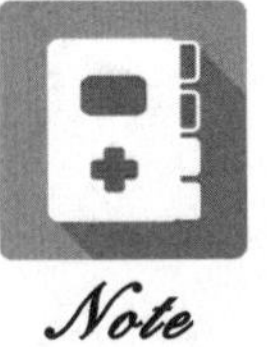

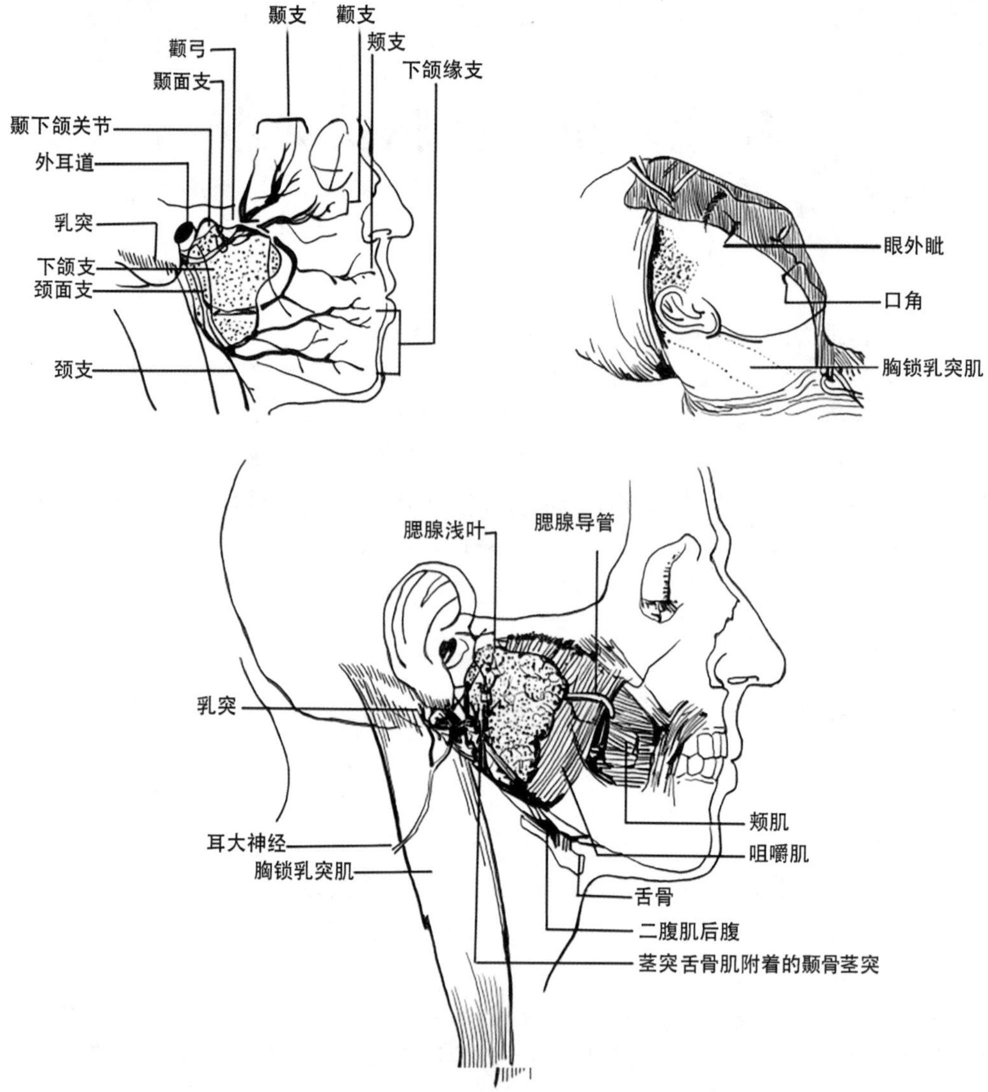

图 18-1　切开皮肤、皮下组织及颈阔肌

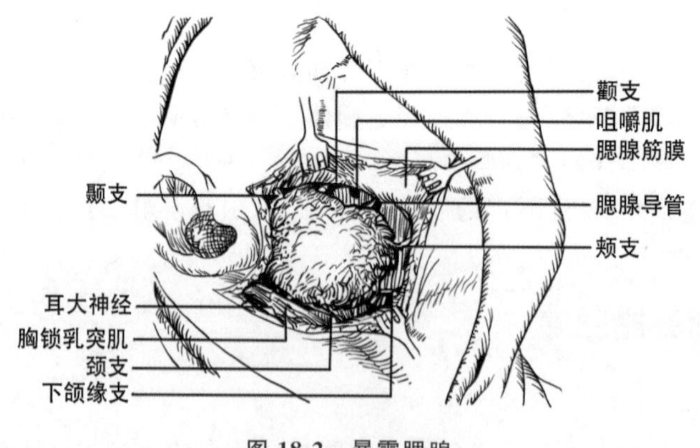

图 18-2　暴露腮腺

(二)解剖要点

切开的皮瓣包括皮肤、浅筋膜、颈阔肌。耳大神经前支位于颈阔肌深层,腮腺筋膜浅面。到达腮腺前缘后,暴露出支配面部表情肌的面神经运动支。可以切断耳大神经分支,但必须保

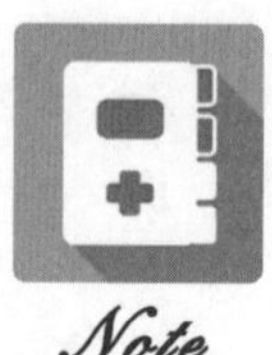
Note

留面神经的分支。

三、识别面神经主干

(一)技术要点

定位胸锁乳突肌前界，分离筋膜，向后牵开。注意勿损伤面神经下颌缘支。分离外耳道和腮腺之间的组织。沿乳突前缘小心钝性分离深面的二腹肌后腹。

在平行于面神经的走行方向，用尖头止血钳的尖端进行分离。在外耳道及乳突前各 1 横指处暴露面神经主干。通过位置及神经干外观特征(白色、反光，可微弱辨认的白色、有光泽的线性结构，表面通常可见一两条纵行血管)来辨认。面神经粗大，沿面神经主干进入腮腺，用细止血钳从近端分离至远端(图 18-3)。

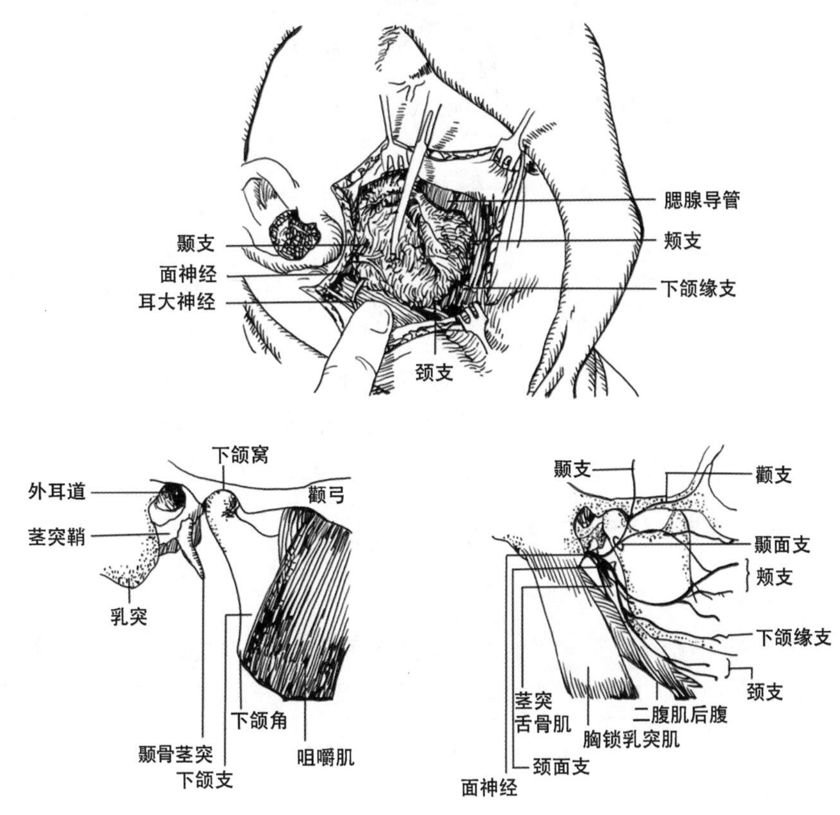

图 18-3 识别面神经主干

(二)解剖要点

此区域内的骨性标志有颧弓(上)、下颌支(深)及茎突(后)。切开筋膜，将胸锁乳突肌推向后，腮腺拉向前，便可看到二腹肌后腹和乳突的前界。在此处，面神经主干走行于茎乳孔至腮腺浅叶和深叶之间，以近似于直角走行向前。若面神经主干不易定位，则向前轻轻地将其直接分离。这样可以避免损伤此区内的粗大神经(耳颞神经)。耳颞神经是三叉神经下颌区的感觉支，支配颞颌关节、外耳道、鼓膜、外耳前的大部分。其在外耳道水平进入此区。

四、腮腺浅叶切除

(一)技术要点

在面神经分支平面分离、切除浅叶。用纱布海绵牵引，镊子夹住或牵引缝合以拉出腮腺。鉴别面神经两大分支，沿神经干、每个分支走行表面进行分离。可以通过非常轻柔的机械刺激

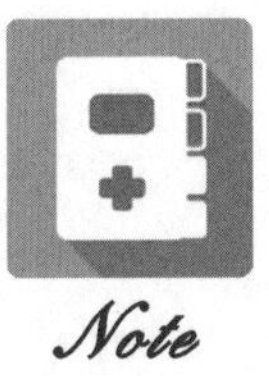
Note

（镊子或者止血钳轻柔挤压）或者使用一次性神经刺激器刺激运动神经，如面神经分支，没有麻痹的患者会出现肌肉抽搐，很容易观察到眼睑或嘴角运动。但一般不要轻易刺激面神经分支。用细丝线缝合止血。烧灼时注意不要接触到神经纤维（图 18-4）。

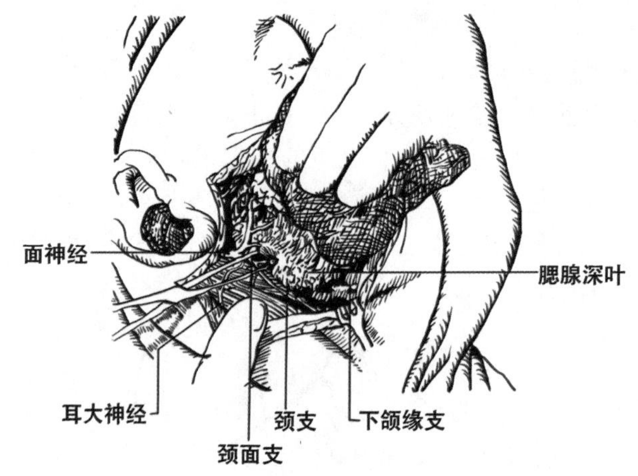

图 18-4 切除腮腺浅叶

（二）解剖要点

面神经在下颌缘支后侧偏中间的位置，约在颞下颌关节至下颌角连线的 1/3 处分为两支，上支小于下支。

一般腮腺浅叶与深叶在面神经通过的位置分开，两者以一个腮腺峡部组织相连。仔细迅速分离面神经，在尽量不损伤穿过腮腺的其他重要组织的条件下，切除腮腺浅叶。

面神经与颈外静脉及其分支伴行，而颈外静脉又与颈外动脉及其分支（颞浅动脉）伴行。

五、腮腺深叶切除，结扎腮腺导管，闭合切口

（一）技术要点

如果肿瘤累及深叶，则须从面神经分支底部和周围切除腮腺组织。用神经钩轻柔地拉起面神经分支，从其下部周围切除腮腺组织。若肿瘤侵犯神经分支，则须将其一并切除。通过神经移植重建神经。

结扎腮腺导管。

检查、止血及间断缝合关闭切口（图 18-5）。

在皮瓣下放置引流管。

（二）解剖要点

腮腺深叶切除在技术上比较困难，操作时必须小心，不要损伤面神经分支。

腮腺区面神经分支的数目是可变的，神经支末端之间有细小的吻合。按照解剖学特点及典型的神经支配，面神经分为 5 个分支。第一分支是耳支，在面神经离开茎乳孔之后分出，向后上穿行于腮腺和胸锁乳突肌前缘之间，支配外耳道后的面部表情肌。面神经主干支配源于茎突和二腹肌后腹的肌肉，在进入腮腺时，面神经主干分为上干（颞面支）和下干（颈面支）。

颞面支随后分为数个分支：颞支支配耳肌、前额肌、大部分眼轮匝肌；颧支支配部分眼轮匝肌、鼻肌、大部分提上唇肌；颊支支配唇部和颊部肌肉。

典型的颈面支包括一条下颌缘支和一条颈支。下颌缘支支配下唇肌，受到损伤后可引起发声异常等症状。神经分支之间有多处吻合，形成腮腺神经丛。在颞面支尤其如此。

可以安全结扎颈外静脉及其分支、颞浅静脉、上颌静脉以及面静脉。更深处的颈外动脉及

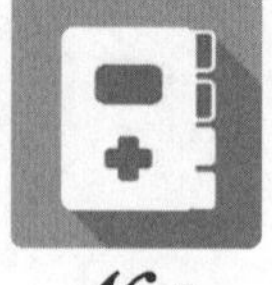
Note

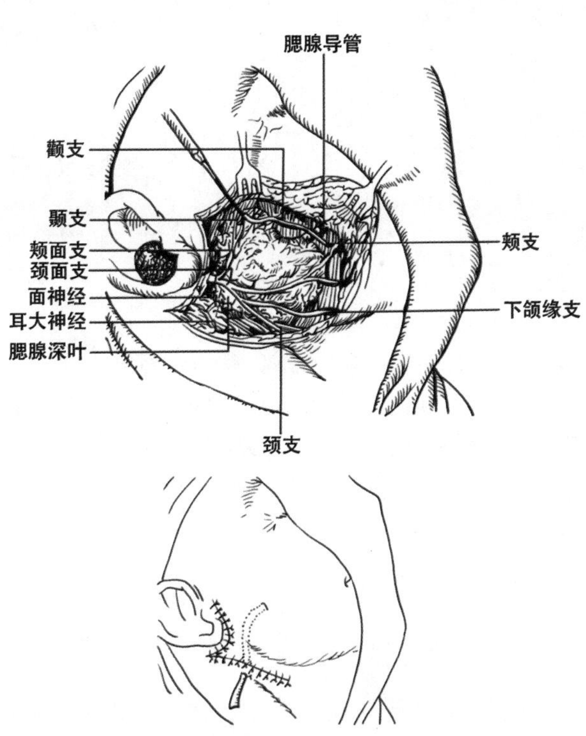

图 18-5 切除腮腺深叶，结扎腮腺导管，闭合伤口

其分支、颞浅动脉及其唯一分支(面横动脉)以及上颌动脉也可以结扎。最深层的腮腺组织与深层咽侧壁相邻，因此处理时必须小心。

面神经上颊支位于腮腺导管上方。结扎腮腺导管时不要损伤此结构。通常也需要结扎位于腮腺导管上方的面横动脉。

(张春雷)

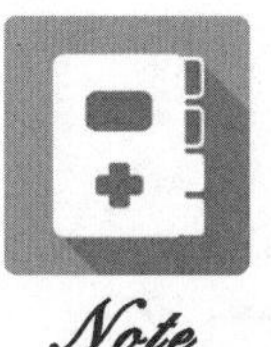

第十九章　甲状腺切除术

甲状腺是内分泌腺，位于颈中线，由两叶中线的峡部和锥状叶连接构成。甲状腺切除术分为全部切除和部分切除。当患者患有甲状腺癌或甲状腺的某些其他状况（如甲状腺功能亢进）等，导致吞咽或呼吸困难时，通常会进行甲状腺切除术。甲状腺切除术是一种常见的外科手术，具有多种潜在的并发症或后遗症，包括暂时或永久性声音改变、暂时或永久性低钙、需要终生甲状腺激素替代治疗、出血和感染等。

一、术前准备

（一）技术要点

甲状腺手术的术前准备包括甲状腺功能检查、超声检查、穿刺检查及放射性核素扫描。为了避免甲状腺危象，甲状腺功能亢进（甲亢）患者应给予抗甲状腺药物治疗、β受体阻滞药及卢戈碘或过饱和碘化钾溶液，同时根据情况考虑应用类固醇激素。甲状腺髓样癌患者应筛查嗜铬细胞瘤和原发性甲状旁腺功能亢进，这些病症与多发性内分泌肿瘤相关。

（二）解剖要点

喉返神经损伤通常导致同侧声带处于旁正中位。喉上神经外支与喉返神经同时损伤则可导致声带处于正中位（图 19-1）。

吸气　　发声

正常

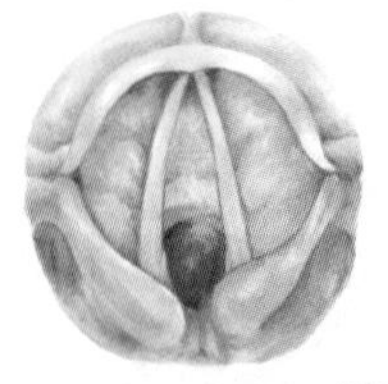

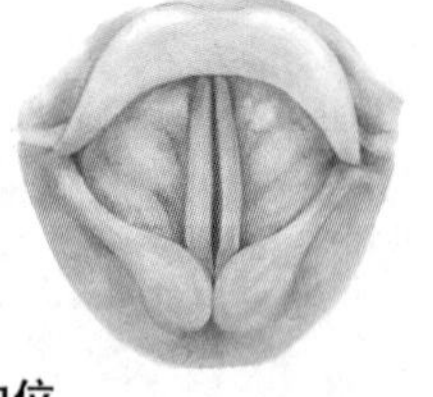

旁正中位

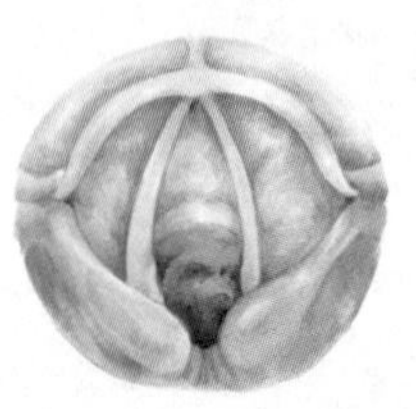

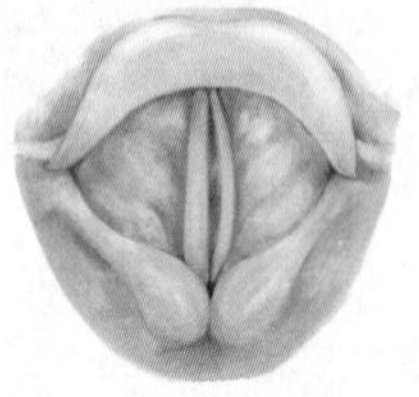

正中位

图 19-1　声带位置

二、患者的体位

（一）技术要点

患者应以调整后的“沙滩椅”姿势仰卧在手术台上，取适当的头高脚低位并弯曲膝盖。在肩胛骨间放置沙袋或卷垫，使双肩向后。伸展颈部，放置颈后垫（图 19-2）。

（二）解剖要点

准确定位甲状腺前上方，使腺体更容易剥离。如果暴露不充分，术中可能需要延长切口。

三、皮肤切口的选择

（一）技术要点

在环状软骨下约 1 cm 处，沿皮纹方向做一略弯的领式横切口。可用一根 2-0 缝线缝合压在皮肤表面以标记切口。注意测量切口两端到中线的距离以保证对称。通常切口长 4～5 cm 较合适，但颈

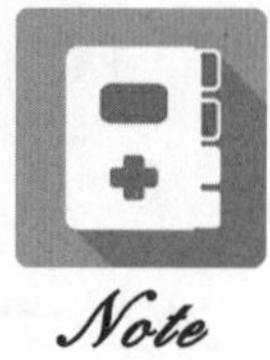

Note

部较短、甲状腺较大或颈部的伸展度受限者可能需要较长的切口。切开皮肤、皮下组织、颈阔肌，通常沿横切口进入较易辨认颈阔肌纤维(图 19-3)。

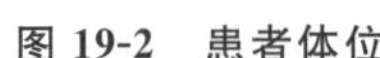
图 19-2 患者体位

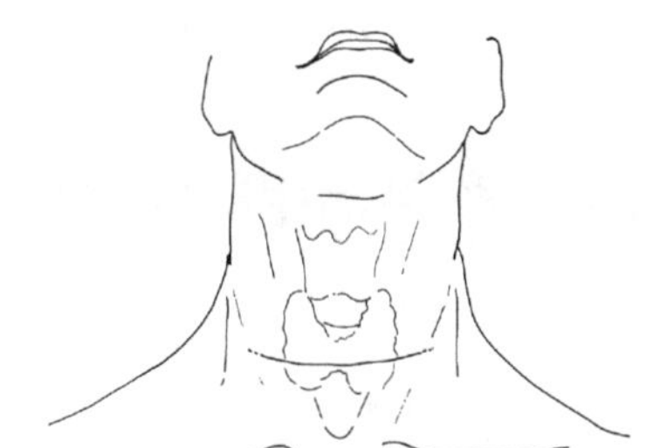
图 19-3 皮肤切口

(二)解剖要点

环状软骨下 1 cm 处的切口通常位于甲状腺峡上方。颈阔肌起自颈部浅筋膜，与胸大肌和三角肌筋膜相连。颈阔肌是从下颌骨或面部皮下组织延伸至锁骨的片状肌肉，其肌纤维在颏部成直角交叉并连接面部肌肉组织，属面部表情肌之一，受第Ⅶ对脑神经支配。

四、游离皮瓣

(一)技术要点

自颈阔肌下方游离皮瓣。用止血钳、皮肤拉钩、爪拉钩先提起皮肤。提起皮瓣时，用手指或纱布对抗牵引，用电刀或手术刀从中间向两端切开皮瓣，扩大至甲状软骨以上、胸骨上切迹以下平面。注意不要损伤颈阔肌深处的浅静脉，包括双侧颈前静脉、颈外静脉及交通支，它们位于颈阔肌深面、胸锁乳突肌和舌骨下肌群浅面。在切口皮缘处用无菌巾予以保护，用自动牵开器帮助暴露术野(图 19-4)。

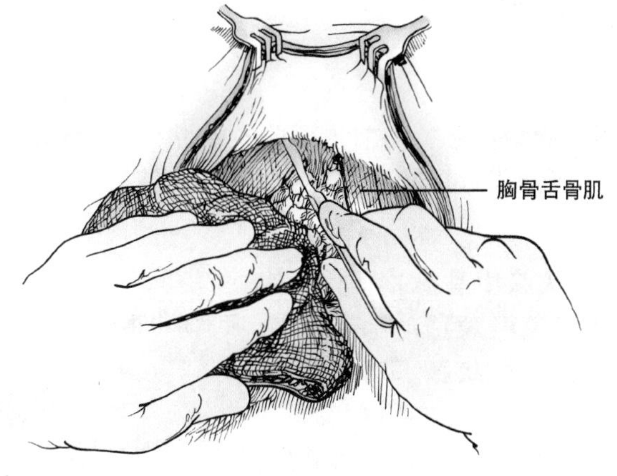

图 19-4 游离皮瓣

(二)解剖要点

甲状腺手术过程中，从颈阔肌下提起皮瓣后就可明显看到颈部肌群，包括胸锁乳突肌和舌骨下肌群(胸骨舌骨肌、胸骨甲状肌、甲状舌骨肌和肩胛舌骨肌)。以胸锁乳突肌作为判断切口范围的标志。胸锁乳突肌有两个肌腹，分别起自胸骨和锁骨交界处，都止于乳突。胸锁乳突肌受副神经(第Ⅺ对脑神经)支配。肩胛舌骨肌起自肩胛骨、止于舌骨，通常术中主要涉及上段肌腹。胸骨舌骨肌位于中线，覆于胸骨甲状肌与甲状舌骨肌之上，起自胸骨、止于舌骨。胸骨甲状肌起自胸骨、止于甲状软骨，甲状舌骨肌起自甲状软骨、止于舌骨。

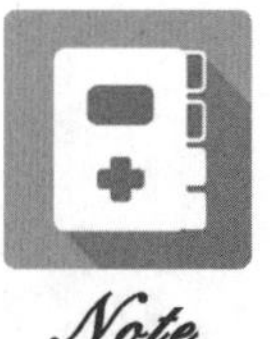

颈浅静脉一般位于颈阔肌之下，颈外静脉位于两侧胸锁乳突肌浅面，颈前静脉位于胸骨舌骨肌浅面。颈前静脉与颈外静脉之间有大量交通静脉相连。颈静脉弓连接左、右颈前静脉，通常位于颈中下部，需将其结扎以充分暴露舌骨下肌群。虽然结扎这些静脉不会带来严重的临床后果，但尽量不要损伤这些结构。

五、切断、游离甲状腺前肌群

(一)技术要点

辨认舌骨下肌群的中缝。用电刀从胸骨切迹至甲状软骨分离双侧胸骨舌骨肌和胸骨甲状肌，以暴露下方的甲状腺。从一侧开始，钝性分离胸骨舌骨肌和其深面的胸骨甲状肌。尽可能辨认和保护颈袢(走行于胸骨甲状肌外侧面)。然后，向两侧牵拉胸锁乳突肌，辨认颈内静脉。

甲状腺肿大时，往往需要切断甲状腺浅面的肌群以暴露甲状腺，在这种必须切开肌群的情况下，切口的位置应尽可能高，以保护颈袢。关闭切口时需要缝合这些肌肉。若肿块侵犯了这些肌肉，可与甲状腺一起整块切除(图 19-5)。

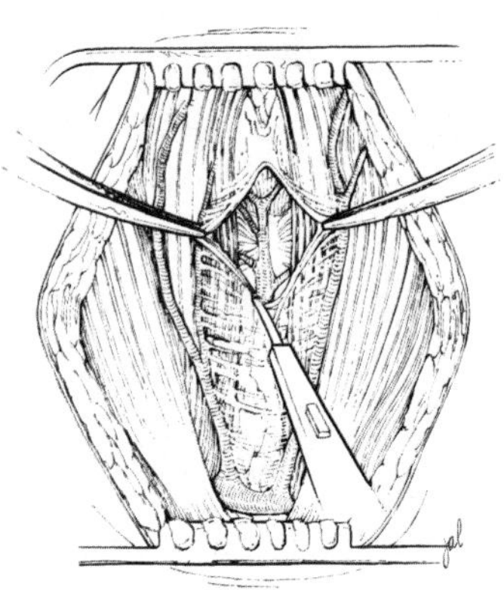

图 19-5　分离甲状腺前肌群并寻找颈前静脉

(二)解剖要点

甲状腺位于舌骨下肌群深面。从中缝处分离左、右胸骨舌骨肌和胸骨甲状肌并向两侧牵引可暴露甲状腺。胸骨上切迹正上方是组织分离的最佳起点。甲状舌骨肌由第 1 颈神经分支支配，其余由颈袢(第 1～3 颈神经)支配。虽然切断舌骨下肌群并不会有太大的影响，但会给吞咽和面容带来细微的变化，因此需要保留颈袢。颈袢的运动支有两个分支，分别在近甲状软骨平面和胸骨切迹头侧。其下的甲状腺呈紫粉色，周围的被膜属于气管前筋膜。

六、辨认和离断甲状腺中静脉

(一)技术要点

游离甲状腺需分离甲状腺中静脉。向前内侧收拉甲状腺，暴露并结扎甲状腺中静脉。甲状腺中静脉存在多条时，尽可能靠近甲状腺全部分离结扎(图 19-6)。

(二)解剖要点

约 50% 的患者存在甲状腺中静脉，且常有多条。甲状腺中静脉自腺体两端经颈总动脉表面汇入同侧颈内静脉。喉返神经和甲状腺下动脉紧邻甲状腺中静脉后侧。暴露外侧间隙，包括甲状腺下动脉、喉返神经和甲状旁腺，有助于离断甲状腺中静脉。甲状腺肿大时，颈内静脉可能受到挤压，以致颈内静脉和甲状腺的边界难以辨认。

甲状腺血液也经甲状腺上静脉和甲状腺下静脉回流。甲状腺上静脉汇入颈内静脉，甲状腺下静脉则汇入头臂静脉。

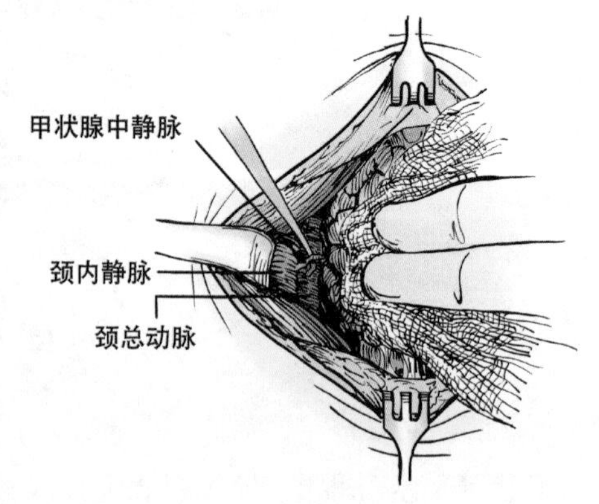

图 19-6　辨认和离断甲状腺中静脉

七、甲状腺上极的游离

(一)技术要点

辨认中线的锥状叶及喉前淋巴结(Delphian 淋巴结)。牵开颈前肌群并辨认甲状腺上极及腺叶。牵拉上极，使上极血管紧张，易于辨认。可在上极处用一夹钳向下牵拉并暴露上极血管，此法在甲状腺肿大时尤其有用。操作时须注意避免损伤喉上神经外侧支。血管离断后，清扫上极的后侧与旁侧组织，避免损伤上方甲状旁腺的供血血管。上极的血管一般在确认下极的喉返神经后切断(图 19-7)。

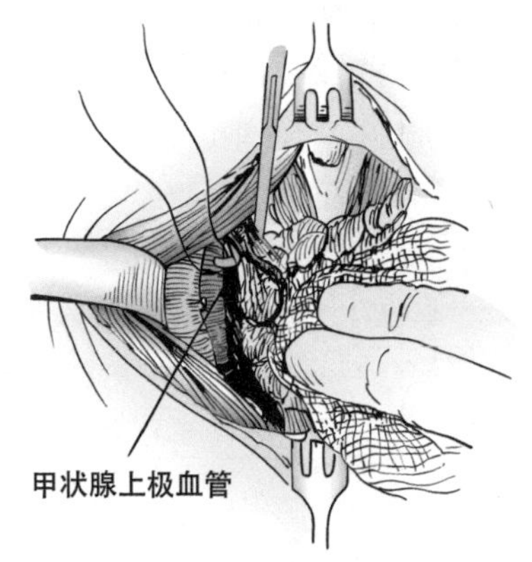

图 19-7 游离甲状腺上极血管

（二）解剖要点

甲状腺上动脉、甲状腺上静脉及喉上神经外支毗邻甲状腺上极。神经与血管之间的关系不固定。喉上神经外支的位置分为三类。Ⅰ型：神经在甲状腺上极上方 1 cm 以上的部位经过上极血管。Ⅱa 型：神经在甲状腺上极上方 1 cm 以内的部位经过上极血管。Ⅱb 型：神经在低于甲状腺上极的上缘经过上极血管，此类情况神经极易受到医源性损伤。安全起见，应尽量接近腺体进行操作。

喉上神经为迷走神经分支，起始处沿颈内动脉走行，然后转向内侧，于舌骨大角处分为内支和外支，内支穿过甲状舌骨膜接受咽部的感觉冲动，与喉返神经的感觉支汇合。外支沿咽缩肌侧缘下降并进入环甲肌。外支为支配环甲肌的运动神经，可紧张声带。喉上神经外支受损会造成音调降低并可导致声音嘶哑。

甲状腺上动脉是颈外动脉第一分支，于颈外动脉起始处附近发出，甲状腺上静脉靠近甲状腺上动脉走行并汇入颈内静脉。

八、甲状腺下极结构的结扎

（一）技术要点

结扎甲状腺下极血管时同样紧贴甲状腺由中间向两侧分离，操作时避免结扎过多组织以免损伤尚未辨明的喉返神经。甲状腺最下动脉仅在部分人出现，该动脉也进入下极，可结扎离断(图 19-8)。

图 19-8 结扎甲状腺下极血管

（二）解剖要点

甲状腺下静脉由甲状腺下极附近发出，进入头臂静脉，其通常作为甲状腺叶中部的主要血管，并向下注入同侧头臂静脉。甲状腺最下动脉并非存在于所有人，并且其发出的部位也不恒定，可发自头臂干、主动脉弓、胸廓内动脉或锁骨下动脉等处。偶尔，左、右甲状腺下静脉汇合形成一条甲状腺最下静脉，汇入左头臂静脉。

九、喉返神经、甲状旁腺的辨认与保护及甲状腺下动脉的结扎

（一）技术要点

辨认喉返神经这一步也可在游离甲状腺下极前完成。此时，术野必须无出血。将甲状腺向上牵引。喉返神经通常在环状软骨水平近甲状腺悬韧带处被发现。用止血钳或直角钳从甲状腺侧叶边缘开始解剖，喉返神经通常接近气管食管沟旁的 Zuckerkandl 结节。甲状腺下动脉也是有用的标志，喉返神经与其关系密切，可经其上方、下方或血管分支间通行。若喉返神

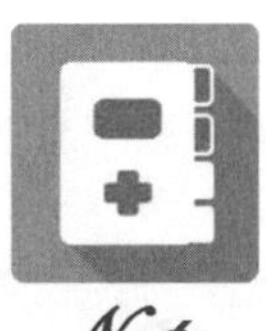

经不易辨认，则可用止血钳钳夹甲状腺下动脉尾侧疏松纤维组织来辨认。用神经刺激器也有助于辨认喉返神经。

成功辨认喉返神经后，沿其表面分离至其入喉的终点处。喉返神经与甲状腺悬韧带密切相关，25％的患者的喉返神经在进入环甲膜之前，于环状软骨与甲状软骨下角间穿越甲状腺悬韧带。接下来辨认甲状旁腺，它通常在喉返神经与甲状腺下动脉交叉处 1 cm 以内可被发现。上甲状旁腺位于上后部，下甲状旁腺位于前下部。游离甲状旁腺，若技术上可行，连同其后外侧的血管蒂一同暴露。若甲状旁腺的血供被阻断，则将腺体切成 1 mm 的片段，在胸锁乳突肌中创造一个肌袋，自体移植这些小块组织于肌袋中。用金属夹标示缝线缝合的肌袋，以便术后辨认。

接下来，于腺体表面结扎甲状腺下动脉分支，注意不要损伤喉返神经或通向甲状旁腺的血管分支。辨认甲状旁腺和喉返神经后，与甲状腺组织分离开，注意保护这些结构。甲状腺下动脉从颈动脉后出现，向内侧进入甲状腺，横向牵拉颈动脉有助于辨认甲状腺下动脉。保持无出血的术野很重要，然而，应避免盲目使用止血钳控制出血，应压迫止血而不可电凝止血。

此时，结扎悬韧带，使甲状腺升高，离开气管。甲状腺下动脉的分支、甲状腺静脉、喉返神经与悬韧带联系紧密。喉返神经在此处常受伤，小心结扎血管，确保喉返神经已被辨认出来（图 19-9）。

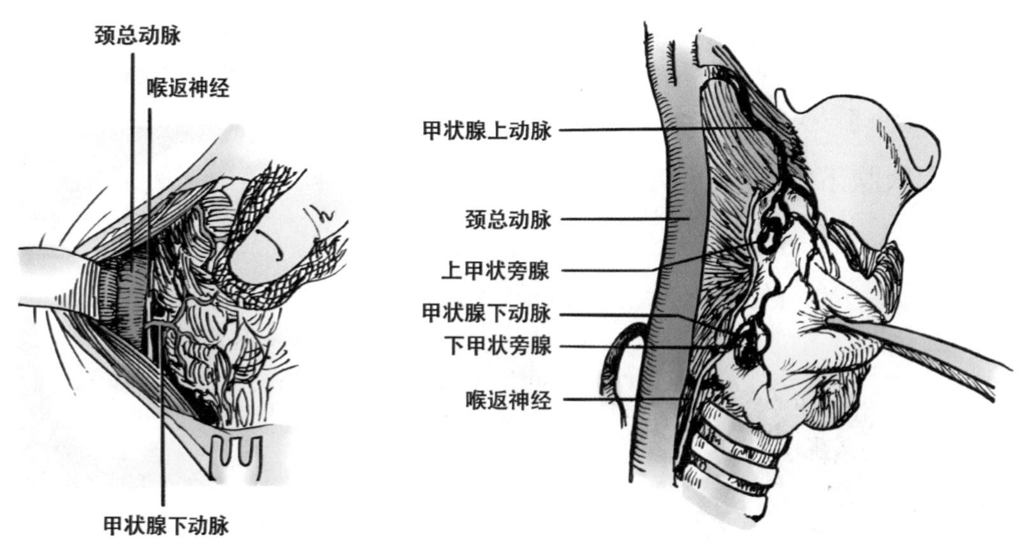

图 19-9　确认甲状旁腺、喉返神经并结扎甲状腺下动脉

（二）解剖要点

右喉返神经为迷走神经分支，于锁骨下动脉前穿过，而左喉返神经从前面经过主动脉弓。它们上升至近气管食管沟处，于环甲肌尾侧附近进入喉部。右喉返神经走行路线比左喉返神经要斜。0.5％～1％的人存在右喉不返神经。左喉不返神经罕见，曾报道见于有右侧主动脉弓或食管后左锁骨下动脉的患者。

喉返神经支配除环甲肌（喉外神经支配）以外的喉部肌肉运动。单侧损伤将导致患侧声带麻痹，使其停留于旁正中位或外展位置。停留于旁正中位会导致声音虚弱，停留于外展位置会导致声音沙哑和咳嗽无力。双边损伤可能导致气道阻塞或失声。如果双侧声带都处于外展位置，此时可能仍有气流，但患者会咳嗽无力且误吸风险增加。甲状腺下动脉从前方、后方或者其分支之间穿过喉返神经。喉返神经与甲状腺下动脉的交叉最常见于邻近悬韧带的环状软骨附近。

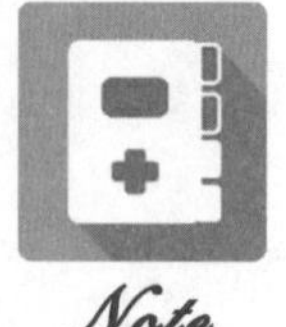
Note

甲状腺下动脉是甲状颈干的一个分支，起源于锁骨下动脉。甲状腺下动脉上升至斜角肌

前方，然后从后面穿过颈动脉鞘，从颈动脉后方出现并向内供应甲状腺。其在通向腺体的过程中穿过喉返神经，以其分支向后、向前走行或围绕神经。靠近甲状腺的同时，甲状腺下动脉也发出小分支通往上甲状旁腺和下甲状旁腺。尽管上甲状旁腺也可能有甲状腺上动脉分支分布，但甲状腺下动脉是上、下甲状旁腺主要的供血血管。

悬韧带来源于气管前筋膜，是甲状腺外侧筋膜连于气管的附件。它位于环状软骨尾侧。甲状腺下动脉的一小分支和甲状腺的小静脉分支经悬韧带反折，类似于喉返神经。喉返神经可能位于悬韧带前侧、后侧或中间。这个区域内，出血时应该用压迫止血，而不是盲目地使用止血钳止血。

十、锥状叶的游离及甲状腺的切除

(一)技术要点

如果在中线发现了锥状叶，则将其向尾侧牵拉，然后沿锥状叶向头部方向进行分离，沿锥状叶结扎和分离小血管。

处理好甲状腺后方的甲状旁腺和离断悬韧带后，可以切除甲状腺。如果执行叶切除术，则从病灶侧夹闭峡部，将其与气管齐平分离。然后另一侧用 2-0 缝线缝合结扎。一些外科医生倾向于更早离断峡部(即在游离甲状腺上极之前，尤其是当计划行叶切除术时)，这样可以增加甲状腺的活动度和暴露程度，特别是当切口较小时。在离断峡部的整个过程中，缝合结扎时经常使用超声刀(图 19-10)。

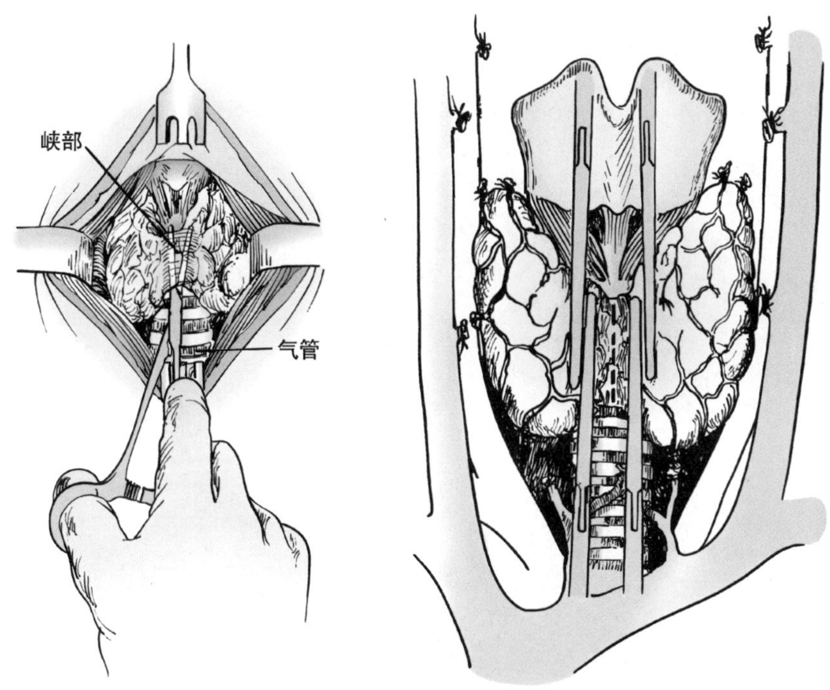

图 19-10 游离并切断峡部

(二)解剖要点

60%左右的个体存在一个锥状叶。它标志着残余的甲状舌管从舌盲孔到颈部的尾端。

十一、甲状腺全切除术及次全切除术

若施行甲状腺全切除术，则在另一侧重复叶切除术的过程。

若施行甲状腺次全切除术，首先分离和结扎甲状腺上极血管，然后钳夹其余腺体并将其横

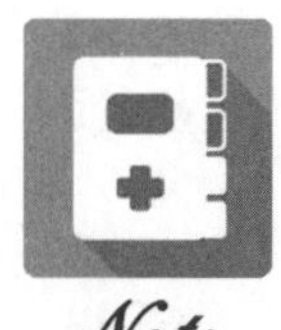

切，留下大约 4 g 的组织。分开剩余部分，过程中注意不要损伤喉返神经。

十二、结束手术及皮肤缝合

甲状腺切除术很少需要放置引流管。充分止血后，在中线处用可吸收缝线间断或连续缝合舌骨下肌群。若肌肉被离断，则采用水平褥式缝合。使用可吸收缝线间断缝合颈阔肌。最后，行连续表皮下缝合，关闭皮肤(图 19-11)。

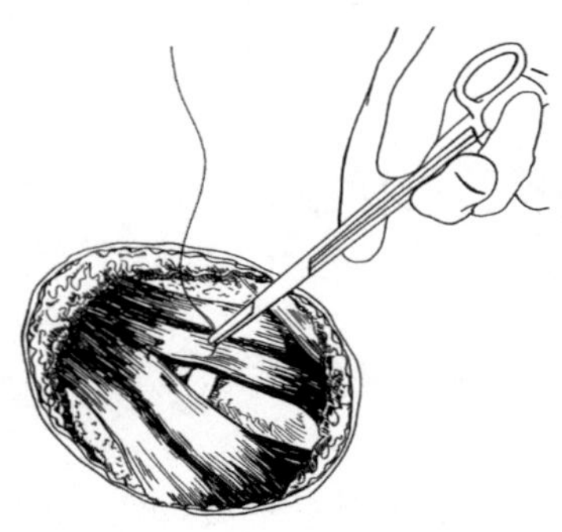

图 19-11　缝合切口

(李　强)

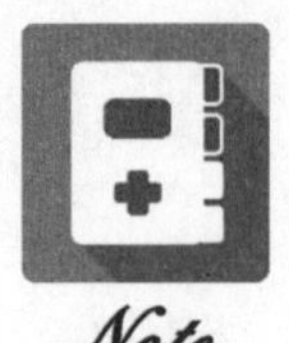

第二十章　肺叶切除术

肺叶切除术是最常用于肺癌切除的手术。局限性肺组织切除术可最大限度保留肺功能，更局限的肺段或亚肺段切除术也是可行的，不过这些术式现在大部分是在胸腔镜下进行的。而肺切除术（开胸）现在则被归类为“复杂的”手术操作。

一、定位

左、右肺动脉的分支如图 20-1 所示。

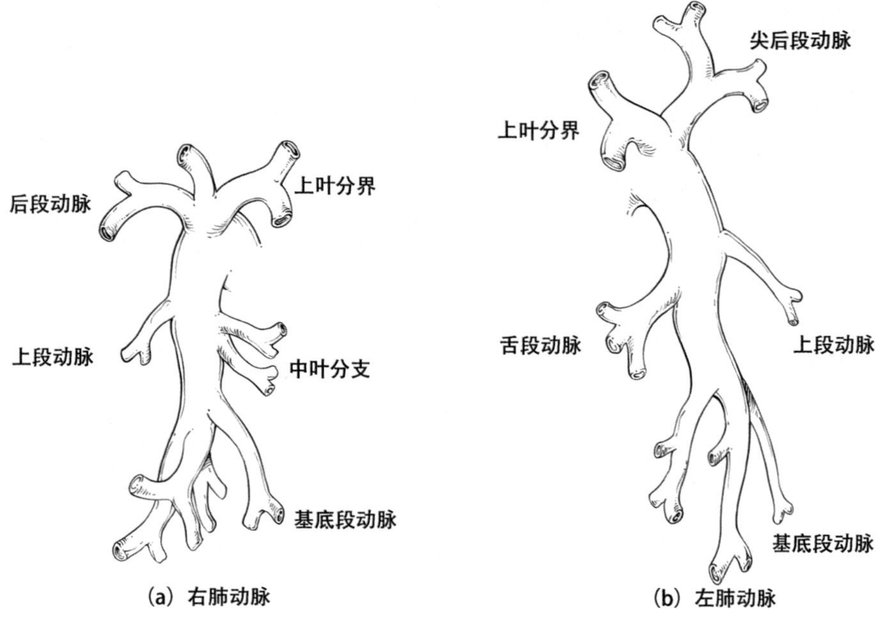

图 20-1　肺动脉的分支

二、右上肺叶切除术

（一）肺动脉的结扎

1. 技术要点　用双腔管确保左支气管通畅，让术中实现单侧肺通气。患者体位摆放为左侧卧位，做右侧后外侧切口开胸。保留肌肉的开胸手术也是一个可行的选择，但不应妨碍手术操作。

向后下方牵引肺组织，分离肺门周围胸膜。

辨认上肺静脉，沿着上肺静脉分离直到远侧的肺实质。游离上肺静脉。辨认并保护肺中叶静脉，它通常汇入上肺静脉。警惕异常的静脉血流。

肺动脉恰好位于静脉后上方，分别向近侧和远侧解剖肺动脉。肺动脉是一个极其精巧且不能损伤的血管，操作时需要非常小心并注意细节。游离肺动脉，将一条棉线松松地系在上面，以便于在出血时控制近端肺动脉。

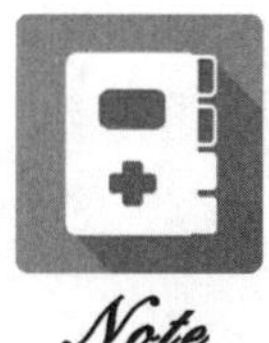

在远端肺动脉可辨认出前干(尖前支)分支。解剖应该围绕血管进行,避免波及周围组织。使用钝的弯钳确定手术平面。当有阻力时要小心操作,“剥花生”是常用的确认解剖结构的方法。从上叶的血管分支中游离出上肺动脉以及所有奇静脉的附件。

向前方牵引肺,切除覆盖在上叶和中间支气管分叉处的胸膜。小心使用电刀,有利于控制此区域的支气管小血管出血。此区域常可发现一个淋巴结,向前面清除干净。淋巴结前方是肺下叶动脉的上段分支。辨认清楚这一分支后,就可以分离切割其后的肺斜裂。

用血管夹夹闭或用缝线结扎跨过前段动脉的尖段静脉。

用血管夹夹闭或用缝线结扎离断上段动脉主干。结扎尖段分支(图 20-2)。

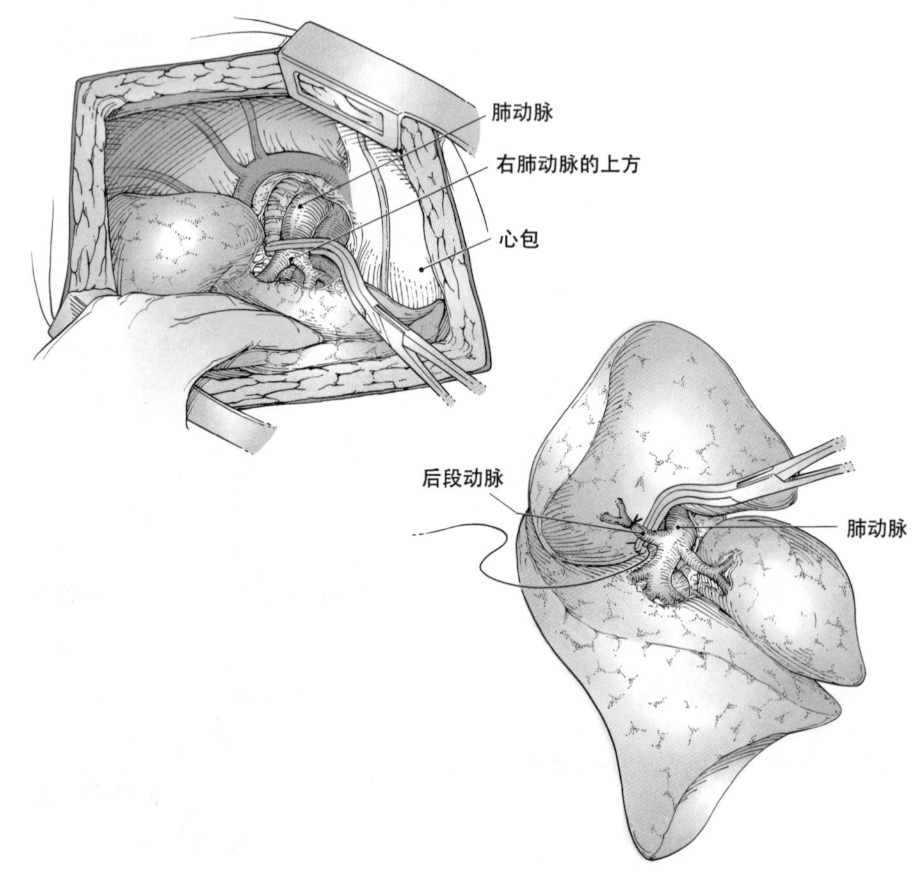

图 20-2　结扎肺动脉

2. 解剖要点　奇静脉呈弓形从后方跨到前方,恰好位于右肺根的上方。右肺动脉在离开心包腔处,位于右主支气管前面稍下方,随后进入水平裂,向下外侧经过上叶支气管的前方,在进入肺小裂之前,从上面分出一条上支,可以满足肺上叶所有三段的血供。上支的主干常只供应尖段和前段,后段由一动脉升支供应,此血管在肺动脉主干的上面分出,甚至位于上支的远处。

(二)剩余血管附件的分离

1. 技术要点　接下来,用线性切割缝合器或血管夹离断上肺静脉。上肺静脉离断后,远端肺动脉很容易在后方暴露。辨认出肺动脉的肺中叶分支和后段分支,并以其作为标记,辨认出水平裂(通常效果不佳),并用线性切割缝合器分离。

剩下的肺动脉分支以及后升支(90%的病例存在)从多个方向均可探查到,逆向进行探查是最容易的方式(图 20-3)。

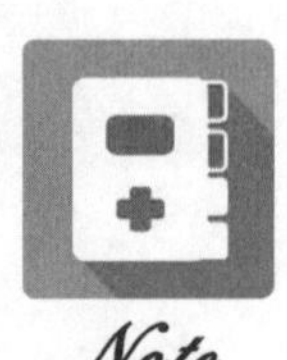
Note

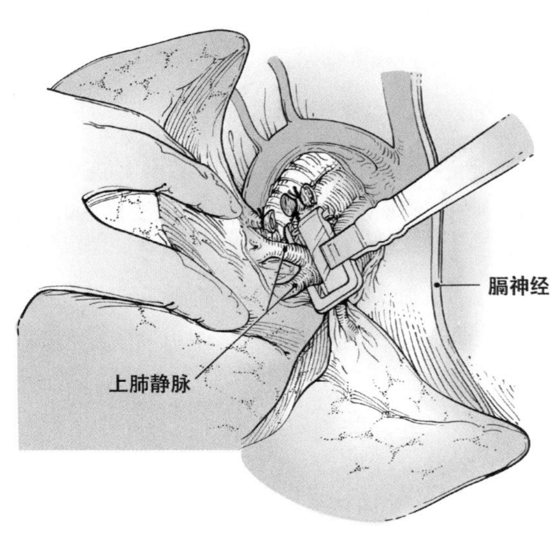

图 20-3 分离剩余的血管附件

2. 解剖要点 右侧肺有上、下两条静脉，各自独立进入左心房。虽然中叶静脉通常于下方汇入上肺静脉，但有时其可单独进入左心房。

因为上肺静脉位于肺动脉前方，所以它最容易从前面暴露。它通常供应上叶的尖段和后段，有时也供应前段。然而，前段静脉也可汇入肺中叶静脉。

肺动脉上支是肺动脉的第一个分支，供应尖段和前段。后段是第二个分支，通常位于肺中叶分支和肺下叶分支上段的上方 1～2 cm 处。

上肺静脉引流上叶和中叶的血液。它的分支并不总是恒定的，不过即使有变异也很容易发现和处理。

(三)支气管和剩余血管蒂的分离

1. 技术要点 向前牵引肺组织。分离迷走神经支配上肺叶的分支，从上叶支气管周围组织中将其游离出来，剩余的动脉分支位于支气管深面。接着可以用线性切割缝合器离断支气管。将离断的上叶支气管向上轻轻牵开，就可以把后方的升动脉暴露出来离断。剩下的肺裂用线性切割缝合器完整打开。将肺中叶固定在下叶上，避免肺扭转。分离肺下韧带，让残余肺叶充满胸腔。

完成止血后，检查闭合支气管处的气密性，向该侧胸腔灌注无菌生理盐水并保持 30～40 cmH_2O 压力鼓肺，如果支气管发生较大漏气，必须通过重新闭合支气管残端或使用肌皮瓣覆盖来修补。放置两条引流管，常规关胸(图 20-4)。

2. 解剖要点 上叶支气管和主干几乎成 90°，方便准确放置线性切割缝合器。

肺斜裂通常是完整的，但偶尔会有下叶上段与上叶融合的情况。水平裂变化较大，不完整发育的情况相对普遍。

在纵隔和肺门结构中，支气管位于最后方，小支气管动、静脉多位于支气管的后方。在分离胸膜暴露支气管树时必须小心，因为右迷走神经与食管一起恰好位于胸膜反折线的后方。上叶支气管向外侧从主支气管分出，约成 90°，在这之后被称为中间支气管，再分为中叶和下叶的支气管。

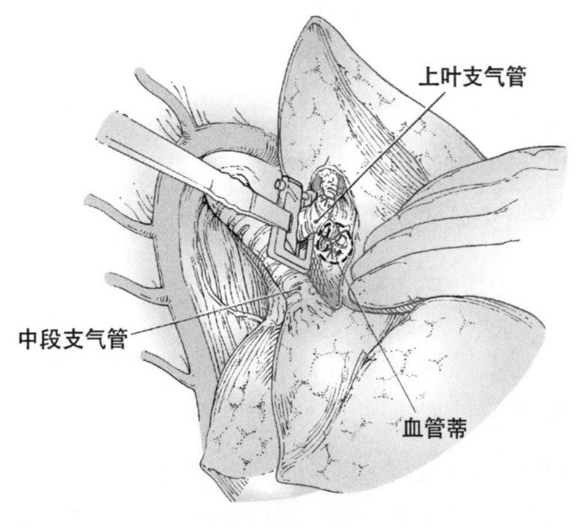

图 20-4 分离支气管和血管蒂

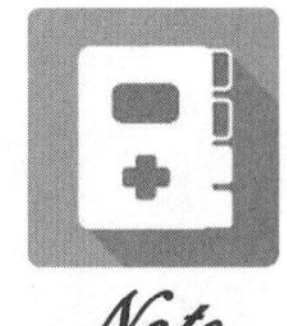

三、右肺中叶切除术

(一)技术要点

一般很少将肺中叶切除术作为单独的手术施行。在没有抗生素的年代,肺中叶切除术常用于治疗支气管扩张。现在,肺中叶切除术常联合右上叶或右下叶切除术作为双肺叶切除术,用于治疗恶性肿瘤。

通过第 5 肋间进入右胸腔。从肺斜裂和水平裂的融合处开始解剖。此外肺动脉容易识别,而且肺中叶分支正好在肺下叶上段的正对面。肺中叶偶尔会有两个分支从肺动脉直接分出来。然而,更常见的是只有一个分支,很快分为两支。结扎离断肺中叶分支,将肺向后牵开,分离膈神经后的纵隔胸膜。暴露上肺静脉。识别、结扎、离断汇入肺中叶的血管。

检查两个肺裂。通常水平裂发育成熟,只需要简单的操作便可将肺中叶从肺下叶上分出来。然而水平裂通常是不完整的,必须用线性切割缝合器分离。用手指从动脉所在区域直到前纵隔分出一条通道,以便于通过线性切割缝合器。注意小心避开上肺静脉的肺上叶分支,它靠得很近。

清理支气管周围,然后把线性切割缝合器放好,夹闭。要先完全鼓肺,保证线性切割缝合器的位置不会影响基底段的通气。用一到两个丝线结固定肺上叶和肺下叶。

如前所述充分止血并检查支气管闭合情况。留置引流管并关胸(图 20-5)。

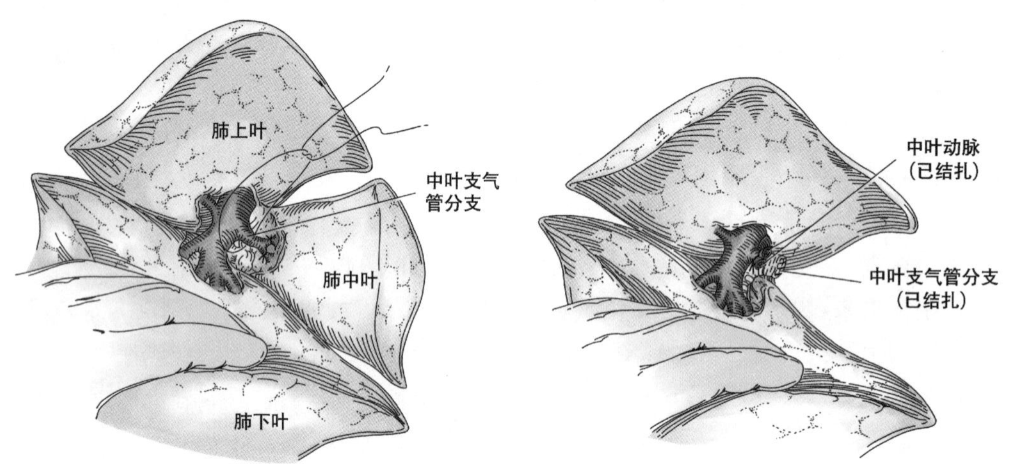

图 20-5 右肺中叶切除术

(二)解剖要点

因中叶动脉是从肺动脉主干向前分出来的,故很容易辨认出来,虽然它通常是单独的一条血管,但偶尔会直接从主干分出 2～3 个分支。轻柔地向远端分离可将其充分地暴露。

供给肺中叶的静脉血流分支流入上肺静脉。术中易使上肺静脉受损的操作并不是对适当的分支血管进行结扎,而是用线性切割缝合器分离不完整的水平裂。

四、右肺下叶切除术

右肺下叶切除术可能是最简单的肺叶切除术。在第 5 或第 6 肋间进入胸腔。从肺斜裂和水平裂的融合处开始解剖,辨认肺动脉。叶间动脉位于肺斜裂和水平裂融合处的深面。为让术野暴露得更好,可把肺上叶向上、肺下叶向下牵开。在辨认清楚动脉之前,应避免用线性切割缝合器处理肺裂。在叶间动脉上面打开脏胸膜,游离肺动脉。上段分支正对中叶动脉,因此必须分离、结扎和离断。通常可将基底段动脉作为一个单位结扎和离断。

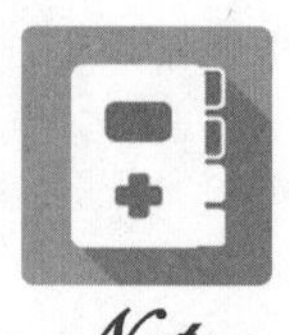
Note

接下来，向前向上牵引肺组织。游离肺下韧带。分离肺门下半部分的胸膜反折，暴露下肺静脉和中间支气管。于心包反折处离断肺静脉。注意不要剩下静脉根部，否则可能促进左心房血凝块的形成。

打开后纵隔胸膜，辨认出支气管。用线性切割缝合器离断，打钉前要确保器械的位置不影响肺中叶的膨胀。如果有必要，可用线性切割缝合器处理斜裂。与上叶切除术类似，水平裂必须检查清楚，以避免肺中叶扭转。

在充分止血以及确定支气管闭合良好后，留置引流管并关胸(图 20-6)。

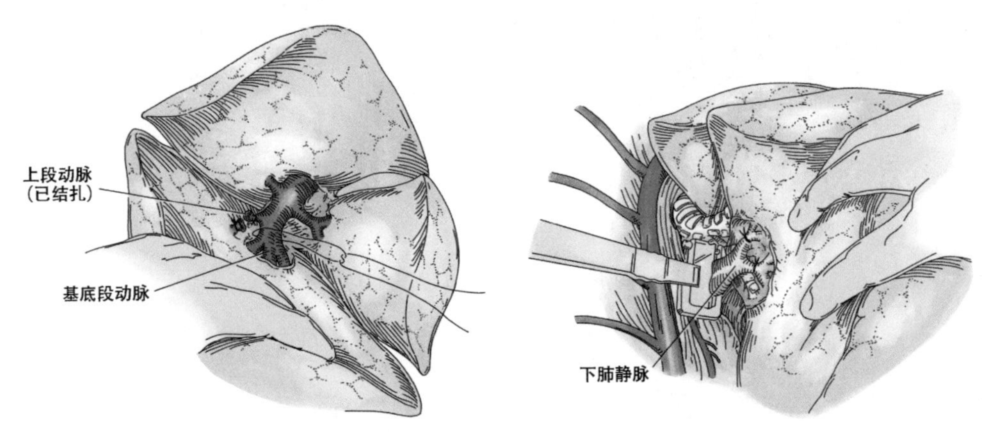

图 20-6 右肺下叶切除术

五、左肺上叶切除术

(一)技术要点

左肺上叶切除术应该在左侧肺通气下实施。患者取右侧卧位，左后外侧切口开胸。与右侧开胸一样，保留肌肉的开胸技术也可用于左肺切除术，但原则是不应影响手术切除的安全性。

向下牵开肺组织，打开覆盖在肺门的胸膜，暴露左肺动脉主干。切开心包外侧肺上静脉表面的胸膜。沿迷走神经向后方切开胸膜。

轻轻地从周围结缔组织游离肺动脉干，确定好动脉和上肺静脉之间的平面。用手指轻柔地分离，接着用直角钳绕过肺动脉，留置棉线以备必要时控制肺动脉血流。

将肺上叶向前面牵引。沿着斜裂打开胸膜以暴露肺动脉。如果斜裂的后面发育不完整，可用线性切割缝合器将连着的肺实质打开。

轻柔地解剖暴露动脉干的中段部分，可见后段动脉正对着上段动脉。此外，沿肺动脉暴露出舌叶动脉(可能有很多条)。将肺下叶的基底段分支识别清楚之后，肺动脉就基本暴露完全了。

继续将肺上叶向上牵引。游离并双重结扎切断的舌叶血管分支。顺时针轻轻旋转肺上叶，便于以类似的方式游离、结扎、离断后段动脉。

最后注意尖后段血管分支，它来自近端肺动脉的凸面。分支通常很短，但通常可以用线性切割缝合器成功离断。如果不行，就将血管仔细地双重结扎后锐性离断。注意排除任何残留的异常血管分支。

将肺向后方牵引。辨认肺上静脉，清理周围组织。血管近端可以安全地用线性切割缝合器结扎，但远端分支应在分离血管之前用缝线结扎好。

将肺上叶向前牵引，暴露出上叶支气管。使用线性切割缝合器，在器械头端对合好之后就鼓肺。

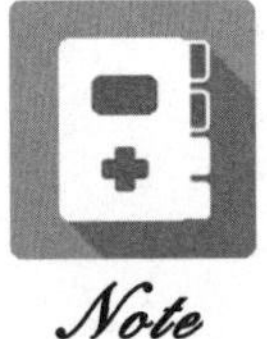

用电刀分离肺下韧带，使肺下叶能够膨胀得更好，以充满该侧胸腔。

将无菌生理盐水灌入胸腔并把肺膨胀到 30 cmH_2O 的压力大小，以测试支气管闭合是否严密。若有明显的漏气，必须修补。适当止血后，放置引流管并关胸（图 20-7）。

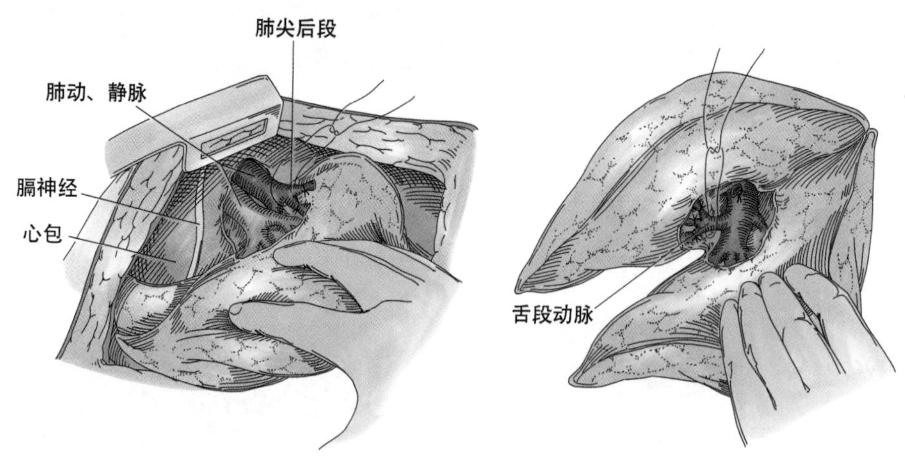

图 20-7 左肺上叶切除术

（二）解剖要点

与右边不同，位于肺门处最上方的主要结构是肺动脉。暴露肺动脉需要沿肺门上方切开胸膜反折，同时注意避开肺根前方的膈神经，以及左迷走神经及其喉返神经分支，它们与肺动脉非常接近。主支气管在该动脉的下后方，肺上静脉在该动脉的前下方，恰好在支气管前方。然而肺下静脉与右侧一致，位于肺根主要结构的最下方。

供应上叶的动脉分支数量为 3～7 根不等。最常见的形式是左肺动脉发出 3 个分支。去往前段的分支从靠近纵隔的前面分出，而尖后段的分支和去往两舌叶的分支位于肺叶间裂胸膜附近，因此从后方更容易暴露。因为解剖多变，所以在钉合支气管之前需仔细解剖肺动脉的全部，注意观察是否还存在未结扎的异常动脉。

因为静脉位于前面，最好的暴露方向是从前面暴露。静脉往往和动脉平行，然后在肺根前方分散开。通常，尖后段静脉是独立的，单独汇入肺上静脉，前段静脉也是如此。而舌叶静脉则通常汇合后再进入肺上静脉。需要注意到，引流前基底段的静脉汇入舌叶静脉可能性要大于汇入肺下静脉。因为舌叶不是一个单独的肺叶，可在靠近心脏处结扎左肺上静脉，而不像右侧那样必须解剖出独立的分支。然而，肺上静脉恰好在支气管上面，又非常靠近左肺动脉的根部。在存在炎症的情况下，必须非常小心地清理血管周围以避免造成严重的后果。

左肺上叶支气管与相对应的右肺上叶支气管一样，大约呈直角从支气管主干发出。把左肺上叶向前牵开可使支气管的暴露更佳，因为支气管树位于肺门结构的最后方。需牢记支气管动、静脉紧密附着于主支气管的后面。

与在右边一样，膈神经和迷走神经，在远离术野的地方通常可以很容易辨认出来。注意避免损伤喉返神经。

六、左肺下叶切除术

（一）技术要点

如果肺斜裂完整，左肺下叶切除术可能是最简单的胸腔手术。将肺向前牵引，从支气管水平切开胸膜至肺下韧带。用电刀向上切开肺下韧带，直至肺下静脉水平。

向下后方牵引肺下叶，肺上叶则向前上方牵引。用线性切割缝合器把所有未分开的肺实

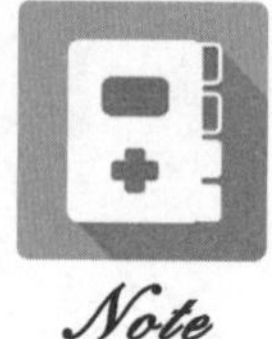
Note

质沿着斜裂分离下来。

小心地打开肺动脉鞘，轻轻游离肺下叶的血管。上段动脉发自叶间动脉的后外侧，紧邻肺上叶后段动脉。解剖至基底段动脉水平。

离断上段、基底段动脉，做双重结扎，或使用线性切割缝合器。注意不要影响肺上叶的血管。

接下来游离肺下静脉，沿着心包反折分离胸膜。用线性切割缝合器沿着静脉最内侧面将其离断，减少无效腔，避免左心房内血凝块形成。

放置好线性切割缝合器后，通过鼓肺来检查残肺的膨胀情况。少数情况下，可能需要将(肺下叶)上段支气管单独钉合，然后把基底段支气管钉合，以留给舌叶通气的空间。

检查肺门和胸腔止血情况，测试支气管闭合情况，留置引流管，然后关胸(图 20-8)。

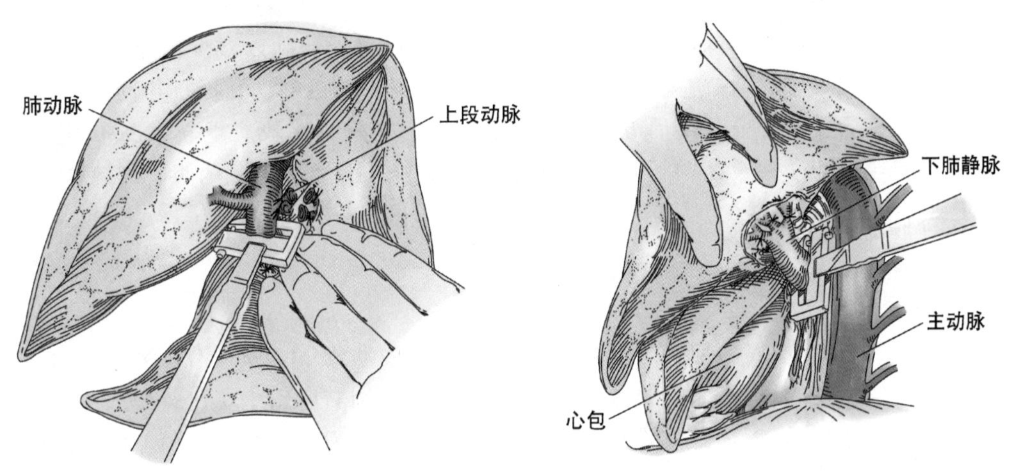

图 20-8 左肺下叶切除术

(二)解剖要点

肺动脉在肺斜裂中是观察得最清楚的。在此处，上叶动脉源自肺动脉的上面，而供应肺下叶的动脉分支源于肺动脉下面及其远端。上段的分支几乎总是独立于基底段的分支，而且更靠主干。它通常位于尖后段分支的对面。基底段动脉分为两支，一支供应前基底段，另一支供应后外侧基底段。

分离肺下韧带暴露肺下静脉，左边的操作危险性更小，因为离膈神经较远，食管和主动脉也在相对远的后方。由于肺下静脉完全独立于肺上静脉，因此可以安全地离断。

与前述一致，支气管从后面进行暴露最为清楚，在上肺静脉的后方约成直角横跨而过。

(李 静 张文斌)

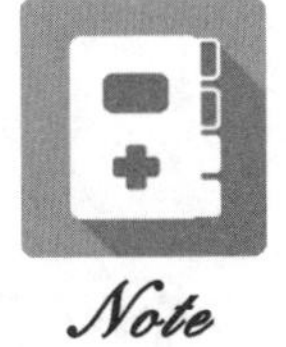

第二十一章　胆囊切除术、胆道造影和探查术

在开腹切除胆囊的过程中，最安全的方法是顺行切除，而不是像腹腔镜那样常用的逆行切除。开腹切除胆囊手术经常在胆囊合并严重感染或腹腔镜切除失败后进行。顺行切除胆囊是从胆囊管剥离至胆囊底，使其完全处于游离状态，这种方式有利于减少胆道损伤的机会。

对于传统的开腹顺行切除胆囊手术，应早期分离结扎胆囊动脉以减少出血。在胆囊管的周围预先放置缝线，以减少在游离胆囊过程中结石进入胆管的机会，同时勿切断胆囊管以留作牵引。胆囊管在胆囊被充分分离后方可剪断。不过在一些感染比较严重的病例中，这类做法也并非绝对安全可行。通常在顺行分离胆囊时，及时结扎在分离中遇到的胆管与动脉。

一、开腹和暴露胆囊

（一）技术要点

对于大部分患者，最好的切口是右侧肋缘下切口，在右肋缘下 2 横指沿肋缘走行切开。尤其对于身材比较消瘦的患者，如果肋缘下切口比较小，可采用右旁正中切口。

分离腹直肌鞘前层，将止血钳置于腹直肌下方撑开，用电刀切开腹直肌鞘前层。当遇见小血管时，需要缝合结扎。打开腹直肌鞘后层、腹膜外筋膜和腹膜进入腹膜腔。在层次暴露比较困难时，或者预期要做胆道探查时，要充分游离肝圆韧带。

开腹后，一只手推开肝右叶，充分暴露肝下区视野。将胆囊与肝胃韧带和横结肠韧带之间的粘连充分剥离与切除。

如果胆囊张力很大并且感染很严重，使用套管针减压可有效防止在剥离组织时感染的胆汁溢入胆总管。用 3-0 缝线在胆囊顶部做荷包缝合，左手托住胆囊，在荷包中心插入套管针，从胆囊中抽取胆汁和胆囊结石成分。拔出套管针时应避免胆汁从针孔流出，拉紧缝线，做荷包缝合并对胆汁进行培养。

如果胆囊压力不高，用止血钳夹住胆囊底牵引胆囊，暴露胆囊三角，用棉垫压住结肠，推开胃和十二指肠，避免其干扰相应操作区域（图 21-1）。

（二）解剖要点

肋缘下切口很小，通常不会引起腹直肌功能障碍，若肋缘下切口较大，则会使腹直肌的张力变薄弱，特别是损伤了部分神经时。腹壁上动脉和静脉位于腹直肌后方，走行于腹白线和肋缘之间，这些血管在分离过程中通常可被电刀切断或被结扎。

镰状韧带（其游离端称为肝圆韧带）发自脐走向肝左、右叶分界处。镰状韧带位于腹中线的右侧，其左侧与肝相连，右侧与前壁腹膜相接。镰状韧带是腹膜的反折处，当需切断镰状韧带或肝圆韧带时，需用钳子撑开反折处。肝圆韧带是脐静脉闭塞后形成的纤维索，韧带内可能保留一个固定的腔。与肝圆韧带平行的是附脐静脉，这些血管通过腹壁血管为门静脉与下腔静脉提供循环通路。

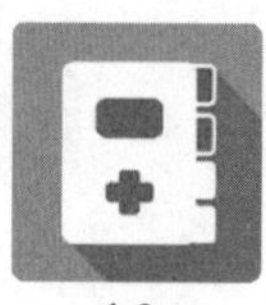

Note

左、右肝管出肝后，在肝门部汇合形成肝总管。在肝门区，肝管位于其他管道系统的前方。在肝门区，与胆囊相接的胆囊管以各种角度与肝总管汇合形成胆总管。

图 21-1　手术切口和暴露胆囊

胆囊为肝外胆道系统的一个囊状结构，从胆囊管开始，胆囊被分为胆囊颈（胆囊颈有一个 Heister 瓣，由螺旋排列的黏膜皱襞组成）、胆囊体和胆囊底，胆囊底伸向肝下缘。通常，在胆囊颈部有一个囊性膨大，称 Hartmann 袋，Hartmann 袋通过肝十二指肠韧带连于十二指肠，手术中应将其游离。

二、识别胆囊管和胆囊动脉

（一）技术要点

分离所有包绕在胆囊、结肠和小网膜之间的结缔组织。用止血钳牵引胆囊，并注意勿损伤胆囊管或胆总管。切除位于胆囊三角的腹膜，剥离周围脂肪与结缔组织，暴露胆总管、胆囊管和胆囊动脉。

当胆囊有严重感染，与十二指肠或胆总管有粘连时，应放弃解剖胆囊三角，改为以胆囊底部逆行剥离胆囊至胆囊三角。

辨认胆囊管，将一把带线的直角钳从胆囊管下方穿过，用 2-0 缝线结扎胆囊管，可以防止胆囊内的小结石在剥离与切除胆囊时掉入胆总管，亦有助于胆道造影（图 21-2）。

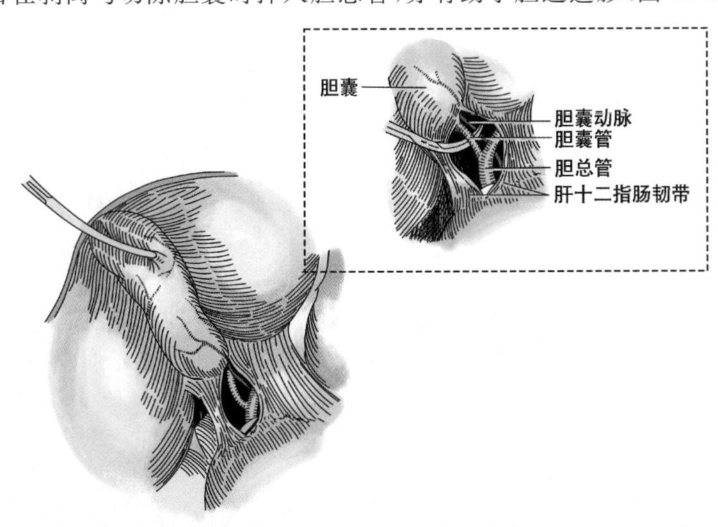

图 21-2　识别胆囊管和胆囊动脉

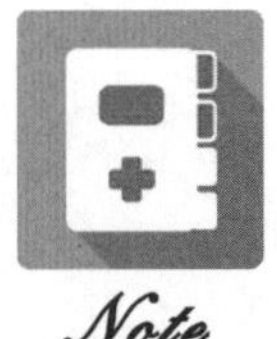

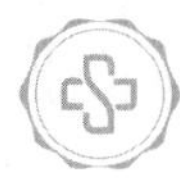

胆囊动脉走行于胆囊管的上方，在胆囊表面发出分支。游离胆囊动脉并用 3-0 缝线结扎。注意胆囊动脉的变异，当发现“胆囊动脉”较为粗大时，应考虑为肝右动脉。充分游离该血管，观察其是否发出分支并终止于胆囊，抑或深入肝组织。如果已经将胆囊动脉误伤，切勿轻易用止血钳夹住止血。因为盲目夹闭出血区域可能会误伤胆管而引起胆管损伤。此时可用一只手从胆总管和十二指肠的后方进入，包绕十二指肠和肝十二指肠韧带，利用示指捏住肝蒂部位（肝蒂部位包括胆总管、肝动脉与门静脉），以减少出血，当可明确辨别出血血管后，方可用止血钳准确夹住该血管。止血钳也可用作暂时的阻塞性止血措施。

（二）解剖要点

胆囊三角（Calot 三角）是由下方的胆囊管、左侧的肝总管和上方的肝下缘所构成的三角区域，它包括右肝管、三角区域前上方的肝右动脉和内下方的胆囊动脉。此区域经常有变异的胆管与血管走行其中。肝右动脉位于右肝管前方，与右肝管约有 1 cm 的距离。因其走行与胆囊动脉一致，因此容易被误认为胆囊动脉。胆囊动脉一般源自肝右动脉，亦可来自其他血管（如肝左动脉、肝固有动脉、胃十二指肠动脉等）。无论起源于哪条血管，它都在胆囊三角内走行。

胆囊管起自胆囊，汇入肝总管，明确其走行有助于术中对胆囊管的识别。胆囊的变异亦经常存在，如副肝管（通常发自右侧）、胆囊管分支、多支胆囊管及胆囊管缺如等情况。

三、胆囊的切除

（一）技术要点

明确胆囊动脉和胆囊管后，提起胆囊底部，切开肝和胆囊之间的浆膜组织，自胆囊底向胆囊颈逐步分离胆囊床。切除包绕在胆囊表面的浆膜直至黏膜下层，该层面有微小血管包绕，在此处剥离胆囊能够避免肝脏的损伤并减少出血。为充分暴露术野，可去除部分切口附近的腹膜。

用止血钳牵引胆囊，从胆囊两侧充分暴露胆囊与肝的连接处，切除连接处的浆膜。

在不断剥离的过程中，浆膜层被游离至胆囊三角时，用一只手托住胆囊，在胆囊周边认真操作。

牵引胆囊，便于切除后腹膜，这有利于充分游离胆囊，用解剖分离器充分分离胆囊表面的脂肪和结缔组织。应该清晰辨认胆囊管，以及胆囊管汇入胆总管处。

对于胆囊感染比较严重或合并肝硬化的患者，从胆囊床上切除胆囊后壁通常是比较困难和有危险的，有时是不可行的。在这种情况下，应该将胆囊后壁保留在胆囊床上（胆囊次全切除）。切开胆囊壁全层，再向下剥离至胆囊颈末端 1～2 cm，行底部、体部、颈部前后壁的大部切除，胆囊床上的胆囊后壁部分保留在原位，残留黏膜予以烧灼破坏，并用网膜覆盖。在肝下胆囊窝放置腹腔引流管（图 21-3）。

（二）解剖要点

当胆囊周围的所有附属结构和脉管系统辨认明确无误后，方可切除胆囊。分离胆囊床，应尽可能靠近胆囊面，而不是肝表面。这样可以避免伤及肝外胆管（这是一个盲管，35%可出现在胆囊隐窝，该盲管没有和胆囊相接，但其是发生胆漏的一个重要原因）或肝右动脉在肝右前叶的分支。该分支非常接近于肝表面，在胆囊窝及其附近亦可能有副肝管的存在，手术过程中应该仔细检查，以尽量避免发生胆漏。此外，左、右肝管可以直接连于胆囊内，应该注意这种变异情况。

四、胆道造影

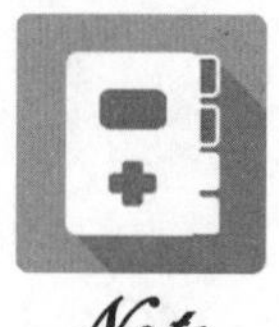

Note

确认胆囊与胆囊管位置后，在胆囊管上缠绕 1 根 2-0 缝线，并打 2 个滑结以用于牵引。取 1 把止血钳备用，以防止胆囊管被打开时胆汁外涌。选一个与胆囊管相匹配的、大小适当的导

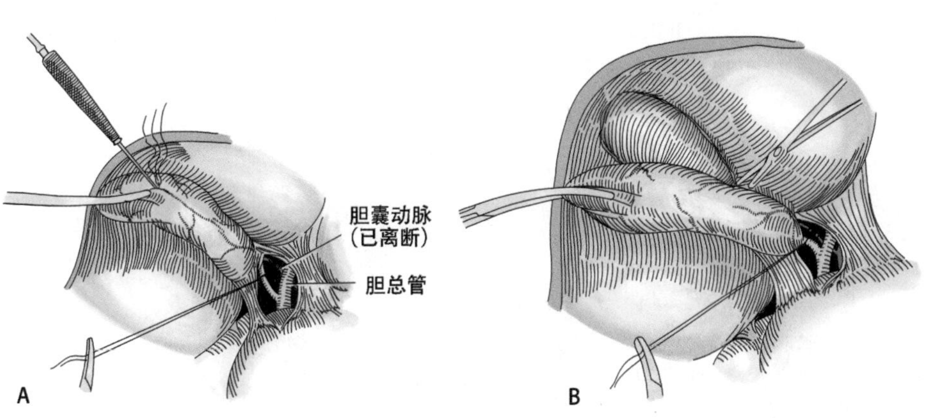

图 21-3 切除胆囊

管。硅胶管(软导管)有多种尺寸,当胆囊管比较粗时,可选择 8 号硅胶管,5 号硅胶管可放入最细的胆囊管内。硬导管使用起来更加方便,但是在使用时,必须避免损伤胆囊管。

用消毒生理盐水冲洗套管,并清除气泡。轻轻牵引胆囊管,用 11 号刀片在胆囊管上切一个小口,切开后应有少许胆汁流出。将导管插入胆管内并用缝线固定。确认注入生理盐水通畅而且无溢出。

改用稀释的水溶性造影剂注入导管,为确保小结石未被稠密的造影剂所掩盖,造影剂通常应做 1∶1 或 1∶2 稀释。检查无气泡注入,去除所有纱布垫与拉钩,小心勿将导管拔出。做 2 次曝光,第一次注入较少量造影剂,第二次注入较大量造影剂。对于未增粗的胆总管,造影剂的适宜用量为 8～12 ml,若有胆管增粗,则应使用更大剂量的造影剂。第一次曝光,肝内胆管和胆总管能清楚显影,并可清晰观察远端胆管走行。如果第一次就使用了大量造影剂,造影剂排入十二指肠,则会引起远端胆管显影不清。第二次曝光,可观察到造影剂排入十二指肠。

胆管造影完成后,切除胆囊时应剪断固定造影导管的结扎线。拉出胆道导管时,可用钳子夹闭胆囊管与胆总管的连接处。用 3-0 缝线缝扎胆囊管,并充分止血(图 21-4)。

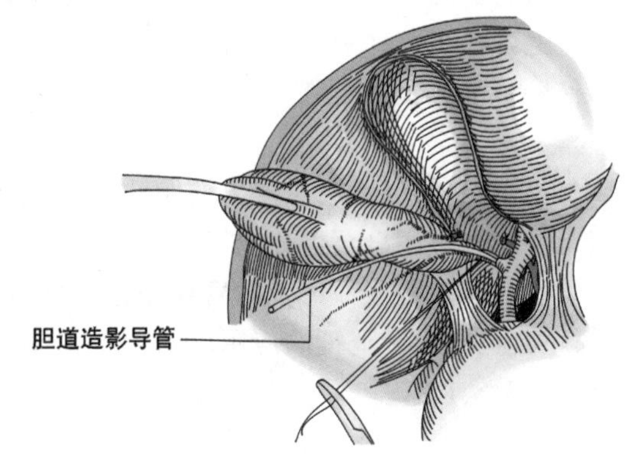

图 21-4 术中胆道造影

五、胆道探查术

无论是胆总管穿刺造影,还是经胆囊管切开造影,高质量的胆道造影都是极其重要的。胆道造影显示了结石的数量和位置,同时也决定了手术方式。因为结石位置和数量会随时发生变化,因此术前也应该做胆道造影。

术中需要向上充分剥离胆囊,手术切口长度应以能充分暴露胆囊为宜。视野暴露良好并且位置适宜时,可在一个相对较小的切口下完成胆囊切除。对胆管的充分暴露是胆道探查术的前提。

分离肝圆韧带,用两把钳子夹住并剪断、结扎游离缘。用电刀分离肝圆韧带的剩余部位。

移动肝区结肠以暴露十二指肠,剥离十二指肠周围的腹膜。建立一个可以通过一个手指的通道,将一个手指伸入后腹膜并提起剩余的腹膜。当腹膜足够薄时用电刀分离。放入止血垫,使十二指肠受到一定的牵拉,再用钳子分离十二指肠和后腹膜之间的粘连。随着剥离的进行,提起十二指肠和胰头部进行旋转以充分游离。继续剥离直到一只手可以顺利通过胰头后

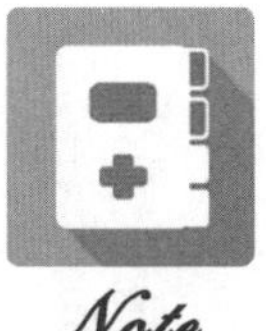

方，而且能感觉到胆管末端和壶腹部。触摸肝十二指肠韧带与胰头部是否有结石。在十二指肠后方可放置一个纱布垫以抬高该视野(图 21-5)。

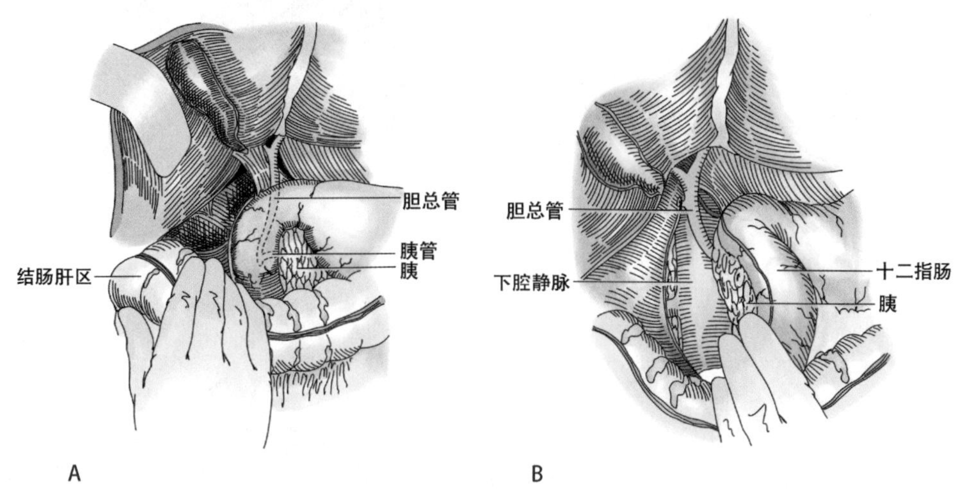

图 21-5　胆道探查

六、胆道切开探查术

(一)技术要点

游离胆总管周围组织，选择合适的胆总管切开位置。一般选取胆囊管的位置较合适。

通常在胆总管中段前壁以 2-0 缝线各缝合一根牵引线。术中应尽量避免胆汁流入腹腔，即使一个很小的胆管裂孔也可以造成术后胆漏。提起牵引线，纵向切开胆总管前壁 2～3 mm。

进入胆总管后，吸尽流出的胆汁，并观察是否存在结石和残渣，并注意避免穿透后壁，用剪刀延伸胆总管切口至 1 cm 长。

胆道探查是一种传统的盲探操作。目前，由于在胆道镜下可以直接进行观察并在直视下进行相应操作，胆道镜的应用已取代了一些传统的胆道探查技术。然而，传统的胆道探查技术仍然非常实用。

一般情况下，当胆管中结石较少时，可以触及并感受结石的移动情况。此时，小心避免将结石推入肝内胆管，一旦结石进入肝内胆管则很难取出。可以轻轻地把结石推到胆总管中。保存从胆管中取出的结石并记录数目和大小，与胆道造影进行对比。胆总管内若为泥沙样小结石，则较容易取出。术中应轻柔操作，避免压碎结石。若结石破碎，则很难确定是否已取净结石。若胆管内结石未充分清除，则术后容易复发。

鉴于大部分结石位于胆总管下段，因此，一般先探查下段胆道。故若切口位于结石以下，则结石容易被挤入上段胆管，不易取出。若结石进入肝内胆管，就非常容易嵌顿，更难取出。为避免结石嵌入肝内胆管，可临时用棉球带线阻断近端胆管。当远端胆管探查完后，抽出缝在棉球上的丝线并去除棉球。

当用器械进入远端胆管时，一只手抵在十二指肠和胰腺头部位置的后方，向下拉使末端胆管变直并进行触诊。触诊可帮助判断胆总管末端的方向和走行，同时也可感受到胆道探子在胆道内走行的位置。当探查上段胆管时，可使胆道探子能顺利进入左、右肝内胆管。利用取石钳的术者可触及左、右肝管汇合处，使取石钳顺利进入左、右肝管和肝内胆管。

选用合适型号的胆石匙深入近端与远端胆管以清除结石，将其沿着胆管后壁移动，认真感受，如果有硬物碰撞感，说明有结石存在。尝试将胆石匙放在结石下面并挑起结石，然后将结

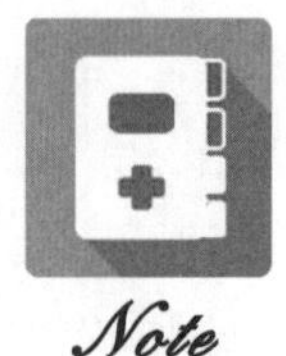
Note

石和胆石匙拉出。助手持医用生理盐水和玻璃杯在每次操作之后清洗结石。通常,黏液和碎石作为标本也要相应保留。

粗的胆管中比较大的结石可以用取石钳夹取。此类钳子有许多不同的弧度,抓取下段胆管的结石需要相对直的钳子,尽量撑开取石钳,然后在深入的过程中轻轻地夹取。如果成功,则能感受到钳子夹住结石,最后将结石和取石钳拉出胆总管。

在胆道 Fogarty 导管的球囊未充盈时进入近端或远端胆总管,然后注入生理盐水使导管球囊部膨胀,退出导管时将结石和碎片一起拖出。当导管进入肝内胆管系统时,不要将球囊充得太大,以免造成肝内小胆管破裂,若门静脉分支受损,则会导致难以控制的出血。一般注入适量的生理盐水至球囊中使其在退出时感到轻微的阻力。当导管进入大的胆管中时,应适当增加球囊中生理盐水的用量。如果 Fogarty 导管通过胆管壶腹部后,在拖出时有嵌顿感,难以拉出,此时应该缩小球囊,使导管通过壶腹部后,再充盈球囊。

使用胆道扩张器扩张胆道时,一般先将小号扩张器(最常用的是 3 号扩张器)轻轻从胆总管放至相当于括约肌部位后,予以适当加压,同时用另一只手放在壶腹部触诊,确定扩张器末端是否进入十二指肠。当通过括约肌进入十二指肠时,有突然失去阻力的感觉,扩张器可以在肠内自由活动。然后,依次更换大号扩张器进行扩张,并记录能通过的最大扩张器的型号。肝胰壶腹部开口处应扩张至多大程度,目前尚无定论。当最小的 3 号扩张器不能通过时,说明仍然有结石存在于壶腹部。

最后,用生理盐水通过大的红色导管冲洗远端胆管。冲洗并观察流出的液体,直至没有结石与残渣流出(图 21-6)。

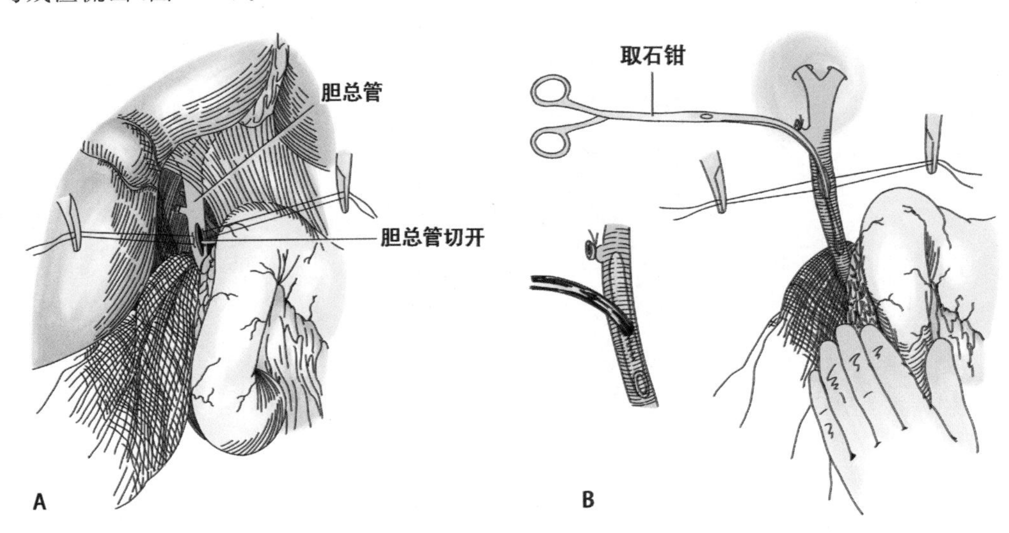

图 21-6 胆道切开取石

(二)解剖要点

左、右肝管汇合形成肝总管。汇合点一般距离肝脏表面 0.25～2.5 cm。在肝实质内,次级胆管汇合形成左、右肝管。肝门区胆管变异非常多见。以副肝管尤为常见。副肝管是指肝某一叶或某一段的肝管因与左、右肝管汇合的位置低而出现在肝外的胆管,其汇合点出现在肝外,而不是肝内。

胆总管位于肝十二指肠韧带内,经十二指肠球部后方下行,胰头部后方的沟内下行,斜行进入十二指肠,开口于十二指肠降部后内侧的十二指肠大乳头。胆总管与十二指肠之间的距离是可变化的。一般而言,胰后方的胆总管表面有一薄薄的胰腺组织,此处有一裂隙,剥离后有助于暴露末端胆总管。而胆总管一般很少位于胰前方。

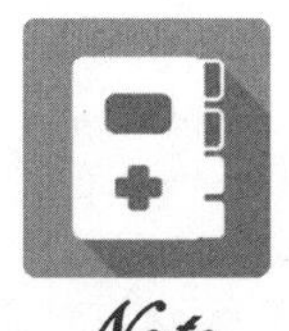

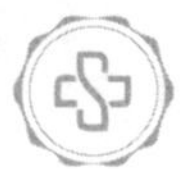

胆总管末端进入十二指肠降部后，与其后上方的胰管汇合，构成一个共同通道，开口于后侧壁的十二指肠大乳头。

随着胆总管进入十二指肠内壁，其直径显著缩小(10～15 mm)，有时胆总管末端形成了一个皱襞，这种结构是胆囊管下段结石滞留于肝胰壶腹近端的解剖学基础。胆总管壁内部直径约 2 mm，此段有胰管开口与之汇合，形成肝胰壶腹，胆总管与胰管共同开口于十二指肠大乳头。肝胰壶腹内腔的长度有较大变化。有时胆总管末端与胰管之间有一层薄膜分隔，并分别开口于十二指肠大乳头和小乳头。肝胰壶腹通常位于十二指肠降部后内侧，距离幽门 7～10 cm。

(武凤鸣　张文斌)

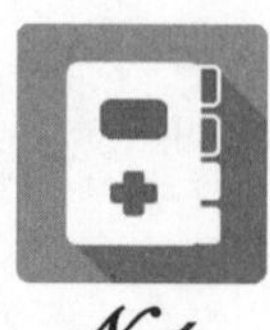

第二十二章　胃切除术和胃肠消化道重建术

胃切除术是目前胃癌的主要治疗方法。本章主要介绍胃良性疾病的胃切除和胃肠消化道重建的基本技术。

胃切除的程度取决于病理结果，消化性溃疡采用胃窦切除术（切除胃窦），一般伴随迷走神经干的切除。胃大部切除术需要切除额外的胃组织，一般切除60%的胃组织。根治性胃大部切除术还需切除网膜和清扫局部淋巴结。局部淋巴结一般沿着胃大弯、胃小弯分布，而且根据血管命名。全胃切除术也可作为癌症的治疗方法，切除整个胃和周围淋巴结及附带组织。胃癌手术中，如需清扫脾门淋巴结，脾可能会被一并切除。

胃部分切除后最简单的重建方法是直接将残胃与十二指肠吻合（毕Ⅰ式重建术）。这种术式能够形成形态上类似于胃的一个小胃，适用于剩余胃与十二指肠能够无张力吻合的情况。而此种术式不适用于胃癌患者，因为胃癌患者切除胃组织的程度常不适合行此种重建术式，而且疾病复发可导致出口梗阻。

毕Ⅱ式重建术能够消除扩大切除术引起的张力问题，同样可以通过关闭十二指肠残端和通过胃空肠吻合引流残胃，从而消除疾病复发的可能。由毕Ⅱ式重建术产生的两条肠袢分别为输入袢和输出袢，输入袢引流十二指肠残端，输出袢将残存在胃里面的食物运输到小肠。胆汁和胰液经输入袢持续通过残胃，有时会引起胃部炎症，而胆管空肠吻合术式可以克服这个问题（图22-1）。

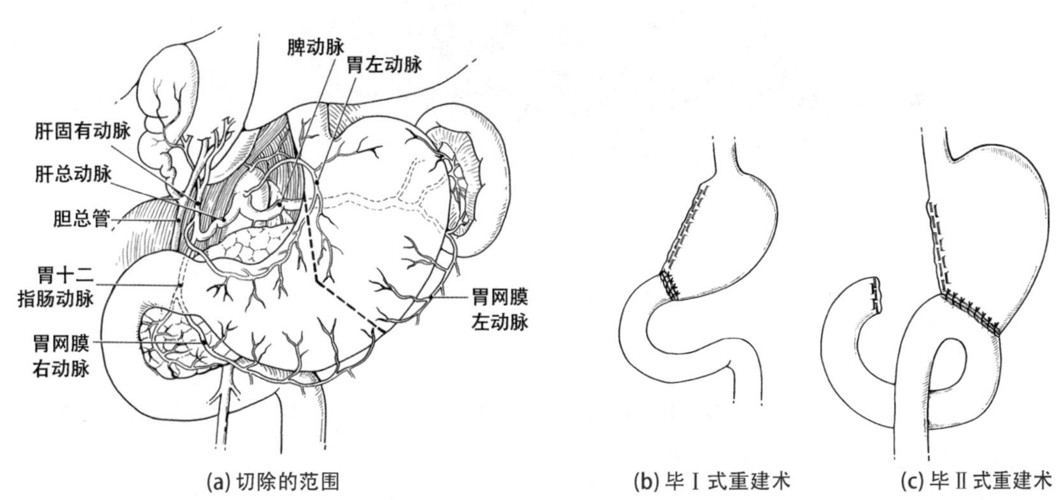

图22-1　胃切除术和胃肠消化道重建术

一、胃大弯的游离

（一）技术要点

通过上腹正中切口开腹，并探查，通过幽门前静脉定位幽门，并探明瘢痕性、以往的或者新近活跃溃疡的范围是否改变解剖结构，尤其是幽门和十二指肠的区域。确认胃管的位置。如

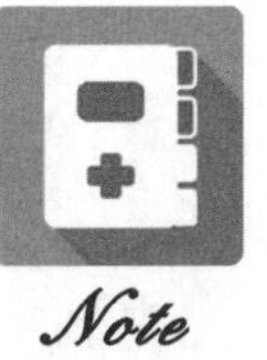

果行迷走神经切断术，首先做这一步。然后开始沿着胃大弯连续分离和切断胃网膜右动脉和静脉多个分支来游离胃。打开网膜囊。通常从左侧进入更容易，因为右侧有多层网膜，从胃窦和横结肠系膜分离会比较困难。

注意贴近的横结肠系膜、结肠中动脉、大网膜，通过辨别横结肠系膜确定位置是否正确。继续贴近胃大弯分离直至胃切除的位置。分离胃网膜的弓形线大约对应约 60% 胃切除的位置。

继续分离远侧端直到幽门，因为溃疡性疾病引起的慢性炎症会使分离变得困难。如果粘连严重，最好先把胃完全游离，再分离幽门，这样会使幽门和十二指肠区域的分离变得更加容易。

用 Babcock 夹提起胃大弯远端，用电刀分离胃后壁与胰之间无血管的粘连组织。密集黏附于胰腺的胃后壁溃疡需要分离至溃疡边缘，把溃疡底留在胰腺上，切忌试图切除溃疡底，否则会导致胰损伤(图 22-2)。

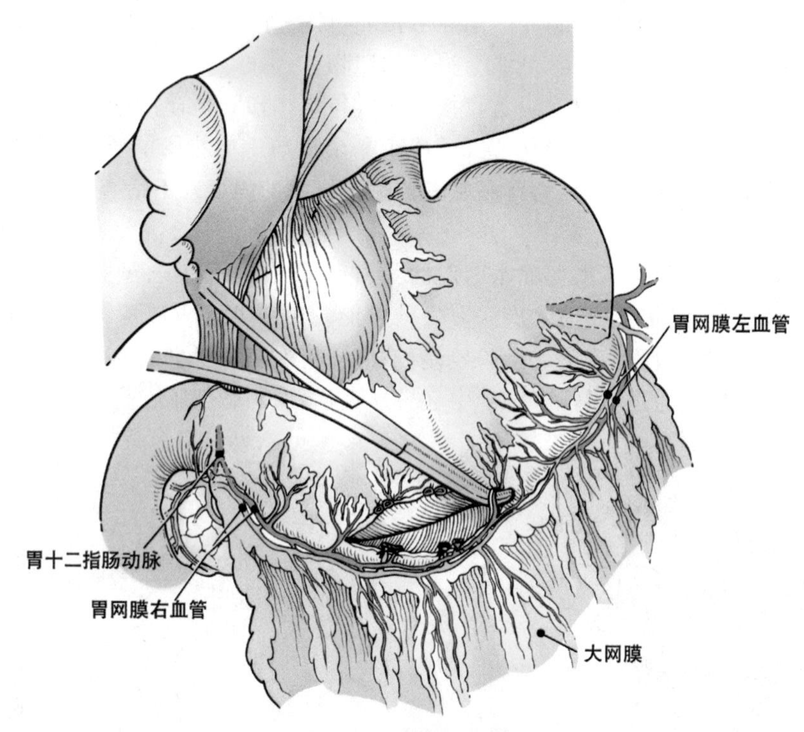

图 22-2　游离胃大弯

(二)解剖要点

虽然胃主要位于左上腹，但幽门位于右侧第 7 肋骨，相当于第 1 腰椎水平。幽门前静脉是胃右静脉的分支，而且胃右静脉有助于识别幽门前静脉。

胃十二指肠动脉通常出现在十二指肠上部后面、胆总管的左边，而胃网膜右动脉是胃十二指肠动脉的终末分支。它的位置与胃相接近，约有 1 cm 距离，而其分支主要分布于胃前壁和后壁。

大网膜来源于胃系膜。胃从原始的矢状位向右旋转 90°成冠状位，原始的左边变成前面，原始的右边变成了后面。胃系膜不成比例地增长并从前面延伸至横结肠。胃系膜移行至横结肠系膜和横结肠，然后包被其表面，与浆膜层合并。网膜囊的前、后层浆膜相互接触、融合，最后合并在一起，形成胃结肠韧带，连接胃大弯和横结肠系膜。

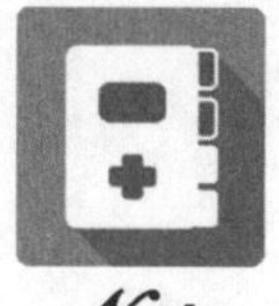
Note

二、胃小弯的游离

(一)技术要点

仔细辨认胃左动脉分支,用直角钳分离血管,切断并双重结扎。分离胃小弯侧至所需高度,将一根 2-0 缝线置于胃小弯上端,做朗贝尔缝合(间断浆肌层缝合)牵引。确定鼻胃管于胃囊上方及高于横断线。用 2 把 Kocher 钳在预断处跨过胃大弯,用刀在钳之间切开胃。这就是残胃新的出口。调整相应大小(毕Ⅰ式重建约 3 cm,或十二指肠大小,毕Ⅱ式 4～5 cm)。

通过切开的胃残端,置入直线型切割吻合器(4.8 mm)形成 Hofmeister 支架,吻合器垂直并尽可能达胃小弯高度。在胃小弯用缝线牵引标记胃小弯侧切除的上限。用吻合器将胃小弯和 Kocher 钳分离,检查吻合缘出血点。将一块湿纱布垫于残胃近端,并回纳左上腹(图 22-3)。

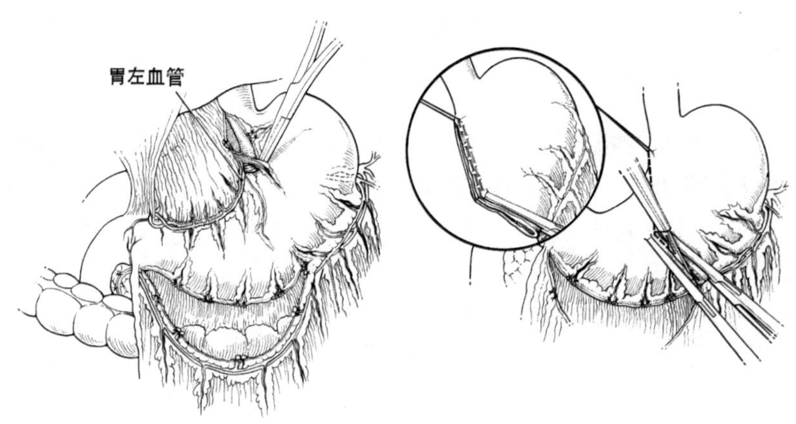

图 22-3 游离胃小弯

(二)解剖要点

胃小弯最重要的血管是胃左动脉,其是腹腔干最小的分支。胃左动脉首先经过腹膜后到胃左侧,随后靠近胃食管交界处,向上形成食管分支,向下沿着胃小弯与更小的胃右动脉吻合。约 25%发自肝左动脉。42%先分出前支和后支。

胃右动脉通常是肝动脉的分支,尽管也常源于左肝动脉或胃十二指肠动脉。与胃左动脉一样,它也常分为前支或后支。

胃静脉与动脉伴行并汇入门静脉。这些静脉没有静脉瓣,由于胃左静脉通过食管下静脉丛与下腔静脉吻合,因此,这些静脉在门脉高压时会发生曲张。

小网膜中还存在迷走神经的前干和后干,迷走神经前干的肝分支穿过上缘的韧带,从食管水平到达肝门。迷走神经前干的胃分支起于食管贲门交界处伴随血管(胃左动脉)至胃。迷走神经腹腔的主要分支伴随胃左动脉到达腹腔神经丛。迷走神经前干的胃分支分布至胃的方式与胃前支类似。

小网膜最右端连接十二指肠及肝,因此称作肝十二指肠韧带。该部分小网膜形成网膜孔前壁,其中包含胆总管、肝动脉和门静脉。门静脉在后,肝动脉在左前,胆总管在右前。

三、胃窦部远端及十二指肠残端的解剖

(一)技术要点

通过直接触摸幽门括约肌的环状结构或辨认上方的幽门前静脉来确认幽门。沿着远端胃窦周围切除,向下至十二指肠。如果因溃疡或之前手术瘢痕而导致无法辨认幽门,则通过切缘冰冻切片确认已达十二指肠。十二指肠腺(Brunner 腺)是十二指肠的特征,病理检查较容易辨别。

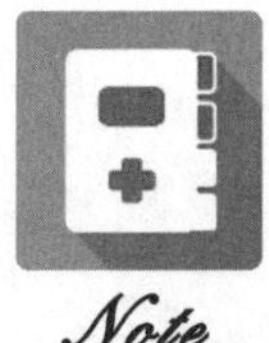

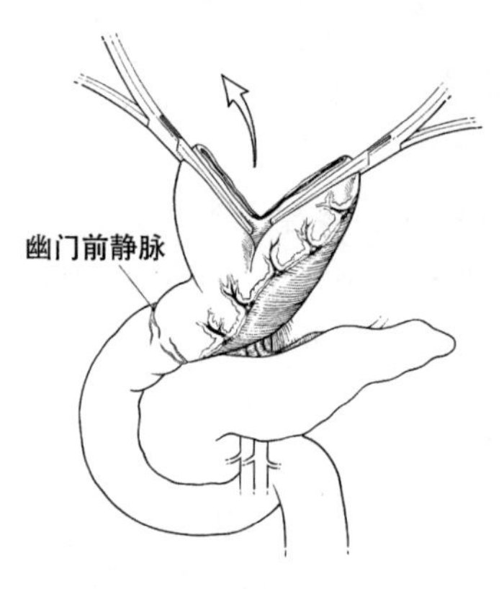

图 22-4　残端处理

沿十二指肠向下切除超过 1 cm 会见到胃十二指肠动脉，则切除超过该部分时需特别小心以免造成副胰腺导管或胆总管损伤。切断十二指肠，离断胃(图 22-4)。

（二）解剖要点

在胃及胃窦的游离过程中，如果游离胃大弯和小弯时顺利则基本不会有更多的困难。但十二指肠则不同，因为其在幽门括约肌远端不远处成为腹膜后器官，其复杂的解剖结构也常导致十二指肠并发症。如果从左向右切除，下方的张力作用于胃远端，可控制胃右静脉以控制幽门静脉出血。随后游离深部到右侧，需暴露至十二指肠第一段后面，到达肝总动脉及肝固有动脉两条分支。操作时要记住胆总管在肝固有动脉右侧和门静脉前方，都位于胃十二指肠动脉韧带内，并紧接在十二指肠后部。

如果切除范围达到十二指肠第二段，胆总管被胰腺组织或胰和十二指肠的筋膜所包绕，需要谨慎处理。成人胰管开口于十二指肠，通常经过十二指肠乳头处与胆总管末端共同的小室(Vater 壶)，约在第 2 腰椎水平。副胰导管(70%)开口一般超出十二指肠乳头 2 cm。约 10%情况下，副胰管是唯一的胰排出导管。

十二指肠上端附近区域是胆道、肝、十二指肠、胰腺血供，门静脉分流的结构及解剖关系多发变异区。为预防解剖变异造成的并发症，总的原则是在切断结扎前仔细辨认、准确识别该区域所有的管状结构。

四、毕Ⅰ式重建术

（一）技术要点

通过 Kocher 手法游离十二指肠，用缝线间断缝合十二指肠与胃残端，在幽门前静脉处做一针三角缝合。用 3-0 可吸收缝线将内边由后壁开始做成活动性针锁，随后沿着前方做 Connel 缝合，形成黏膜对合。随后前排用 3-0 缝线间断缝合完成吻合(图 22-5)。

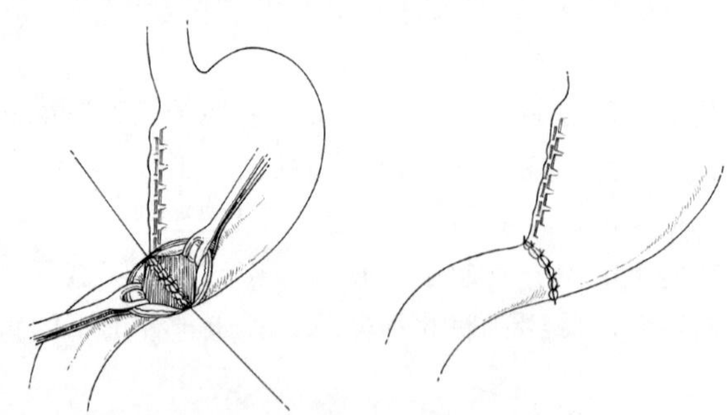
图 22-5　毕Ⅰ式重建术

（二）解剖要点

Kocher 手法将十二指肠和胰送回至胚胎期中线位置。十二指肠最初为肠道中线节段，由背侧十二指肠系膜悬吊，背侧胰泡(定向发育为胰头上部及颈部和体部)在该处发育。随着上部胃肠的旋转，最开始十二指肠和胰的右侧来到腹膜壁层背侧的位置。并列的浆膜层退化并融合，剩余则发展至十二指肠和胰后方的无血管区。此外，原始的十二指肠系膜对侧、壁腹膜、十二指肠左侧浆膜层都一并融合在一起。

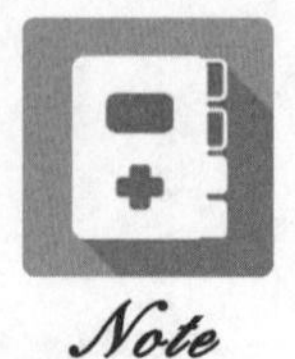
Note

前肠来源的十二指肠固定后，中肠环位置开始发生变化（继发于扭转、生理性疝及复位，这些部分固定后定位于腹膜后位）。因此横结肠系膜根部通常附着在十二指肠第二段前壁和胰腺前壁表面。术者需向内下方牵拉结肠肝曲以暴露十二指肠上部的C环。此时要识别结肠中血管，因为其经常紧随十二指肠第二段前方。通过识别这些血管，沿着十二指肠外侧腹膜以手指钝性分离的方式做十二指肠后部及胰头部的无血管区切口，操作时需要使该部分器官具有足够的活动度，少量出血甚至不出血。

五、毕Ⅱ式重建术（关闭十二指肠残端）

于幽门下十二指肠预定切断处放置两把有齿血管钳，在两钳之间切断十二指肠，将胃向左侧翻开。可用不可吸收缝线间断缝合关闭十二指肠残端，也可用连续缝合法。十二指肠残端较长时，可在十二指肠远端放置一把肠钳，横断十二指肠后开放残端，用不可吸收缝线做残端全层浆肌层间断缝合。

对于复杂的十二指肠残端，如由溃疡引起瘢痕，可以通过多种方法进行关闭。一般来说，柔韧的十二指肠前壁向下反折，如果需要，可将其与胰囊缝合。十二指肠造口管通过一个单独的切口放入，用可吸收缝线荷包缝合固定，能形成一个可控制性造口。

十二指肠残端关闭前用大网膜包裹，如果放入了十二指肠造口管，则将一个封闭的负压引流管置于造口管周围，其他情况下则不行引流（图22-6）。

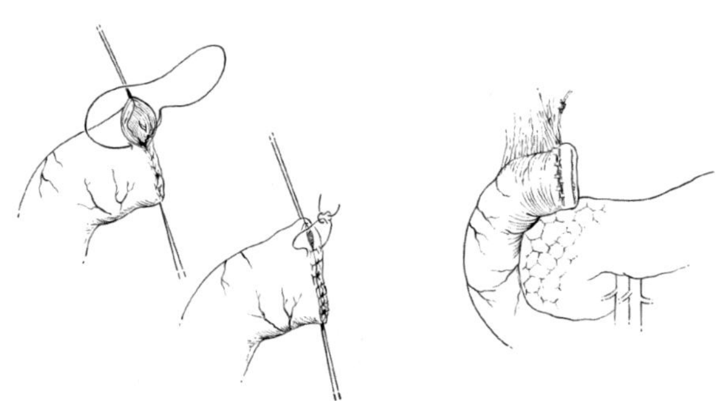

图22-6 毕Ⅱ式重建术（关闭十二指肠残端）

六、毕Ⅱ式重建术（胃空肠吻合）

（一）技术要点

胃空肠吻合可以采用结肠前式或结肠后式，本段描述常规的结肠前胃空肠吻合。

找出空肠近端Treitz韧带，向下剪开系膜，游离20～30 cm的空肠，以便让空肠与胃残端吻合时无明显的张力。尽可能靠近Treitz韧带。此时空肠袢被拖至大网膜左侧，大网膜则被拉至右侧包裹十二指肠残端及环绕胃十二指肠造口。

标准的两层缝合空肠袢与残胃。需特别注意夹紧并结扎胃黏膜下层多个小动脉分支，它们可能在术后引起胃肠道出血。于“悲伤角”做一针三角缝合。输入袢转向左侧，输出袢转向右侧，使胃肠吻合口升至左上腹，保持无张力及无扭曲的状态（图22-7）。

（二）解剖要点

严格来说，结肠前吻合可以分为简单的两个步骤。胃空肠吻合于结肠前，所以不需更多的切除。如果做结肠后胃空肠吻合，则需在结肠中动、静脉左侧和肠系膜下动脉主干右侧切开横结肠系膜。操作时注意不要损伤结肠系膜边缘的动脉，该区域基本没有血管供血。

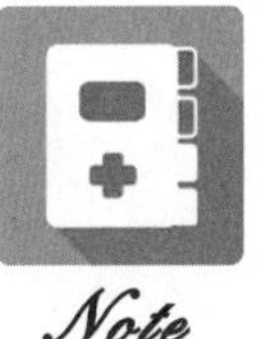

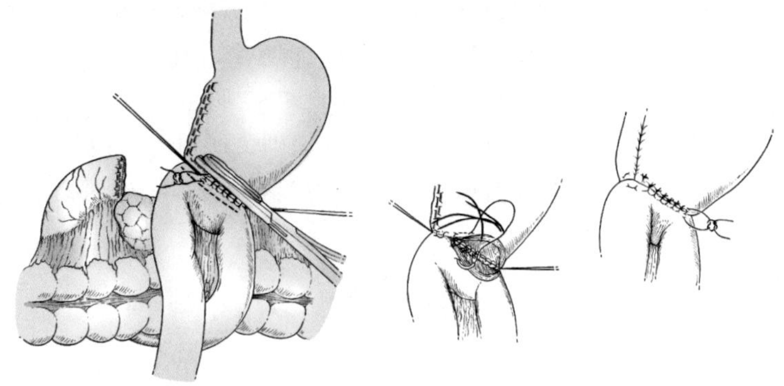

图 22-7 毕Ⅱ式重建术(胃空肠吻合)

（王 宏）

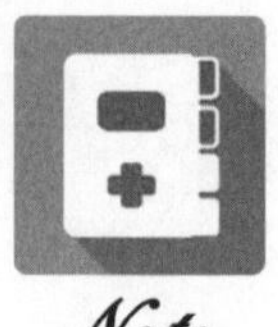

第二十三章 脾切除术

脾切除术广泛应用于脾破裂、游走脾(异位脾)、脾局部感染或肿瘤、囊肿、肝内型门脉高压症合并脾功能亢进等引起充血性脾大等疾病。在条件允许的情况下，尽量行脾保留手术，即“抢救生命第一，保留脾脏第二，年龄越小越优先保脾”。

一、脾的探查和活动度的评估

(一)技术要点

患者平卧于手术台上。如果脾体积小，可在左肋缘处放一折叠的布巾以抬高术野。对于缩小的或正常大小的脾，左肋缘下切口可以提供较好的术野，但这种切口需要离断肌肉并可能导致患有严重血小板减少症的患者出现创面血肿。随着脾体积的增大，脾从左上象限下移，而脾门结构则向中线方向推移。因此，对于脾大的患者，使用正中切口或者左旁正中切口更有利于脾的暴露。

探查腹腔，用左手托起脾，评估脾的活动度、质地、与膈肌及后腹膜的粘连情况。

与此同时，决定是否先结扎脾动脉。这一操作可以减少脾的血供，对于脾大的患者，应该加以考虑，尤其当脾活动度较差时(图 23-1)。

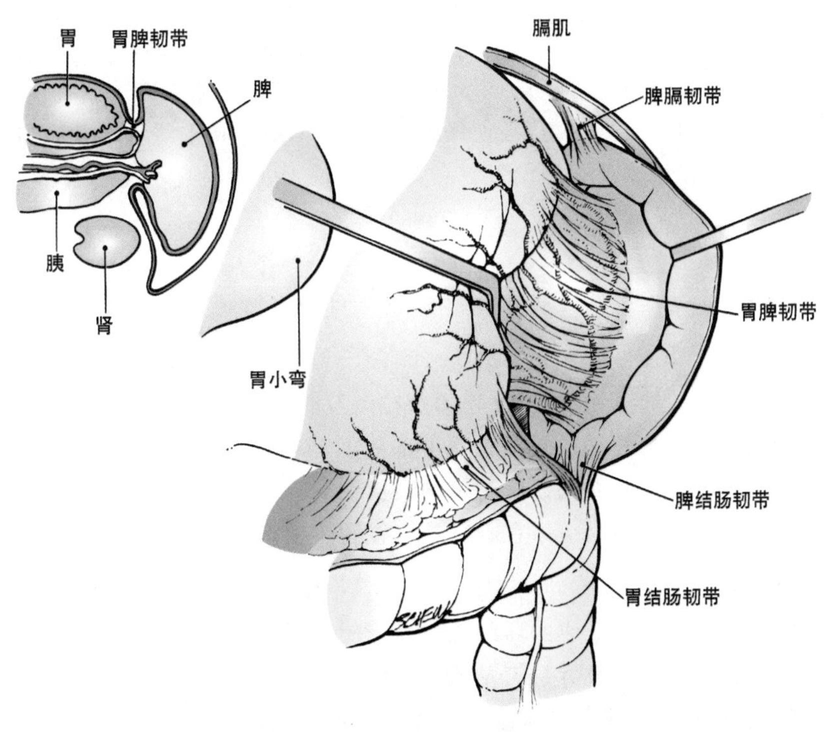

图 23-1　探查脾活动度

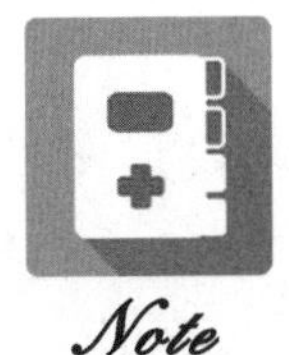

(二)解剖要点

脾位于左季肋区，位于膈肌、后面的左肾及前面的胃底之间。脾通过两层较短的腹膜反折附着于胃底部(胃脾韧带)、左肾及膈肌(脾肾韧带、膈脾韧带)。

胃脾韧带实际上就是胃结肠韧带的最左端，此处还存在一条脾结肠韧带。脾肾韧带其实是横结肠系膜的最左端。脾、结肠之间的区域属于无血管区。

胃脾韧带和脾肾韧带都是含有血管的。脾肾韧带包绕着脾动脉、脾静脉(及其脾分支)，而胃脾韧带内有脾动脉的分支及其伴行静脉，即为大网膜及胃底供血的胃网膜左动脉和胃短动脉。

胃网膜左动脉是脾动脉的分支之一，而不是脾动脉本身。一般有 4～6 支胃短动脉，可分别起自胃网膜左动脉、脾动脉及其分支。

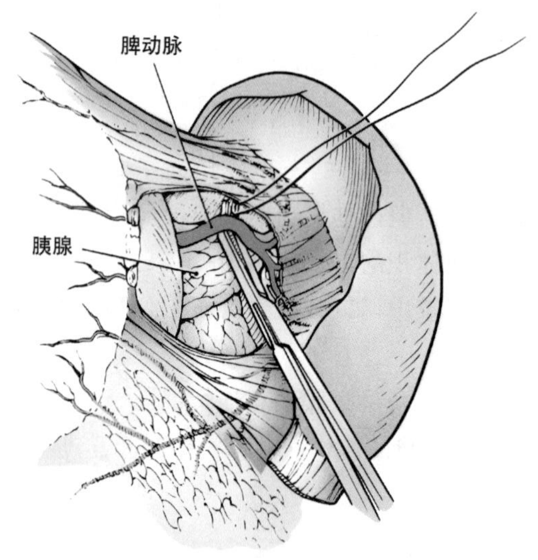

图 23-2　结扎脾动脉

二、在网膜囊处结扎脾动脉

(一)技术要点

通过离断胃结肠韧带进入网膜囊。连续钳夹并离断胃网膜动脉和静脉分支，直到在胃结肠韧带上有足够的空间。提起胃，分离薄层无血管的胃胰韧带，暴露胰。找到脾动脉，从其下方绕过直角钳，用粗缝线结扎(图 23-2)。

(二)解剖要点

在胃与胃网膜血管弓之间或胃网膜血管弓与结肠之间打开胃结肠韧带。由于有丰富的血管吻合，因此不用担心阻断血供。进入网膜囊后，通过后壁的壁腹膜观察胰。脾动脉(直径约 5 mm)沿胰上缘迂曲走行，老年人的迂曲程度较大，年轻人较小，婴幼儿不存在迂曲。对于儿童，必须仔细切开腹膜，提起胰上缘才能找到脾动脉。脾静脉并没有包裹在一个鞘内，相反它的位置更靠下，经常位于胰腺后且不迂曲。

三、脾的游离

(一)技术要点

在左肋缘下放置拉钩。左手从上方绕过脾，托住后缘，用力下拉并适当转动脾，脾后放置手术纱布垫以协助牵拉。通过用力压脾、稳固牵拉以及肋缘回缩，术者可获得操作空间。

离断脾侧面的腹膜。将左手放置在腹膜中部并加深切口至脾、脾血管以及胰尾部。将结肠脾曲从脾下极分离下来。此时限制脾游离的结构就剩下胃短血管以及脾结肠韧带。

检查壁腹膜以及脾窝有无出血。在脾窝处放置两块手术纱布垫(图 23-3)。

(二)解剖要点

游离脾不能超过胃脾韧带形成的界线，因为那样可能撕裂走行于其中的胃短血管。离断脾侧面的腹膜后可以进入一个由背系膜左叶与壁腹膜融合并进一步退化形成的相对无血管的融合区。由于脾、脾血管和胰都是从被膜处开始发育的，所以，这个融合区位于这些结构的后方。与脾一起分离结肠脾曲是因为脾结肠韧带内存在着数个小血管。在较短的脾结肠韧带内放置拉钩可造成脾被膜撕裂，造成术区出血。

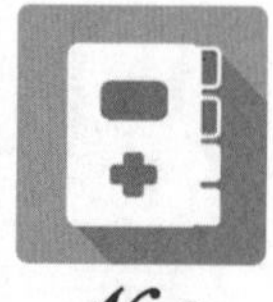
Note

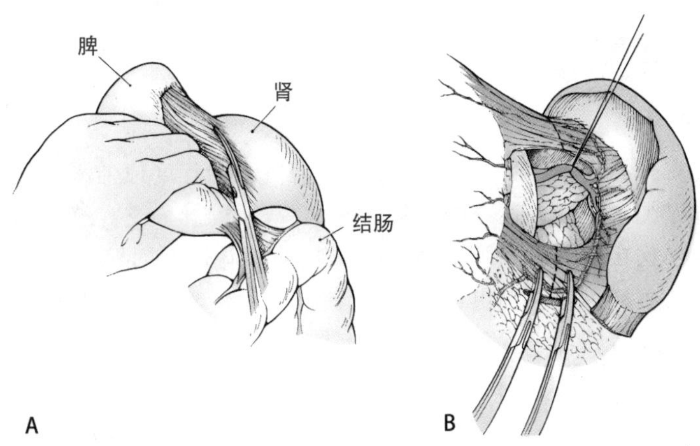

图 23-3 游离脾

四、胃短血管的离断

(一)技术要点

一般有 3～4 支胃短动脉(与伴行静脉)连接脾与胃大弯,高者可至食管贲门连接处。最高的一支一般是最短的,此处的胃壁靠近脾的上极。将脾托至术野后,在最高处的胃短血管后绕过一个直角钳,双重结扎并离断,注意不要误扎胃壁。然后依次结扎并离断剩余的胃短动脉。检查胃大弯侧所打的结。如果胃壁被损伤,或者被打入结中,应使用 3-0 缝线通过浆肌层缝合法将该部分内翻(图 23-4)。

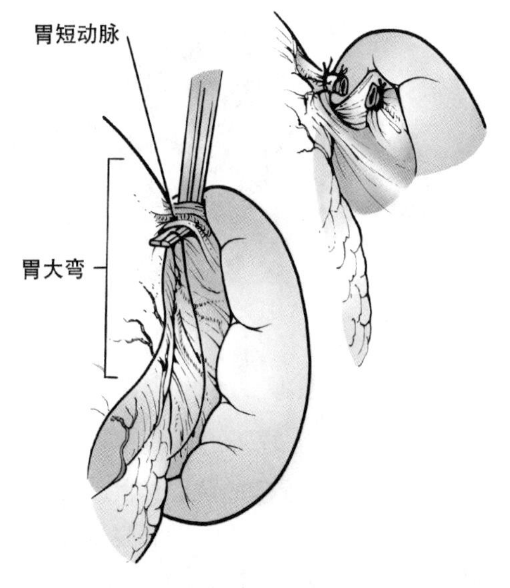

图 23-4 离断胃短血管

(二)解剖要点

胃短动脉的起点有变异。胃短血管的数目也不恒定,可少至 2 支,多至 10 支。大多数情况下,这些血管可分为上极组和下极组。上极组比下极组短,下拉脾的同时若不移动胃底,则可能会造成术区出血。最好先结扎并离断最上部的胃短血管,从上向下依次进行。因为动脉起点存在变异,所以,与在起点处结扎离断相比,越靠近胃的胃短动脉越容易处理。

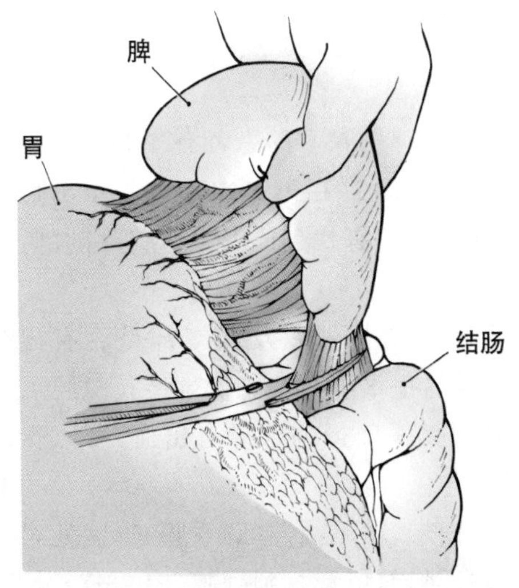

图 23-5 离断胃结肠韧带

五、胃结肠韧带的离断

(一)技术要点

胃结肠韧带内通常走行有小的无名血管,这些血管若处理不当,则可引起难以处理的出血。因此,即使在连接脾下极与结肠脾曲的脂肪组织中看不到血管,也应该钳夹后结扎并离断(图 23-5)。

(二)解剖要点

胃结肠韧带其实就是横结肠系膜在左侧的延续。它含有为脂肪和其他系膜结构供血的小血管。但是,来自脾的血管和来自肠系膜的血管之间不存在吻合。多数情况下,这些血管来自脾动脉下极的分支。

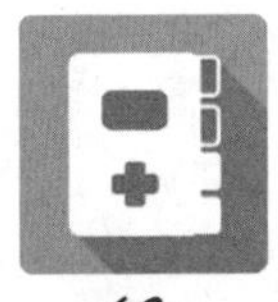

六、脾门血管的离断

（一）技术要点

脾门血管最好在脾托至术野后，从后面暴露。胰尾不同程度地伸入脾门区，而且可能很难与脾门处脂肪和淋巴结区分开。逐一结扎靠近脾的脾动、静脉分支。缝合结扎大的分支。

有些外科医生喜欢在靠近肠系膜上静脉处结扎脾静脉，尤其是对于巨脾患者。这有利于预防剩余脾静脉形成血栓。为了在更近端结扎脾静脉，可沿着游离的胰尾后面追踪此静脉，并在需要的位置在脾静脉后放置一直角钳，用粗缝线予以结扎（图 23-6）。

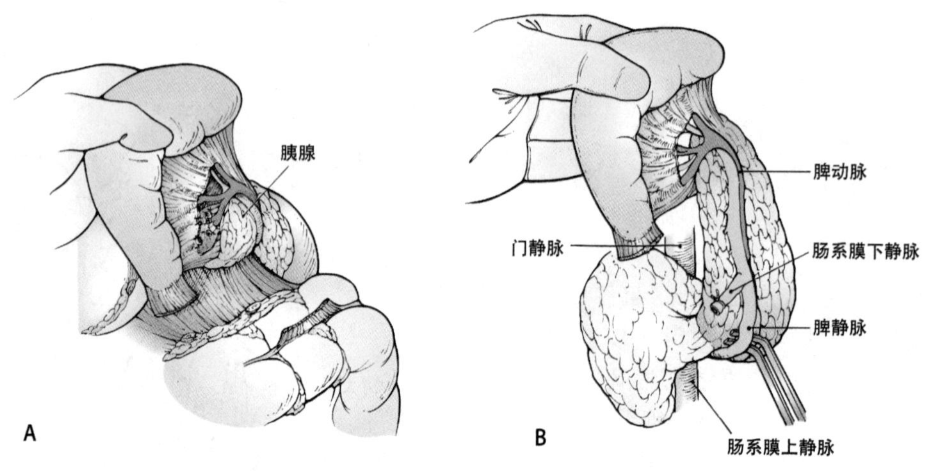

图 23-6　离断脾门的血管

（二）解剖要点

在尽可能靠近脾的位置结扎脾血管，因为胰尾部经常接纳来自脾段动脉返支的血液，最常见的是下极的分支。这一动脉返支即胰尾动脉，由于可能与其他胰动脉缺乏汇合，结扎可能导致胰尾部坏死，这是脾切除术后的并发症。

至于脾静脉的结扎，根据解剖特点，找到肠系膜下静脉根部，并在其远端结扎脾静脉。当然，肠系膜下静脉根部的位置是不恒定的，它可以在汇入肠系膜上静脉处、肠系膜上静脉与脾静脉汇合处或者脾静脉处。不管其根部位置在哪，均常位于胰后方。

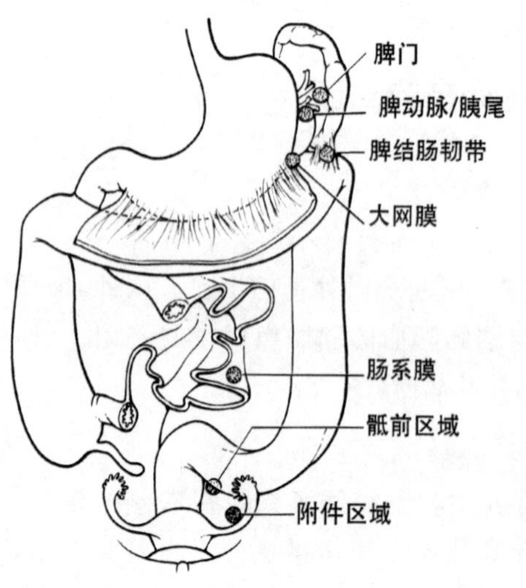

图 23-7　寻找并切除副脾

七、寻找并切除副脾

（一）技术要点

由于许多行选择性脾切除术的患者有凝血功能障碍，因此应格外仔细地止血。在第二次检查是否出血时，可以同时寻找副脾。没有找到或者没有移除副脾，可能会导致患者病情复发。

检查脾门血管离断结扎处以及胰尾部是否有出血。取出脾窝内放置的手术纱布垫。缝合结扎腹膜后顽固的出血点。如果腹膜反折的切缘有出血，可以行连续锁边缝合。

在脾门、胃结肠韧带、胰尾周围、肠系膜、骨盆处寻找副脾，通常可在靠近脾的位置找到副脾（图 23-7）。

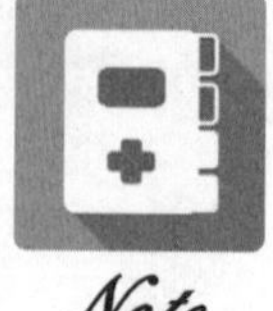
Note

(二)解剖要点

10%～35%的患者存在副脾。副脾常单独存在,也有同时存在多个副脾的报道。副脾经常位于脾周围,直径常小于 3 cm,呈紫红色,与正常脾颜色相同。但有时小的副脾结节与淋巴结相似。另外,对于女性患者,应仔细检查左侧卵巢和输卵管,对于男性患者,应该仔细检查阴囊,因为副脾在发育过程中与生殖嵴联系紧密。

八、脾修补术

大多数时候,修复脾损伤是可行的,而且应该尝试,尤其是对于那些能耐受更长手术时间以及失血严重的患者。

首先,托起脾至术野。采用与选择性脾切除术同样的操作。如有必要,则离断胃短血管以将脾完全托出。操作时要特别小心,不要进一步损伤脾。对于任何出血点,可以使用手术纱布垫直接按压以达到临时止血的目的。必要时可用无损伤血管钳阻断脾门血管。

牵拉结肠或胃可能会发生脾被膜撕裂伤,这是常见的医源性损伤。如果出血,可直接按压损伤处 5 min。再用一块微纤维胶原蛋白海绵直接按压。不要使用电刀止血。

大的被膜撕裂伤或者单纯的被膜撕裂伤需要进行缝合。可用 4-0 铬制肠线,这种缝线打湿后会很软,对被膜的损伤小。可采用间断水平褥式缝合关闭伤口。由于脾被膜薄而且脆,因此需要精细缝合、轻慢拉拢缝线以防损伤被膜。打结时要轻柔。如有需要,可以用网膜辅助修补。

如果脾损伤较重,但脾门血管完整,那么用可吸收网袋包裹脾的保脾术是可行的。清除损伤的脾实质,切一块足够完全包裹脾的网。在边缘行荷包缝合,在脾门处收紧网套。注意不要伤及来自脾的静脉返支。起初可以将网套做得较松弛,然后在外层行连续缝合以收紧网套。由于网套是靠包裹、压缩起作用的,因此它必须足够紧并能将损伤边缘靠在一起才能发挥作用。检查整个网套有无活动性出血(图 23-8)。

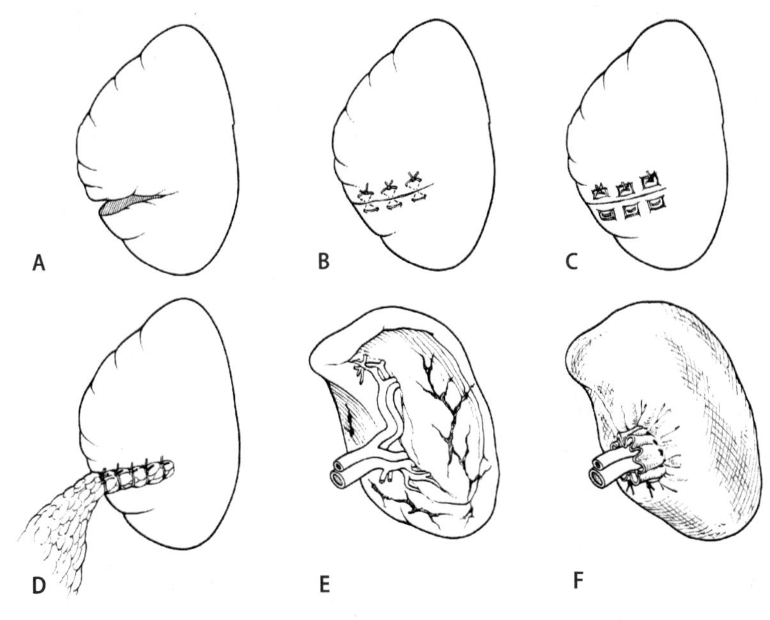

图 23-8 脾修补术

九、部分脾切除术

(一)技术要点

脾广泛损伤,或者脾门血管的一个分支受损者可行部分脾切除术。离断供应受损脾段的

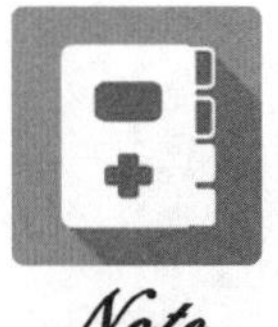

脾动脉分支，出血可以止住或者明显减慢。脾应该会变黑并出现一条缺血线。沿着这一界线切开脾。缝扎出血点，如有必要，可行水平褥式缝合确保充分止血(图 23-9)。

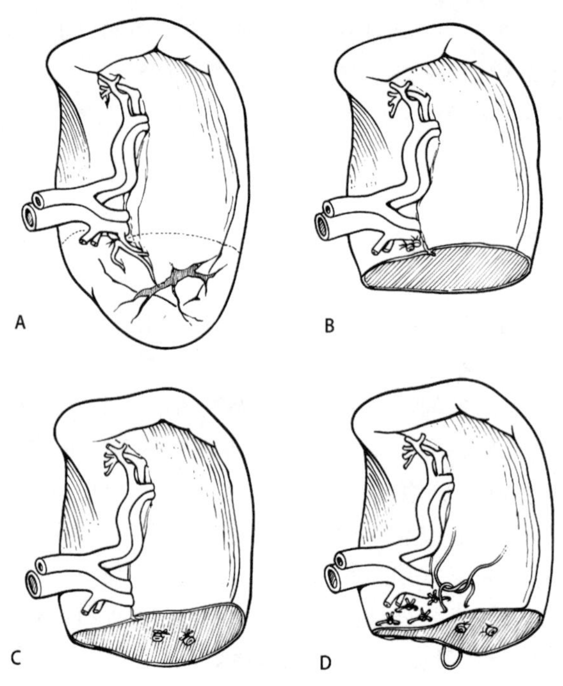

图 23-9　部分脾切除术

(二)解剖要点

由于门静脉系统缺少功能性瓣膜，有必要结扎脾静脉的部分分支。像其他节段性器官一样，这些静脉分支引流伴行动脉供应的脾段。

(李佳奇　张文斌)

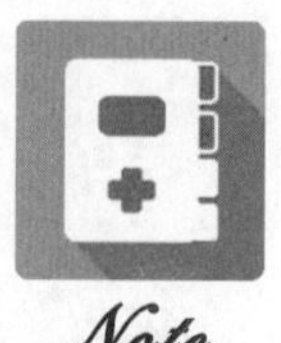

第二十四章　小肠切除和吻合术

小肠病变的病理性质决定其切除范围。小肠癌的切除包括距离肿瘤边界至少 10 cm 的肠管以及扇形区域淋巴结在内的肠系膜。小肠良性疾病的切缘相对保守，一般尽可能地保留更多的小肠，尤其是在需要再次手术的情况下。

当必须切除较长的一段小肠时，需要测量剩下部分小肠的长度。轻度拉伸肠管并取湿棉绳沿对系膜缘测量小肠的长度。在手术记录中注明测量的小肠长度。

一、小肠切除术

（一）技术要点

通常在肠管切除前探查所有的小肠。抓起部分小肠用手指近端从一只手递到另外一只手，上述操作应该在左上腹进行。确认十二指肠悬韧带，并在十二指肠悬韧带远端提起约 10 cm 长的小肠。翻转每一节肠管，检查肠管的两边，然后把这部分肠管递给第一助手，以这种方式检查直到回盲瓣。如果一开始握起的是肠管的回盲瓣端而不是屈氏韧带，那么从肠管的远端探查到近端直到屈氏韧带这种探查方式也是可行的。尽量减少肠管在腹腔外的时间，若肠管在腹腔外搁置时间过长，则会影响静脉回流，引起肠管肿胀以及低体温。除了被切除的肠管外，将其余的小肠放回腹腔。

用左手的拇指及示指举起肠管，并用拇指触摸计划切除肠管的肠系膜边界，用蚊型止血钳通过其中一条供应小肠的血管的下端，用细缝线双重结扎血管。除非肠系膜很薄，否则应尽量不要试图一次性完成。靠近肠管分离肠系膜，尽量减少肠管周边结扎的组织，然后清理肠系膜表面并准备行肠吻合术。

用类似于直角钳的钳夹钳住肠管，如没有这些钳夹，可用 Kocher 钳代替。用手术刀将钳夹之间的肠管切除。

在将要切除的小肠另一端重复上述操作。

将肠管提起并展开肠系膜，辨认计划切除的部位。轻轻拉紧肠系膜，放置一对打开的梅森鲍姆剪刀进入肠系膜切口，用剪刀的尖端提起腹膜瓣剪开腹膜，“V”形切除肠系膜。注意不要损伤肠系膜里面的血管。翻转小肠，在肠系膜的另一边重复以上操作。用左手的拇指及示指提起薄的富含脂肪的肠系膜。双重钳夹并离断所有的肠系膜血管，移除切除的肠管。

用 3-0 缝线缝合结扎肠系膜血管残端（图 24-1）。

（二）解剖要点

探查小肠可以让外科医生发现小肠全长是否存在其他疾病或可能的变异。最常见的变异是 Meckel 憩室，发生率约为 4.5%（Meckel 憩室患者通常没有症状）。十二指肠悬韧带是空肠开始的标志。正常人群中约 75% 有十二指肠悬韧带，这是一束来自腹主动脉及膈肌右脚周围结缔组织的平滑肌，并与十二指肠空肠曲的平滑肌融合在一起。作为肌肉十二指肠悬韧带没有太大的意义，但是功能上其可作为一个韧带维持着十二指肠空肠曲的位置稳定。然而，由于其是肌肉样结构且富含血管，如果需要切除十二指肠悬韧带，则必须保证其在血管钳之间离

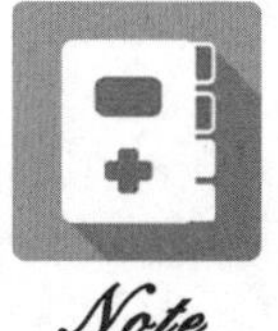

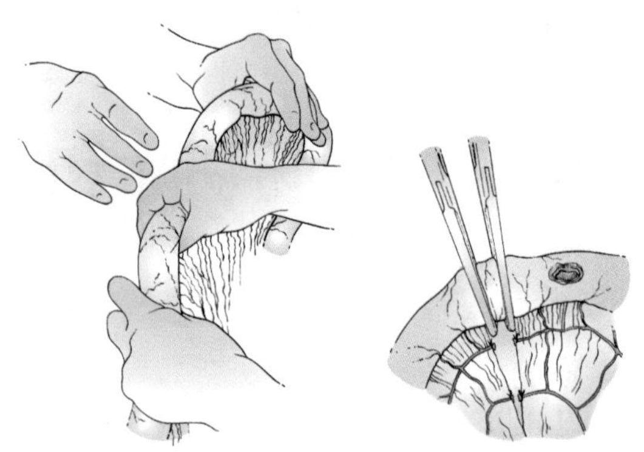

图 24-1 小肠切除术

断并采取严格的止血措施。

探查小肠时，注意观察小肠的血供及静脉回流。通常有数条空肠和回肠的动脉分支从肠系膜上动脉的左侧发出。在距离肠管边缘数厘米处，这些动脉分支及肠系膜上动脉的吻合支形成血管弓。小肠的中段1/3有几个血管弓，之后到远端血管弓的数量减少，到回肠末端可能只有单一血管弓。这些相互吻合的血管弓组成了为小肠供血的主要侧支。多支长度不等的直小血管发自最靠近肠壁的血管弓，并直接供应该处肠管。典型的直小血管（约90%）供应肠壁的一侧，而不是同时供应两侧，血管沿着侧面相互交通。这些直小血管是动脉的终末支，在小肠终末支离断后，肠管壁内血管丛可使切口附近的一小段肠管保持存活。

小肠静脉的供应特点和小肠动脉相似，一个显著的特点是静脉倾向位于肠系膜的上面，而动脉倾向位于肠系膜的下面。虽然在小肠的中段，空肠及回肠没有明显的区别，但仍可通过以下方面区分空肠及回肠：①空肠的肠壁比回肠厚，且肠腔比回肠大，因此小肠的半径由近端到远端逐渐减小；②在空肠段，脂肪组织局限于肠系膜内，但随着向小肠远端推移，脂肪组织逐渐爬行至回肠壁上；③空肠的动脉弓相对简单，空肠近端的直小血管相对更长；随着向远端推移，动脉弓逐渐变得复杂，且直小血管变得更短。动脉弓在小肠的中段1/3段最为复杂，然后往远端方向又逐渐变得简单，但远端的直小血管并没有变得更长。

二、肠吻合术

（一）技术要点

检查小肠的两端，并且确认肠管的颜色正常、血供良好。有时切除肠系膜会对一端或两端肠管的血液循环造成影响。如果毗邻肠钳的肠管颜色变暗或变蓝色，应考虑循环受到影响，需要额外切除肠管。

检查肠系膜边缘，清除离肠钳2～3 mm处肠系膜的脂肪组织。通常没有必要扩大清除脂肪组织的范围，因为这样可能会导致小肠局部缺血。

对齐肠系膜的边缘，确认肠管不会随着“V”形肠系膜的对合而扭曲。部分外科医生选择优先关闭肠系膜的缺损，这样可在确保肠管没有扭曲的同时，缝合肠系膜不会造成血供受损。用剖腹手术垫隔离两端待吻合的肠管。

使用3-0缝线间断缝合浆肌层构建肠管吻合的后壁，移除肠钳并切除被挤压的肠末端。保留一部分（0.5 mm）被挤压的肠管是有好处的，因为它可将肠壁的全层粘在一起，使肠黏膜不会鼓起来。

从肠管的后壁中部开始，使用两根3-0可吸收缝线打结后，向两侧行连续交锁缝合。肠管前壁行连续内翻缝合，两根缝线在前壁中点汇合并打结。以3-0缝线间断缝合浆肌层完成肠管吻合。

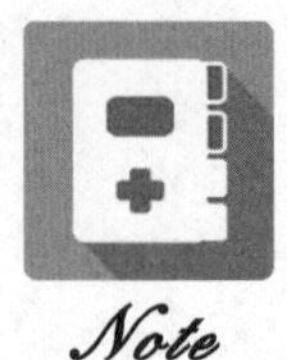

Note

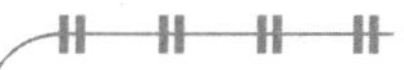

间断或连续缝合肠系膜以关闭肠系膜缘。缝合应该通过腹膜，但缝合时应避免进针太深而损伤下面的血管。完全关闭肠系膜的缺损以免形成小肠内疝。如果条件允许，可利用大网膜包绕吻合口（图 24-2）。

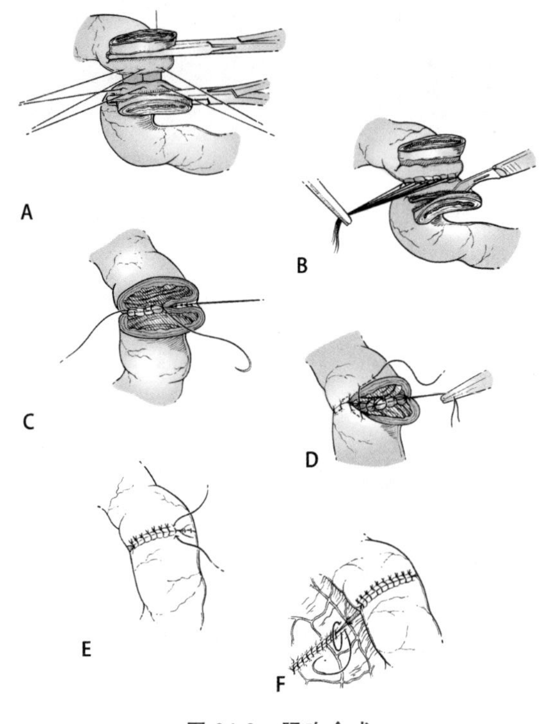

图 24-2 肠吻合术

（二）解剖要点

肠外壁为浆膜层，也是脏腹膜的一部分。在浆肌层深度的肠壁可见肠管的脉管结构，有时可见到脂肪组织侵入回肠壁。下一层是纵行的平滑肌层，然后是环形的平滑肌层，两层平滑肌间是肌间神经丛，这两层构成了肌膜或外肌层。再下一层是黏膜下层，这一层主要是疏松结缔组织，含有血管丛及黏膜下神经丛。最内层是黏膜层，该层可分为外面的黏膜层、中间的固有层，以及最内层的上皮细胞层。

虽然传统的观念认为肠道损伤后的完全修复依赖于肠道的浆膜层，但事实上并非如此。在肠壁的四层中，具有强大修复能力的实际上是黏膜下层。

（于光印　张文斌）

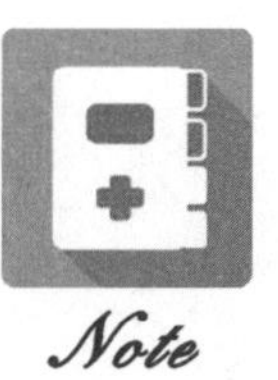

第二十五章　阑尾切除术

阑尾切除术用于急性阑尾炎、化脓性阑尾炎、坏疽性阑尾炎等的治疗。在一般情况下，手术操作较容易，但有时很困难，如异位阑尾。因此，绝不能认为阑尾切除术是小手术。急性阑尾炎发病 72 小时以上，或已有包块形成，阑尾局部水肿明显者，暂不进行手术。

一、皮肤切口

(一)技术要点

麻醉后触诊患者的腹部，可能触摸到一包块，但当患者意识清楚或有抵抗时包块通常不明显。如果诱导麻醉后在右下腹可触及包块，则在包块上做切口。

多数情况下触诊不到包块，此时皮肤切口需要通过两个固定的体表标志来定位：髂前上棘和脐。在脐及髂前上棘画一条直线，麦氏点位于脐与髂前上棘连线的中外 1/3 处。经典的麦氏点切口是通过麦氏点做与两个体表标志连线相垂直的切口。切口可根据局部皮肤的张力线而改变，但是必须通过麦氏点。Rockey-Davis 切口同样通过麦氏点，但是切口几乎为横向的。这样的切口具有美容效果，因为它平行于皮纹线，同时它更接近这个区域大多数皮下神经的走向，剖腹探查遇到意外的病变时也容易延长切口(图 25-1)。

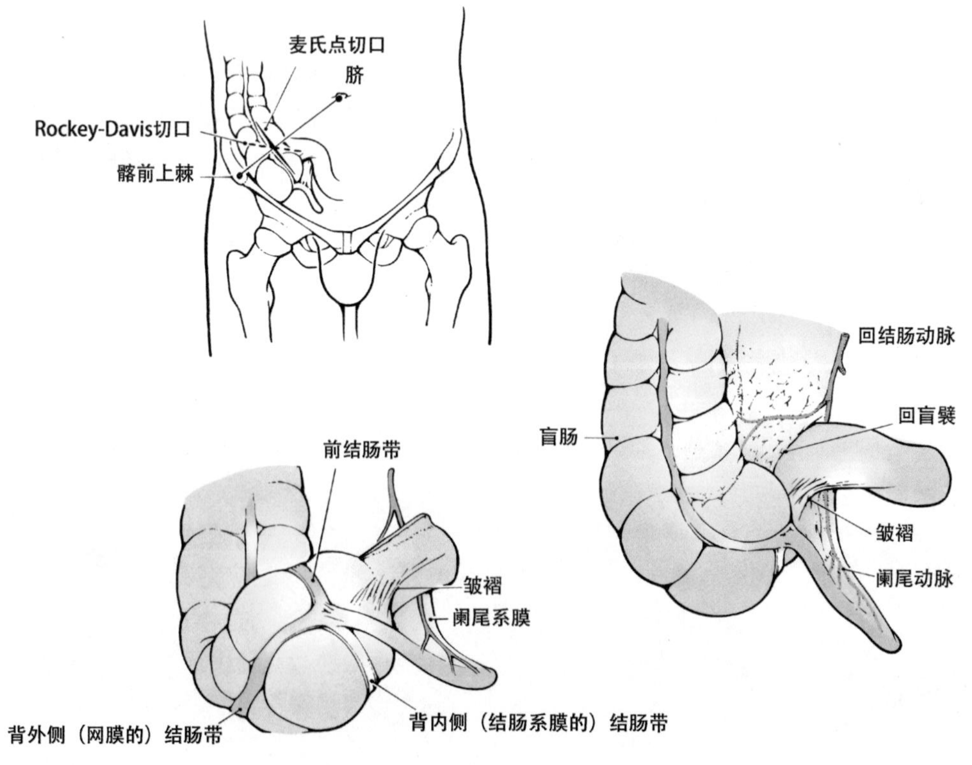

图 25-1　皮肤切口和阑尾位置

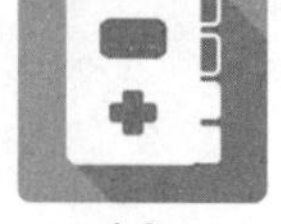

Note

（二）解剖要点

髂前上棘是一个固定且易于触及的体表标志。纤瘦的患者明显，肥胖的患者不明显。腹直肌的外侧缘为半月线，下方起自耻骨结节，沿腹直肌侧面曲线上升。在脐水平，半月线离腹中线约 7 cm，位于腹中线与腋中线的中点。

在这个区域，浅筋膜分为有明显不同特征的两层：浅层是富含脂肪的疏松结缔组织，称 Camper 筋膜，而深层的 Scarpa 筋膜主要为膜状结构。

二、分离肌肉

（一）技术要点

腹外斜肌及其腱膜组成腹壁的第一层（当切口进一步向下加深时可见）。通过拉开（不是切开）肌肉及肌纤维打开腹壁的各层，这种拉开肌肉的切口称为橄榄状切口。因为肌肉的每一层都是沿着肌纤维的方向平行打开的，故肌肉沿着张力最大的方向进行收缩，因此这种切口十分牢固，发生切口疝的报道极少。

内侧的腹外斜肌腱膜参与组成腹直肌鞘，而腹直肌鞘通常是切口的内侧边界。如有必要，腹直肌鞘也可切开，可向内侧牵引腹直肌增加暴露程度（图 25-2）。

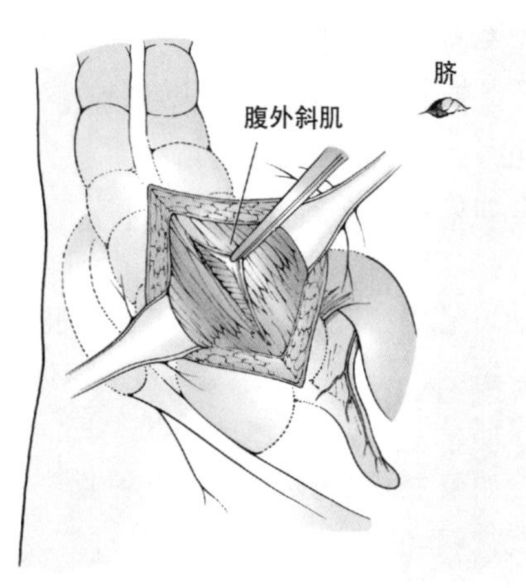

图 25-2 分离肌肉

（二）解剖要点

腹外斜肌的肌纤维从外上走向内下（与手插进口袋的方向一致）。腹外斜肌的肌纤维终止于腹外斜肌腱膜（从半月线到髂前上棘的连线）。这个区域的主要皮神经是髂腹下神经及肋下神经的分支。

三、逐层切开

（一）技术要点

依次锐性及钝性分离腹内斜肌及腹横肌纤维。用手术刀平行于肌纤维方向小心切开筋膜。用两个手指或止血钳钝性分离以扩大切口。一般情况下，腹直肌鞘会限制切口向内侧延伸（图 25-3）。

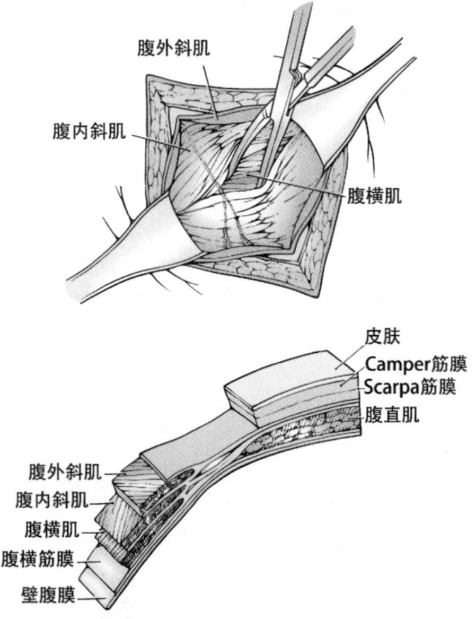

图 25-3 逐层切开

（二）解剖要点

腹内斜肌的肌纤维在切口水平几乎全是横行的，并且腹内斜肌比腹外斜肌更偏向内侧。腹内斜肌腱膜沿着肌肉全长参与组成腹直肌前鞘前层，并在弓状线上方参与组成腹直肌鞘后层。

术中可发现腹横肌的纤维几乎与腹内斜肌纤维相平行。腹横肌纤维的终末端比腹内斜肌纤维更接近内侧。腹横肌腱膜参与组成弓状线以下的腹直肌鞘前层及上方的腹直肌鞘后层。

在腹内斜肌及腹横肌之间操作时应小心，因为支配下腹直肌（第 11 胸神经、肋下神经）及下腹壁皮肤（第 11 胸神经、肋下神经、髂腹下神经）的主要神经分支位于这个平面。

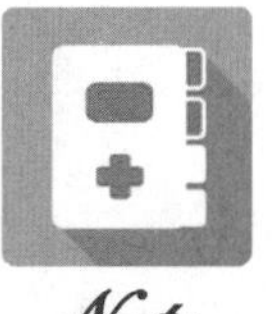

四、进入腹腔并找到阑尾

(一)技术要点

可以从任何合适的方向打开腹膜。一般情况下,垂直切口或者斜切口可提供好的术野暴露,同时避免进入腹直肌鞘内侧误伤下方的腹壁下血管或内侧的盲肠。打开腹膜后发现有浑浊或脓性腹水时须送培养。使用拉钩暴露术野。

与腹腔镜阑尾切除术从处理阑尾的根部开始不同,开腹阑尾切除术首先需要将阑尾拉至切口外面。在小切口深处寻找阑尾通常比较困难。通常首先发现的是阑尾的尖部,必须分离阑尾系膜,并将阑尾的基底部置于手术操作的区域。

如果不能立刻见到阑尾,将左手的示指伸进切口并在周围寻找一条约铅笔粗细(有时更粗)的牢固管状结构。用手指勾住管状结构的周围并将其提升至切口。这个管状结构有可能就是阑尾,但需检查确定是否是回肠末端。以 Babcock 钳夹住阑尾,注意避免在炎症及水肿处切除阑尾。如果阑尾接近穿孔,则不要牵拉阑尾,否则容易拉断阑尾而使得阑尾根部回缩至切口深部。

如果未能发现阑尾,可以根据结肠带、回肠末端和腹膜附件定位盲肠和阑尾。一般情况下,切口下可见到盲肠,但有时首先发现的结构可能是大网膜、小肠甚至是乙状结肠。如果切口下出现小肠并且不易定位盲肠,可沿着小肠向远端追踪到回肠末端,以定位盲肠。牢固抓住盲肠并以左右摇摆的方式将其轻柔地拉向患者的左上方。如果以这种方式不能充分移动盲肠,可能需要切开侧方的腹膜反折,并将盲肠从后腹膜腔游离出来(图 25-4)。

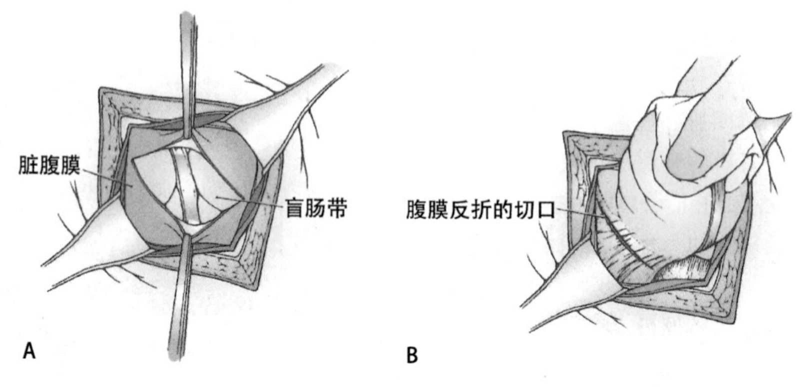

图 25-4　寻找阑尾

(二)解剖要点

虽然腹横筋膜和腹膜在腹股沟区往往融合在一起,可以作为一层切开,但需要牢记它们是分开的两层结构,而且在它们之间有时存在疏松结缔组织和脂肪。这一层无血供,一般切开后不出血。

阑尾相对于盲肠及回肠末段的位置变异非常大,盲肠后位及回肠后位阑尾较常见(65%),盆位阑尾也可见(31%)。

在发育过程中,阑尾是盲肠的起源点。作为盲肠不对称生长的结果,阑尾的起源通常在盲肠的后内侧面。即使是盲肠后位阑尾,阑尾也常位于腹膜内。虽然也有报道腹膜后位阑尾,但是腹膜后位阑尾通常是炎症所致。

不管阑尾的位置如何,通过沿着结肠带向下追踪到三条结肠带的汇合点可以定位阑尾。阑尾的根部通常位于结肠带的汇合点上。

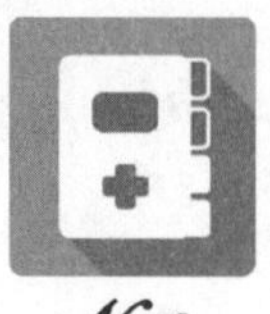

五、阑尾的游离

(一)技术要点

从阑尾系膜开始钳夹和结扎，并逐渐向近端靠近。分离阑尾系膜后阑尾的活动度变大，其尖端可上升到切口。有时阑尾的活动度很大，此时离断阑尾动脉即可，无须分次离断阑尾系膜。一般从阑尾残端单独结扎阑尾动脉。如果阑尾动脉嵌入残端线结或与残端一起包埋，术后可能会发生不易处理的出血(图 25-5)。

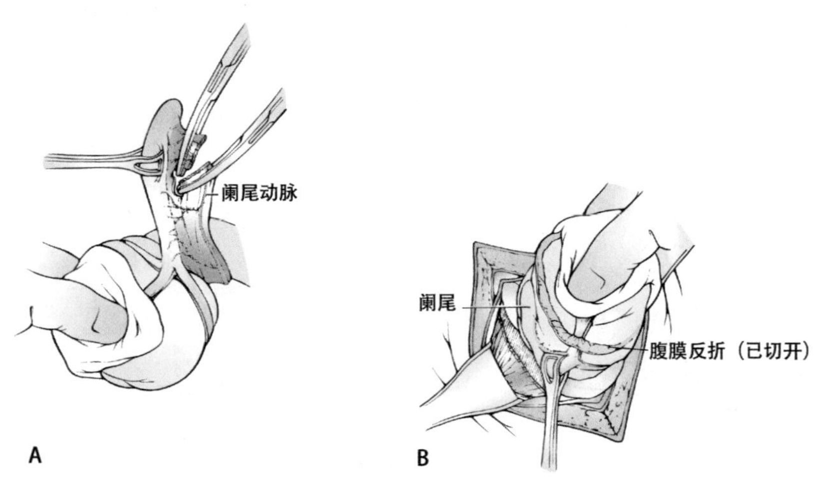

图 25-5　游离阑尾

(二)解剖要点

阑尾动脉走行于阑尾系膜边缘，是肠系膜上动脉的回结肠动脉的一个分支。阑尾系膜经过回肠末段后方，其长度变异很大。通常，阑尾系膜太短以致阑尾折叠在一起，并局限在盲肠及回肠的后面，也可能在局部形成反折。阑尾动脉常靠近阑尾的基底部走行，然后离开基底部走向阑尾系膜的游离缘，之后发出数支细小的分支。

阑尾系膜形成回盲下陷凹的后壁，通常脂肪皱褶(回盲襞或无血供的 Treves 皱襞)从回肠末段的对系膜缘至盲肠走行，可安全切开该皱褶。

六、阑尾切除术

(一)技术要点

急性阑尾炎最常见的原因是粪石阻塞阑尾管腔。在这种情况下，粪石远端的阑尾发生炎症水肿，但粪石近端的阑尾仍然相对正常。因此，经炎症部分阑尾向盲肠分离常可分离出一部分可安全结扎的阑尾。小心向下分离阑尾直到盲肠的根部。小心用钳子固定阑尾根部，然后在阑尾稍远端钳夹。通过之前固定的部分结扎阑尾，在结扎部位上方钳夹并通过阑尾的基底部将阑尾切除。

如有必要，用荷包缝合或“Z”形缝合翻转阑尾的残端。内翻缝合应留有足够的空间，将缝线绑紧使盲肠能完全覆盖阑尾的残端，但缝合应不影响回盲瓣和阑尾动脉(图 25-6)。

(二)解剖要点

回盲瓣是末端回肠突入盲肠腔的黏膜、黏膜下层、圆形肌肉层的突起。回盲瓣可以主动或被动地发挥瓣膜作用。阑尾基底部至回盲瓣的距离通常小于 2 cm。

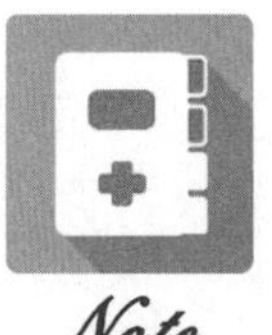

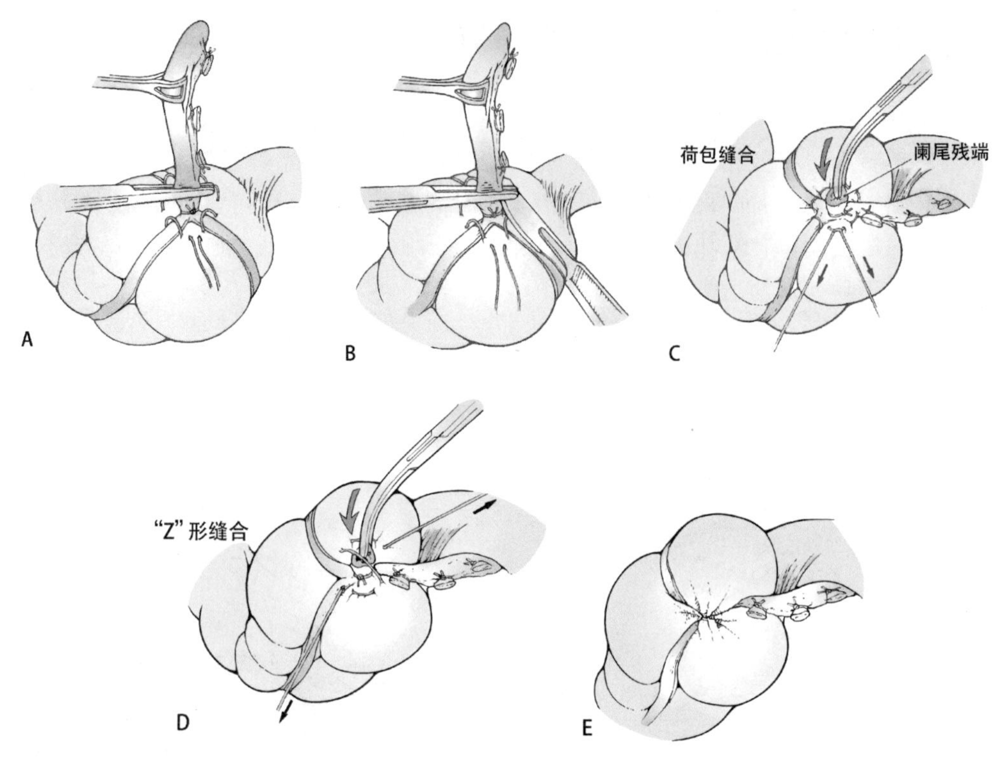

图 25-6　切除阑尾

七、肉眼观正常的阑尾的探查

(一)技术要点

如果阑尾外观正常,需要检查毗邻的器官。首先,检查回肠末段有无炎症性肠病及肠系膜淋巴结是否肿大。从回盲瓣开始向远端检查至少 120 cm 以寻找 Meckel 憩室。仔细触诊右结肠、乙状结肠、膀胱,在女性患者还要触诊子宫和卵巢。刚开腹时腹水的性质(脓性、恶臭、胆汁样)有助于明确扩大的探查范围。恶臭、脓性、胆汁样腹水需要彻底寻找问题的根源,不过这意味着需要改为腹中线切口。

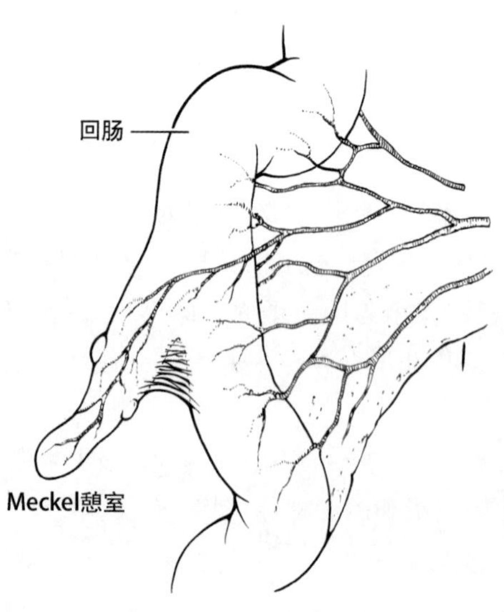

图 25-7　Meckel 憩室

如发现炎症性 Meckel 憩室,通过切除一段短回肠并进行端-端吻合术,在某些情况下,单纯的 Meckel 憩室切除术就足够了,这样的操作可以通过线性切割缝合器在腹腔镜下轻松完成。小心保护供应 Meckel 憩室的肠系膜小舌。

上腹部的病变如十二指肠溃疡会引起腹腔液体流入右结肠旁沟而导致下腹部疼痛。如果上腹部的病变是可疑的或已确定,需要关闭阑尾切口,并在上腹部行第二个切口以充分暴露术野。

逐层关闭阑尾切口,只有在明确有脓腔形成时才放置引流管引流(图 25-7)。

(二)解剖要点

Meckel 憩室是胃肠最常见的变异,是卵黄囊的残余物(胚胎卵黄蒂)。典型的 Meckel 憩室位于距离

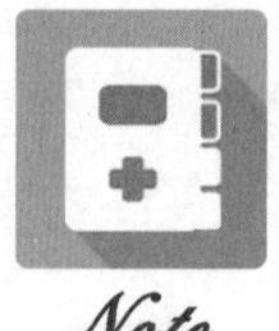

回盲瓣 50 cm 以内的回肠对系膜缘，也有 Meckel 憩室距离回盲瓣达 170 cm 的报道。因此，应至少检查 120 cm 的肠管以避免遗漏 Meckel 憩室。Meckel 憩室的长度为 1～20 cm，大部分(75%)Meckel 憩室长 1～5 cm。纤维带有时从 Meckel 憩室延伸至脐、大网膜或者肠道浆膜。较少见的情况(2%)下，从皮肤至肠管仍保留有导管的内腔，导致卵黄瘘管。Meckel 憩室黏膜大多是回肠黏膜，也有 Meckel 憩室含胃、胰腺、十二指肠、结肠、胆管黏膜的报道。

(武凤鸣　张文斌)

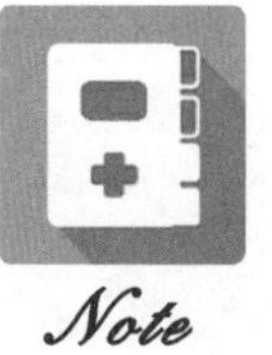

第二十六章　腹股沟疝修补术

腹股沟管是指从腹腔到阴囊(男性)或者到大阴唇(女性)斜行向下的裂隙(图 26-1)。

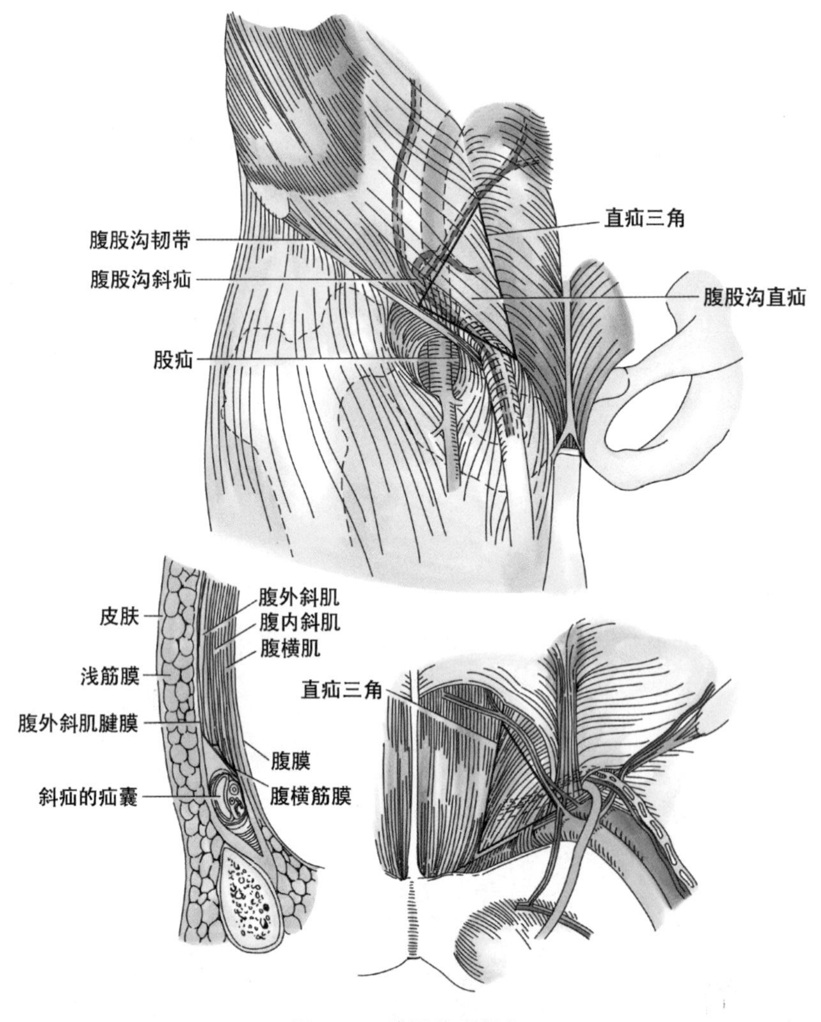

图 26-1　腹股沟区解剖

临床上需鉴别腹股沟区 3 种类型的疝:腹股沟直疝、腹股沟斜疝和股疝。可以在同侧腹股沟区存在一种、两种或三种类型疝。

无论在男性还是女性中,斜疝最常见。在男性,斜疝与鞘状突长时间未闭有关。交通性鞘膜积液与斜疝的形成密切相关。精索从腹股沟管深环(内环)到腹股沟管浅环(皮下环)穿过腹壁,为睾丸供血,这就形成了男性天然薄弱区域。在胚胎时期,男性的睾丸下降时,最先通过深环进入腹股沟管,穿出浅环进入阴囊的解剖结构是鞘状突。鞘状突闭合和纤维化失败导致斜疝。在女性,子宫圆韧带穿出腹壁,止于大阴唇和耻骨结节。女性直疝发生率与男性直疝相似。

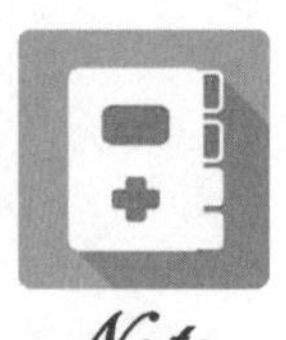

直疝的形成是由于腹压增高时,疝内容物冲击腹横筋膜,自薄弱的腹股沟管后壁向前突

出。斜疝者疝内容物位于腹壁下血管外侧，而直疝者疝内容物在直疝三角处向前突出，在腹壁下血管内侧。

股疝是由大网膜或腹腔内脏器疝入薄弱的股管而形成的。老年人中股疝较常见。小的股疝嵌顿看起来像肿大的淋巴结。合并小肠梗阻的一侧腹股沟区肿大结节应怀疑股疝嵌顿。

本章介绍以下 4 种腹股沟疝的修补技术：Bassini 修补术、McVay 修补术、Shouldice 修补术和网塞补片修补技术，以及腹股沟韧带上、下方入路股疝修补。

一、腹股沟疝的修补

(一) 切口的选择及暴露筋膜

1. 技术要点 传统的腹股沟疝切口位于髂前上棘到耻骨结节连线上。更美观的切口可以选择在皮肤自然皱褶上。最重要的是切口要直接跨过耻骨结节，以获取更好的术野。切口通常可以完全隐藏在耻骨毛发生长的区域。直到辨认腹外斜肌腱膜后再继续向深面切。

触摸浅环。用手指确认浅环位置后，使用组织剪在腹外斜肌腱膜中部顺纤维方向剪开。用血管钳提起腹外斜肌腱膜左、右两叶。注意腹外斜肌腱膜下层的结构，辨认并保护髂腹股沟神经。该神经通常位于腹外斜肌下方，有时也会变异。

锐性、钝性相结合从腹外斜肌腱膜下方分离精索，可观察到下方的腹股沟韧带。精索从耻骨结节上方穿出。由于耻骨结节为精索的固定点，因此游离精索很容易。橡皮片穿过精索并提起，游离精索至深环水平。用自动拉钩拉开腹外斜肌腱膜，暴露术野(图 26-2)。

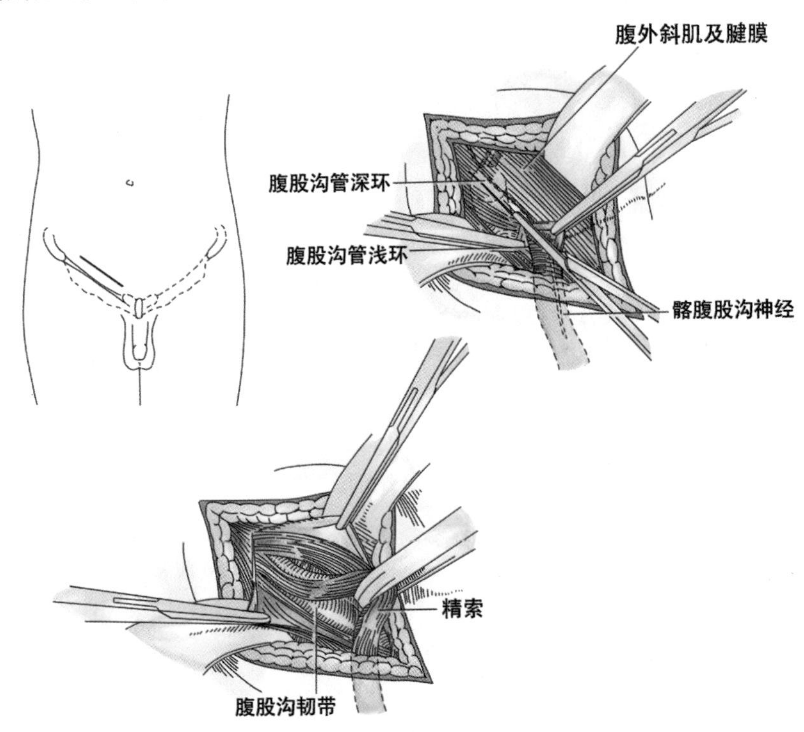

图 26-2 切口及暴露筋膜

2. 解剖要点 参与腹股沟管构成的韧带汇聚在耻骨结节，使得腹股沟管相对固定。可在此处见到切口外侧的旋髂浅血管及横跨浅环和精索前面的阴部外浅血管。

皮肤切开后，到达筋膜层。浅筋膜分成浅层的 Camper 筋膜和深层的 Scarpa 筋膜。Scarpa 筋膜下面是无名氏筋膜和腹部的深筋膜。浅筋膜的厚度和复杂度取决于患者的身体状况。糖尿病患者 Camper 筋膜的脂肪颗粒巨大且不规则。脂肪层一般出现在 Scarpa 筋膜深

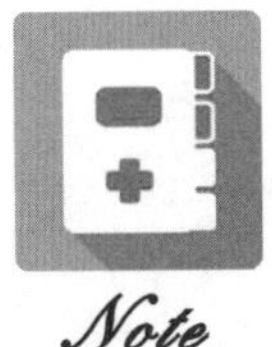

部,但这里的脂肪小叶相对较小。无名氏筋膜深部没有脂肪,透过无名氏筋膜,可以看到腹外斜肌腱膜。切开浅筋膜,会遇到的有名血管包括深环附近的腹壁下浅血管、旋髂浅血管、阴部外浅血管。

浅环位于耻骨结节上外侧。精索外表覆盖物即精索外筋膜是无名氏筋膜的延续,打开浅环时必须将其切开。小心打开此处,因为在腹外斜肌腱膜深部、精索的前方,有髂腹股沟神经(第1腰神经)经浅环出口,到达精索外筋膜深部。髂腹下神经(第1腰神经,有时为第12胸神经)不经过浅环,反而常常比浅环层面更高。

游离精索后,可以看到腹股沟韧带及其内侧的腔隙韧带。游离到此处时,不应该看到任何血管结构,因为它们在腹横筋膜深部或精索内部。

(二)精索探查和斜疝疝囊的寻找与结扎

1. 技术要点 轻轻牵拉精索,用镊子纵向提起睾提肌纤维。沿睾提肌纤维切开数厘米,用血管钳提拉,轻轻撕开精索周围的睾提肌。保持精索内筋膜的完整性有助于保护精索及相关结构免受损伤。完全剥离精索,保留包绕其周围的筋膜。在精索结构中触摸像麻绳一样的输精管。用橡皮片提吊精索,不要提吊睾提肌。

通常睾提肌较肥厚,这种情况下,建议充分骨骼化精索,以利于修补。但骨骼化精索会影响睾丸缩回阴囊的能力,常引起部分患者不满,因此只有在必要时,才能充分骨骼化精索。在手指上展开精索及其内容物,寻找疝囊。可以看到一个白色的、月牙形的结构从深环突出。延伸到阴囊的疝囊是一个圆柱形结构,难以寻找疝囊底。

如果确定疝囊位于精索内,用血管钳钳夹疝囊,锐性加钝性结合将其从精索中游离下来。进入阴囊的疝囊可以横断,远端疝囊旷置。用电刀游离疝囊。打开疝囊,游离近端疝囊一周,直至深环处。输精管在深环口通常与疝囊紧密粘连,因此必须加倍小心以免损伤。

提起精索,高位游离疝囊。打开疝囊探查,并回纳疝内容物。横断疝囊,近端结扎后回纳。或者在打开疝囊时,荷包缝合疝囊颈,这个方法的好处是直视下操作,尤其适用于巨大疝囊。

滑疝是指疝囊壁的组成部分是器官,如膀胱、乙状结肠、盲肠。这种情况下,不要尝试从脏器上游离疝囊。相反,应在脏器附件上方横断疝囊,并在附件上方关闭疝囊。完全从精索上游离疝囊,连同脏器一起回纳腹腔。这可避免疝囊残留导致疝复发。

检查创面止血。如果修补张力过大,术后水肿可能导致“静脉止血带”效应,引起不必要的血管出血,也会引起疼痛的阴囊血肿(图26-3)。

2. 解剖要点 睾提肌是腹内斜肌及其筋膜的延续,其深层及精索下方是生殖股神经生殖支(第1～2腰神经),支配睾提肌。保护神经,操作时避免过度分离睾提肌纤维。如果必须分离睾提肌纤维,小心不要损伤神经。

斜疝疝囊从深环经睾丸下降路线突出。斜疝疝囊变成精索组成部分,被精索外筋膜、睾提肌筋膜和精索内筋膜(腹横筋膜的延续)包裹。而直疝者疝内容物尽管被腹股沟管后壁薄弱的腹横筋膜覆盖,毗邻精索,但不与精索相关。如果直疝突破浅环,一定是破坏了腹外斜肌腱膜在浅环的固定机制。直疝只能位于精索外筋膜内,睾提肌筋膜外。

(三)Bassini修补术

1. 技术要点 评估腹股沟管后壁的力量。疝囊高位结扎术仅适用于婴儿或年轻男性斜疝患者。通常,疝的出现都伴随深环的扩大和腹股沟管后壁的薄弱,腹股沟管后壁基本上是完整的,随着疝囊沿深环反复疝出,腹股沟管的后壁变得松弛。在这种情况下,Bassini修补不失为一个好的选择,因为不要求打开腹股沟管后壁,不损伤原本坚韧的结构。

Bassini修补术要求缝合联合腱到腹股沟韧带。提起腹外斜肌腱膜上片。在联合腱上内侧用电刀做一减张切口,小心止血。用Allis钳(鼠齿钳)提起联合腱,也就是横跨腹股沟管后

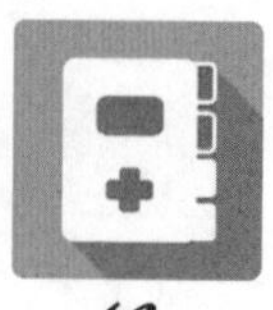
Note

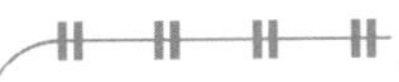

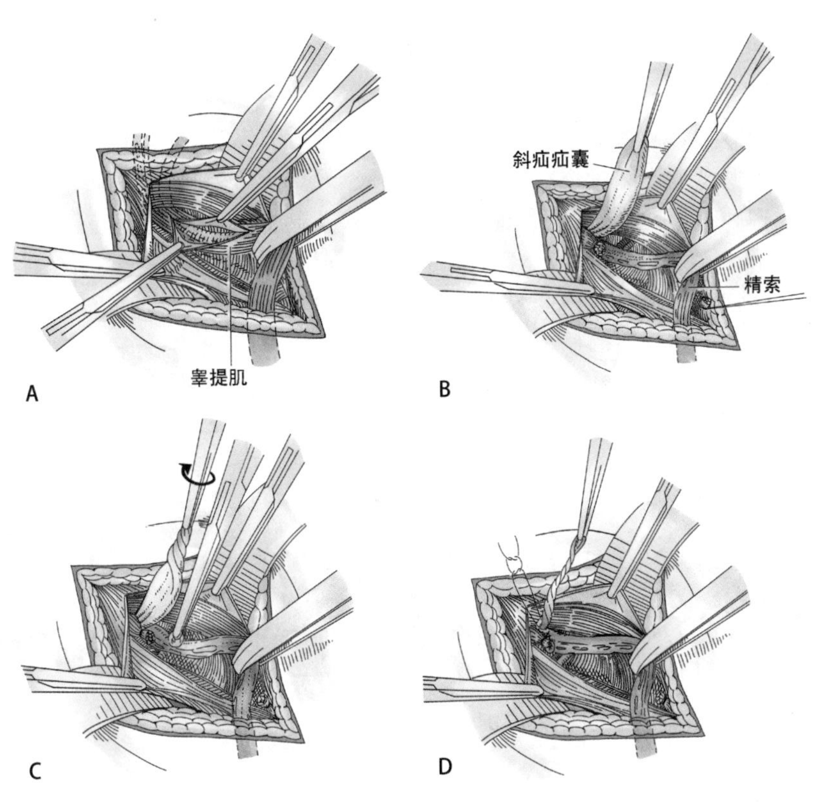

图 26-3 探查精索和结扎疝囊

壁上内侧的肌腱膜弓。把联合腱拉至腹股沟韧带，判断其活动度。减张切口很容易拉动。必要时可向上延长减张切口。用粗缝线间断缝合联合腱，间距不要超过 4 mm。拉紧缝线，但不能过紧以免组织坏死。收紧深环，以不能容纳示指尖为准。检查创面，止血(图 26-4)。

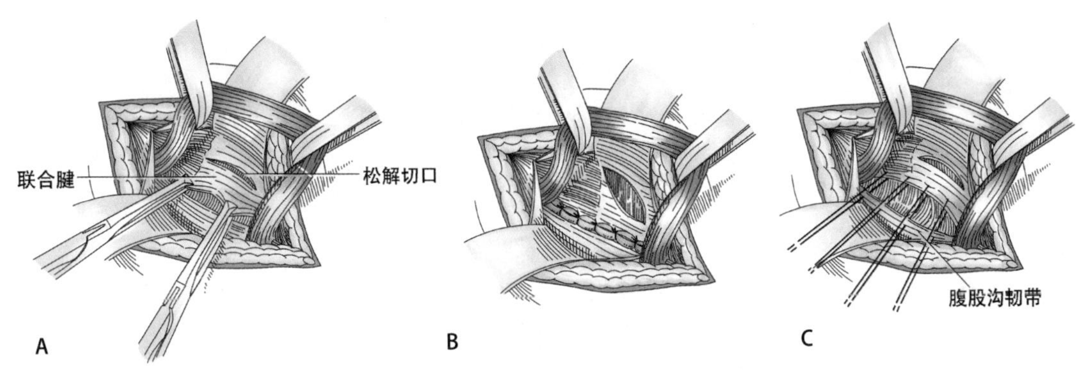

图 26-4 Bassini 修补术

2. 解剖要点 很少可以看到真正的联合腱，通常是由腹横肌下方的肌纤维组成连续的肌腱膜弓。联合腱内侧减张切口是必需的，因为腹内斜肌和腹横肌的腱膜纤维一直延续至中线组成腹直肌鞘后层的部分。因为 Bassini 修补术不要求切开腹横筋膜层，所以不会遇到血管，仅用电刀就可以止血了。

腹壁下血管位于腹横筋膜深面，深环的内侧，关闭深环时应注意避开这些血管。

(四)McVay 修补术

1. 技术要点 若腹股沟管后壁较薄弱，则 McVay 修补术比 Bassini 修补术更合适。当联合腱条件好、够坚韧、面积够大时，就可行 McVay 修补术。McVay 修补术是将联合腱缝合到

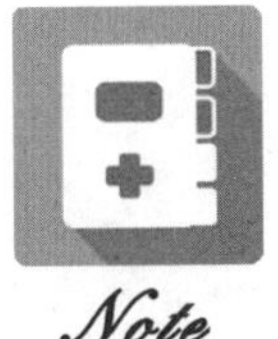

耻骨梳韧带(Cooper 韧带)上的手术。适当长度的切口会使联合腱活动度足够,与 Cooper 韧带缝合时无张力。McVay 修补术是一种张力缝合术,复发率低于 Bassini 修补术,但患者往往会出现手术区域疼痛,康复时间长。

从耻骨结节开始,打开薄弱的腹股沟管,寻找腹股沟韧带,辨认白色带有光泽的 Cooper 韧带。推开 Cooper 韧带周围结缔组织,辨认内侧的股静脉鞘,不要损伤静脉。用 Allis 钳提起联合腱,向下牵拉,判断是否足够无张力地缝合到 Cooper 韧带上。

用 0-0 尼龙线将联合腱间断缝合到 Cooper 韧带上。用大针缝合是最适合的,因为针尖不容易弯。从耻骨结节侧开始,自内向外缝合。靠近股静脉时,把深层的 Cooper 韧带缝向浅层的腹股沟韧带,小心不要损伤静脉或者压迫静脉。最后在深环水平缝合联合腱和腹股沟韧带一针。拉紧所有缝线,检查修补的张力和深环大小。关闭腹股沟管(图 26-5)。

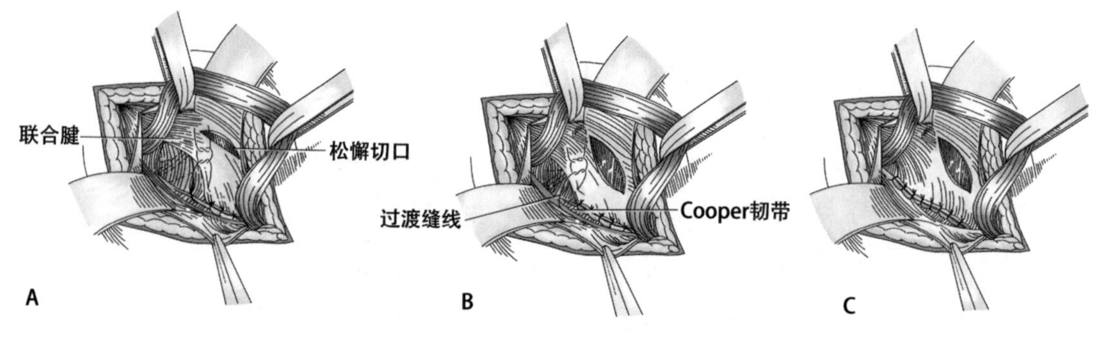

图 26-5 McVay 修补术

2. 解剖要点 McVay 修补术要求耻骨梳韧带(Cooper 韧带)暴露清楚。为看清韧带,必须切开腹横筋膜,因为 Cooper 韧带位于比腹股沟韧带和耻骨结节更深的层面。Cooper 韧带暴露后,注意此处的血管,如腹壁下动脉的耻骨支会出现在该区域,该动脉位于髂耻束上,在 Cooper 韧带下方穿过,最终汇入闭孔动脉。在 25%的患者中,耻骨支直径为 2～3 mm,可能是副闭孔动脉。

(五)Shouldice 修补术

1. 技术要点 当腹股沟管后壁显著薄弱,但腹横筋膜,尤其是内部的髂耻束(腹横筋膜在腹股沟韧带深面增厚而形成的白色致密结缔组织带,由腹横筋膜和髂筋膜融合形成)清晰可辨认时,Shouldice 修补术会是一个恰当的选择。小心暴露腹股沟管后壁,但不要打开。髂耻束由增厚的腹横筋膜形成,并与腹股沟韧带相连,是一条 2～3 mm 宽、白色、带光泽的纤维带。紧靠髂耻束,从深环到耻骨结节切开腹横筋膜。小心不要损伤深环附近的腹壁下血管或耻骨结节附近偶尔可见的小分支血管。用血管钳提起腹横筋膜上叶。通过锐性、钝性相结合的方式游离腹横筋膜下方腹膜前脂肪。在腹横筋膜上层可清晰看见有光泽、白色增厚区域,为腹横肌腱膜弓。

修补过程中注意拉开腹股沟管后壁,勿遮挡视野。使用 2-0 或 3-0 单股缝线,聚丙烯不可吸收缝线是最佳选择,从耻骨结节开始缝合,将腹横肌腱膜弓下层缝至髂耻束的游离边缘。缝合路线从耻骨结节到深环。不要试图收紧深环。缝合四层,并逐步收紧,可使张力变小。

第一层和第二层缝合:在深环处,把腹横筋膜上叶连续缝合至腹股沟韧带上,从深环外侧到耻骨结节内侧连续缝合,自身打结。总之,腹股沟管后壁和深环应该关闭,而不是收紧。

第三层、第四层缝合应该把联合腱缝合至腹股沟韧带。从深环开始直至耻骨结节,将联合腱连续缝合至腹股沟韧带上。深环的松紧应以适合精索通过,并可以放置一把 Allis 钳通过深环,但不能通过指尖为标准。收紧缝线,检查创面是否出血(图 26-6)。

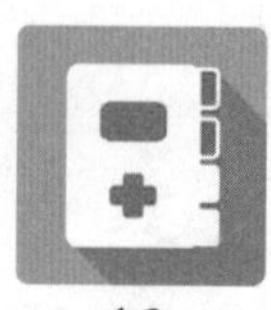
Note

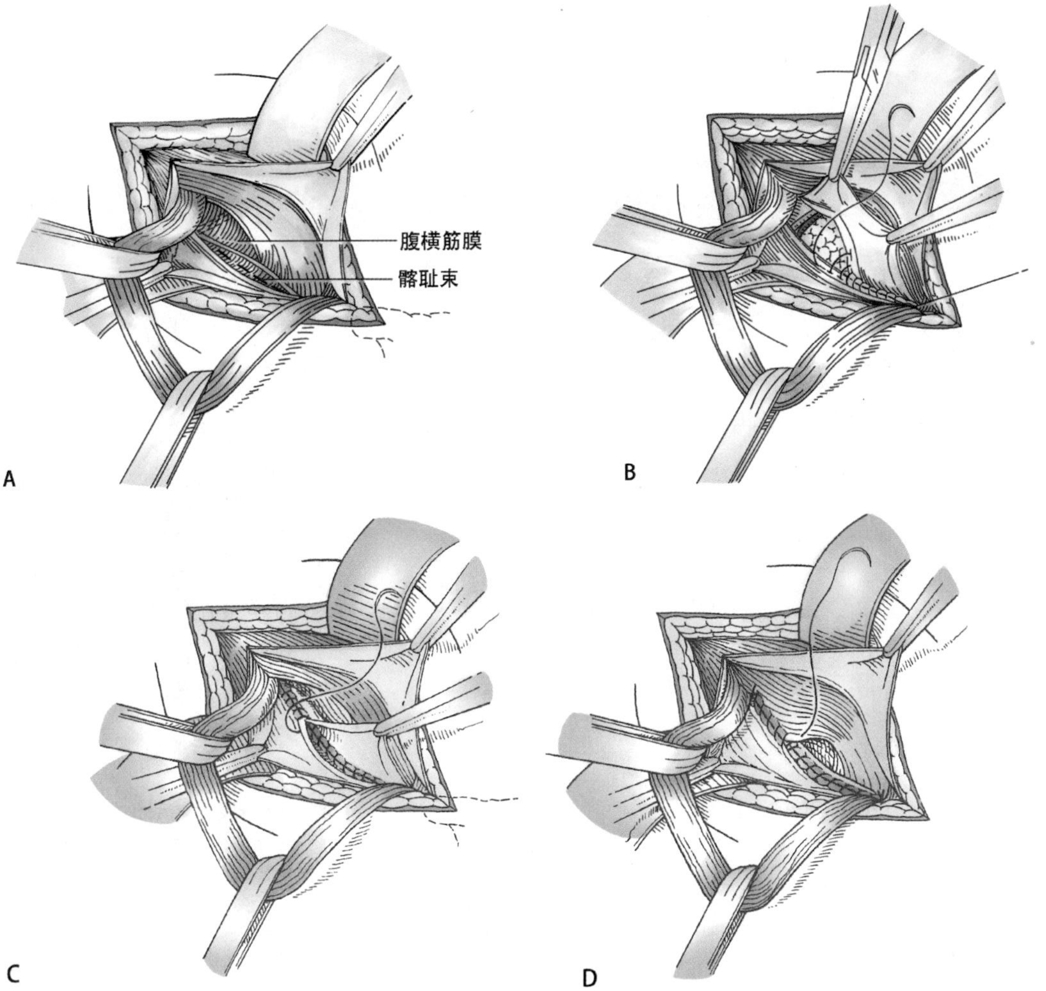

腹横筋膜
髂耻束

A B C D

图 26-6 Shouldice 修补术

2. 解剖要点 紧贴腹股沟韧带最深层的纤维组织称髂耻束，通常被认为是腹股沟韧带的一部分，是腹横肌腱膜和腹横筋膜的一种表现形式。髂耻束相对脆弱，用其作 Shouldice 修补术的第一层缝合是因为其游离度大，可保证相对较高位的腹横肌腱膜弓的缝合无张力。

（六）网塞补片修补技术

寻找斜疝疝囊并游离，高位结扎后，明确腹横筋膜缺损的边缘，圆形切开，暴露腹膜前脂肪。网塞的类型很多，根据外科医生的习惯选择合适的类型。关键的步骤是网塞的放置。放置预成型网塞填充缺损，网塞的边缘需在腹横筋膜下方充分展开，像一把打开的伞。用 3-0 可吸收薇乔线缝合 1～2 针固定。

补片则放置于精索后方，上缘固定于联合腱，下缘固定于腹股沟韧带（图 26-7）。

（七）腹股沟管的关闭

用 3-0 薇乔线连续缝合腹外斜肌腱膜，关闭腹股沟管。重建浅环口。再用 3-0 薇乔线缝合皮下组织，皮下连续缝合。伤口贴好敷料后，撤走洞巾。

检查睾丸是否在阴囊内并牵拉至阴囊，这点必不可少。术中提拉精索的时候会把睾丸拉至浅环水平，如果继续停留在此处，局部粘连后睾丸无法再下降，将影响外观及导致功能损伤（图 26-8）。

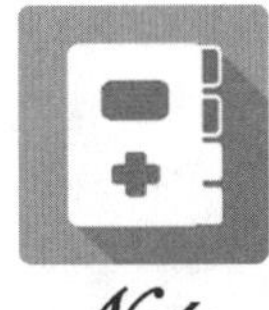

Note

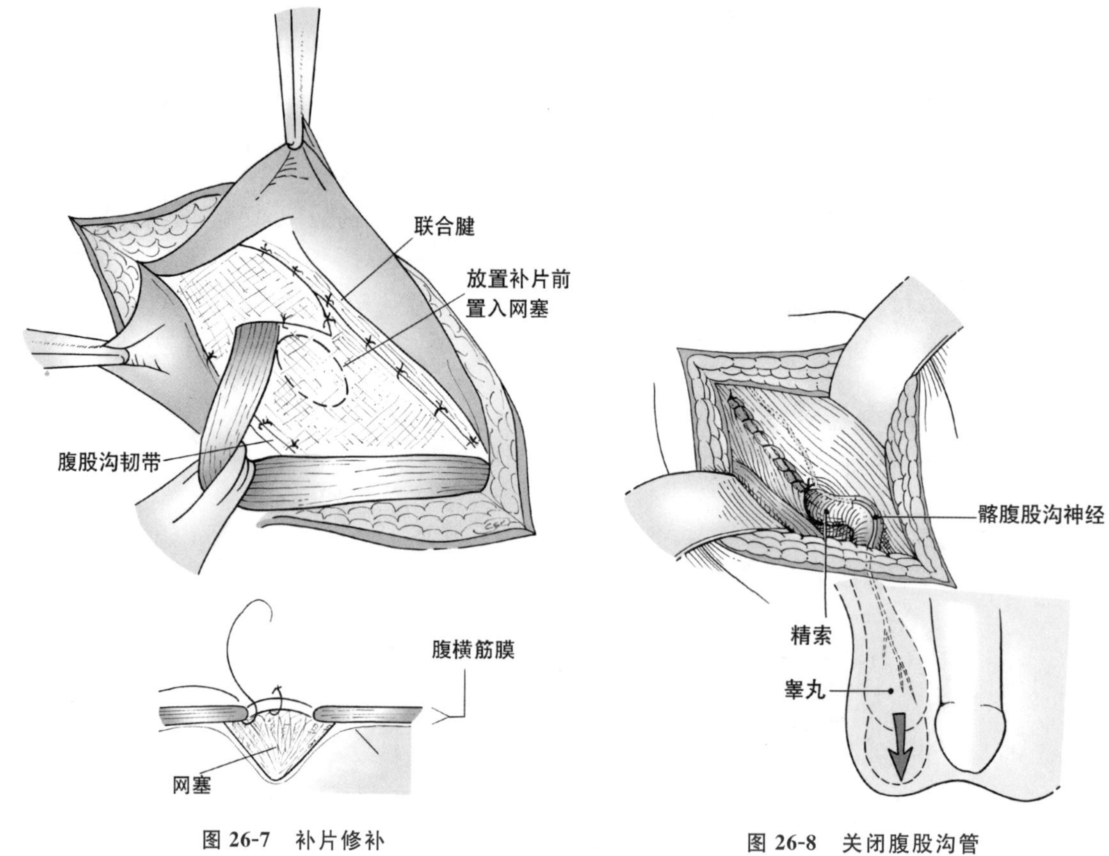

图 26-7　补片修补

图 26-8　关闭腹股沟管

二、股疝修补

(一)腹股沟韧带下方入路股疝修补

1. 技术要点　虽然腹股沟韧带下方入路的股疝修补不算是好的修补方法,但可以在局部麻醉下完成,有时适合一些年老体弱、有严重基础疾病的患者。

在股疝突出的地方直接切开。切口应该平行于腹股沟韧带,并位于其下方 2 cm 处。寻找疝囊,并充分游离。打开疝囊,垂直切开腹股沟韧带,提起精索,回纳疝内容物。结扎疝囊后离断远端。

腹股沟韧带下方入路股疝修补最好是选择用合成材料做成的网塞,比如聚丙烯网塞。把聚丙烯网塞放置于股管内并固定。小心不要损伤或压迫股静脉。用薇乔线间断缝合皮下组织、皮肤(图 26-9)。

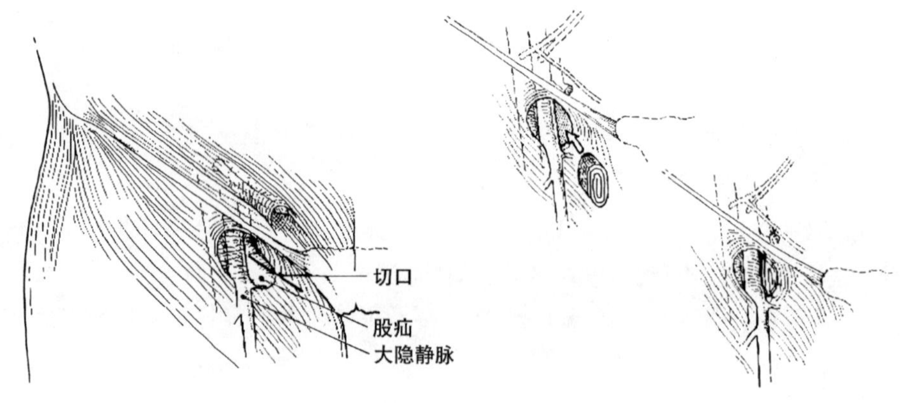

图 26-9　腹股沟韧带下方入路股疝修补

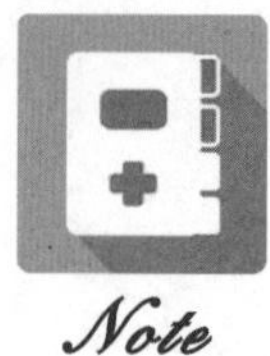

2. 解剖要点 腹股沟韧带下方入路股疝修补需要结扎几条静脉，这些静脉都是汇入大隐静脉，或者走行于股鞘和阔筋膜的隐静脉裂直接汇入股静脉。腹股沟韧带下方入路的解剖关键点在于股环前方、内侧是髂耻束，后方是 Cooper 韧带，外侧是静脉外膜周围组织。这些结构都是合成补片缝合固定的支撑点。在这些边界之中，外侧的静脉外膜周围组织最少被用作固定点。因为股静脉受压迫是很有可能的，进针点稍深，就能损伤静脉。

股疝的入口也就是疝突出的地方，一般距离浅环 1 cm。腹股沟韧带下方入路很难将打开的股管完整关闭，基于这个原因，放置网塞修补更加简单。

（二）腹股沟韧带上方入路股疝修补

1. 技术要点 经腹股沟管的股疝修补不仅更符合解剖要求，而且对于嵌顿性或绞窄性疝更有优势。该入路需要打开完整的腹股沟管。尽管美中不足，但是对于大多数股疝患者来说更适合。

打开腹股沟管，切开后壁，寻找 Cooper 韧带。修补腹股沟管后壁称 McVay 修补术。股疝疝囊颈可以被认为是从腹腔进入股管的腹膜憩室，位于股静脉内侧。打开股疝疝囊，回纳疝内容物。如回纳困难，可以离断腹股沟韧带。副闭孔动脉（死亡动脉）通常走行于腹股沟韧带下方，必须辨认清楚，在切断腹股沟韧带之前先结扎。然后结扎离断疝囊。

按照 McVay 修补术关闭腹股沟管后壁，关闭股管。注意不要损伤股静脉（图 26-10）。

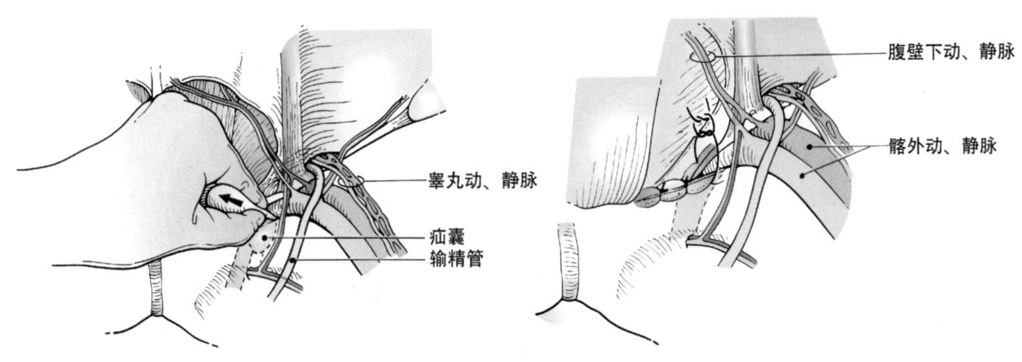

图 26-10 腹股沟韧带上方入路股疝修补

2. 解剖要点 这是经典的 Cooper 韧带修补方法。之前唯一从未提到过的解剖要点是死亡动脉。该动脉从腹壁下动脉的耻骨支发出，如果出血没控制好，可能导致严重后果。经腹股沟韧带下方入路修补股疝时，血管损伤风险最高。因为该入路使得血管无法看清，离断腹股沟韧带时可能会损伤血管，且不容易马上被发现，导致迟发性、隐匿性腹膜后出血。

（张吉凤　张文斌）

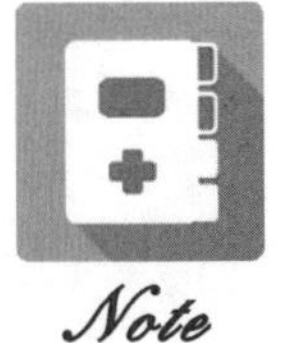

第二十七章　根治性肾切除术

根治性肾切除术是肾实质肿瘤的主要治疗手段。经典的根治性肾切除术是切除肾周筋膜内的所有组织器官：患肾和患肾同侧的肾上腺、肾周脂肪、输尿管上段及区域淋巴结。本章的主要内容为根治性肾切除术的手术方式。

一、患者体位及手术入路的选择

根据肾肿瘤患者的体型、肿瘤体积、肿瘤在患肾中的位置及外科医生的手术习惯，根治性肾切除术可选择多种不同的手术入路。选择不同的手术入路需要考虑到额外的手术步骤，比如在患肾根治性切除术中同时进行腔静脉瘤栓取出术、对侧肾手术、肝肺局限转移灶切除术等。

（一）侧腹入路手术切口

侧腹入路手术切口适用于肿瘤主要部分位于肾中下极、肿瘤未侵犯下腔静脉的肾肿瘤。由于侧腹壁的皮下脂肪相对于前腹壁较少，因此侧腹入路特别适用于体型肥胖的肾肿瘤患者。由于侧腹入路的手术范围在腹膜后，避开了腹腔内器官，所以发生术后肠梗阻的概率更低。侧腹入路的另一个优势是能够直接暴露肾动脉。由于侧腹入路手术空间的局限性，术中肾的位置相对固定、难以转动，故对于体积较大的肾肿瘤，该入路的暴露范围相对有限。

对于侧腹入路手术，首先建议将患者体位摆放成与垂直线成 15°～30°的侧卧位，以便于在必要时为了更好地暴露手术范围而扩大手术切口至腹直肌内侧。其次调节患者位置使患者患肾对准手术台的可活动部位，同时升高腰桥。使用枕头气垫等夹紧患者的上、下肢并妥善固定，可选择悬吊器械固定患者上肢。使用腋垫以防术中过度牵拉患者的臂丛神经。在所有手术中都应使用尼龙皮带或者宽胶带将患者妥善固定于手术台上。

手术切口的起点通常在第 12 肋骨肋尖或第 11 肋间（对于体积较小的肿瘤）。因为手术中肾门的位置通常比影像学检查所见的位置更加偏向头侧，所以一般建议将手术切口定位于相对较高的位置。切开肋间能够提供足够的术野而无须切除肋骨。对于直径大于 7 cm 的肾肿瘤，为了最大化术野，可以直接在第 11 或第 12 肋的位置做手术切口后行肋骨切除术。肋骨切除术尽量保留骨膜，以利于术后骨骼再生，同时注意保护肋骨下缘走行的神经血管束。在分离背阔肌前缘及向下拉开下后锯肌后，用电刀从竖脊肌的起点沿整个肋骨切开骨膜外层。用骨膜剥离器剥开骨膜外层，然后用肋骨起子将肋骨从骨膜内层提出，用直角肋骨剪从侧方横向切断肋骨，用咬骨钳修平肋骨切面。用电刀或骨蜡进行创面止血。松解膈膜和胸膜之间的组织，注意避免进入胸膜腔内。

对于术中不慎造成的胸膜穿孔，应首先在穿孔处置入一条红色橡胶导管，在皮下引出，作为胸腔引流管，并用可吸收缝线固定。在缝合皮肤后，将胸腔引流管的开口接入水封瓶，并且保持水封瓶的位置低于侧胸壁（保持负压），同时麻醉医生进行数次深度正压通气，以便在拔管前排出术中滞留于胸腔的气体。

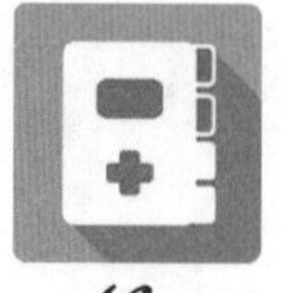
Note

(二)前肋缘下手术切口

前肋缘下手术切口通过腹腔能够直接对肾蒂进行处理而无须首先游离肾。该手术入路适用于任何位置的肾肿瘤,特别是体积较大的肾肿瘤。然而对于体积巨大的肾上极肿瘤及体型肥胖的患者,该手术入路并不理想。前肋缘下手术切口在必要时可以扩大至对侧,以适应对巨大肾肿瘤、对侧肾及腹腔大血管进行处理的手术要求。前肋缘下入路通过腹腔,有利于在术中发现远处的肿瘤转移病灶。与所有经腹入路的手术一样,前肋缘下入路相对于腹膜后入路,术中损伤肝、脾等附近器官及术后发生肠梗阻的概率较高。根据不同外科医生的习惯,患者在仰卧位的基础上,可在上段腰椎下垫圆枕,或将胸部及上腹摆放为45°斜仰卧位,同时下腹部保持仰卧位。可以在胸部后放置气垫及使用腰桥。使用垫物支撑下肢并使用支撑架托起固定患肾同侧的前臂。前肋缘下手术切口起点选择在第12肋尖,然后在肋骨下方2横指距离,沿肋骨走行方向,向对侧做一弧形向上切口,越过腹中线止于对侧腹直肌。

(三)胸腹联合手术切口

胸腹联合手术切口适用于肾上极巨大肿瘤,或由于同侧肺局限性转移灶需要同时行肺楔形切除的病例。该手术切口解决了术中肝覆盖右肾影响术野的问题,故尤其适用于体积较大的右肾上极肿瘤。该手术切口同样适用于右肾肿瘤合并膈上瘤栓,需要在术中同时建立体外循环处理瘤栓的病例。该手术切口的缺点在于手术留置胸腔引流管引起术后疼痛。患者的体位与侧腹入路的体位相同。

在第8~10肋之间选择手术切口,切口范围应从腋后线越过肋软骨到达腹中线靠近脐上的位置。在做手术切口的同时,应同时进行骨膜下肋骨切除和分离肋软骨。在膈肌外侧部分距离胸壁数厘米的位置,沿肌纤维走行方向切开膈肌。切开膈肌时,注意保护膈神经的分支。最后切开腹壁,充分暴露胸腔及腹腔。通过松解肝右侧冠状韧带及三角韧带,将肝提高至膈肌缺损处,可以进一步暴露右肾。

在最后关闭手术切口之前,首先在腋后线做一肋下切口,通过切口向头侧置入一条小号胸腔引流管。如果在肾切除同时进行了肺楔形切除术,则需要选择管径更粗的胸腔引流管以利于引流。然后分别关闭胸腔及腹腔。建议在关闭膈肌切口时使用间断八字缝合防止膈变形,线结打在切口的腹侧。

(四)经腹入路腹部正中切口

腹部正中切口适用于双侧肾手术及在切除肾同时进行其他腹腔手术的病例。患者取仰卧位,切口起点选择在剑突正下方,沿腹正中线向下切开腹壁至脐或脐下。对肾肿瘤合并膈上、下腔静脉瘤栓,需要在术中同时建立体外循环处理腔静脉瘤栓的病例,可向头侧延长手术切口并做胸骨正中切开。腹部正中切口的手术入路能够较好显露腹腔大血管,提供良好的术野,然而由于受到患者体型及肿瘤体积的限制,术中对肾外侧及头侧处理难度较大。因此不建议将腹部正中切口作为根治性肾切除术的常规入路。

根治性肾切除术不同手术切口通常涉及的侧腹壁、上腹壁肌群包括腹外斜肌、腹内斜肌、腹横肌和腹直肌。这些肌肉的厚度在不同年龄和体型的患者中差异很大。大部分患者的这些肌肉在解剖学上表现为薄层的肌纤维,在手术中易于分离并显露覆盖腹膜后肌群的腹横筋膜。手术中为了进入腹膜后间隙,需要切开腹横筋膜,手术过程中需避免损伤其内侧的腹膜。通过清扫肾周筋膜表面的腹膜组织,可以充分暴露腹膜后空间。对于越过腹直肌的手术切口,在切开肌肉的同时需要切开腹直肌鞘前层和后层,以获得最大的手术暴露范围。术中需要注意胸腔下缘在侧胸壁位置通常能达到第10肋水平,然而,胸膜壁层与膈肌的附着位点在第12肋内侧,故向头侧做切口时需要仔细分离,避免不慎进入胸膜腔。肋间隙内的结

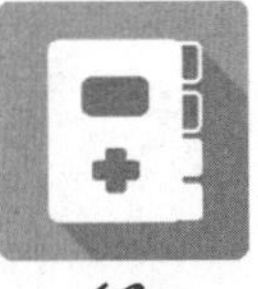

Note

构除了肋间外肌、肋间内肌及肋间最内肌外，还有肋间外膜、肋间内膜、最内肋间膜及胸横肌。肋间神经沿肋骨下缘的肋沟走行，具有支配同侧皮肤节段感觉的功能，需要在术中注意保护避免损伤(图 27-1)。

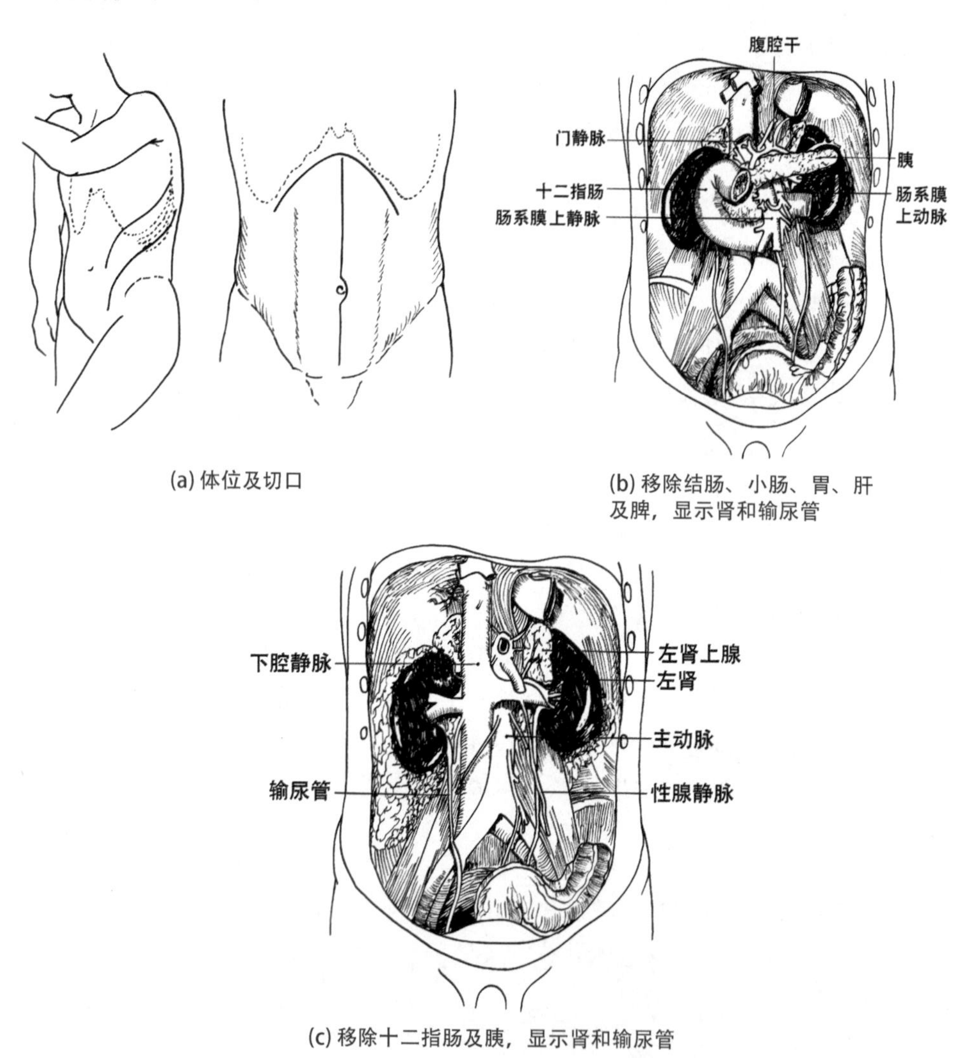

(a) 体位及切口

(b) 移除结肠、小肠、胃、肝及脾，显示肾和输尿管

(c) 移除十二指肠及胰，显示肾和输尿管

图 27-1　切口及显示肾和输尿管

二、暴露肾门血管、标准肾全切除及切口的关闭

在成功建立经侧腹或者经腹的手术切口之后，接下来需要游离肾及肾门血管。在此之前，需要将术野中的腹膜及腹腔内脏器推向内侧以暴露腹膜后的手术空间。采用经腹入路的手术方式中，还需要松解结肠系膜深面的 Toldt 筋膜，并分离肝结肠韧带(右侧)或膈脾韧带(左侧)。通过游离同侧的结肠系膜，将肾上、下方的结肠推向内侧。右侧肾切除术需要向内侧推开十二指肠第二段暴露下腔静脉。在游离肾及肾门血管的过程中(特别是在肿瘤血管丰富的病例中)，应首先游离肾门的主要血管。一般情况下，肾动脉位于肾静脉的正后方。用电刀分离肾静脉表面的纤维脂肪组织后，用静脉拉钩或者血管套锁提起肾静脉，暴露其下方的肾动脉。在游离左肾静脉时，需要首先游离并结扎从肾静脉的下方、上方及后方汇入肾静脉的左生殖静脉、肾上腺中静脉及腰升静脉。依次游离并结扎肾动、静脉，在游离肾之前完全阻断肾的血供。避免在阻断肾动脉之前先结扎肾静脉，因为这种做法有可能引起严重的动脉充血，导致肿瘤包膜或血管破裂大出血。在切除左肾(特别是对于巨大肾肿瘤导致腹膜后解剖结构变异

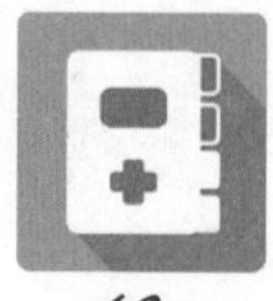
Note

的病例)时,需注意避免将肠系膜上动脉误认为肾动脉。横向游离肾静脉上、下方的动脉并辨认其走行方向,可以避免上述情况的发生。

对于根治性肾切除术中常规切除同侧肾上腺的做法,目前仍有争议。目前对于影像学及体格检查无异常、肿瘤位于肾中下极、肿瘤临床分期在 T1 期以下的患者,一般倾向于保留肾上腺。为了保留肾上腺,需要在术中打开肾周筋膜。右侧肾上腺中静脉直接汇入下腔静脉,故在结扎右肾静脉后,可直接用电刀从右肾上极分离肾上腺。使用超声刀等器械可以很好地从肾上极分离出肾上腺。在保留左肾上腺的根治性肾切除术中,可以保留左肾上腺中静脉,但在更多情况下为了分离左肾静脉,常需要离断左肾上腺中静脉。使用电刀分离肾上腺和肾上极时,同时对供应肾上腺的小动脉予以电凝止血。如果不保留肾上腺,应在左肾静脉汇入下腔静脉处与左肾上腺中静脉的分支之间分离并结扎左肾静脉,并沿左肾上腺内侧缘分离、切除左肾上腺。通常情况下,右肾上腺中静脉相对粗短,并从右侧汇入下腔静脉。在结扎右肾静脉之后,分离下腔静脉表面的纤维结缔组织及淋巴组织,同时对较粗的淋巴管予以夹闭或结扎。向上分离下腔静脉时,可以找到橙黄色的肾上腺组织边界,继续分离肾上腺可以找到短粗的右肾上腺中静脉。结扎并离断右肾上腺中静脉后按前述的方法一并切除右肾及右肾上腺。因为右肾上腺贴近下腔静脉,在分离和结扎右肾上腺中静脉时切勿损伤下腔静脉。

处理肾门的主要血管之后,在肾周筋膜的间隙内游离整个肾。在进行这个步骤之前,还需要对较大的肿瘤血管进行分离阻断。使用超声刀直接切断肿瘤血管可以简化先结扎后离断肿瘤血管的手术步骤。通常在肾周筋膜上方很少存在较大的膈下血管,可以直接用组织剪或者电刀分离与膈粘连的肾周筋膜组织。在分离右肾周筋膜上方时,通常需要肝牵引器辅助以获得更好的术野。分离左肾周筋膜上方时,需要注意仔细游离脾至结肠脾曲的血管,然后钝性和锐性结合从肾周筋膜上分离包绕脾的腹膜,同时避免在操作过程中过度牵拉而损伤脾。同样,在分离肾上腺及肾周筋膜上极时也应避免过于牵拉以致胰腺损伤。在腹膜后寻找两条平行于腹主动脉走行的输尿管。通常输尿管与同侧的生殖静脉伴行。压迫输尿管可以引起输尿管蠕动,利用该特征可以确认输尿管的位置。尽量在手术范围的最低点封闭输尿管残端,同时在输尿管近端用缝线或者组织钳做标记,以便于辨认其上方的组织结构。在游离整个肾之后,通常不需要放置腹膜后引流管,当怀疑手术过程中存在胰腺或者肝损伤时,才需要放置腹膜后引流管以便于观察。根据不同外科医生的手术习惯,可以用 8 号线 8 字间断缝合或用 0-1 可吸收缝线连续缝合筋膜层。关闭腹膜后筋膜后,用相同的手术方式先关闭腹横筋膜及腹内斜肌腱膜,然后关闭腹直肌筋膜前层及腹外斜肌腱膜。手术切口皮缘可以用皮肤钉对合。

是否进行区域淋巴结清扫,目前仍存在争议。一般不建议对低肿瘤分期的肾肿瘤做肾门淋巴结以外的扩大淋巴结清扫。在进行了区域淋巴结清扫的患者中,人们发现伴有淋巴结转移的患者 5 年生存率只有 5%～20%。对于淋巴结阳性的患者,在接受生物治疗或其他辅助治疗方案之前进行彻底的淋巴结清扫有可能改善患者的预后。可以在切除肾的过程中一并清扫区域淋巴结,也可以在切除肾后再清扫淋巴结,后一种手术方式可以简化切除肾的过程,特别是对肿瘤体积较大的病例。对于左侧肾肿瘤,区域淋巴结清扫要求清除肾动脉周围的淋巴组织。对于右侧肾肿瘤,则需要清扫下腔静脉周围的淋巴组织。清扫血管旁淋巴结的手术方式:游离血管旁的淋巴组织,切断大的淋巴管,并沿水平方向将淋巴组织从血管表面推开。离断腰部的血管分支,进一步分离腹膜后的大血管,然后清扫其周围的淋巴组织。从膈脚往下扩大淋巴结清扫的范围,在右侧到达髂总动静脉,在左侧到达肠系膜下动脉的起点,包括同侧输尿管旁的纤维脂肪组织(图 27-2)。

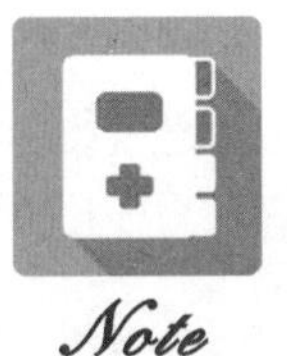

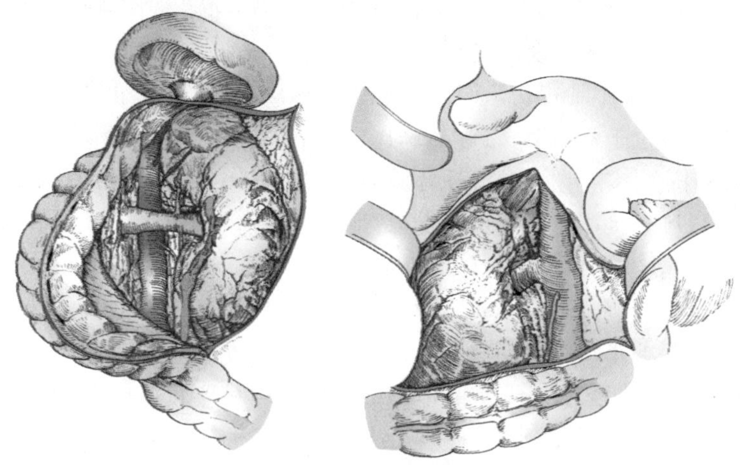

图 27-2　暴露肾

（李名钊）

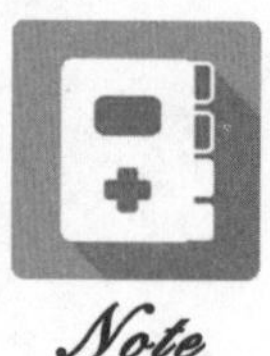

第二十八章　腕管松解术

正中神经在进入手部时会通过一个狭窄、外壁坚硬的腕管。外伤、腕管内肌肉异常、骨折愈合不良(导致正常结构轻微进入腕管)、邻近腱鞘炎导致的肿胀等都会使正中神经受压,从而导致腕管综合征。对于一些病例,可能需要切开腕管的顶部以松解正中神经,称腕管松解术。由于正中神经在腕管内受压,会造成鱼际肌无力和正中神经支配区的疼痛、麻木以及进行性鱼际肌萎缩,故又称迟发性正中神经麻痹。多见于 30～60 岁女性,女性发病率为男性的 5～6 倍。双侧发病者占 1/3～1/2,双侧发病者女性∶男性为 9∶1。本章将分析手腕掌面的相关解剖结构,展示腕管松解术的经典术式。

一、切口

(一)技术要点

手部手术一般采用局部麻醉,常行臂丛神经阻滞麻醉。止血带止血可提供一个干净的术野,这样会使手术更精确。全手消毒铺巾。将手以舒适的体位固定于手术臂固定板上,手腕掌面朝上。

在鱼际隆起基底部沿皮纹画切口线,从腕部至虎口的中部开始。当画线至腕横纹处时,画线纵行穿过横纹,然后转向腕部尺侧(图 28-1)。

(二)解剖要点

切口这样设计既考虑到了正中神经的解剖变异,又为正中神经提供了足够的松解空间。如果仅切开皮肤和浅筋膜,虽然不会遇到任何运动神经和感觉神经,但是如果术者完全无法辨别正中神经的运动支或返支,或者正中神经存在解剖变异,那么正中神经就有可能受到损伤。第一常见的变异(见于 50%的人)是正中神经在屈肌支持带的远端向桡侧或一侧发出正中神经返支(运动神经),并常常折返。第二常见的变异(见于 33%的人)是起于腕管内正中神经桡侧,然后穿过腕管再折返支配鱼际肌。第三常见的变异(见于 20%的人)是起于腕管内正中神经桡侧,然后穿出屈肌支持带支配鱼际肌,这种变异的神经不会发生折返。极少情况下,正中神经返支起于正中神经尺侧然后折返支配鱼际肌,更罕见的情况是正中神经返支位于屈肌支持带表面。其他变异包括正中神经高度细分以致腕管里有两条神经,支配鱼际肌的分支又发出更小分支,如返支

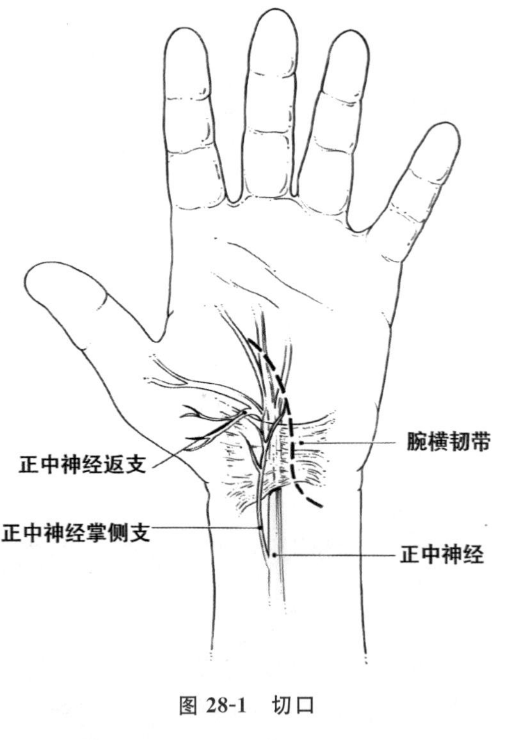

图 28-1　切口

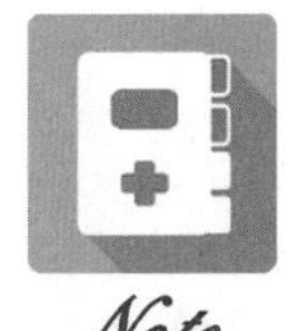

在正中神经腕管近端发出，穿过或贴于屈肌支持带表面走行。还需要了解的解剖变异是正中动脉偶尔会与正中神经伴行并穿过腕管，偶尔腕管里也会出现异常肌肉。

二、腕管的暴露

（一）技术要点

辨认出掌长肌腱并牵拉至桡侧。在牵拉的同时注意保护正中神经掌侧支。切开掌腱膜以暴露腕横韧带（图 28-2）。

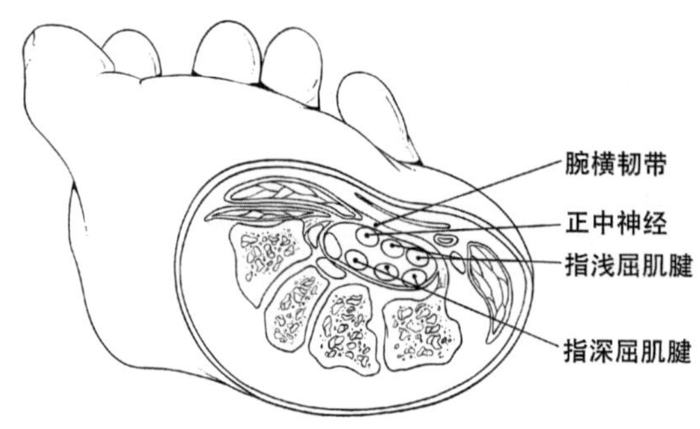

图 28-2 暴露腕管

（二）解剖要点

腕部正中神经几乎全部是感觉神经纤维。在屈肌支持带近端，正中神经位于掌长肌腱的下方，掌长肌腱与掌腱膜相连，部分纤维贴于屈肌支持带。

典型情况下，在前臂远段和手部，正中神经有以下 5 个分支。①骨间前神经：该神经在正中神经穿过旋前圆肌时发出。然后走行于前臂骨间膜的前表面。在近端发出分支支配指深屈肌腱，在远端转向背侧支配旋前方肌，剩余神经纤维继续前行并分布于腕关节。②正中神经掌侧支：该分支通常在屈肌支持带近侧由正中神经发出。随后或进入屈肌支持带，或进入前臂远端深筋膜。该分支分为外侧支和内侧支，外侧支支配鱼际的皮肤的感觉，其中一些纤维与前臂外侧皮神经（来自肌皮神经）相交通。内侧支支配掌心皮肤的感觉，并与发自尺神经的掌皮支相交通。③正中神经返支：该分支通常起于腕管内正中神经桡侧，然后穿出腕管，再折返支配拇短屈肌、拇短展肌、拇对掌肌以及第一骨间背侧肌。④正中神经外侧支：该分支起于腕管或腕管远端正中神经。通过发出分支参与形成指总掌侧神经和指掌侧固有神经，支配拇指和示指桡侧的感觉，支配示指桡侧感觉的指掌侧固有神经分支还支配第一蚓状肌。到手指的分支一般位于掌浅弓动脉和其分支指掌侧固有动脉的下方。⑤正中神经内侧支：该分支也起于腕管或腕管远端正中神经，参与形成指掌侧总神经和指掌侧固有神经，支配示指尺侧、中指双侧及环指桡侧的感觉。中指和环指之间的指掌侧总神经分支发出纤维支配第二蚓状肌，这些指掌侧总神经分支位于掌浅弓动脉和其分支指掌侧固有动脉的下方。指掌侧总神经发出分支进入指掌侧固有神经，这些分支出现在掌侧，比相应的指掌侧总动脉在指蹼处发出的分支更靠近近端。在手掌远端，指掌侧总动脉在指掌侧固有神经背侧行进，因此指的神经一般靠近手背。

三、腕管松解

（一）技术要点

切开前臂筋膜暴露前臂远端正中神经。沿正中神经进入腕管，小心地切开腕横韧带使正中神经处于直视下。注意不要损伤位于腕管远端的掌浅弓。确认和保护正中神经返支。偶尔需要松解该神经周围的瘢痕组织（图 28-3）。

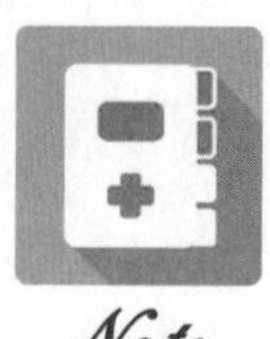
Note

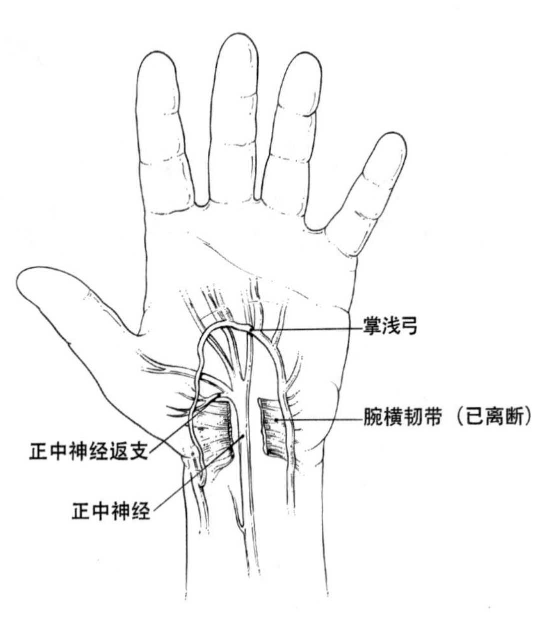

图 28-3　暴露腕管

（二）解剖要点

腕管是一个骨纤维管道，其两侧和后方由骨性结构构成，前面由腕横韧带构成。腕管内有指浅屈肌的四根肌腱、指深屈肌的四根肌腱、拇长屈肌腱和正中神经。拇长屈肌腱被一个单独的腱鞘即拇长屈肌腱鞘包裹并隔开，其他肌腱被一个总滑膜鞘即屈肌总腱鞘隔开。

腕横韧带背侧附着于豌豆骨和钩状骨的钩处，外侧附着于舟状骨和大多角骨。横向和纵向长度均为 2.5～3 cm。需要注意的是，正中神经就在腕横韧带下方，或在腕管中线位置，或稍偏桡侧。此外，术者应意识到尺神经和动脉不通过腕管但从腕横韧带内侧附着处表面通过。正中神经后方是指浅屈肌的四根肌腱，在这四根肌腱中，支配中指和环指的肌腱就在正中神经后方，支配示指和小指的肌腱稍靠后并远离手腕的轴线。更靠后的是指深屈肌的四根肌腱，与指浅屈肌腱不同，这四根肌腱并排排列，且在同一个平面上，在这个平面上还有拇长屈肌腱。

动脉与屈肌支持带和腕管的关系很重要。在掌腱膜深面的掌浅弓是尺动脉的延续，位于屈肌支持带以远 1～2 cm 的位置，操作时应该避开。桡动脉的延续在第一、第二掌骨底部之间进入手的掌侧。然后沿着掌骨底部前行并与尺动脉深支吻合形成掌深弓。掌深弓比掌浅弓更靠近近端，约在屈肌支持带远侧边缘，由于其位置很深，故其几乎不会因腕管松解而受到损伤。

（陈　超）

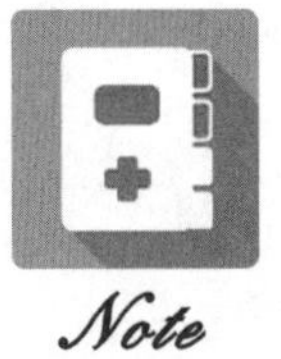

第二十九章 大隐静脉曲张根治术

对于大隐静脉和小隐静脉曲张，外科手术是一种有效的治疗方法。手术主要原则是在尽可能小的手术切口下切除所有的曲张静脉，减少并发症。采用射频导管或者激光导管行血管内消融是一种很受欢迎的微创手术，并且可在局部麻醉和中度镇静的情况下实施。但是隐静脉扩张程度较重或者位置表浅时，一般选择手术切除。

通常采用血管剥除器从一端向另一端剥除隐静脉，常选择从远端向近端剥除以免被静脉瓣卡住，结扎远端静脉并将剥除的静脉切断、抽出。静脉分支通常在非常小的切口下夹闭或者扎断，即所谓的点式抽剥术或点式静脉切除技术。大隐静脉剥除的方向是从小腿关节至腹股沟，由于大隐静脉与隐神经伴行，剥除大隐静脉可引起隐神经损伤，导致小腿内侧和足内侧缘皮肤感觉丧失。除此之外，在腿部功能不全的主要静脉常常是后弓状静脉而非隐静脉，因此建议剥除正膝下水平至腹股沟的大隐静脉，手术治疗复发率最低的方法是剥除隐静脉及其有关分支。

一、大隐静脉剥除术(暴露隐股结合部)

(一)技术要点

在腹股沟处做3～4 cm的横行切口能起到很好的美容效果。术前多普勒超声可以对这些静脉包括隐股结合部进行精确体表定位。切开皮下软组织和Scarpa筋膜以暴露大隐静脉，在此过程中通常会先遇到汇入隐股结合部的一个分支，沿着此分支找到隐股结合部。清理隐股结合部，结扎并切断所有汇入此处的分支，包括腹壁浅静脉、旋髂浅静脉、阴部外静脉和股外侧浅静脉。

在隐股结合部远端2 cm结扎大隐静脉，夹闭隐股结合部并切断大隐静脉，用2-0缝线缝扎隐股结合部(图29-1)。

(二)解剖要点

大隐静脉起于足背静脉弓内侧端，经内踝顶端前面及胫骨下端内侧面上行，走行至膝关节股骨内侧髁后部的后面，然后沿缝匠肌向上达腹股沟区。大隐静脉膝下部分位于浅筋膜内，与隐神经伴行。隐神经是股神经的分支之一，支配小腿内侧和足内侧缘皮肤的感觉。在膝上部分，大隐静脉逐渐向深面走行，并在大腿上部穿阔筋膜隐静脉裂孔(卵圆窝)汇入股静脉。在大腿，大隐静脉与股内侧皮神经的分支伴行，成人大隐静脉的全长约60 cm，在大腿(35%)和小腿常可见到两条大隐静脉，大隐静脉有8～12个静脉瓣，其中大部分静脉瓣位于膝下。

大隐静脉有一些重要的分支。股外侧浅静脉和股内侧浅静脉是大隐静脉在大腿的主要分支；后弓状静脉是其在小腿的主要分支，由于后弓状静脉有很多分支，因此手术时需要特别小心。后弓状静脉在小腿位于隐神经后部并与其平行，在膝关节下方汇入大隐静脉。

小隐静脉起于外踝后方，沿跟腱外侧缘上行，在跟腱浅面逐渐向内侧走行至小腿后区正中线，上行至腘窝下角处，穿腘筋膜后沿腓肠肌内、外侧头之间上行，注入腘静脉。小隐静脉与腓肠神经和腓肠内侧皮神经伴行，全长约30 cm。

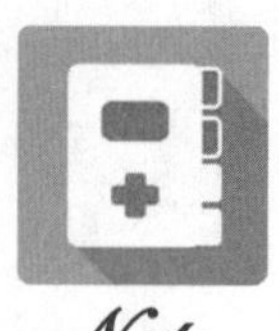

大隐静脉和小隐静脉除了分别经隐股结合部、隐腘结合部汇入股静脉、腘静脉外，二者的主干和分支通过交通静脉穿深筋膜与深静脉相连，这些穿支静脉常成对并广泛分布于整个下

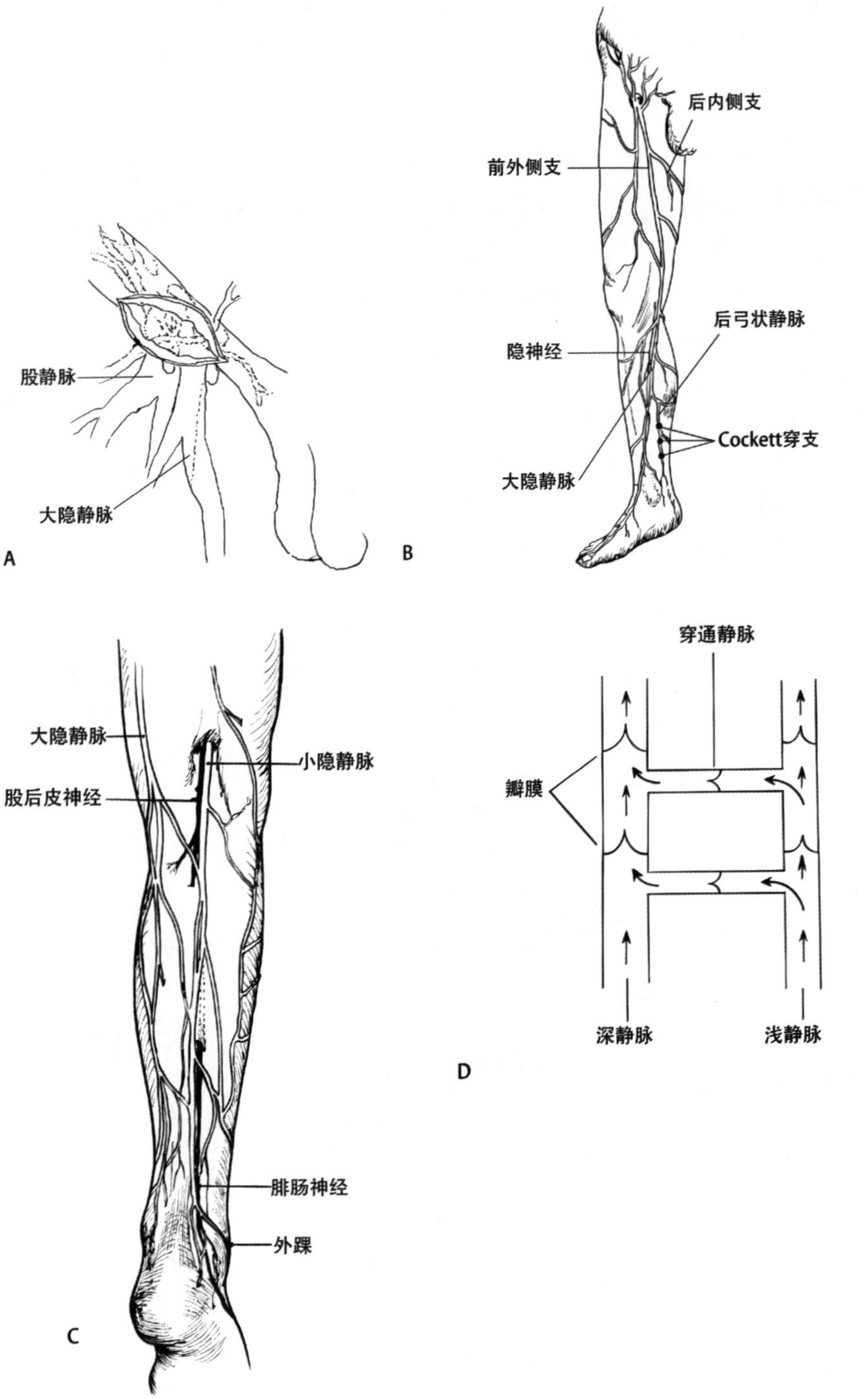

图 29-1 剥除大隐静脉

肢，每个肢体约有 60 个穿支。一般而言，当仰卧时，浅静脉的血液通过隐股结合部、隐腘结合部注入深静脉。当站立或者行走时，浅静脉的血液主要经这些静脉穿支回流至深静脉。静脉穿支内亦有瓣膜(除了直径小于 2 mm 的穿支)，可防止肌肉收缩时深静脉内的血液反流至浅静脉。深静脉血流受阻时，这些穿支静脉可作为重要的侧支途径，将深静脉内的血液转入浅静脉。大多数静脉穿支没有解剖学命名，少部分静脉穿支根据描述人的名字来命名：May 或者 Kuster 穿支连接距小腿关节、足部的大隐静脉与胫后静脉、跖静脉；Bassi 穿支在小腿下后方，连接小隐静脉与胫后静脉和腓静脉；Cockett 穿支有三组，位于内踝近端，连接后弓状静脉和

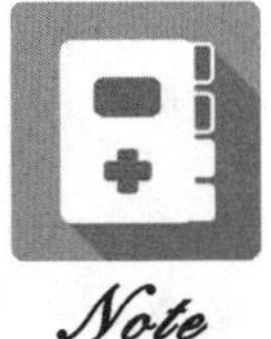

胫后静脉，值得注意的是，在小腿中大部分与腓肠肌静脉、比目鱼肌静脉、胫后静脉相连的穿支均来自后弓状静脉，而不是大隐静脉；Boyd 穿支在膝下连接大隐静脉与腓肠肌静脉；Hunterian 穿支、Dodd 穿支分别在大腿近、远端连接大隐静脉与股静脉。

二、大隐静脉剥除术、小隐静脉剥除术

在膝下大隐静脉的上方做 1 cm 的横向或者纵向切口。大隐静脉位于皮肤正下方，结扎大隐静脉远端，在结扎处的近端做小的血管切口，向腹股沟韧带方向导入血管剥除器，从大隐静脉的腹股沟端穿出，在穿出的血管剥除器远端加上卵圆探头并将其与周围的静脉固定。在膝下大隐静脉切口远端切断大隐静脉，在腹股沟远端的血管剥除器上加上手柄，轻轻按压血管剥除器头部，轻轻地对抗皮肤牵引力，从腹股沟韧带切口处稳定地抽出血管剥除器。

如果要剥除踝关节的大隐静脉，在内踝前上方 1 cm 处做 1 cm 横向或纵向切口，找到并固定隐神经使其远离大隐静脉，按上述操作导入血管剥除器剥除大隐静脉(图 29-1)。

大隐静脉剥除后，在下肢内侧用一卷手术巾挤压出大隐静脉剥除后通路内的积血，冲洗切口，用 3-0 可吸收缝线缝合皮下组织，用 4-0 可吸收缝线皮内缝合切口，从脚踝至大腿根部用弹力绷带包扎。

剥除小隐静脉时，患者取俯卧位，在膝关节后方小隐静脉曲张处做 2～3 cm 的横向切口，在皮肤正下方找到小隐静脉并顺其找到隐腘结合部。然后在踝关节外侧面做 1 cm 横向切口，找到远端小隐静脉，分离、保护与之伴行的腓肠神经，按上述操作剥除小隐静脉(图 29-2)。

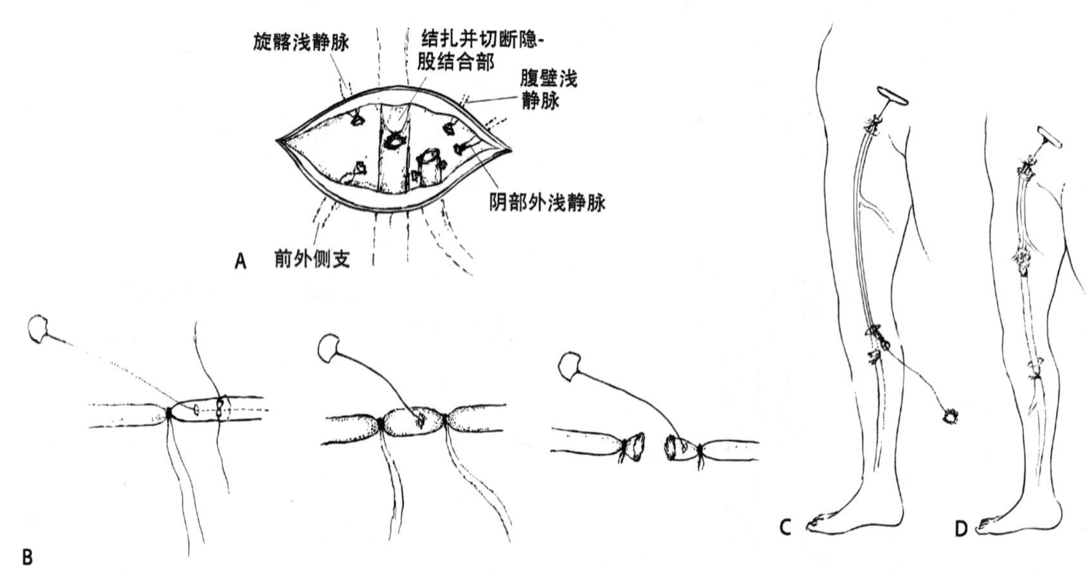

图 29-2　剥除小隐静脉

三、穿通静脉曲张点式抽剥术

患者取站立位，用笔准确标记出所有的穿通静脉，用 11 号刀片或者 14 号针头在穿通静脉旁做 1～2 mm 小切口，将钩针导入并置于穿通静脉下方，回拉钩针钩起血管袢，用止血钳钳夹血管并将其挑出切口，切断两个血管钳之间的穿通静脉，轻轻地牵拉一侧断端并旋转，仔细剥除穿通静脉周围包裹的软组织，当穿通静脉被拉出一定距离后，再用血管钳贴近切口皮肤夹住血管，然后逐渐用力向外牵拉同时旋转，直至穿通静脉被扯断。用同样的方法处理穿通静脉的另外一个断端。沿穿通静脉走行方向、距前一切口 6～8 cm 处做相似的切口，然后重复上述步骤，直至剥除所有的穿通静脉(图 29-3)。

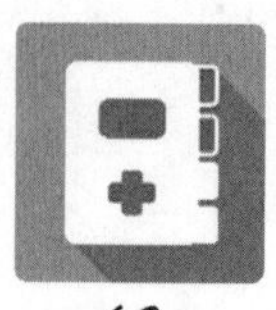
Note

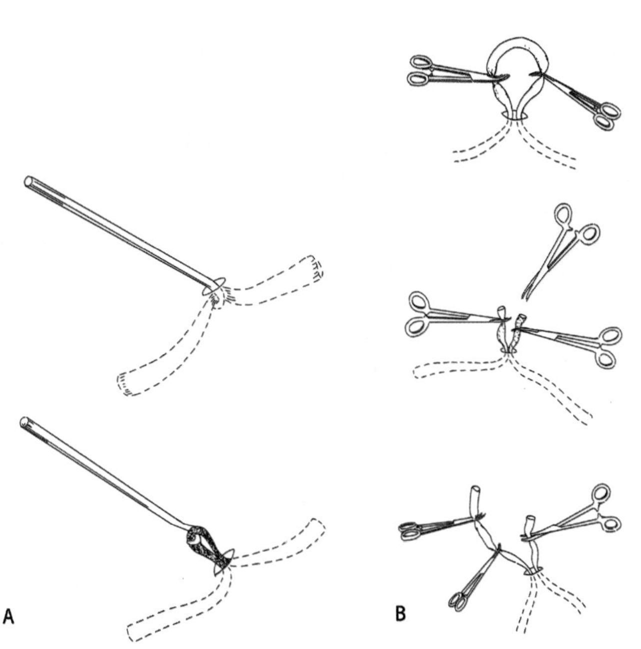

图 29-3　切除穿通静脉

四、大隐静脉腔内射频消融术

用多普勒超声评估膝下至隐股结合部的大隐静脉，采用经皮血管穿刺术（Seldinger 血管穿刺术），在超声引导下于膝下大隐静脉最合适穿刺点行微创穿刺，用 7F 穿刺鞘替换微创穿刺鞘，插入射频消融导管至腹壁浅静脉远端的隐股结合部，患者取头低脚高位，在超声引导下在筋膜鞘内注射肿胀液（肿胀麻醉），肿胀麻醉完成后，确认射频导管头端恰好位于腹壁浅静脉远端。

从隐股结合部开始进行射频消融，每次消融节段长 7 cm，第一个 7 cm 节段消融 40 秒，其余静脉每 7 cm 长节段消融 20 秒，当消融至导管鞘水平时，回拉导管鞘，继续消融远端静脉。经超声确认静脉全部消融，并且股静脉内无血栓后，撤出导管鞘和导管（图 29-4）。

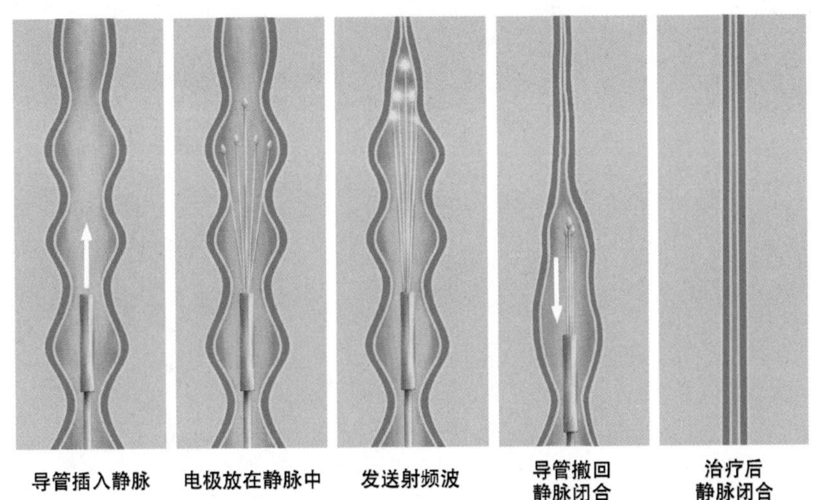

图 29-4　射频消融术

（姚京辉）

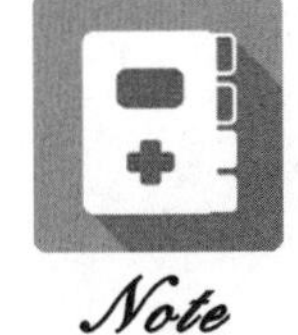

主要参考文献

[1] 崔慧先,李瑞锡.局部解剖学[M].9版.北京:人民卫生出版社,2018.

[2] 刘树伟,李瑞锡.局部解剖学[M].8版.北京:人民卫生出版社,2013.

[3] 欧阳钧.局部解剖学[M].3版.北京:高等教育出版社,2018.

[4] 刘海岩,陆利,隋鸿锦.医用局部解剖学[M].10版.北京:人民卫生出版社,2020.

[5] 张绍祥,张雅芳.局部解剖学[M].3版.北京:高等教育出版社,2015.

[6] 王德广,王海杰.人体局部解剖学[M].2版.上海:复旦大学出版社,2011.

[7] 王海杰.临床应用解剖学[M].2版.北京:人民卫生出版社,2022.

[8] 张朝佑.人体解剖学[M].3版.北京:人民卫生出版社,2009.

[9] 马超,刘克.局部解剖学[M].北京:中国协和医科大学出版社,2021.

[10] 基恩·L·莫尔,阿瑟·F·达利.临床应用解剖学[M].李云庆,译.郑州:河南科学技术出版社,2022.

[11] Carol E. H. Scott-Conner.外科手术技术与解剖[M].4版.陈汝福,译.北京:科学出版社,2018.

读者可以用微信扫描下面的二维码，加入“学堂在线”免费学习本教材配套的线上课程。

长按识别二维码

《局部解剖学》线上课程按照教材的内容进行拍摄，每个部分均是一个独立的单元。通过“学堂在线”，学生既能够系统地学习，又能够根据需要自主组合重点学习。

线上课程以“问道钟世镇院士”开始，读者可以在线聆听钟院士对学习局部解剖学的理解。每个单元的内容以临床问题为主线，尽量用通俗的语言，通过图文、动画等多种表现形式，生动而形象地展示人体解剖结构的位置、毗邻、血液供应、神经支配和淋巴回流。本课程把临床应用融入教学中，增加了课程学习的趣味性，也贯彻了局部解剖学衔接基础与临床的教学宗旨。将为你未来的医学生涯储备充足而牢固的解剖学知识，赋能你的卓越医生之梦。